做・看・聽・說

自閉症兒童社會與溝通技能介入手冊

DO-WATCH-LISTEN-SAY

Social and Communication Intervention for Children with Autism

Kathleen Ann Quill　著

楊宗仁　總校閱

楊宗仁、王盈瓔、楊麗娟　譯

DO-WATCH-LISTEN-SAY

Social and Communication Intervention for Children with Autism

by

Kathleen Ann Quill, Ed.D.

Originally published in the United States of America by Paul H. Brookes Publishing Co., Inc.
Copyright © 2000 by Paul H. Brookes Publishing Co., Inc.
Complex Chinese Edition Copyright © 2010 by Psychological Publishing Co., Ltd.

目錄

作者簡介

*Kathleen Ann Quill*隸屬於美國麻薩諸塞州艾塞克斯（Essex）的自閉症協會中，此自閉症協會針對服務自閉症的教育人員提供諮詢與專業發展和訓練。

譯者簡介

楊宗仁

- 學歷：美國加州柏克萊大學與加州舊金山州立大學特殊教育博士
- 經歷：國立花蓮師範學院特殊教育學系助理教授
  國立台北教育大學特殊教育中心主任
- 現職：國立台北教育大學特殊教育學系副教授
- 專長：自閉症的介入

王盈瓔

- 學歷：國立台北教育大學特殊教育學系早療碩士班畢業

楊麗娟

- 學歷：東吳大學英文系畢
- 經歷：國小代理教師
  國立台北教育大學特殊教育中心楊宗仁主任研究助理
  台北市私立自閉症療育發展中心遊戲教育團體班組長
  中華民國自閉症基金會教學中心教學組長
- 現職：人幼國際諮詢有限公司負責人

前言

自閉症主要是在社會、溝通和儀式化行為上出現失調症狀，因為自閉症被定義出的症狀是在社會和溝通發展上的缺陷，療育的優先目標自然會放在這些技能上的評量與介入。《做・看・聽・說》這本書的目標是：對於自閉症兒童的社會與溝通介入，在這個部分提供介入的優先目標，特別是在社會和溝通技巧這個領域。希望能夠指引教導兒童社會與語言技巧最相關的教育人員、治療師和父母親。

自閉症兒童的行為具有獨特的序列性，這些行為會讓我們在了解兒童發展上產生困惑和矛盾的現象。通常我們會假設所有的兒童都具有一定的發展階段，特別是在教育領域上，但自閉症兒童卻在社會和溝通的發展上展現出與一般兒童不同的型態。這些在發展上的差異，就能整合出設計評估與介入的指標。

社會和溝通技巧是複雜且動態的，因此在療育中所促進的各項技巧也必須是動態的，《做・看・聽・說》的目標就是要探索與發展出評估和支持這些技巧的創新方式，同時保持客觀性與責任感。

第一章和第二章討論的是自閉症特徵的發展。經由文獻的回顧，讀者們會對自閉症的認知、溝通和社會與儀式化行為上有所了解，了解行為就如同點亮了解兒童學習觀點的燈，對於評估的有效使用與療育指引來說，跟隨這些資訊是必須的。

第三章是針對自閉症兒童的社會與溝通技能的評估。評估的目標是要提供在功能性、社會性、溝通技巧上的多元檔案。在評估的設計上透過一系列經由觀察、訪問和直接抽樣而得的問卷和檢核表，也與教育上長、短期目標的發展一致。在使用評估上，我們提供讀者詳細的指引以及詞彙對照表，幫助讀者能夠完成與使用工具。

第四章和第五章是對建立社會和溝通技能的連續介入的選擇進行說明，給予讀者一個跨多元情境系統性療育計畫的框架。在這裡介紹一種融合當代行為學派和發展療法的折衷方法，強調在建立技巧時提供重要的系統性行為準則，內容包含特有的社會經驗脈絡和符合年齡的發展環境。有多種策略可以促進社會和溝通技能的獲得，這些策略分類成結構化支持、社會性支持、視覺提示教學，以及擴大和替代溝通（AAC）支持。

最後的三章是根據評估所建立的課程活動描述，且每一個活動表與其在評估工具檢核表的進階技巧表相對應。這些章節列出特殊行為目標、有趣的活動，和促進目標技巧的獲得與類化的建議。第六章針對建立非語言的社會互動、模仿和組織提供詳細和創意的建議。第七章則描述促進單獨遊戲、社會遊戲和團體遊戲的活動，讀者可以獲得在計畫溝通領域中社會介入的指導方針。第八章針對建立功能性溝通技能、社會動機技能和會話技能，提供多元的建議。每一個章節都包含資料蒐集表格，這些可以達到連續性的記錄與方案的回顧省思。

雖然課程的原則和活動適合所有的自閉症兒童，但課程也可適合年幼的兒童。評估和介入目標的設計是針對兒童溝通能力的範圍，包含使用 AAC 系統的兒童，而活動和策略都可以在家中和學校裡執行。

我的團隊和我在撰寫這本書的時候面臨困難，因為人際關係其情緒上的複雜性，包含多年來我們與自閉症兒童所建立的人際關係，並不是那麼充分的展現在本書的內容中。在最佳化社會和溝通發展時，必須考慮到人際關係的重要性，我也希望這個根本的原則不能被遺忘。重要的是要體認到自閉症兒童是那麼的複雜且豐富。

在過去的幾年間我曾嚴重的懷疑這本書的成果。社會和溝通技能的引導手冊似乎削弱了這些發展領域的複雜和豐富性。在這裡明顯需要在介入上的指引方針，但我希望這本書的內容不是對這些需要幫助的兒童提供僵化的服務。

我的希望是《做．看．聽．說》可以擴展和提升你對自閉症兒童介入教學的方法，並可結合其他的療育方式。重要的是這些評估和課程是一套指引方針，但不是「一定要」做的教條。請彈性的使用這些資訊，讓直覺帶領你。如果你如此對待兒童，我將會相當欣慰。

Kathleen Ann Quill

chapter 1

自閉症的複雜性

Kathleen Ann Quill

自閉症在社會化、溝通及儀式化行為三個領域都有障礙（American Psychiatric Association, 1994）。在自閉症系列症候群中，存在著不同發展型態的亞型（Bristol et al., 1996; Szatmari, 1992; Wing & Attwood, 1987）。因為自閉症非單一障礙，所以單一的介入方式無法裨益全部的次群體。為了發展各種不同的介入策略，有必要了解此一複雜的發展障礙。

以下為自閉症兒童的診斷實例，突顯出自閉症的多樣性。這些實例顯示出自閉症兒童在社會化、溝通及儀式化行為上有顯著個別差異。

保羅是一個焦慮的四歲兒童，充滿恐懼及害怕。就其字彙及句子複雜度來說，他的語言發展正常。從學步階段開始，他就迷上字母及數字。他常跑到電視機前面觀看各種廣告。他蒐集並且隨身帶著玩具——都是藍色的——三個一組。他喜歡單獨遊戲，擅長於組合玩具與拼圖。他在遊戲時會觀察同儕，但是很少跟他們互動。保羅的父母說，很難讓他們的兒子加入各種不同的聊天主題，他只想談關於字母、數字及他的恐懼，他反覆不停地這樣做。

馬迪是一個非常活潑的四歲兒童。他的語言發展遲緩。雖然他能從喜愛的迪士尼錄影帶中複誦片段劇情，但是他目前只能說一個或兩個字長度的詞彙。他遊戲時，只會將車子、火車及積木排成長列。他喜歡書本及電腦。他常常會大發脾氣，特別是當他的活動被干擾或是改變他平常的習慣時。他從未表現出對同儕的興趣。

安得魯是一個非常自我的四歲兒童。他沒有口語，只有在抗議或是大哭時，會發出聲音。他會推拉大人進行簡單的要求，或者會自己去拿他需要的東西。他玩絲帶、繩子和可以旋轉的東西，以打發所有時間。他很難入睡，也很挑食。在其他兒童出現時，他會摀住耳朵跑開。

很清楚地，在上述實例中，每個兒童都表現出與自閉症有關的社會性、溝通及儀式化的行為，雖然彼此之間差異很大。社會與溝通障礙以及儀式化行為的嚴重程度，從輕微至嚴重都有。例如，保羅有輕微的社會及溝通困難，以及嚴重的儀式化行為；馬迪表現出社會發展、溝通發展及儀式化行為的中度障礙；而安得魯則在三個領域中的障礙都很嚴重。這三個兒童的發展特性也反映出自閉症者在認知及語言障礙上的個別差異。

自閉症通常伴隨著其他發展障礙，包括動作、語言、認知等障礙。動作障礙的範圍從動作計畫的困難到嚴重的動作失能（Hanschu, 1998）；語言障礙從緘默症到異常的語言習得，或語言退化都有（Prizant, 1996）。許多自閉症兒童也有某些程度的智能障礙（Lord, 1996）。他們在各個發展領域上的差異導致自閉症的異質性。

自閉症的本質

對於自閉症併發症起因的研究，顯示出他們與人不同的認知、語言、溝通及社會性能力之間，有著複雜的交互作用。我們逐漸了解到，他們無法處理與理解社會性及情感性的訊息，無法整合這些訊息可能就是自閉症的本質（Baron-Cohen, 1995; Frith, 1989; Hobson, 1996）。

• 根據 Frith（1989）的研究顯示，自閉症兒童在認知上的障礙妨礙他們以整合且有彈性的方式去整合訊息。自閉症兒童比較沒有能力同時處理多重的語言、社會及情感的訊息，而這也限制了他們統整常見的動態性及不可預測性的社會互動，以及他們在社會溝通中支離破碎的理解，導致他們僵化、反覆，以及異於平常的社會溝通互動。
• 依據 Baron-Cohen（1995）的看法，自閉症的核心障礙在於處理社會性訊息。自閉症兒童在理解他人情感及思考的能力上有嚴重障礙，也就是所謂的「心智理論」障礙，而社會觀點取替上的困難也影響了他們對人的社會、溝通及情感行為的理解、預測及反應。
• 根據 Hobson（1996）的看法，自閉症者無法知覺及理解他人的情感表達，因而限制了與他人分享注意力及情感的能力。這也能解釋社會注意力不佳、自發性社會行為的缺乏，以及社會雙向互動的困難。

雖然研究時會分開來檢視個別的障礙，但無法詮釋情感、理解社會觀點，以及整合訊息彼此之間很可能互相關聯。這些是自閉症社會性及溝通障礙的起因，在發展介入時，必須考慮到這些障礙之間的關聯及複雜性。

自閉症的認知

自閉症兒童在注意力、訊息處理及社會認知上都可能會有障礙。一般而言，自閉症在整合訊息、抽象推理及認知彈性上都有困難（Minshew, Goldstein, Muenz, & Payton, 1992）。表 1.1 摘要自閉症者的認知發展側面圖。如表所示，已發現自閉症者在注意力歷程、訊息處理策略及社會認知上與人不同。每一個認知的弱勢都有嚴重程度之分，大都以其支配思考及行為的程度來界定其嚴重性。

注意力

要專注於他人身上，必須感到愉悅舒適，且能過濾分心事物，而且要知道

表 1.1　自閉症的認知

認知特性	傾向	弱勢*
注意力	過度選擇性	彈性
	注意力的持續	注意力的切換
知覺	視覺空間的	稍縱即逝的聽覺
訊息處理	一次一事件	整合
	具體的	抽象的
	完形的	分析式
記憶	死記	回憶
社會認知	具體	心智理論

*由輕至重的個別差異很大。

該看些什麼。研究指出，大部分自閉症兒童對於感官刺激表現出過度敏感或特異反應（O'Neill & Jones, 1997; Ornitz, 1989）。自閉症成人也常描述被感覺淹沒的經驗（Barron & Barron, 1992; Grandin, 1995a; Williams, 1992）。感覺處理的問題造成分心、無法處理、不安，結果造成過度聚焦於某些事物，或者反覆注意某些刺激。此種重複性可以視為在混亂的世界中建立秩序感的一種方式。

有些研究認為自閉症兒童有過度選擇性，意謂著無法注意外在刺激的多重屬性（Lovaas, Koegel, & Schreibman, 1979）。自閉症者也難以決定刺激最富意義的屬性（Frith & Baron-Cohen, 1987），他們集中在極少的特徵或是無關的線索上；當自然情境中的線索增加了，他們對這些線索的反應反而減少了（Pierce, Glad, & Schreibman, 1997）。由於學習時需要注意環境中的多重屬性，注意力上的困難明顯地妨礙了他們的發展，特別在社會領域上。例如，為了了解某些訊息的意義，必須同時注意說話者的詞彙、面部表情、音調、身體姿勢與社會情境。如果兒童太過專注或是僅僅注意其中一個線索，如某人的姿勢，他將不太可能理解全部社會訊息的意義。

研究注意力過程的其他報告指出，自閉症兒童無法在視覺及聽覺刺激之間適當地轉換（Ciesielski, Courchesne, & Elmasian, 1990; Courchesne, 1991）。這個特徵使自閉症兒童無法注意快速及複雜的社會互動歷程。自閉症兒童難以專注於快速發生的感官、語言及社會事件。

訊息處理

認知處理是個多層次的系統，在其中，訊息以複雜的方式被分析、組織、儲存、記憶。人們會立即將新的經驗與數個相關的舊經驗連結，這個新訊息會改變並重新詮釋所有相關的知識。例如，一個普通兒童看到一種新的動物，他透過不同的感官管道注意這個動物所有的不同屬性，他聽人們對於此動物的描述，並將若干感受與這個動物連結。他將此一動物的各種屬性與其他相似的動物（真實及想像的）加以關聯，就其感官知覺詮釋意義，結合他所有關於動物的語言知識，然後修正或創造一個全新的動物概念。不久之後，他賦予動物新的意義，此訊息也以無數各種不同的管道加以儲存。這個過程的發生既無意識也不費力，更重要的是，因為這個動物概念是多重的，且與相關經驗連結，因此也可以無數種的方式來回憶新經驗。

自閉症兒童處理訊息的方式與普通兒童複雜與動態的處理形式顯然不同，他們的訊息處理特性就是無法以有意義及彈性的方式整合訊息。首先，過度選擇的注意力導致他們傾向一次只處理一個訊息，因此窄化並限制了他們對訊息的理解；其次，可停留於環境中的訊息，比快速發生的事件更易於處理；第三，訊息通常原封不動地加以儲存及記憶而不是重新組織，並彈性地加以整合。這些訊息處理的特徵限制了概念發展、類化及社會溝通互動。例如，社會互動要求同時整合許多感官、語言、社會及情感的線索，它需要富有彈性的注意力、了解何者是相關的，並忽略無關線索的能力。

過去十年，自閉症者被認為難以理解經驗的意義（Wing, 1988），Wing 認為，對於自閉症者的挑戰反映出他們在下列能力上的障礙：

- 以多重的方式賦予感官知覺意義。
- 從所聽所聞的訊息上，進一步地推論其意義。
- 從他人身上所得的社會線索推論其意義。
- 從他人身上的情緒線索中，看出內涵的意義。

自閉症兒童常只注意特定的、可觀察得到的訊息，較無法超越單純的感官知覺賦予經驗意義。一個傾向於窄化及受限的概念理解，是此學習型態的特徵。自閉症兒童傾向做出不合邏輯的具象連結，特別是在關於社會及情感經驗方面。

學習是一個主動的歷程，經由學習將經驗同化於複雜的意義網絡中。若不能理解經驗的意義，經驗僅是原封不動地加以儲存，與其他的訊息毫無相關。例如，記憶一個「忠誠的誓言[1]」（Pledge of Allegiance），它可能將此訊息儲存在美國國歌底下，而沒有真正理解到它的特殊意義，當訊息原封不動加以處理及記憶時，完形（Gestalt）處理反應出對於訊息內部成分的理解不足。

當自閉症兒童無法以彈性、整合的方式從訊息中提取意義時，他們的經驗就支離破碎（Prizant, 1982）。由他們特定的學習及行為型態中反映出完形處理的特性。口語仿說（echolalic speech）或是重複他人所言，以及不變的會話內容代表著他們的完形處理特性。

研究發現，相對於聽覺及短暫的訊息，自閉症兒童較易處理視覺空間的訊息（Hermelin & O'Connor, 1970），訊息存留於環境中的時間會影響兒童處理訊息的能力。視覺空間的訊息可以依所需時間長短加以處理，而其他的訊息輸入，特別是聽覺刺激，必須立即處理。研究顯示，自閉症兒童在智力測驗中的配對、圖形設計、物型配置及型態分析表現最好（DeMyer, 1975; Harris, Handleman, & Burton, 1990; Lincoln, Courchesne, Kilman, Elmasian, & Allen, 1988; Siegel, Minshew, & Goldstein, 1996），所有這些分測驗都是視覺的刺激。依 Grandin（1995b）對於自閉症者生活的詮釋，將此稱為「視覺思考」，她強調自閉症者有需要依賴視覺心象來理解事物。

成功的社會及溝通互動，需要快速抓住並理解稍縱即逝的視覺及聽覺訊息的意義。語言及非口語社會訊息的短暫特質對自閉症兒童來說特別難以捕捉，因此造成他們社會及溝通上的障礙。他們努力與社會互動中快速改變的社會事件奮戰。

最後，對於自閉症兒童的記憶研究更突顯出他們在訊息處理上的差異

---

1 成為美國公民時的宣誓效忠誓言，美國學童都必須向國旗背誦此誓言。

（Boucher, 1981; Boucher & Lewis, 1988; Boucher & Warrington, 1976; Prior, 1979; Sigman, Ungerer, Mundy, & Sherman, 1987）。記憶是一個複雜的過程，反映出訊息曾被組織及儲存以備使用。記憶形式有多種，從短期記憶（立即重複）到長期記憶（例：從所有先前儲存的訊息中提取），它可能需要再認（例：從多種刺激中選擇一個）或是回憶（例：從沒有明確提示的線索中提出訊息）。死記及再認工作對自閉症者是沒有問題的（Boucher, 1981; Boucher & Lewis, 1988; Boucher & Warrington, 1976; Prior, 1979; Sigman et al., 1987）。死記不需彈性地整合訊息，而再認時則要有明確的提取線索，因為自閉症兒童以有限的方式儲存訊息，因此可以預期他們會依賴這些記憶，沒有明確提取線索的記憶作業，對他們是比較有問題的。上述研究者認為，回憶上的障礙造成社會溝通的缺陷，自閉症者較無法提取與快速變化的社會情境相關的訊息，他們比較依賴具體的提取線索來記憶語言訊息（Tager-Flusberg & Anderson, 1991），並用以引發自發性的溝通。

社會認知

普通兒童對於他人的感覺有相當的敏感度，對於他人感覺的理解，源自於能夠將感情與行為連結在一起（Leslie & Frith, 1988）。當普通嬰兒尋求他人對物體及社會事件的反應時，就開始了他們的社會性參照（social referencing）（Bruner, 1981）。透過社會性參照，嬰兒嘗試理解每個經驗社會情感的意義。隨著他們的成長，幼兒發展出心智理論，並了解他人有著與他不同的意圖、思想、慾望及感情等。此種推論他人心理狀態的能力，讓兒童能夠預期、理解及預測他人的社會行為（例：「我知道你知道什麼」）；更重要的是，這個理解在社會溝通互動上扮演重要的角色。例如在會話上，為了讓訊息與會話相關，兒童必須持續監控同伴知道什麼及期待什麼。類似的，兒童從同伴的口語及非口語行為中，詮釋其意義及意圖。有這些社會知識才能讓兒童在社會溝通互動中，調整他們的語言及社會行為。

無數的研究調查自閉症兒童推論自己與別人心理狀態的困難程度，這些推論有助了解他人的社會性行為，包括意圖、思想及情感。自閉症兒童在心智理論的發展上有特別的缺陷，此一研究取向引發了自閉症社會及溝通核心障礙上的洞見（見 Baron-Cohen, 1995; Baron-Cohen, Tager-Flusberg, & Cohen, 1993）。

Baron-Cohen、Leslie和Frith（1985）進行一個重大研究，發現自閉症兒童在心智理論上有特別的缺陷。他們運用連環圖畫測試兒童理解不同社會事件的能力，有三種不同的社會故事系列呈現給兒童看：生理－因果關係（例：當一個兒童在盪鞦韆時微笑）、社會－行為的（例：當有人拿走他手中的冰淇淋之後兒童大哭），以及心智狀態（例：當別人趁兒童沒注意時拿走他的玩具後，兒童露出困惑的樣子）。他們將心理年齡較大之自閉症兒童，與智能障礙兒童及年幼普通兒童進行比較，結果令人驚訝。控制組兒童對於各種社會故事序列都沒有任何問題，而自閉症兒童在理解生理－因果關係及社會－行為系列故事也沒有問題，但是在理解心智狀態系列故事上則有顯著的困難。即使所有故事在社會及情感的內容上是相似的，自閉症兒童只對需要考慮他人知道什麼及預期什麼以預測他人行為的社會事件有困難。

這些發現以不同的實驗作業、材料及社會事件加以複製，都得到相同的結果（Leslie & Frith, 1988; Perner, Frith, Leslie, & Leekam, 1989）。四歲的普通兒童能正確完成心智理論測試的作業，但是大部分八歲口語能力水準的自閉症兒童在通過相同的作業上卻有困難；此外，即使教導自閉症兒童心智理論成功後，他們仍然無法理解此一概念，他們不能類化概念到呈現不同形式的新作業中（Ozonoff & Miller, 1995）。此外，在他們的語言中，對他們發展會話技巧也無效果，也未在他們的對話中發現心理狀態的詞彙（Hadwin, Baron-Cohen, Howlin, & Hill, 1997）。

心智理論缺陷是否是一種社會認知的特定障礙的疑問依然存在，有些研究認為，在自閉症者身上的這種現象，實際上是一種與語言缺陷相關的社會認知發展遲緩（Perner et al., 1989），也可能是某種訊息處理的結果，此種訊息處理方式妨礙了他們解決社會問題的能力（Pierce et al., 1997）。

Perner 和他的同事（1989）證明了自閉症者在語言能力及心智理論習得之間的關係。他們發現有 17% 的自閉症兒童在研究中能通過心智理論的作業，他們在此社會認知作業上的成功，與較高層次的語言認知技能有關。其他研究顯示，能理解心智理論作業者，會話較有彈性（Eisenmajer & Prior, 1991），也有較佳的社會性理解（Frith, Happe, & Siddons, 1994）。

Pierce、Glad 和 Schriebman（1997）發現，在訊息處理的作業負荷量減少之後，自閉症兒童就能夠回答有關心智狀態的問題。他們發現，社會提示的數量影響兒童解讀社會情境的能力。在他們的研究中，展示社會事件的錄影帶給兒童看，引導兒童正確理解社會故事的提示數量有變化。簡短的故事情節描述兩個兒童之間外顯的社會互動，例如給予禮物。在這些故事情節中，呈現四種不同型態的社會提示：口語（例：「我喜歡你的玩具」）、音調（例：用動物的聲音說話）、非口語的（例：對一個人笑）、非口語的物品交換（例：給某人一個禮物）。兒童被問一些問題以評估他們對於社會情境的理解。與控制組相較之下，自閉症兒童在只有一個提示的故事問題中表現良好；當故事的正確解釋需要多個社會提示時，自閉症兒童的表現比控制組差。研究者認為，社會環境的複雜性及兒童必須同時注意的社會提示數量，顯著影響他們解讀社會情境意義的能力。當自閉症兒童必須在一個快速變化的環境中同時處理多重社會線索時，注意力及處理上的要求對自閉症兒童來說是一個極大的挑戰。

最後，大家逐漸意識到自閉症者在高層次認知能力上有障礙。高層次的認知能力是指連續不停活動的調適、問題解決策略的改變及依新訊息進行即時調整的能力，自閉症兒童在社會性及非社會性作業上的高層次認知能力都有困難（Ozonoff, 1995; Ozonoff, Pennington, & Rogers, 1991）。受損的高層次認知能力是注意力、訊息處理及概念形成困難的因與果。問題解決的彈性，而不是智商，被認為與較好的社會理解能力息息相關，同樣的，拙劣的社會理解能力也與無法彈性解決問題有關（Ozonoff, 1995; Russell, 1993）。高層次的認知策略讓我們可以進行整合、推理、分析、綜合、創造、協商、假設、預測、澄清相關訊息，就是這些能力深深地影響自閉症兒童的學習、社會與溝通行為。

在社會及溝通發展上的核心技能

定義自閉症的社會性障礙的症狀，包括：「在使用多重非口語行為，如眼神注視、面部表情及調控社會互動的姿勢上，有明顯的障礙」；「不會自發地尋求與他人共同分享喜悅、興趣或成就（例：缺乏展示、炫耀及指出有興趣物體的動作）」，以及「缺乏社會及情感的雙向互動行為」（American Psychiatric Association, 1994, p. 70）。這些症狀描述自閉症兒童的非口語社會溝通行為的特徵，以及他們伴隨而來的模仿缺陷及特異的遊戲行為，這些是自閉症最重要的診斷依據（Baron-Cohen, Allen, & Gillberg, 1992; Osterling & Dawson, 1994）。已知在非口語社會溝通及模仿上的缺陷，是自閉症的主要特徵之一，在計畫評量及介入時，對於這些核心技能的了解是相當重要的。本節說明普通兒童及自閉症兒童在這兩個核心技能上的發展。自閉症兒童在這些能力的障礙個別差異甚大。表 1.2 摘要他們核心技能的挑戰。

普通兒童在初生的兩年間，非口語社會互動及模仿技能自然且快速地發展，而且是往後社會、溝通及情緒發展的基礎。這些核心技能的發展受到兒童天生的氣質、內在的社會動機，以及社會性環境探索行為的影響。舒適度、活動度、物理環境及社會世界的回應，都會影響社會性動機及社會性探索。探索物理及社會環境的動機有助於社會及溝通技能的漸進理解。

非口語社會溝通互動

在初生的第一年，嬰兒經由社會互動學會運用、回應眼神注視、手勢及面

表 1.2　自閉症的核心技能

核心技能	傾向	弱勢*
非口語互動	回應他人行為	引發互動
	單一凝視或手勢	結合凝視及手勢
	短暫的輪流	有來有往的互動
	要求他人	與人分享
	沒有變化的互動	彈性互動
模仿	模仿單一的動作行為	模仿序列的動作行為
	完全模仿	部分模仿

*由輕至重的個別差異很大。

部表情的能力。他們發展非口語社會溝通技能，用以引發社會互動、從事雙向的輪流、進行基本的要求、與他人分享興趣等。嬰兒也能以非口語的方式回應他人的社會行為、要求及意見。兒童在社會性輪流能力、凝視與手勢間協調的增進，就象徵著他們在非口語社會溝通上有所進展。這些早期的非口語社會溝通行為可分為雙向社會互動技能（reciprocal social interaction skills）、分享注意力技能，和調控他人的行為（Bruner, 1975）。

雙向社會互動技能是社會溝通行為，通常用於引發或維持口語、非口語的，或是物體交換輪流的例行活動。一個結合眼神注視、手勢、面部表情，還有簡單遊戲的行為，都會被用來進行雙向互動。分享注意力（joint attention）指的是在自己、同伴及物體之間注意力的整合，它包含跟隨他人的注意力視線、協調他人的眼神注視及手勢，以及使用眼神注視與手勢，來引導他人注意事件或是物體的能力。分享注意力行為也可以運用在溝通需求及分享興趣上（例：分享或是拿出玩具）。行為調控（behavioral regulation）此一專有名詞被用來定義眼神注視或手勢的使用，整合物體、事件及同伴間的注意力以要求別人（例：拉一個人去拿到想要的東西）。社會輪流、分享注意力及行為調控是有效雙向社會溝通的核心。

◎ 與自閉症的關聯性

非口語分享注意力是自閉症兒童非口語社會溝通最困難之處，在社會輪流技能上也有些困難，非口語調控行為上的困難較少（Mundy, Sigman, & Kasari, 1993; Mundy, Sigman, Ungerer, & Sherman, 1986; Wethersby & Prutting, 1984）。這些基本的不同之處被用來界定雙向社會行為的障礙。

分享注意力受到兒童對於社會刺激自在舒適程度的影響。儘管關於自閉症兒童對社會刺激的反應上的實徵研究極少，來自自閉症成人的個別報告（Grandin, 1995a; Williams, 1992）及 Greenspan（1995）和 Greenspan 及 Wieder（1998）的大量討論，突顯出自閉症者對環境及社會刺激的特異反應，對於聲音、觸碰及活動的不尋常敏感，降低兒童在社會互動中做出適切反應及感到舒適的能力。

Lewy 和 Dawson（1992）發現，進行分享注意力評量可以區辨出 80% 至 90% 的自閉症與其他發展障礙的年幼兒童。儘管非口語社會溝通行為中的分享注意力缺陷與自閉症的其他特徵有所關聯，分享注意力缺陷的原因至今不明。分享注意力的困難也意味著他們不了解別人只對知覺到的事物才會有興趣（Baron-Cohen, 1995），分享注意力上的缺陷也讓他們難以調控與理解他人的情感線索（Hobson, 1989; Mundy, 1995）。分享注意力的障礙導致雙向互動溝通（McEvoy, Rogers, & Pennington, 1993; Mundy & Sigman, 1989b）、假扮遊戲（Charman, 1997），以及感受他人的情感（Hobson, 1996; Tomasello, 1995）的異常發展。

Curcio（1978）是第一個報告年幼自閉症兒童在非口語溝通上與人不同，在這個研究中，所有兒童都會用各種手勢來要求他人，但是沒有一個兒童表現出分享注意力或分享興趣的手勢。同樣的，Wetherby 和 Prutting（1984）的研究發現，兒童會從事例行性的輪流、要求物品、要求別人行動、要求例行的社會活動等，但是他們難以引發分享注意力行為，讓別人注意到物品或是事件的存在。第三個研究是Mundy和他的同事（1986）發表一個較詳盡的分析結果，他們也發現自閉症兒童在所有非口語社會溝通互動上都與人不同，有十八個學齡前自閉症兒童與控制組進行比較，自閉症兒童的輪流時間較其他兒童短；而且在社會互動中，他們較不常對其他人引發的行為有所回應。但他們在例行性的社會活動，如呵癢，自閉症兒童表現出較多的眼神接觸及主動的回應。此外，當自閉症兒童結合眼神注視及手勢用以獲得或拿取玩具時表現較佳，但如果要他們指向遠處或者以眼神來示意時，他們就比其他兒童差多了。再者，與先前研究相同，自閉症兒童在運用分享注意力來指出或是評論事件上有顯著的障礙，他們很少在有興趣的物品及其他物品之間做出交替的眼神注視舉動。另一個值得注意的發現是，他們很少為了分享興趣來展示物品或是指向物品，因此即使他們能整合眼神注視、手勢溝通及輪流等行為，仍缺乏監控物體或事件以及與人分享興趣的能力。

Mundy（1995）重複申明自閉症兒童社會溝通行為與人在質性上的差異。在滿足自閉症兒童本身的需求時，較可能表現出社會溝通互動行為，而不是在顧及同伴的需求時。例如，當一個兒童被搔癢時，可以觀察到眼神注視及手勢的行為，但是在要求他們去搔癢他人時，較少觀察到這些行為。研究也發現，他們在主動引發（例：展示、指出）與回應他人行為（例：眼神注視其他人指出的方向）的能力上有差異。一般來說，自閉症兒童有回應他人行為的能力，但是主動發表自己意見的能力仍有障礙（Mundy & Crowson, 1997; Wetherby, 1986）。

以上所有研究都顯示自閉症兒童會表現出非口語社會溝通行為，如眼神注視及手勢動作等。同時研究也指出，自閉症兒童對於這些行為所扮演的不同社會功能理解有限。對於眼神注視、手勢，及其他非口語社會溝通行為的質性分析，而非量化分析，明白指出這個缺陷的本質。

模仿

在認知及社會技能發展上，模仿是一個重要的里程碑，它在象徵思考（Piaget, 1962）及社會關係發展上（Uzgiris, 1981）扮演著關鍵性的角色。模仿對於象徵遊戲的出現及維持社會互動的能力而言是一個重要的技能，它提供兒童分享經驗及增進自我意識的機會及功能（Vygotsky, 1964）。

Piaget（1962）說明模仿在象徵化發展中的角色，Uzgiris（1981）也描述了模仿與社會互動之間的相關性。依據發展理論，當成人模仿嬰兒的動作時，嬰兒首次表現出興趣及動作反應，想要與成人繼續互動的動機持續了有來有往的模仿行為。在初生的第一年，兒童從重複本身的動作及口語的行為進展到模仿新的行為。一歲時，兒童模仿社會行為，例如揮手說「拜拜」及使用東西，如拿空杯子喝水等。這些技能增進他們對於物理世界的逐漸理解。模仿也藉由分享生理、社會及情感上的經驗（Ungerer, 1989），幫助兒童了解他們本身與人之間的關係。在兩歲時，兒童可以模仿一連串新的動作，他們可以模仿看不見的行為（即：那些不能看到他們自己做什麼的行為）；同時，他們也能進行延宕的模仿（即：重複先前觀察到他人的行為）。

與自閉症的關聯性

研究年幼自閉症兒童的模仿都一致發現，自閉症兒童在與口語及動作模仿相關的認知作業上有障礙（Charman & Baron-Cohen, 1994; Dawson & Adams, 1984; Rogers & Pennington, 1991; Sigman & Ungerer, 1984）。在一個學齡前自閉症兒童的研究中，Dawson 和 Adams（1984）發現，大部分參與研究的自閉症兒童不是缺乏模仿能力就是有障礙。當成人模仿他們的行為時，他們表現出有興趣的樣子，會出現初階的模仿行為。自閉症兒童的模仿遲緩，與不佳的社會關係、遊戲及語言能力息息相關。其他研究也發現，當成人模仿自閉症兒童的行為時，會促進他們社會溝通的注意與回應以及探索性遊戲行為（Dawson & Adams, 1984; Dawson & Galpert, 1986; Tiegerman & Primavera, 1984）。模仿兒童玩玩具提供了一個清晰及可預測的反應，協助兒童在互動中成為一個引發者。對於成人與兒童的研究發現，分享式模仿遊戲給予他們一種分享非口語溝通的正向經驗。

既然模仿技能對往後的發展很重要，目前的處遇不是強調教導單一的模仿技能（Lovaas, 1977）就是依發展水準來教（Dawson & Adams, 1984; Greenspan & Wieder, 1998）。有些兒童能夠在自然情境中運用模仿技能，因此可受益於同儕示範（Wolfberg & Schuler, 1993）。然而，許多自閉症兒童在自發性的模仿及在新情境中的應用，有很大的不穩定性（Ungerer, 1989）。

Libby、Powell、Messer 和 Jordan（1998）研究自閉症兒童遊戲模仿的能力，同時與控制組比較。研究內容包括模仿單一行為、多步驟不連貫行為，及多步驟連貫的行為。自閉症兒童可以模仿單一的假扮性遊戲行為，但是在模仿多步驟假扮性遊戲行為上，則有顯著的困難。那些可以模仿多重步驟行為的自閉症兒童，不論多步驟行為是否連貫，其表現是一樣的。然而，當賦予多步驟行為意義時，控制組兒童的表現就會做得更好。因此，採用有意義的系列行為可以增進控制組模仿的技能，但無益於自閉症兒童。這些發現區分開純模仿與有理解的模仿兩者的不同。雖然自閉症兒童可以模仿，但他們顯然不理解這些行動的意義，這與發展程度相同的其他兒童顯然不同。

社會發展

社會技能代表對於不停變遷的合情境及社會互動的調適能力，不同於認知及語言發展的規則性，社會發展是持續改變的。社會互動需要當下整合情境、語言、社會及情緒的多重訊息。社會互動需能持續監控他人的行為，並依之調整自己的能力。認知能力、社會情感的理解、語言能力及先前的經驗，都會影響社會彈性。

遊戲是兒童期的核心，它是學習、社會及情感的媒介（Piaget, 1962; Vygotsky, 1964）。此外，它也是一條通往物體探索、社會探索及自我探索的途徑。兒童經由遊戲來實驗他們對於世界與人之知識。透過遊戲，兒童可探索他們的身體、玩具、物品，並向大人及同儕學習。遊戲是充滿創意的——可用以複習舊經驗、學習新技能，或是結合兩者的新嘗試。它可充分展現各種學習、關係與情感。

在個人單獨遊戲時，兒童可探索物品的功能及特性。透過想像或者個人經驗，他們扮演社會角色。透過社會遊戲，兒童與人分享有意義的經驗，並獲得相當重要的社會知識及技能。雖然遊戲很好玩，但透過各種社會性角色與經驗，遊戲是聯繫自己與他人情感的重要手段。曾有人說，社會技能是在幼稚園學的，事實上，大多是在遊戲中學會。

社會障礙是自閉症兒童的典型特徵。除了先前章節所討論社會溝通的核心缺陷外，自閉症的診斷標準包括：「缺乏與其發展水準相當的各種自發的假扮遊戲或社會模仿遊戲」，以及「缺乏與其發展水準相當的同儕關係」（American Psychiatric Association, 1994, p. 70）。自閉症兒童社會技能的習得迥異於他人，他們是兒童發展上的異質團體（VanMeter, Fein, Morris, Waterhouse, & Allen, 1997）。發展遲緩無法完全解釋典型發展兒童及自閉症兒童之間的差異。確切地說，自閉症兒童的社會性發展是不均衡的。自閉症兒童在某些社會技能的習得脫序，而某些社會技能卻又沒有發展出來。例如，簡單的互動遊戲是一個相當早就發展出來的技能，對自閉症兒童而言，卻是一個相當困難的能力；而規則性遊戲是較晚發展出來的，但自閉症兒童卻較容易學會。其他觀察到的自閉症社會行為包括迴避眼神注視或缺乏對成人的反應，這些情形在任何發展階段的一般兒童身上都不會發生（Wenar, Ruttenberg, Kalish-Weiss, & Wolf, 1986）。

由於社會發展是多向度的，本文對於自閉症社會化的討論只限於單獨遊戲與社會遊戲。表 1.3 摘要自閉症的社會特徵。自閉症兒童在這些遊戲技能上的障礙有很大的個別差異存在。

單獨遊戲

個人遊戲是內發的、探索的，毫無規則可言，遊戲中的自我探索相當個別化。嬰兒玩玩自己的身體，幼兒跑跑跳跳，學齡前兒童又舞蹈又翻跟斗，較大兒童則陷入自己的夢想與幻想中（Singer & Singer, 1990）。

以物品進行遊戲的發展較有軌跡可循（Garvey, 1977; Westby, 1991）。嬰兒首先會探索及操弄物品，然後對因果玩具有興趣。玩物品會從單一且反覆的玩法，進展到有結構且可預測的玩法。學步兒則會多種方式組合玩具與物品，探索物品屬性之間的關係。漸漸的，發展出以傳統方式來玩熟悉玩具的功能性遊戲（例：推車、梳髮等）。兩歲前，象徵性遊戲發展出來了，它是社會性發展的重要里程碑。一剛始的象徵性遊戲是導向自己的（例：拿食物玩具餵自己

表 1.3　自閉症的社會特徵

社會領域	傾向	弱勢*
單獨遊戲	功能遊戲	想像遊戲
	重複玩法	彈性玩法
	受情境影響	自動自發
社會遊戲	被動或玩法拙劣	有來有往
	平行遊戲	合作遊戲
社會情感的	情緒辨認	推論他人的情緒狀態
	感官的敏感	
	焦慮	

*由輕至重的個別差異很大。

吃），接著，導向他人（例：拿電話給人）和導向物品（例：餵洋娃娃）的遊戲。也可從兒童的物品或情境的假裝觀察到象徵能力（Leslie, 1987）。兒童會從實物玩具轉換到各式各樣的假扮，如物品替代（例：假裝積木是道路）、角色取替（例：幫洋娃娃說話）、賦予屬性（例：假裝火爐是熱的），以及透過語言及手勢虛構人物及物品。此外，兒童會演與個人經驗有關的遊戲腳本（例：例行性的睡覺時間）；最後，在遊戲腳本中採用超越真實生活經驗的角色（例：扮演書本或電影中的角色）（Rubin, 1980）。

與自閉症的關聯性

與一般兒童遊戲發展的豐富性相較，自閉症兒童的遊戲令人驚訝。儘管自閉症兒童的遊戲個別差異甚大，但某些遊戲特質是相當一致的（Roeyers & van Berkalaer-Onnes, 1994; Wolfberg, 1995）。想像性遊戲的缺乏是一個核心症狀（American Psychiatric Association, 1994）。遊戲本有的彈性及創意，在自閉症兒童身上很少看到。取而代之的是各式各樣儀式化與一成不變的遊戲玩法。儀式性的身體自我刺激行為，與儀式化地玩弄一個或以上的物體，也是相當常見的（Tiegerman & Primavera, 1984）。其他的物品遊戲，從簡單且重複的序列遊戲，到複雜但一成不變的遊戲玩法都有，例如演出書本、電視或電影的片段情節等（Wing & Attwood, 1987）。雖然這些行為類似成熟的假扮遊戲，但缺少彈性與想像。

自閉症兒童的象徵遊戲有質性差異存在。在自由遊戲情境，自閉症兒童可展現出操弄性及功能性遊戲，但是少有或是沒有自發性的象徵性遊戲（Baron-Cohen, 1987; Libby et al., 1998; Mundy, Sigman, Ungerer, & Sherman, 1987）。當象徵遊戲出現時，一般侷限於物品替代（Jarrold, Boucher, & Smith, 1993），物品替代可以運用物品的外表特徵及情境線索。相反的，其他形式的象徵性遊戲（例如想像），則需要兒童在沒有外在支持的情況下進行假裝遊戲。有一些證據顯示，當給予額外提示及情境支持時，自閉症兒童能夠理解假扮遊戲行為，也能玩象徵性遊戲（Charman et al., 1997; Jarrold et al., 1993; Jarrold, Smith, Boucher, & Harris, 1994）。雖然如此，他們還是不能類化這些技能到新的遊戲情境中（Riguet, Taylor, Benaroya, & Klein, 1981）。

這些研究強調自閉症兒童單獨遊戲的固執性。他們的遊戲重複且怪異，無法玩新的遊戲（Ozonoff et al., 1991）。自閉症兒童無力創新遊戲，其遊戲常因情境驅使而「身陷其中」。

社會性遊戲

在遊戲的每個階段（特別是操弄性、功能性及假扮性遊戲），兒童都是先自己一個人玩，然後才和他人玩社會性遊戲。典型社會性遊戲的發展有其自然進程。首先，兒童會探索環境並觀察他人。兒童會先在單獨遊戲中發展出功能性遊戲的主題，然後才會類化到社會性遊戲，先自己假裝，然後才會與別人玩假裝遊戲（Fein, 1981）。接著，兒童會玩平行遊戲，與人沒有互動。他們會以玩具進行不同的組合玩法，但與人互動相當有限。最後，他們發展出合作性遊戲，此時，兒童能同時結合自身的遊戲活動與他人的社會行為（Howes, 1987）。與同儕互動的複雜度漸增，此與遊戲中之興趣分享、社會行為、溝通技能及假扮遊戲技能的涉入程度有關。

最早期的同儕互動聚焦於玩具與物品。嬰兒互相給予及交換玩具，並不時地觀察他人遊戲（Vandell & Wilson, 1982）。學步兒與同儕遊戲是經由簡單的模仿、分享及正負向情感的交流進行（Eckerman & Stein, 1982; Ross & Ross, 1982）。幼兒的同儕互動集中於三大領域：分享性的假扮遊戲、雙向的溝通與利社會行為（做出一些口語或動作行為以滿足他人的需求）（McCune-Nicolich, 1981）。

兒童發揮其想像力進行角色扮演，並創造出想像的情境。分享式的假扮遊戲從平行活動（例：兩個兒童假扮各開一輛校車），到逐漸演進成合作性遊戲（例：一個兒童是司機，另一個兒童是乘客）。將社會性模仿及想像性的遊戲結合起來，是此階段同儕互動的基本特色。

與同儕溝通也是自然融入他們的遊戲中。兒童使用口語及非口語工具以引發及維持互動，同時也回應他人。引起同儕的注意是一個核心的溝通能力，此技能是幼兒成功溝通的關鍵（Mueller & Brenner, 1977）。學步兒透過眼神注視、手勢及身體趨近來與人接觸，物品及玩具是分享注意力的焦點。學齡前兒童經由注視同儕、指向物品及展示物品引起同儕的注意力。儘管他們透過口語與成人互動，但學齡前兒童較少叫同儕的名字，或以口語與同儕互動。對幼兒而言，在引發及維持同儕互動上，非口語溝通是更加重要的（Stone, Ousely, Yoder, Hogan, & Hepburn, 1997）。

利社會行為是另一個同儕互動的重要成分。利社會行為的實例包括表現正向注意力、給予或與人分享玩具和材料、透過語詞或是情感表達贊同，以及妥協（Hartup, 1983）。可引發同儕正向反應的遊戲及利社會技巧，包括追逐遊戲、分享、提供協助及展現情感等（Tremblay, Strain, Hendrickson, & Shores, 1981）。此外，良好的眼神接觸、微笑及大笑的情緒反應、身體的趨近及分享，是促進同儕成功互動的重要合作行為（Hartup, 1983）。很明顯的，幼兒很少使用口語溝通當作接受同儕正向反應的主要管道。

● 與自閉症的關聯性

分享注意力、分享物體操弄及模仿等早期社會行為，是同儕互動的基礎。不尋常的眼神注視、難以轉移注意力、薄弱的模仿技能，以及儀式化地玩弄物品，是自閉症兒童的主要社會特徵。因此，最基本的同儕互動行為對許多自閉症兒童來說可能是有問題的。有些自閉症兒童逃避同儕互動，或是對同儕的行為沒有反應。在單獨遊戲時，他們也常常強烈抗拒那些試圖參與或是打斷他們儀式化遊戲的同儕。有些自閉症兒童可能可以引導他們被動地參與同儕遊戲，但他們不會主動與同儕互動。儘管有些自閉症兒童能引發同儕遊戲互動行為，但多為怪異及不熟練的（Wing, 1996）。受損的溝通及社會理解影響了他們與同儕合作的嘗試，他們社會溝通的努力常被同儕誤解，同時因為對同儕的溝通意圖理解有困難，導致對同儕的回應不佳（Wolfberg, 1995）。McGee、Feldman和Morrier（1997）比較一般學齡前兒童與自閉症兒童自然發生的社會性行為。研究者發現，自閉症兒童在接近同儕、對同儕主動與回應社會性行為的知覺、參與同儕活動的嘗試等關鍵性的社會行為與人不同。

當比較智能障礙及自閉症兒童時，Hauck、Fein、Waterhouse和Feinstein

（1995）發現，在關於同儕互動的質與量上有著驚人的差異。相較於智能障礙兒童，自閉症兒童主動與人接觸的比例只有三分之一，如果有互動，通常都是儀式化的行為，此與Stone和Caro-Martinez（1990）的發現一致。他們也發現，自閉症兒童在非結構化、自然的情境下，有較低比例的同儕互動及自發性溝通。兩個研究均發現，自閉症兒童的語言能力與理解情感線索的能力，決定他們與同儕互動的層次。此外，與成人互動迥異於同儕互動的品質。研究者結論認為，成人互動的可預測性，增加自閉症兒童溝通的有效性。此點與同儕不同，同儕不可能調適他們的溝通型態以順應自閉症兒童。Ferrara 和 Hill（1980）發現在自由遊戲中，當自閉症兒童能預測事件的順序時，能增進他們的社會反應。當遊戲無法預測時，他們的社會行為變得沒有組織。

增進他們與同儕關係的介入，以同儕中介及同儕支持為主（Goldstein & Strain, 1988; Roeyers, 1996）。對於很少主動且回應同儕的自閉症兒童，同儕中介確實能增進他們與同儕的社會溝通互動（Goldstein & Strain, 1988）。介入策略強調教導一般同儕理解自閉症兒童的溝通意圖，主動並回應，以及持續與自閉症兒童互動。Roeyers（1996）讓同儕了解自閉症的一般特性，也讓同儕參與角色扮演，成功地增進自閉症兒童與同儕互動；也鼓勵同儕引發與持續努力建立互動行為；也教導他們對可能出現的挑戰行為回應的做法，但未在真實的社會情境中引導他們。研究結果顯示，自閉症兒童與同儕互動的質與量均有明顯的增加。結果發現在回應同儕的行為及維持互動上特別有顯著地增進，但在自閉症兒童主動引發行為部分則無明顯改進。Roeyers 認為，「第一步仍然要在非障礙兒童身上下工夫」（p. 317）。因此，在教導同儕一些基本方法以調整與維持社會溝通互動時，才能看到正向的改變。

觀察自閉症者與同儕互動的型態，很明顯地與自閉症者的認知障礙直接相關。沒有一個情境會比社會性遊戲情境更需要彈性地整合訊息及天馬行空的創意，這種快速且短暫的社會互動本質是自閉症兒童訊息處理上巨大的挑戰。在理解社會及情感訊息、模仿、遊戲及理解他人觀點上的障礙（Mundy & Sigman, 1989a），均影響與同儕的互動。認知彈性的水準以及社會溝通核心技能的有無，決定自閉症兒童社會彈性的程度。

溝通發展

溝通是有來有往動態的歷程，也是一個促進社會知識、人際關係及自我意識的有效驅力。一個有效的溝通者，有發自內在的動機去互動、言之有物，且有溝通的工具。不同於語言的象徵性與規則性，溝通是社會性且時時變化的。溝通互動要求即時整合情境、語言、社會及情感等多重成分，且要調整自身行為以適應他人的能力。認知能力、社會情感理解、語言能力及先備經驗等，都有助於溝通能力。在自然情境中，主動參與可提升社會溝通互動能力。

自閉症的社會溝通互動品質明顯與眾不同。除了核心社會溝通缺陷（分享注意力、模仿、各種非口語行為的運用），及先前提到的遊戲困難之外，自閉症的診斷標準包括「在引起或是維持與他人會話的能力上有顯著缺陷」，及「固執刻板及重複的語言使用，或是特異的語言」（American Psychiatric Association, 1994, p. 70）。自閉症兒童溝通技能的獲得，通常遵循一個獨特的發展路徑（Prizant & Wetherby, 1987; VanMeter et al., 1997），觀察自閉症兒童時往往發現，他們有著雙向互動及異於常態儀式互動的問題。

自閉症兒童很難理解隱藏在他人社會溝通及情感行為背後的意義、內在狀態及其意圖，因此他們在參與社會溝通互動上有明顯的障礙（Frith, 1989）。以上的障礙限制了他們以連貫的溝通型態來分析與整合訊息的能力，同時他們也不能抓住流動社會事件中的意義，因此他們的經驗是支離破碎的，這展現在儀式化與情境特定的溝通行為中。他們常常將特定的溝通行為與特殊的情境連結，無法從相關情境中找出相似性，以便能夠彈性地回應，這使得他們跨越相似情境的類化有困難。結果，社會溝通互動的變化性與不可預測性使得自閉症兒童困難重重。

本節詳述三個相關技能領域，分別是雙向溝通歷程、溝通的社會功能及會話交談的複雜性。表 1.4 摘要自閉症的溝通特徵。

表 1.4　自閉症的溝通特徵

溝通領域	傾向	弱勢*
雙向來往	不一致的眼神注視	分享注意力
	回應他人	主動溝通
功能性	要求	評論
	仿說	自發的訊息
會話	儀式化的互動	雙向來往
	固執的主題	彈性的交談
	自言自語	分享交談

*由輕至重的個別差異很大。

雙向溝通

在出現語言之前，一般兒童能透過口語或物體遊戲與人接觸、觀察他人，以及維持雙向互動。他們從事分享注意力、輪流並模仿簡單行為或聲音等，也使用各式各樣的非口語行為引導他人的行為，或注意他們本人或者行動。兒童將其眼神、手勢或者口語朝向大人，並等待大人有所回應。他們引發溝通互動，並回應他人的邀約。

在塑造早期溝通互動上，成人扮演一個重要的角色，因為他們建立可以預測的例行性互動（Bruner, 1981）。成人在兒童生活的環境中，以可預測的、簡單的、反覆的、誇張的情感、參照物品與事件等方式來促進兒童的溝通互動。成人調整其互動型態以增進雙向來往的交流（Berko-Gleason, 1985; Snow, 1977）。調整內容是以能增進理解且能持續互動為原則。

從幼兒起，一般兒童就會互相注視對方並輪流說話，社會活動如搔癢、躲貓貓、以玩具進行分享注意力，都有助於雙向來往的互動。成人通常依兒童的回應來決定如何做。例如，當兒童發出聲音時，成人回應以誘出兒童更多的聲音，很快的，兒童在預期成人有所回應時，扮演更積極的角色，結果社會性輪流序列就發展出來了。為了維持互動，成人會調整對兒童的支持（Bruner, 1981）。不久，兒童就會引發相似的輪流序列，並學會對成人的提示做出反應

（Hobson, 1989）。這個雙向社會互動奠定了溝通能力的基礎。

與自閉症的關聯性

對自閉症來說，並非沒有雙向來往的溝通，而是較少自發性及彈性。自閉症兒童在維持雙向互動的能力上有顯著障礙。為了減少溝通上的變化並維持特定的互動型態（雖然有些成功），兒童通常堅持某種儀式性的互動型態。

自閉症兒童在回應溝通夥伴上比引發溝通上較為成功（Layton & Watson, 1995）。然而在某種程度上，溝通夥伴的角色會導致互動的成功或失敗。當自閉症兒童的溝通型態與夥伴／社會情境的要求不一致時，他們就會面臨巨大的挑戰（Greenspan, 1995; Simpson, 1991）。在雙向溝通時，兒童必須知道並理解引發及回應訊息的雙重角色。但是，成人通常能預期結果，並太快回應自閉症兒童的需求，而沒有期望兒童自己引發互動。許多兒童處於回應要求或是命令的角色上。例如，在兒童有機會引發要求之前時，成人可能先問：「你想要什麼？」這些問題限制了互動。可促進自閉症兒童主動與互動的溝通策略，是介入成功的關鍵要素（Greenspan & Wieder, 1998; Prizant & Wetherby, 1998）。

溝通的社會功能

語言的功能可以是互動的（例：有社會意圖）或非互動的（例：當作自我調控的一種方法）。溝通的社會功能包括：對他人行為的回應、表達要求、想法及情感。非互動的語言使用（例：對自己說話）是一個調控思考或行為的工具。

在語言出現之前，兒童使用多種非口語的行為以表達基本需求、興趣及情感（Bates, 1976）。他們運用眼神注視、身體趨近、面部表情及手勢動作傳達廣泛的溝通功能——例如，給、秀、操弄人或物品、伸出手及手指指示。語言出現後，兒童發展各式各樣口語及非口語的行為以表達所有的溝通功能。他們透過語言滿足基本的需求，藉以控制環境、建立社會關係、要求訊息、分享經驗、表達想法及情感等。研究發現不論是在結構與非結構的情境中，一般兒童從前語言到多字彙的語言發展階段，都會運用溝通的全部功能（Wetherby & Rodriquez, 1992）。

與自閉症的關聯性

自閉症兒童從前語言到口語階段，在語言的功能性使用上與一般兒童有別。在前語言階段，他們的非口語溝通行為只侷限於某些情境，眼神注視與手勢較可能用於要求的目的而非分享的情境；兒童可能使用手指指示要求某個無法拿到的物品，但是無法將他人的注意力導向他有興趣的東西。同樣的，眼神接觸也用在要求，很少用來建立成人與玩具間的分享注意力。在前語言及口語階段，大部分的溝通行為也大都是要求或是拒絕的功能，而非分享訊息與情感的目的（Wetherby, 1986; Wetherby & Rodriquez, 1992）。自閉症兒童傾向於要求物品、玩具、實物，或是成人協助，但是他們鮮少對有興趣的事物發表評論、表達情感，或是利社會行為的描述（例：謝謝、再見）。他們對於環境中有明確且立即效果的溝通能夠理解且能運用，但對引起別人對其注意及參與他人活動的社會性手段就不知道了。要求（例：我想要果汁）或拒絕（例：不，我不想要那個）通常只與可見的情境線索（想要或者拒絕的物品）或者成人回應的結果（提供或是拿走東西）連結。如無明確的線索，自閉症兒童很難自發地與人分享訊息。

仿說是重複他人的語言，不論是立即的或是在一段時間的延宕之後。在許多有口語的自閉症兒童中，仿說是相當普遍的特徵，通常含有互動及非互動的各種功能（Prizant & Duchan, 1981; Prizant & Rydell, 1993; Rydell & Prizant, 1995）。仿說可以被用來引發溝通行為（例：要求、叫人、抗議），或是維持溝通的交流（例：輪流、提供訊息）。其他形式的仿說可以做為自我調整的一種功能。有些仿說是高度自動化且無功能的，看不出與目前情境中的人事物有何關聯。

顯然的，情境的線索主導著自閉症兒童的溝通行為，口語及非口語都受到情境的驅使。他們不是不想與人分享訊息，而是在沒有情境的線索下難以自行與人分享訊息（Ozonoff et al., 1991）。

會話交談

會話的豐富內涵在兒童期學會並不停地提升——例如維持適當的主題、考慮他人的觀點，以及均衡說話者／聽話者的角色。在同一時間，兒童必須彈性運用非口語的行為（例：口語、眼神凝視、身體趨近），以支持其參與會話。在不同社會情境與會話夥伴中提升這些能力，是一個終生的發展歷程（Berko-Gleason, 1985）。

會話技能是認知、社會及溝通的各個層面的介面。進行會話時，需要下列能力：

- 注意說話者訊息的多重層面。
- 處理說話者訊息的多重層面。
- 詮釋說話者口語、非口語及情感行為的意圖及意義。
- 處理說話者訊息與當下情境的相關性。
- 理解夥伴的心理狀態——夥伴所知內容、理解、感受，以監控會話內容與對方的關聯性。
- 組織與會話主題及夥伴需求有關的想法。
- 提取有關主題、夥伴及情境的訊息。
- 輪流。
- 跟隨當下變動不居的社會動態，隨之調整。
- 同時處理以上所有這些訊息。

會話的三個主要成分為輪流、主題及觀點取替。輪流要求持續調整以適應情境、對話者及主題，包括知覺出可引發、打斷、維持會話流暢機會的能力。溝通者可扮演溝通的起始者（開始會話或維持會話）或是回應者（回應他人的主動行為，以及維持會話）。也必須找出適合情境的主題，並在會話中靈活的變化。觀點取替是持續監控及調整溝通型態和內容，以適合聽者的需要。它也要有尋求澄清及順應聽者需求的能力。

在交談中有許多非口語溝通特徵，包括趨近、情感及身體語言。趨近是維持適當距離，並轉向社會夥伴；眼神凝視、面部表情及動作手勢的使用，是傳達情感的重要管道。動作手勢及音調深深影響口語訊息的意義。在溝通訊息中，支持或是降低這些非口語特徵的程度，被認為是會話能力的主要部分。

一般兒童很快就精熟與同儕的會話了。例如，學步兒時時與同儕進行社會交流活動。學前兒童根據同儕回饋，調整他們口語及非口語行為。他們會根據對方的年齡、語言等級及聽者的社會層次，調整語言的複雜性及非口語會話型態（Shatz & Gelman, 1973）。他們持續地與人溝通，期使被人理解，同時也學會了澄清的技能。兒童進入小學之前，就已經提升了與同儕的口語及非口語溝通技能。他們善於解讀面部表情、音調及身體語言，他們調整自身的口語訊息以適應同儕的需求。會話成為與同儕社交活動的重點。成功的社交會話與諸如社會遊戲、來往、輪流及回應他人，是同等重要。

◎ 與自閉症的關聯性

會話中內含之持續調整修正的複雜性，即使對能力最佳的自閉症兒童都是挑戰。刻板、儀式化的互動型態主導著他們的交談。自閉症者典型的會話包括：特定情境的語言、重複不變的固執性問題、聚焦於特定主題，以及不變的劇本等（Capps, Kehres, & Sigman, 1998; Prizant & Schuler, 1987）。會話要求在各個社會及語言成分之間快速地轉移注意力、在心中記住自己要說的話且同時處理夥伴的訊息，又要提取出與溝通主題相關的資訊。受損的注意力、訊息處理及社會認知，均造成自閉症交談上的困難。由於無法開啟新的話題，導致自閉症兒童陷入重複的交談型態。由於在考量他人觀點的能力上相當有限，他們對於聽者／說者角色的認知有限，因此難以維持主題及補救中斷的會話。同時，他們也難以理解非口語線索——例如面部表情、身體手勢及副語言。

Tager-Flusberg和Anderson（1991）比較自閉症兒童及控制組兒童的會話能力發展。控制組兒童語言進步後，其會話技能相對提升。兒童會加入新的訊息、引進新的及相關的主題、運用有效的非口語策略。相較之下，自閉症兒童增加語言能力後，其會話技能並未增進，比起未完成心智理論作業者，正確完成作業的自閉症兒童表現出較好的會話技能及社會理解（Frith et al., 1994）。

如所預期，有口語的自閉症兒童異質性很高。一些兒童只學會輪流對話，他們對同伴問相同的問題或說相同的話，以從同伴身上得到可以預測的互動與回應。其他兒童則受到細節的驅使，以致於在會話中只做字面的解釋與回應。有些會使用隱喻式的語言，以致於聽者無法理解訊息背後的意圖與意義。有些會將訊息進行奇怪的連結，而與當下情境毫無關聯。例如，一個兒童在許多個月之後遇見一個友人，他展開對話的方式是問：「你的頭髮是長的或是短的？」成人明白兒童的意圖，這個問題意味著：「我最後一次見到你是何時？」

此外，研究證實，自閉症兒童在自然的社會情境中，辨認或詮釋情感與面部表情有困難（Dawson, Hill, Spencer, Galpert, & Watson, 1990; Ozonoff, Pennington, & Rogers, 1990; Sigman, Kasari, Kwon, Jung-Hye, & Yirmiya, 1992）。雖然能夠分離地辨認情感成分（例：情緒、面部表情、手勢意義、音調），自閉症兒童仍不能整合及運用這些在自然情境中同時發生的多元非口語會話特徵。

他們在溝通障礙程度上有明顯的個別差異。整體而言，教導自閉症兒童同時注意到社會溝通互動的各個層面相當困難。

自閉症的儀式化行為

自閉症的第三個特徵是侷限且重複的行為模式。雖然可以在自閉症者身上看到這些儀式化及特異的行為模式，但是到目前為止，它是最少被理解的特徵。自閉症的儀式化行為被定義為：「專注於一個或多個固著與有限的興趣模式，這些興趣模式有著異常的強度及焦點，明顯地缺乏彈性，固著於特定的、非功能性的儀式或例行性、刻板及重複的動作行為，與堅持專注於物品的部分」（American Psychiatric Association, 1994, p. 71）。儀式行為顯而易見，已有詳盡的第一手描述（Cesaroni & Garber, 1991; Grandin, 1995a; Williams, 1992）。對兒童及照顧者來說，儀式行為都令雙方頭痛。

儘管以不同的方式顯現，儀式行為仍主宰著所有自閉症兒童的社會及溝通行為。身體活動、發音及語言皆可成為自我刺激的例行性，動作例行性包括旋轉、跳、拍肩膀，或以特定的姿勢看手指等。發音例行性包括異常的音調或是沒有意義的字詞。有些仿說也是一種自我刺激（Rydell & Prizant, 1995）。遊戲型態也是高度儀式化的，包括單一物品儀式化，如旋轉東西或是扭轉線頭；其他的遊戲例行性包括將玩具排成一排或是固執地重複看一卷錄影帶的一小段。某些兒童從事較複雜的遊戲例行性，如真實地重演書中或是錄影帶節目的片段。有些兒童通常想要在社會遊戲中獲勝，因此遊戲常以相同的方式結束。溝通行為也具備儀式化的特徵，有些兒童只有完全相同的線索或提示才有回應，或者堅持要用相同的詞彙或者片語。其他兒童一直問相同的問題，即使他們知道問題的答案，或是反覆進行相同而熟悉的會話。許多兒童持續地說或寫他們喜愛的事物。有些兒童對某個成人或是同儕特別有興趣，因此在與他們交往過程中，緊緊黏著他們。

對某些兒童來說，反覆性活動是一種享受的表達，對其他人來說卻可能是害怕或者焦慮的表達。事實上，恐懼也可能變成儀式化。兒童可能將一個害怕的事件與一個無關的人或東西之間進行負面的連結，他們驚慌的反應也可能變成儀式化。即使自我傷害行為剛開始時可能只是一個害怕的反應，也可能會逐漸變成一種儀式化行為。

實際上，學習、社會化、溝通，以及行為每個領域可能都有儀式化的成分。關於儀式化行為的起因，有以下四個學派的看法：

1. 儀式化是調整感官刺激的一種方式。
2. 儀式化是一種焦慮的表達。
3. 儀式化是一種受損的認知功能的結果。
4. 儀式化是抑制能力不佳的結果，是一種神經障礙的表現。

第一個說明儀式化行為是一種調整感官刺激的方式（Grandin, 1995a; Williams, 1992）。儀式化行為用來調整過度及不舒服的視覺、聽覺、觸覺及動覺刺激；兒童使用儀式化行為來集中注意力在一個感官輸入上，以避免其他的感官刺激；儀式化行為也可以用來尋求較愉悅的感官刺激，於是一再重複視覺、聽覺、觸覺，或是動覺的快感行為。

第二個學派認為，儀式化行為是一種兒童從混亂中營造秩序的方法。在這裡，儀式化行為是一種焦慮的表達。在 1998 年 Muris 的研究中，透過家長訪談蒐集資料，研究者發現 84% 的兒童有嚴重焦慮症狀，研究者推斷兒童有理解社會訊息上的困難，導致他們的世界經驗是混亂且恐懼的，因此造成焦慮。

第三個學派認為，儀式化的行為模式是受損認知功能的副作用（Ozonoff, 1995; Ozonoff et al., 1991）。注意力、訊息處理、社會理解及執行控制上的困難，都影響了其儀式化行為。在切換心智狀態及產生新行為型態上的認知障礙，造成兒童陷入儀式化行為。

最後一個學派認為，自閉症的儀式化行為是一種抑制能力不佳及神經障礙的表現（Maurer & Damasio, 1982）。自閉症兒童的儀式化行為與強迫症間的相似性已有許多報導（Maurer & Damasio, 1982; McDougle, Price, & Goodman, 1990）。雖然如此，仍然缺乏自閉症儀式化行為的本質及處遇方式上的研究。McBride 和 Panksepp（1995）透過訪談自閉症照顧者，嘗試找出自閉症成人衝動儀式化行為的功能。他們發現，衝動儀式化行為扮演減低焦慮、防止改變、維持互動或表達興奮的功能，但是個體間有顯著差異存在。最需要注意的是，當儀式化行為被干擾時，自閉症者回應方式有相當大的歧異。有些自閉症者沒有困難，其他人則可能逐漸激動焦慮。密切檢視儀式化行為可被引導的情形，有助於了解何種儀式化行為有其神經病理基礎。此一領域的研究需要我們更多的注意。

摘要

儘管對於自閉症的本質已有相當了解，但卻無單一解答。關於病因及處遇持續有新的理論提出，研究分享注意力、心智理論及雙向的社會情緒的發展，提供理解自閉症的洞見，但是關於這些發展如何與自閉症的其他特徵交互作用仍然不知，例如儀式化行為、感官敏感及焦慮等。所謂「自閉症的理論」此一概念，意指對此一症候群的行為及學習等多方面的問題提供單一的解釋，這是非常不可能的。每一個理論都是另外一塊拼圖，可用以拼出對自閉症症候群獨特性的完整認識。

自閉症必須從一般發展的脈絡來加以檢視。一般發展假定所有發展領域會交織成一塊掛毯，認知、語言、社會化、溝通及情緒發展很精緻地交互作用。就自閉症而言，目前的理論只對分離的單一障礙進行解剖，而不清楚各個障礙之間的關聯性。將兒童知覺、知識及情感的了解加以整合，以最大化他們整體的發展是一大挑戰。為了明瞭自閉症兒童面對社會時的挑戰，有需要知道自閉症兒童在認知、社會、溝通及行為上的獨特性。必須理解兒童對世界的觀點，以協助社會成長的人際關係。

chapter 2

兒童的觀點

Kathleen Ann Quill

自閉症兒童看待外在世界的觀點異於常人，他們對於別人的社會性行為感到迷惑，並努力嘗試去了解人際關係的複雜性；由於很難與他人進行簡單的對話交談，導致他們社會性孤離與挫折。有時這些兒童過於注意微小細節，他們要求周遭生活井然有序是一種處理「社會混亂」的手段，因此儀式化的行為讓他們感到愉快有意義，但是有時候他們又會顯現焦慮沒有安全感。

為了協助自閉症兒童，專業人員與父母親們需要了解這些兒童的思考模式、社會觀點和社會情感特質。本章將藉由不同障礙孩童的小故事，描述自閉症者各式各樣的學習狀況、社交技巧和溝通能力，這些敘述突顯了自閉症兒童獨特的特質，他們的觀點和經歷強烈呈現了自閉症的面貌。

為了協助自閉症兒童對社交和溝通建立切合實際的期望，家長們必須重視他們對於社會世界的看法，將兒童的優勢與困難納入考量的觀點，有助於介入策略的形成。從兒童觀點討論自閉症，希望同理他們最終能夠導致介入。

認知型態

自閉症兒童的認知型態包含他們易於聚焦在事物的微小細節上、片斷式解讀資訊、無法察覺他人的觀點，以及缺乏彈性的行為模式，這種認知型態產生了兩種結果：其一，自閉症兒童經常錯誤詮釋經驗的意涵（參閱圖 2.1）；其二，他們的學習與社會溝通行為受自我引導，不受情境引導，並演變成高度儀

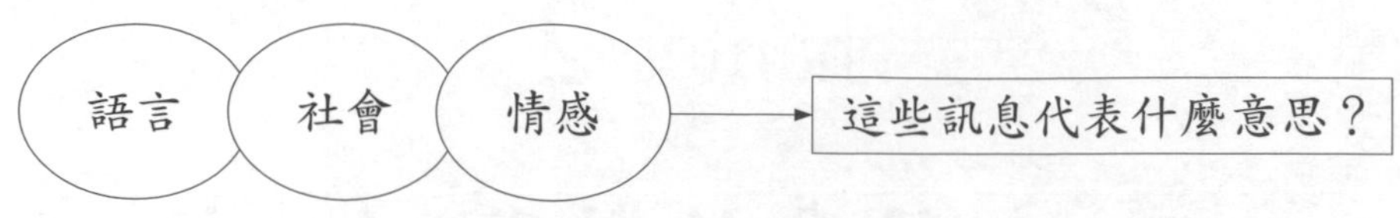

圖 2.1　自閉症兒童的挑戰

式化。

選擇性注意力

有趣或有意義的經驗才能將注意力維持在相當水準上，想要對新奇事物或混亂狀態產生注意力，需要內在動機與外在增強物的配合。缺乏內在和外在增強物動機與缺乏有意義的經驗理解時，興趣與注意力蕩然無存。

自閉症兒童容易過度聚焦在舒適的感官經驗中，而忽略、逃避困惑和不愉快的多重感官經驗。下面故事中的兒童說明了這項特質：

> 兩歲的山姆喜歡坐在沙箱裡玩上數小時之久，他看著沙粒流過指縫，高興地笑著。山姆享受著片刻的觸覺經驗，但他卻是一個高度聽覺敏感的男孩，聽到電視和收音機發出聲音時，他會摀住耳朵尖叫，他只能看無聲的電視。

> 五歲的克利斯多佛可以在家玩各種玩具，但是在十五人的教室中，他只有自我刺激，不斷旋轉彩帶和繩子。他在家中和學校之間的遊戲能力出現落差，導因於教室環境中刺激量的多寡，當外在環境過度刺激他時，克利斯多佛便無法在熟悉的活動中組織他的遊戲。

自閉症兒童社會互動缺陷的部分原因是他們很難快速轉換注意力。他們可以和普通兒童一樣維持注意力，但注意力的維持讓他們有固執性行為的傾向，或易對一成不變的活動有興趣。自閉症兒童渴望反覆和儀式化行為，可能是他們企圖在混亂的社會世界中尋找有意義的經驗。下面故事可以說明這個觀點：

> 三歲的麗莎反覆地將英文字母依序排列，她也會不斷地排列農場動物、玩具汽車、貨車、填充玩具、錄影帶、積木、蠟筆和她母親的鞋子，以及她哥哥的棒球卡。她能專注在單獨的遊戲，但是無法玩社會性遊戲，因為社會性遊戲需要在個人活動和別人活動之間不斷轉換注意力。

> 五歲的泰勒在團體故事時間時，有不同變化的注意力，如果老師不停地一本接一本唸封面故事，他可以很專注地聽；但是，如果老師停下來問問題，泰勒就無法專心聽，而想離開教室了。他可以參與故事時間，但無法參與討論，因為討論需要來回注意不同的發言者。

過度選擇注意枝微末節似乎是自閉症的獨特性行為（Koegel & Koegel, 1995b）。自閉症兒童明顯聚焦於特定的細節而不注意事件中最相關的情況，這樣的注意力導致錯誤的詮釋，如下列舉例：

> 六歲的大衛在數字的學習上有困難，他只有 50% 的正確率能持續指出正確的數字。仔細探究後發現，他總是指在先前答對的位置上，以他的方法去理解事件的意涵，他注意的是位置而不是數字。

> 亞力士是一年級生，正在學習有關金錢的數學，在課堂上被問到「五分錢可以做什麼」，他回答「五分錢是銀色或灰色，是圓形的，上面有一個穿夾克的人，二角五分上面的人沒有穿夾克」。亞力士認得美國錢幣上總統的服裝，但是他太強調與社會性不相關的細節，他顯然不了解金錢的用途。

細節涵意

以多樣性的方式分析、組織、儲存及記憶資訊，才能產生有意義的學習，新經驗產生的那一刻，一般人會注意不同層面，並將此經驗與大量的相關經驗連結在一起。然而，自閉症兒童訊息處理方式的風格在於具體知覺的連結（Peeters, 1997），他們傾向注意單一層面的事件，這樣造成觀念與行為之間更多的限制，而且常常是單一的連結。這樣的結果被定義為不合邏輯的邏輯（illogical logic）（Michaels, 1998），請看下文範例：

七歲的小賓帶一張黃色杯子的照片給老師，以便在校學習喝飲料。在學校他已經很熟練這個技巧，但是在家他從來不用相同的象徵物來溝通。他的母親慢慢了解，在校小賓的黃色杯子是用來喝飲料，但在家卻不是，對小賓而言，黃色杯子的相片在家代表「黃色杯子」，不是「喝飲料」。

瑪麗八歲，她母親很了解小孩的思考模式。瑪麗的母親每次將外出事件與特定物品連結在一起，以利瑪麗明白她即將前往何處，例如淡黃色袋子表示要去超級市場，心型項鍊代表要去娜娜家。有一天，瑪麗的母親將心型項練掛在瑪麗身上，接著便要開車離開到娜娜家，當車子左轉要到娜娜家，不是右轉到超市時，瑪麗開始尖叫。她母親被突如其來的哭聲所困惑，並立刻停車，她發現坐在後座的瑪麗手上握著淡黃色的袋子。

八歲的布萊恩寒假與家人去爬山，旅途中母親幫他準備一件新的紅色毛衣，他每天穿著這件毛衣開心地在雪地中玩耍；過了三週，母親為他穿上紅色毛衣上學，布萊恩興奮地尖聲呼叫，在校的大部分時間他很渴望地望向窗外。到了晚上沐浴時，母親脫掉他的毛衣，他就大發脾氣。顯然的，布萊恩將紅色毛衣與雪中遊戲聯想在一起，所以當特別的「毛衣日」沒有下雪時，他感到很沮喪。

潔妮佛三歲，與嬰兒相關的錄影帶是她的最愛，她特別喜愛的情節是影帶中的媽媽拿著奶瓶餵嬰兒喝奶，口中唸著：「嘿，嘿，不要喝太猛。」每天晚上，當她想喝奶睡覺時，她就唸：「嘿，嘿，不要喝太猛。」對潔妮佛而言，「嘿，嘿，不要喝太猛」這句話代表奶瓶。

視覺式的思考

自閉症兒童容易對一成不變的事件維持注意力，相同的，他們通常也很容易處理沒有快速變化的視覺資訊。相對於稍縱即逝的視聽資訊，他們比較容易處理固定不變的視覺空間的刺激物（如實物、相片、圖片、文字）。正如 Grandin 所說：「我完全是圖像思考，視覺式思考就像是我腦海中的錄影機，播放著不同的錄影帶。」（1995a, pp. 34-35）以下兩位兒童可以說明這樣的特質：

三歲的約翰已經很熟練大部分的學前電腦程式，當電腦螢幕一次呈現一個視覺訊息，約翰可以掌控訊息出現的順序和節奏快慢，但是他卻無法跟得上媽媽的簡單指令，因為與媽媽的互動需要快速處理多重的視聽線索。

六歲的提姆從來不遵守指令，他的老師做了一個測試，要探討提姆不遵守指令的原因，是因為語言能力差、社會性理解不夠，還是合作意願低。老師發現，只給口語指令或口語指令加上手勢時，提姆沒有反應，但是口語指令配合圖片提示時，他就能遵循。對提姆而言，即使是短暫的手勢動作，也是太快速而無法遵守，他需要定睛看一下圖片才能了解涵意。

自閉症兒童的另一項學習特質是具體的思考，當學習是由具體的肢體動作主導時，他們只能了解物體世界，而很難理解抽象概念，尤其是社會性意涵。這些現象常見於自閉症兒童執著於事件的表象而不知變通，如下範例所示：

四歲的查理擁有大量單字字彙，他能寫出芝麻街裡的每一個人物名稱、畫出每一種幾何圖形、說出汽車廠商和汽車型號，但是他無法說出與這些事件相關的特性或情節，他甚至不知道如何求助，生病時也不會告知母親。

幼稚園老師要求學生將手伸進摸摸袋，並描述他們摸到什麼物品。輪到愛咪時，老師問她（摸起來像什麼？），她回答：「開心？生氣？平靜？挫折？」雖然當時愛咪嘗試分辨自身和他人的情緒，但是她不明瞭這些用語不適用在無生命的物體。

派區克九歲時，開始學習不同的安全規則，他學到的其中一項技能是，緊急時刻撥打 911；緊急時刻的清單包括父母親不在家、陌生人闖入時。有天一晚上，派區克和保母待在家中，保母的朋友突然造訪，並作短暫的逗留。派區克一見到保母的朋友，馬上跑去撥打 911，對著電話大叫：「救命！陌生人闖入我家，我的爸媽不在家。」警察很快抵達派區克家中，這樣的舉止令保母感到很尷尬。

完形學習

自閉症兒童另一個學習型態的基本概念，是以完形的方式來組織與記憶資訊，而不是分析各個成分之間相關聯的意義。因為不了解經驗或概念中整合的意義，資訊便完封不動儲存起來（Prizant, 1982）。下面範例中的仿說和例行性對話，最能代表此一學習型態：

六歲的史蒂芬已經知道會話就是兩人之間的對話，但是他仍然在努力了解他所聽到的語句意義。例如當他媽媽說：「嗨！史蒂芬。」他就回答：「嗨！史蒂芬。」如果媽媽接著說：「不對，說『嗨！媽媽』。」史蒂芬會回答：「說，嗨！媽媽。」

馬克斯七歲，很喜歡地圖，當他第一次與人碰面時，他會問：「你叫什麼名字？」「你住哪裡？」接著，他核對地圖並描述那個人從家裡到學校的路線。不論是經過一小時、一天、一個月或一年之後，每當馬克斯再見到那個人時，他一定要再問這兩個相同的問題，然後露出微笑並詳細地描述每一個路線細節；如果那個人恰巧搬家了，馬克斯會很焦慮，並要求那個人重述一遍舊地址，如此他才能以慣有的模式繼續整個對話。完形例行式對話模式能帶給這些兒童舒適與愉快的感覺。

支離破碎的記憶

如何運用已經學到的知識，這是一個很複雜的過程，這樣的處理過程反映了資訊的組織與儲存方式。訊息以彈性且有意義的方式加以整合的話，以後也可以相同方式加以取得與使用；相反的，如果是片斷、具體式的系列性連結（即：狀況一，我這麼做；狀況二，我那樣說），則展現出死背並受情境驅使的行為。

自閉症兒童的社會性與溝通行為是很典型的機械式記憶，缺乏彈性。Grandin（1995）在描述她自己的完形學習與視覺記憶策略時提到：

為了使用過去聽到的口語訊息，我重新播放曾與我對話者的錄影帶，我必須從視覺扉頁中一張一張讀過，或是重播舊事件錄影帶，這樣的思考方式很緩慢……要花很多時間在我腦海中播放錄影帶。（p. 35）

下面例子進一步說明這個概念：

亞倫八歲，記憶力驚人。上地理課時，他能條列世界上每一座山的山名和高度，以及世界上每一條重要的河流和深度，他還能記住兒童字典裡所有字詞的定義；不過他無法利用這些字詞造句，也不會解釋字詞的涵意。

六歲的瑪姬已經精熟課堂上導師所教的功課，但是無法完成校內其他治療師所交代的類似功課，她的母親在家也沒有看過這些技能。進一步研究後，很明顯得到一個結論，是瑪姬的「精熟」只出現在特定的關聯事件中，並侷限於特定的資料和老師的提示。類化不足反映沒有理解。

總結來說，自閉症兒童的學習風格就是將其選擇性的知覺與特定時空的行為連結在一起。他們比較傾向以較侷限且較不具意義的方式學習。事實是自閉症兒童受損的動態分析與訊息的整合能力影響了他們的認知、社會性及溝通的彈性。如果兒童的學習經驗只是一連串單一事件，而不是以較廣泛的概念來整合關聯的經驗，結果就是死板板地記憶與反應。僵化的認知、社會和溝通充分顯露在自閉症兒童對於可預測性的堅持，以及例行化的互動上。

社會性誤解

人與人之間的社會性了解是來自於共同興趣、彼此關照、互相溝通及情感互動，所有的社會性能力學習奠基於這些核心能力上，社會性能力的發展也需要認知上的彈性。當一般兒童在分享社會經驗時，他們便在比較自己與他人的認知、經驗、想法與感覺，這樣的過程就形成他們的社會性概念（認知）。但自閉症兒童的社會性概念是由具象、知覺的訊息主導，這限制了他們在抽象的社會概念及觀點取替的推理能力發展。這樣的結果限制了他們的社會性理解，同時也塑造他們以自我為中心的社會性，以及不理會他人看法的溝通行為。

圖 2.2 呈現四張社會訊息圖片。左邊兩張是肢體動作，圖片意思可由明顯的社會性動作得知；右邊兩張，事實上也是肢體動作，就需要理解動作的內在心理意涵。自閉症兒童比較容易理解左邊兩張圖，因為代表的意思與顯著事件有關；右邊兩張圖困難度就高多了，這些圖像需要心智理論的能力配合。下列一段文字可以說明這樣的現象：

> 九歲的麥克努力想要了解「知道」和「認為／想」的內在意涵。有一次，他和老師玩故事順序圖卡遊戲，兩人看著一張圖片，圖片中的女孩拿著鉛筆貼近臉頰，思索著如何進行畫畫。麥克的老師問他：「小女孩在做什麼？」麥克答道：「想。」老師接著問：「她在想什麼事

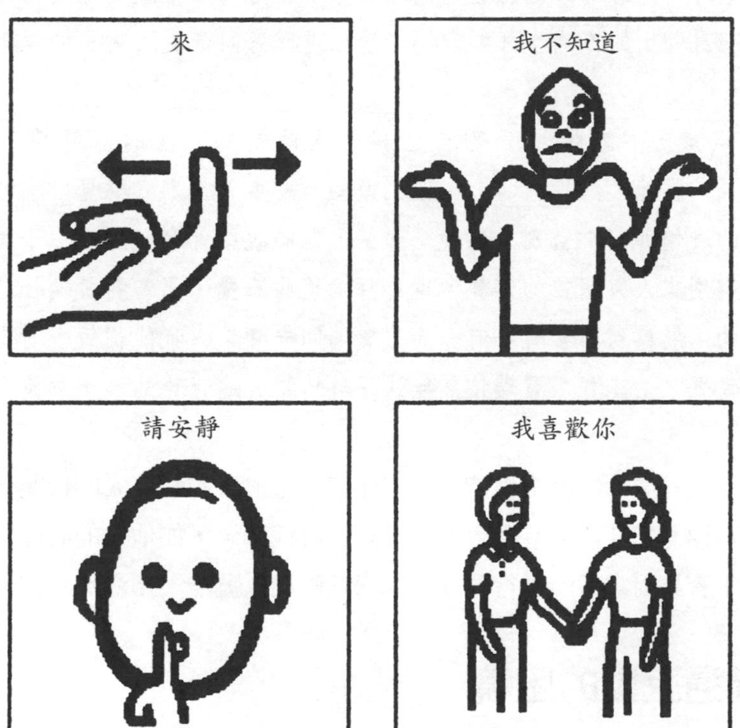

圖 2.2　心智理論的呈現（The Picture Communication Symbols © 1981-2000 Mayer-Johnson Co.）

情？」麥克答：「她對著桌子想。」老師再問一次相同的問題，這次特別強調「什麼」和「關於」的字眼。麥克回答：「她對著桌子想，筆放頭上，紙放桌上。」麥克不懂別人內在的思想影響著外在的行為，因而他無法理解老師問話的真正意義。

納瑟尼爾曾參加幼兒園的團體活動。上課中，老師不小心被積木絆到跪倒在地，其他小孩見狀趕緊上前表達關懷，而納瑟尼爾卻開懷大笑。下課後，大部分的小孩幫忙收拾玩具，而納瑟尼爾卻去將積木恢復成原樣，然後重演三遍老師被積木絆倒的情景。第一次和第二次納瑟尼爾都會大笑，但是第三次因為撞痛了，他才揉揉自己的膝蓋，並走向老師，揉著老師的膝蓋，問老師：「還好嗎？」納瑟尼爾需要實際體驗身體上的疼痛，才能理解情境，進而感同身受表達出同理心。

賈瑞八歲，不斷學習分辨自己與他人的情感。他的老師協助他「看」：當他人感覺______，他們做些什麼事；當別人感覺______，他們的表情如何；當別人感覺______，他們說些什麼。賈瑞似乎越來越能辨別家人與朋友的感覺，也會評論這些感覺。正當對賈瑞社會性覺知的進展感到興奮時。有一天，賈瑞問老師：「我能從鏡中看出我的感覺嗎？」其實，賈瑞依然無法了解情緒表達背後的真正意義。

缺少了設身處地的社會性能力，自閉症兒童很難預知他人的行為，也不容易注意到可預測的社會性互動。不能理解社會性概念，如他人的心理狀態，自閉症兒童不容易對當下所進行的社會溝通互動加以監控、預測或調適。

社會溝通互動的困境

社會互動是個不確定與動態的活動，需要整合脈絡、語言和社會訊息。自閉症兒童的學習型態與社會溝通互動要求之間的強烈對比，說明了自閉症兒童所面對的社會性挑戰。如表 2.1 所示，我們可看到自閉症兒童基本的學習型態與社會溝通互動要求之間的強烈對比，下文更突顯了這個對比差異：

> 五歲的馬克熱愛數字，如果讓他選擇，他會整天在校寫數字。學校第一次開團體會議時，老師帶來一張寫滿數字的手稿（從 1 到 482 正確地寫在每一格上）。根據老師所言，馬克可以順利完成學校課業，但是無法參與團體討論，不和小朋友玩耍，同學們百思不解原因何在。經由一場討論馬克喜愛活動的會議中，同學們開始明白馬克的學習優勢及難與同儕社會互動的困境了，這樣的體悟促使同學們決定給予馬克適切的支援。

馬克聚焦在對他有意義的訊息，而忽略那些對他不具意義的社交活動，他寫的數字圖表是可預測的、有組織的、重複的、視覺性的具體活動，這個活動能持續集中注意力。從很多角度來看，馬克對特定項目呈現的興趣，便是自閉症者學習型態的典型代表。數字本身是一種圖案，有連續性而且非常有秩序，我們常在自閉症兒童身上，看到他們對數字、字母、書籍、電腦、錄影帶，以及操作性玩具和其他類似遊戲活動具有極高的興趣。

相對的，一般的社會性與溝通互動是不可預測的、動態性的、隨機的，這些都是多重感官經驗的，需要彈性和社會性了解。清楚地分辨這個顯著的對比，有助於理解自閉症兒童所面對的社會性挑戰，以及調整自閉症兒童社會性發展所需的教學策略。

表 2.1　自閉症兒童

學習型態	社會溝通的需求
重複性	彈性的
結構式	動態的
可預期的	隨機的
視覺性	多重感官性
具體的	社會性的

社會與溝通的挑戰

非口語的社會與溝通互動是奠定日後社會溝通發展的兩大核心能力，兒童必須能夠與他人進行對彼此有意義的分享注意力，也要能模仿他人，以發展其社會溝通的能力。

雙向互動

成功的社交技巧和溝通能力奠基於非口語的互動，如眼神的交換、手勢和其他訊息，但這樣的學習過程對自閉症兒童很困難。加上他們固著性的學習型態之故，他們也很不容易維持社會互動該有的步伐，缺乏互動式的相互了解，他們會以怪異方式互動，或只在有限的情境中與人分享。當他們習得與人互動的有效方式後，他們會有社會動機來維持其成功。以下兩例說明他們多元的學習型態：

> 每當他的父母對他搔癢或將他抱起來搖晃，三歲的柴查理總是開懷大笑。玩這些社會性遊戲時，柴查理全程看著父母親，表示他要繼續玩，柴查理以他的眼神注視來持續那些他覺得愉快又有意義的活動。然而，他不知道他還可以用他的眼神做出其他要求，或用眼神與父母親分享興趣。

> 十歲的尼可拉斯被教導想要獲得某人的注意，可被接受的方式是輕輕拍人或拍其手腕。有一天半夜三點，尼可拉斯要叫醒媽媽，他先拉開媽媽的棉被，尋找媽媽的手腕，找到了後，他先輕拍媽媽的手腕，然後告訴媽媽：「幫忙。」原來尼可拉斯發高燒了，即使他生病了，他用來互動的方式還是完全相同。

模仿

模仿大動作、精細動作、玩玩具或其他物品，是社會學習的必備能力。自閉症兒童模仿他人的能力個別差異甚大，大動作、精細動作和口語動作計畫的模仿，對部分兒童是有困難的（Hanschu, 1998）。此外，自然情境下即興的模仿和結構情境下誘發的模仿是不同的，他們可以模仿他人的動作，但是不了解動作的意思。

五歲的凱文無法在經過設計有結構的活動情境下模仿大人，經過數月與老師一對一的教學及練習各式各樣的精細動作後，凱文只能被動地配合。然而，在不同的情境下，凱文可以跟隨同儕在遊樂場設施遊戲，凱文會模仿同儕們聽音樂跳舞，他的模仿能力似乎是受動機和意義所驅使的。

四歲的貝卡無法在有結構的活動中建立精細動作模仿，但是透過玩具和物品，他可以很快模仿大人簡單的遊戲動作。就像一般兒童，貝卡是透過簡單遊戲來模仿，身體意識晚一點才會浮現。

社會性挑戰

社交技巧確實融入到日常生活中的每個層面。對年幼兒童而言，社會精熟度的定義是依其單獨遊戲、和同儕的社會性遊戲，以及社會情感關係的品質而定。

單獨遊戲

兒童的遊戲可以反應他們社會經驗的理解，兒童會探索如何使用玩具，會重現他們個人的經驗，遊戲技巧是通往自閉症兒童內心世界的一扇窗口，他們的重複性玩法說明了他們對玩具創新玩法的了解有限。這點在一項非正式調查一百個自閉症兒童的活動偏好報告中證實了，報告中常見的回答是：肢體動作遊戲、使用電腦、看影帶、看書、玩拼圖，以及精細動作的操作性玩具（Quill, 1997）。每一項活動都可以用相同的方式反覆玩，以看影帶為例，同樣的內容反覆用相同的方式播放觀看。以下案例可以說明這個特性：

三歲的約翰可以獨自玩四個小時。每回玩沙時，他讓沙從指縫中滑下去；每回玩積木，他將積木整整齊齊地排成一排；每回看書，他從封面到封底數著頁中的數字。不論何種情況，約翰的玩法只有一種可預測的形式。

艾力克五歲，很喜歡玩車子，但是玩法與同年齡兒童不同。他的玩法稱得上是「單一玩具，單一玩法」，艾力克只聚焦在車子的某一個面向而且反覆相同的玩法。可是一般兒童通常對車子的多種玩法有興趣（例：坐車，開快開慢），會注意車子與其他玩具的關聯性（例：可以載人、開去車庫等），但是艾力克的玩法就是反覆轉動輪子。

六歲的寶莉單獨玩的狀況是精巧地重演他最愛的書本和影帶。一行一行地，她反覆地以玩具演出故事內容，每次的重演都是完全相同的。

賈斯汀四歲大，正在學習各式各樣的黏土玩法，他剛開始比較喜歡將黏土切成小圓球，再把圓球排成一排一排的。他的老師和幼兒園朋友指導他可以用動物與字母圖樣的餅乾刀來做成其他物品。第一天，老師沒有直接介入活動中，她看著賈斯汀正在使用字母圖形的餅乾刀，幾分鐘後，賈斯汀就用黏土拼出他最愛的電影名稱「巨猩喬揚」（Mighty Joe Young）。

社會性遊戲

社會性遊戲是複雜的，兒童們探索玩具與材料、觀察與模仿他人、與同儕進行口語和非口語的互動。這些要素在一般兒童遊戲時是同時且彈性地出現，社會性遊戲需要同時設身處地的社會能力、相互關係的運作和創造力，整合這些條件的能力對自閉症兒童很具挑戰性，如同下例所示：

法蘭克七歲，在結構性的活動中，他會觀察其他小孩，但在非結構性的活動中，他就自己玩。唯一能讓他意識到同儕的存在是當他們全體在同一時間做同一件事時，當大部分兒童做一些不同的事情時，法蘭克就會選擇自己玩。

六歲的湯尼努力想去了解如何在下課時和同伴一起玩。湯尼想和同伴互動，卻對同伴談論自己最愛的電影「真善美」（The Sound of Music），他每天反覆對同學提問有關「真善美」的問題，當同學不知道答案或不理他，湯尼會很激動。湯尼很難理解他的興趣不是朋友的共同興趣，下課時間的社會性互動讓湯尼感到困惑不解。

八歲的肯尼和朋友們參加很多課後活動，肯尼和朋友們一起游泳、溜冰、騎單車、騎馬；此外，他們還會一起去圖書館、參觀兒童博物館、看電影。肯尼的媽媽覺得這些活動可以讓肯尼不用任何交談對話與合作，便能與朋友們分享共同的經驗，任何需要合作與交談對話的遊戲都會讓肯尼感到挫折。

團體活動

每個團體的大小及其可預測性之間的變化甚大。自閉症兒童比較容易加入可預期的團體活動，在這樣的團體中，每個人在同一個時間做相同的事情。此外，自閉症兒童在可預測且有次序的團體活動中（例：規則性遊戲）也比較順利，下面範例可說明這個概念：

八歲的德瑞克一直和班上同學準備學校的節慶表演，老師在舞台上貼了一條藍色膠帶，以提醒德瑞克該站在何處。老師在德瑞克面前蹲下來，碰碰他的鞋子說：「德瑞克，腳趾踩在藍色膠帶上好嗎？」老師離開舞台，當其他同學開始唱歌時，德瑞克用他的手指摸著腳趾站在藍色膠帶上，開心地唱歌。德瑞克遵守老師的手勢引導，他沒有留意到他的舉止和團體中其他小孩的動作不一樣。

莎莉在一年級班上的專注力因活動而有變化。閱讀時間她能聚焦在書本上，因為這樣的團體活動是有結構的、可預期的、有次序的；但是團體討論時，莎莉就會分心，變得沒有條理，開始自言自語，她無法跟上團體討論的彈性變化以及複雜性。

艾比二年級，她和媽媽在做全班同學名冊，她們要決定每日小天使的排班表（每天的特別好友），輪到當小天使的那天，小朋友必須在胸前戴上紅絲帶。進行團體活動時，只要艾比覺得困惑不懂時，就可以向這位紅絲帶的小天使求援，這樣的方式協助艾比更容易參與團體活動。

社區公共設施

社區活動的複雜性對自閉症兒童造成很大的負擔。使用社區設施之前，提前預告或演練即將發生的事情，協助孩童在環境中安靜下來，會讓自閉症兒童在社區中表現得更順遂。我們可從下列例子得知這個觀點：

任何有韻律的活動都能讓六歲的沛特感到舒暢放鬆，如聽故事錄音帶或朗誦英文字母。他最害怕剪頭髮，所以老師製作一捲有關剪髮的歌曲故事錄音帶，沛特在真正剪頭髮之前常聽這捲錄音帶，同時練習假裝在理髮店和學校剪頭髮，除了沒有使用真正的剪刀之外，他已經精熟所有剪頭髮的步驟。有這些協助與演練後，真正剪髮時沛特表現良好，首次讓理髮師剪完頭髮。

凱薩琳六歲，與家人前去教堂，當教堂播放音樂時，凱薩琳還安靜地坐著，但是當牧師說話時，她就開始做別的事情。她特別喜歡跑到穿著連帽外套的人面前，抓著帽繩捻來捻去。有一次看到教堂裡有一個特殊的袋子，袋子中裝著隨身聽及圓圓的念珠（可反覆捻動），凱薩琳當下成為教堂中的「天使」了。

社會情感關係

關係是建立在彼此歡愉、有意義的互動上。我們觀察到自閉症兒童的學習型態嚴重影響他們互動的經驗與理解，他們可能只注意誇張的情感表達，但忽略微妙的社會情感訊息；他們也會誤解他人所傳達的訊息，經常將他們內在的認知與他人社會情感訊息的意涵做具體但不正確的連結，這些誤解造成他們不正常或無法解釋的情感反應。

自閉症兒童常見的強迫性儀式化行為、感官敏感、焦慮，使得社會情感關係的發展更複雜。聽覺或觸覺敏感會影響他們與他人互動所得到的慰藉程度，感官敏感會造成他們以怪異手法尋求他人的慰藉，對父母或主要照顧者的依戀也會呈現不正常的方式，焦慮和強迫性儀式化行為也會影響雙方互動的品質，這些因素都會影響有意義、愉悅的關係發展。下文呈現的例子對所有自閉症兒童的家人、老師和朋友都是很大的挑戰：

賈斯汀三歲，很黏媽媽，他的媽媽有一頭金黃色的頭髮，戴副眼鏡。賈斯汀在新學校藉由擁抱金黃色頭髮、戴眼鏡的老師而得到慰藉，但除了這位老師，他對其他人都會大哭。

周舒四歲，非常依附家人，當有家人離開房子時，周舒就開始產生分離焦慮與尖叫，緊接著，車庫的開門聲讓他爆發情緒。周舒的幼兒園老師在教室中製作一張圖表，標示著「誰在學校，誰在家」，學生們進入教室時，就把相片貼到「誰在學校」的表上；放學時，大家就把相片貼到「誰在家」的表上。這樣的做法有效紓解周舒在校的情緒，因此老師決定為周舒的家人製作一張「誰在家，誰外出」圖表。隔天，當家人外出工作，周舒哭鬧時，媽媽就帶他到圖表前，將爸爸的相片移到「外出」的表格上，周舒馬上安靜下來；他指向圖表上媽媽和他自己的相片，確認這兩人是在家的，而顯露愉快心情。全家繼續使用這套圖表法，因為圖表協助周舒理解無論家人何時離開，他們一定會再回來的。

萊絲莉五歲，喜歡看影集，當她與家人一起觀看「小鹿斑比」（Bambi）影集時，她的媽媽會向她描述影片中的動作與劇情。由於「小鹿斑比」是一部悲劇電影，萊絲莉馬上將「小鹿斑比」轉化為「傷心難過」的替代語，每當她難過時，她就說：「小鹿斑比。」

湯姆七歲，沒有口語能力，媽媽兩年前過世了。雖然他的語言理解有限，他的教學團隊仍然認為有必要向他解釋母親過世。團隊老師採用家中成員的相簿做說明，利用繪圖符號將「難過」呈現在過世的媽媽相片旁邊，將「快樂」圖像符號放在家中其他在世的成員相片旁。不論在學校或在家中，湯姆一直隨身攜帶著這本相簿；幾週之後，湯姆爸爸發現湯姆每天晚上帶著這本相簿上床，並將相簿翻到有媽媽相片的那一頁。

瑞奇喜歡與幼稚園裡的某一個特定女孩玩拼圖，瑞奇的最愛是有關雞的拼圖。他太愛和朋友一起玩了，所以每天都要這個女孩和他一起玩雞的拼圖。不久，他每天要找這個女孩數十次，嚷嚷著：「雞呀！雞呀。」然後開懷大笑；演變到最後，只要看到或聽到有關雞的事，瑞奇便無法控制，過度興奮。這就是瑞奇表達歡樂友誼的一種方式。

溝通的挑戰

兒童之間有效的溝通互動是需要彼此迅速地參與及理解多重感官訊息、語言、社會和情感訊息的快速轉變，自閉症兒童的溝通彈性是最大的挑戰，我們觀察到自閉症兒童許多不同之處，如他們溝通的動機、溝通的方式，和溝通的話題種類。儀式化的溝通代表著他們的努力，他們的溝通型態是其在社會混亂中創造有意義互動方式的一種手段。

主動溝通

自閉症兒童需要具體的提示才會想到該說的話，沒有這些明顯的提示，他們無法說出一些新奇的事情。以下的短文可以說明這個現象：

蘭斯每天面帶微笑上幼稚園，當他站在門口時，老師會向他招呼：「蘭斯早安。」他會回答：「安娜老師早安。」接著老師指示他將書包放在櫃子，選擇一個遊戲角落去玩，這樣的互動是每天的例行公式。有一天早上，安娜老師不在教室，當蘭斯到教室時，他就站在門口等著，等著等著，他漸漸不耐煩生氣了，接著將平常的對話一骨碌地傾洩而出：「蘭斯早安，蘭斯早安。說『早安』安娜老師，蘭斯早安。」他站在門口，倚著門板搖晃身體，他認為一到學校的例行公事就是要反覆說這些內容以開啟一天的序幕。

布魯斯四歲，能使用語言要求食物與玩具，但不曾口語描述他的活動，不過布魯斯對同學的擴大和替代溝通（augmentative and alternative communication, AAC）系統很有興趣。有一天的點心時間，他坐在同學旁邊使用AAC系統上的聲音輸出鍵，針對點心評論，發出「好吃」的音；針對同學的行為評論，發出「瘋狂，吵鬧」的音。AAC系統上的符號設計對布魯斯是一個具體的提示，讓他說出可以說的話。

妮娜六歲，有人靠近她身邊時她就大叫，曾經採用很多介入方式指導她以口語「走開」取代尖叫聲；但實際情境發生時，她因為過於緊張往往無法說出這些適切的話。妮娜喜歡影片，老師便將家人和同學們如何在別人太靠近他們時說出「走開」的實況拍攝成影帶，妮娜看完影帶不久，就能在提示下說出「走開」。

仿說（鸚鵡式語言）

自閉症兒童因各種原因而仿說，仿說反映出對於全部訊息的情境式學習。新想法與訊息的產生會比較困難，因為這是一種分析的過程，它需要彈性的思考與計畫。立即仿說是聽到某一個訊息後馬上重複全部或部分內容，這是自閉症兒童常見的情況，但不幸的是，他們只重述聽到的訊息卻不理解其中的涵意。另一種常見的現象是延宕仿說，這是在他們聽到訊息相當長一段時間後，再將原先聽到的全部或部分內容重述出來，通常和特定的人物或情境有關，從此看出自閉症兒童對情境下的語言理解有限。仿說可以各式各樣的方式呈現出來，如下例：

六歲的丹尼喜歡聽故事錄音帶，他很快就把整本故事書背誦下來，並重述全部內容，包括翻頁時的聲響。

龐比四歲，已經教他脫離情境模仿語言。以下是龐比（比）和老師（師）典型的對話：

師：龐比，這是什麼顏色？

比：這是什麼顏色？

師：說「這是藍色」。

比：這是藍色。

師：再見。

比：再見。

師：（拿出另一個物品）

比：這是什麼顏色？

師：問的好，這是什麼顏色？

比：這是什麼顏色？

師：龐比，注意看，說「綠色」。

比：說綠色。

很明顯的，龐比知道溝通是一種一來一往的輪替，但是他不了解他們彼此所討論的內容意義。

基姆是個五歲小女孩，很難抓到她的溝通意圖，她能講完整的句子，但是很難理解她要傳達的訊息。基姆喜歡看影帶，根據一些外表相似之處，她將生活中遇到的人物和影片中的角色做分類。第一次見到幼稚園老師，她便說：「沒有比家更好的地方了，沒有比家更好的地方了。」見面當日老師穿著一雙紅色鞋子，這樣的情景讓基姆想起「綠野仙蹤」中桃樂絲鮮紅色拖鞋和著名的語句。在校整整一年中，每當仙蒂老師穿紅色鞋子到校時，基姆就會對著老師說：「早安仙蒂老師，沒有比家更好的地方了。」

雙向會話

雙向會話的複雜性要求整合認知、語言、社會、情感和溝通發展所有的要素。自閉症兒童運用他們對情境的理解努力地與別人互動，但卻經常導致他們進行例行性的會話：

指導八歲傑姆斯的對話過程對老師而言是一種教育，每當老師覺得傑姆斯已經學會如何引起一項特定的話題時，傑姆斯可能會提醒老師想到他的學習型態，例如透過許多活動與遊戲，傑姆斯一直不斷地練習問句「在哪裡」，任何一種遊戲只要能讓他提問：「在哪裡呢？」老師和傑姆斯就開始玩尋寶遊戲，一旦找到寶物，傑姆斯就說：「我找到了。」有一天，傑姆斯在尋找電腦光碟片，老師問他：「你要找光碟片嗎？」「在哪裡呢？」傑姆斯在一堆光碟片中看了幾眼後，就說：「我找到了。」老師問：「你在哪裡找到呢？」傑姆斯答說：「我找到了。」這樣的對話不斷持續著，傑姆斯理解的是很多片段活動，如：「說—尋找—找到了」，但是他不懂一來一往對話內容的正確涵意。

莎娜九歲，努力想了解別人的感受。從下列她（娜）在教室與訪客（客）的對話中，我們可以看到她努力奮鬥想去理解別人的情緒：

娜：你來過這裡嗎？

客：是呀，我十月來過。

娜：你那時是長髮還是短髮？

客：我的頭髮長度看起來都一樣。

娜：我記得那時你的頭髮比較長，我不喜歡你現在的頭髮。

客：噢，我喜歡呢！

娜：我剛才說的話你覺得如何？

客：有一點不舒服。

娜：我說的話讓你覺得難過嗎？

客：是，我覺得有點難過。我喜歡別人的讚美，記得你曾學過要讚美別人嗎？

娜：我記得，下一次我會說「我喜歡你的髮型」，那你就會覺得開心了。

陷入統一性

儀式化的行為嚴重影響自閉症兒童社會溝通模式，儀式化可以解釋他們的情感心境或理解狀態，能表現他們的快樂、難過、恐懼與疑惑，能反映他們技能上的侷限，以及反映他們試圖在混亂的社會環境中建立秩序。對於各種儀式化行為的來源及其與焦慮症、強迫症和其他神經症狀的研究才剛起步。

自閉症者本身的詮釋為此難解的特徵投下一線曙光。例如，一些自閉症成人曾將他們的儀式化行為描述為強烈的內在驅力、一種愉快的經驗、對環境過度刺激的補償方式。亞莉克絲是在孩童時代被診斷為自閉症的婦人，她解釋道：「我有過一些愉快的儀式化行為，它讓我產生功能；也有過一些不舒服的儀式化行為，它令我混亂不堪。此外，因為我沒有內在的組織系統，所以產生儀式化行為」（Michaels, 1998）。另一個自閉症成人案例拜倫描述自己孩童時代的儀式化行為是：「我愛死反覆的儀式化行為了，每次我打開電燈時，我知道接下來會發生什麼事，當我輕輕轉動開關，燈就亮了，這帶給我神奇的安全感，因為每次都是一樣的情況」（Barron & Barron, 1992, p. 143）。

自閉症者享受的儀式化行為幾乎是無限的，如下文所示：

葛瑞三歲，他經由書本和兒歌「我的鼻子上有隻青蛙」（There's a Frog on My Nose）學習身體部位名稱。他喜歡看著書、聽著兒歌、摸著身體部位，他也很喜歡聽著兒歌，隨著媽媽手上青蛙玩偶的移動做動作。每當玩偶指示他摸的部位不是書本上呈現的部位，葛瑞就大叫，他知道活動有一點變化，但是他聯想到的特定身體部位與青蛙兒歌必須是一致的、相同的。

馬特四歲，他堅持家中所有物品必須擺在同一個位置。有一天，馬特的阿姨來家中作客，阿姨和媽媽一起喝茶，媽媽喝的是奶茶，阿姨喝的是純茶。馬特向媽媽要牛奶，媽媽倒了一杯牛奶給他，馬特將牛奶倒入阿姨的茶杯中，媽媽阻止他「不行」，馬特開始尖叫，指向阿姨的茶杯大叫「牛奶」，接著開始哭泣。當阿姨將自己的茶杯遞給馬特時，他立刻安靜，並將一些牛奶倒入阿姨的茶杯，直到茶色看起來與媽媽的相同，他才開心地走開。

六歲卡洛琳的儀式化行為則是每天的例行性活動必須是可預期的，如果中間插入某些突發事件，她就變得很沮喪。例如老師缺席、週五在校該有的披薩午餐改變了，或是媽媽原本應該從學校開車送他回家，但是因為去辦其他事情而無法執行等等事件。

米雪兒自牙牙學語起便開始蒐集紅色物品。上幼稚園的第一天，她帶著一個紅色大袋子到學校，袋子裡裝著十磅重的紅色物品。此外，教室中所有紅色物品是她注意力的聚焦點，無論紅色物品的位置在何處、是誰的，如果阻止她靠近，她就尖叫。她花了一年才學會學校常規，接受一次只能帶一樣紅色物品到學校。

琳達四歲，除了一直帶著一個小型的藍色玩具之外，她不曾使用左手拿其他的東西；以前曾嘗試從她手上移走藍色玩具，卻導致她幾天的恐慌不安，而且拒絕飲食和睡眠。只有當一個會發出輕柔音樂的可愛藍色盒子，內裝她的玩具放在附近，才能逐漸延長玩具離手的時間。琳達愛好小型藍色玩具的興趣漸漸轉變成蒐集漂亮的藍色盒子，這些盒子可以裝下美麗又特別的藍色物品。

米雅二年級的老師在教室內掛了十五張彩色卡片，卡片上具體寫著社會性用語的定義，例如「處置」是「試三次再尋求協助」，「改變」是「我不知道下一個是什麼」，「耐性」是「等待中使用放鬆的一種過程」。當米雅被問到最容易遵守的社會規範是哪一張卡片，她認真地看著她的卡片好一會兒，答道：「處置。」當她被問到最難遵守的社會規範是哪一張卡片時，她立刻回答：「改變，我不喜歡改變。」

未知之謎

過去幾十年來，科學上的著述為自閉症的錯綜複雜帶來一線曙光，然而，舉凡曾與自閉症兒童共處或一同工作的人都明白，這些研究並沒有掌握到自閉症兒童障礙的多樣性。自閉症光譜很廣泛，而且還存在著許多解不開的謎，來自每個個案各式各樣的行為不斷挑戰專業人員們對自閉症原有的了解。下文對持續追求自閉症者的了解很重要，同時也對所有一生致力於幫助自閉症兒童的人士獻上崇高的敬意：

邦妮八歲，沒有口語能力，會尖叫和發出爆音。她進入一所新學校，即使接受密集的行為介入，她的問題行為仍然每況愈下。在新環境中，有一位細心的觀察者發現，邦妮有很多動作上的儀式化行為妨礙了她的行動。例如，如果地板的外觀改變了，她就停在門口，而且跨過門檻之前她會搖三下；邦妮在坐下來或從椅子上站起來之前，會上下移動身體三次；每當大人肢體提示打斷她的模式，邦妮便會尖叫，只要允許她繼續儀式化的動作便能漸漸削弱尖叫聲。

馬蒂四歲，無口語能力，時常猛晃身體（thrash），有時身體晃動的樣子像痙攣一樣無法自主控制，有時不舒服和不吃不睡的現象會維持數日。例如，馬蒂原本安靜看著影片卻突然尖叫，整個身軀倒向地上，而神經學上的檢驗都是正常的，長達六個月沒有進展加上一直拒絕進食，因此先中斷密集性的行為介入。新的介入課程在於讓馬蒂感覺舒服一點，他需要穿重力背心或帽子、帶耳機、吸奶嘴，同時在整個課程給予小小的提示。馬蒂班上同學使用一套精巧的溝通板，溝通板內涵蓋五十個語彙。有一天，馬蒂自演一齣戲後，他拿著溝通板抓住一位大人，自然地指著一串的圖形：「幫忙」、「生氣」、「喝水」。馬蒂原本是不理解語言的，這回卻能自然地表達他的苦楚。之後，教學團隊和家人繼續測試他，發現他的語言理解能力進步了，會透過AAC系統運用語言。此外，在神經學家進行完整的檢查，並開出適切的藥物之後，馬蒂負向的行為大大地減少了。

愛麗莎是個快樂的八歲女孩，有口語能力，但自從1月份她經歷一場長達一週的鏈球菌喉炎奮戰後，她就不再開口說話了。她的噤聲找不到醫學上的原因，嘗試了很多介入但她始終保持微笑不語，她以寫字方式與人溝通。幾個月後，大人寫了一篇精緻的故事，向愛麗莎解釋她的喉嚨痊癒了，只要吃一顆鎮咳藥丸就能開口說話了。每天早上，愛麗莎媽媽會給她一顆鎮咳藥丸，向她保證她的喉嚨沒有問題了，並請她說幾句話，但愛麗莎依然故我：微笑不語。六個月的沉默讓家人和工作團隊越來越擔心，最後在7月11日星期五那天，愛麗莎吃了鎮咳藥丸後，說了一句話：「好了，媽媽。」是什麼樣的奇蹟讓她開口說話呢？工作團隊仔細推敲後發現，愛麗莎是在1月11日星期五開始不說話的，後來她為何在6月11日不說話呢？因為不是星期五，很明顯的，愛麗莎的說話模式是把週五和11日連結在一起。

朱利安六歲，除了接收性語言外，他在各方面領域的發展都有很大的進展，他對口語指令的反應一直都是隨性的，即使他的聽力正常。因此，朱利安家人和工作團隊開始注意到他異常的模式，每當朱利安生病發燒，他就不會回應他人的口語，而是間歇性地自言自語，朱利安持續依循這個模式生活。

摘要

自閉症是高異質性的光譜障礙。這個章節闡述自閉症兒童學習、社會和溝通的經驗。複雜的障礙需要複雜的解決方法，當我們想為他們在這些領域建立成功的體驗時，教育工作人員和家人最迫切要做的是尊重兒童在社會和溝通挑戰上所做的努力，評估和介入必須將每個兒童獨特的學習方式和社會認知考慮進去，才能建構出有意義的關係與技能。此書後面的章節將陸續介紹各種評估與介入方法。

chapter 3

社會與溝通技能的評量

Kathleen Ann Quill, Kathleen Norton Bracken, and Maria E. Fair

兒童的教育評量有三個基本目的：提供發展功能的評估、描述需要介入之技能，以及證明發展與進步的情形。兩種基礎評量工具是正式的常模參照測驗及非正式評量。常模參照測驗是一種標準化評量，有既定的執行程序，並提供量化分數的結果。這些測驗以一般發展序列為基點，描述兒童相對於常模樣本的表現。正式的常模參照評量包括成就測驗及智力測驗，反之，非正式評量是非標準化的，評量的結果直接與介入結合。非正式評量通常是課程本位，用來決定教學並證實個體的進步情形。這些評量提供精熟技能的側面圖，與必須介入技能的表單。兒童的表現不是要與他人比較，更確切地說，是要用來設計一個個別介入計畫。一些非正式評量經由觀察或技能表現直接測量能力，其他的非正式工具，如問卷、評分表及檢核表等，則經由訪談與兒童熟悉的人間接評量兒童的能力。

本章的目的是提供一個專為自閉症兒童設計明確且廣泛的社會與溝通技能的課程本位評量。首先，簡短摘述目前適用於社會及／或溝通技能的評量，這些是主要的診斷工具或發展本位的課程評量。其次，提供與自閉症兒童介入需求最相關的一般社會及溝通發展指標的摘要，以此為背景發展新的評量工具。

社會與溝通技能的評量

在評量自閉症兒童時，專業人員面對許多的挑戰，這些挑戰包括在評量程序中要決定哪一種評量能提供最有用的資訊，並因應兒童非典型的發展型態而加以調整。雖然有許多正式評量用來評估社會及溝通發展，但使用這些工具評估自閉症兒童有些缺點。第一，自閉症兒童可以在自然環境中表現某項特殊技能，但是可能無法在控制的測驗情境下表現出相同的技能，因此常模參照測驗可能限制了訊息取得的範圍，影響了教學的計畫。第二，自閉症社會及溝通行為的特性無法在標準化測量中適當地呈現出來。自閉症兒童社會及溝通技能的發展，通常偏離一般兒童發展的軌道。自閉症兒童可能以不同的順序習得技能，以個人特有的方式運用技能，或表現不尋常的補償技能等。非典型的發展模式在將標準化評量結果轉換成有意義的介入方案有所困難。第三，因為社會及溝通發展是自閉症兒童的主要障礙，因此這些技能必須優先加以評量。

表 3.1 摘要目前最常用於鑑定自閉症兒童或評量他們社會及溝通發展的測量工具。在幫助教育者設計及監控自閉症兒童的社會與溝通介入計畫上，可選用的評量工具有限，大部分的工具為了診斷社會與溝技能而設計有其限定的範圍。以下是一般適用於自閉症兒童評量的工具。

自閉症診斷量表：只有少數的診斷工具評量自閉症兒童社會、溝通及行為的障礙程度。包括訪談表，如自閉症診斷訪談表——修訂版（Autism Diagnostic Interview-Revised, ADI-R; Lord, Rutter, & LeCourteur, 1994），及等級評分工具，如自閉症診斷觀察表（Autism Diagnostic Observation Schedule, ADOS; Lord, Rutter, DiLavore, & Risi, 1999）與自閉症兒童評量表（Childhood Autism Rating Scale, CARS; Schopler, Reichler, & Renner, 1988）。這些工具被證實在決定兒童是否為自閉症上有良好的信度。此外，這些工具也提供一個結構來記錄診斷的一般性訊息。

適應行為量表：標準化的適應技能量表通常在評量各種發展障礙的兒童。文蘭適應行為量表（Vineland Adaptive Behavior Scales; Sparrow, Balla, & Cicchetti, 1984）與兒童適應行為量表（Adaptive Behavior Inventory for Children; Mercer & Lewis, 1978）使用訪談及問卷，以獲得社會、溝通、自我照顧、動作及行為的一般性指標。

自閉症教育評量：只有少數的教育工具特別設計用於評量自閉症兒童及介

表 3.1 社會與溝通技能的評量

自閉症診斷量表

自閉症診斷訪談表——修訂版（ADI-R; Lord, Rutter, & LeCourteur, 1994）
自閉症診斷觀察表（ADOS; Lord, Rutter, DiLavore, & Risi, 1999）
自閉症兒童評量表（CARS; Schopler, Reichler, & Renner, 1988）

適應行為量表

文蘭適應行為量表（Sparrow, Balla, & Cicchetti, 1984）
兒童適應行為量表（Mercer & Lewis, 1978）

自閉症教育評量

心理教育側面圖——修訂版（PEP-R; Schopler, Reichler, Bashford, Lansing, & Marcus, 1990）
自閉症教育計畫篩選工具（ASIEP; Krug, Arick, & Almond, 1980）

課程本位發展評量

布綠更斯早期發展評量表（Brigance, 1983）
跨專業遊戲本位評量（TPBA; Linder, 1993）
卡羅萊納學齡前特殊幼兒課程（Johnson-Martin, Attermeier, & Hacker, 1990）

遊戲評量

象徵遊戲測驗（Lowe & Costello, 1976）
兒童遊戲發展評量表（Westby, 2000）
Wolfberg 的自閉症兒童非正式遊戲評量（Wolfberg, 1995）

前語言社會—溝通評量

溝通及象徵行為量表（CSBS; Wetherby & Prizant, 1990）
自閉症幼兒檢核表（CHAT; Baron-Cohen, Allen, & Gillberg, 1992）
前語言自閉症診斷觀察表（PL-ADOS; DiLavore, Lord, & Rutter, 1995）

語用語言評量

羅斯替嬰幼兒語言量表（Rossetti, 1990）
功能性溝通側面圖（Kleiman, 1994）
語用語言測驗（Phelps-Terasaki & Phelps-Gunn, 1992）
語言能力測驗——擴充版（TLC-Expanded; Wiig & Secord, 1989）
問題解決測驗（Bowers, Huisingh, Barrett, Orman, & LoGiudice, 1994）

入計畫上，包括心理教育側面圖——修訂版（Psychoeducation Profile-Revised, PEP-R; Schopler, Reichler, Bashford, Lansing, & Marcus, 1990）與自閉症教育計畫篩選工具（Autism Screening Instrument for Educational Planning, ASIEP; Krug, Arick, & Almond, 1980）。PEP-R 是包括模仿、動作表現及認知技能的一種量

表；ASIEP則是一個功能性技能的詳細量表。上述兩個評量皆適用於課程計畫。

課程本位發展評量：標準參照、課程本位的早期兒童發展量表一般用於測量兒童的社會技能。這些評量包含所有發展領域（例：認知、語言、動作、社會）。例如布綠更斯早期發展評量表（Brigance Inventory of Early Development; Brigance, 1983）、跨專業遊戲本位評量（Transdisciplinary Play-Based Assessment, TPBA; Linder, 1993），及卡羅萊納學齡前特殊幼兒課程（The Carolina Curriculum for Preschoolers with Special Needs; Johnson-Martin, Attermeier, & Hacker, 1990）。

遊戲評量：象徵遊戲測驗（Symbolic Play Test; Lowe & Costello, 1976）是最普及的自發性遊戲活動正式測量，以及Westby（2000）設計的兒童遊戲發展評量表（A Scale for Assessing Development of Children's Play）。這兩種工具皆檢驗遊戲的發展要素。Wolfberg（1995）針對自閉症兒童發展一種非正式的遊戲評量，考量遊戲活動的認知、溝通及社會層次。

前語言社會—溝通評量：較多人關注在發展出檢視年幼兒童的前語言社會與溝通技能的測量上。溝通及象徵行為量表（Communication and Symbolic Behavior Scales, CSBS; Wetherby & Prizant, 1990）測驗八到二十四個月年齡級距兒童的早期社會溝通及象徵技能。此評分表評量各種溝通情境中的手勢溝通、口語溝通方法、雙向互動性、情感訊號的傳遞及象徵行為。有兩種工具測量年幼自閉症兒童相似的技能。自閉症幼兒檢核表（Checklist for Autism in Toddlers, CHAT; Baron-Cohen, Allen, & Gillberg, 1992）透過設計簡單的問卷，詢問父母關於兒童的社會興趣、分享注意力、手勢溝通及遊戲，以篩選出十八個月大的自閉症兒童；前語言自閉症診斷觀察表（Pre-Linguistic Autism Diagnostic Observation Schedule, PL-ADOS; DiLavore, Lord, & Rutter, 1995）也是一種測驗發展年齡小於三十六個月幼兒相同非口語技能的工具。

語用語言評量：這是一種很容易買到的語言評量工具，但大部分集中在評量接受性及表達性語言能力，無法詳細說明社會語用技能。包含一些社會溝通發展要素的語言評量如下：羅斯替嬰幼兒語言量表（The Rossetti Infant-Toddler Language Scale; Rossetti, 1990）、功能性溝通側面圖（Functional Communication Profile; Kleiman, 1994）、語用語言測驗（Test of Pragmatic Language; Phelps-Terasaki & Phelps-Gunn, 1992）、語言能力測驗——擴充版（Test of Language Competence-Expanded Edition, TLC-Expanded; Wiig & Secord, 1989）、問題解決測驗（Test of Problem Solving; Bowers, Huisingh, Barrett, Orman, & LoGiudice, 1994）。

社會及溝通的典型發展

要了解自閉症兒童的介入需求，必須先了解一般發展兒童社會與溝通發展的關鍵階段。如欲獲得更多關於社會與溝通發展的資訊，請看Bates（1976）、Brazelton（1994）、Garvey（1977）、Kagan（1994）、Rubin（1980）及Wells（1981）。

核心技能

早期嬰幼兒發展里程碑是以社會及溝通的能力為主（見表 3.2），包括模仿、社會調控、分享注意力及雙向互動技能的發展。在出生頭兩年的發展歷程，從與他人非口語互動的習得開始（例：手勢、動作模仿、雙向互動遊戲），再發展出以語言與他人互動（例：口語模仿、結合手勢與口語、雙向互動的口語交流）；在此階段，兒童也發展出模仿一系列相關活動的能力（例：模仿一系列相關活動或口語、從事序列性的遊戲行為）。這些核心技能奠定了其他社會與溝通技能發展的基礎。

為了了解早期發展的里程碑，必須在社會互動的情境下觀察兒童。前兩年的重心放在成人與兒童之間的互動，成人花了非常大的精力調整自己，以適應兒童的行為型態；兒童也花費相當多的精力，調整自己以適應照顧者的互動型態。兒童處理環境中有關人與脈絡的能力影響了核心技能的發展（Zirpoli, 1995）。以下情節描述一個典型發展兒童的核心技能：

今天是瑞安的一歲生日聚會。他坐在他的高椅子上，他的家人圍繞著他，當生日蛋糕出現時，他看著每個人的反應。瑞安看著爸爸，發出

表 3.2 早期發展的里程碑（年齡 3-24 個月）

核心技能	年齡（月）
分享社會笑容	3-6
表現分享注意力	
對鏡子產生興趣	
重複被人模仿的聲音	
持續被人模仿的動作	
建立分享注意力	6-12
喜歡躲貓貓	
結合手勢影響他人	
指向有興趣的東西	
拉人以引起注意	
揮手說再見	
模仿面部表情	
模仿新奇的行為	
模仿單音節的聲音	
對因果玩具有興趣	
對同儕有興趣	12-18
喜歡逗別人笑	
對成人的稱讚有回應	
結合手勢、眼神注視及口語	
對有興趣的事物會用手指指示，且會秀給人看	
會模仿雙音節的口語	
模仿成人行為以解決問題	
以嶄新的方式探索結合式的玩具	
會用玩具系列性重複地玩	
對成就表現愉悅感	18-24
安慰他人	
跟成人玩互動遊戲	
跟同儕玩追逐遊戲	
溝通需求、興趣與情感	
玩平行遊戲	
開始模仿同儕	
開始出現玩具象徵性玩法	

資料來源：Bayley (1993); Johnson-Martin, Jens, Attermeier, & Hacker (1991); Sparrow, Balla, & Cicchetti (1984).

聲音吸引爸爸的注意力，然後指向蛋糕。他的注意力從蛋糕和蠟燭，轉移到唱生日快樂歌的每一個人身上。他笑著，隨著生日歌前後晃著頭。當歌曲結束時，每個人都拍著手，他也跟著拍手。瑞安看到每個人假裝吹熄蠟燭，他模仿他們。瑞安和媽媽一起吹熄蠟燭，他又拍手了，高舉雙手，眼睛瞪著大家，努力要大家與他一樣，並對著他們說：「快一點。」短短時間內，瑞安展現出所有的核心技能，而這些核心技能是社會與溝通發展的基礎。

社會技能

在兒童早期的社會發展中，主要特色在於三個一般技能領域：更進階與更有創意的單獨遊戲、與同儕互動、利社會行為的習得。與同儕互動增加了，是做為社會學習的一條途徑；此時，兒童對成人的社會與情感支持的依賴則逐漸減少。

在單獨遊戲中，想像力會逐漸發展出來。兒童從功能性到象徵玩具玩法是一個重要的轉化。假裝遊戲的發展來自於分派玩具及物品嶄新意義與動作的能力（Fein, 1981）。兒童以創新的方式玩玩具及物品，並將人物與物品的想像融入遊戲當中，他們從人的經驗或者最喜愛的書本、電視或電影中的人物，編演出各種不同的戲劇角色。兒童也給諸如洋娃娃或填充動物娃娃等無生命的物品分派角色。他們的戲劇遊戲主題變得更有組織與複雜。

與同儕互動的能力通常是其社會能力的重要檢測（Odom & Strain, 1984; Strain & Odom, 1986）。兒童在從事平行遊戲活動時，首先透過注視、微笑及觸摸展現出對同儕的興趣，然後漸漸地擴展其雙向同儕互動的長度、頻率及複雜性。兒童給予並交換玩具、分享物品、斷斷續續模仿其他人的遊戲。很快的，與同儕的互動發展成較進階的合作遊戲，並在社會性遊戲中運用較進階的語言。

利社會行為是「善意的隨機行動」，這是年幼兒童社會情感發展的特色。實例包括給予正向注意力、提供協助，及注意到別人透過情感或言詞的認可等。經由微笑、大笑、分享與合作等情緒的回應，是促成成功社會互動的關鍵行為

（Hartup, 1983; Tremblay, Strain, Hendrickson, & Shores, 1981）。要特別注意的是，會話能力並未被認為是接受正向反應的主要工具，也不是參與成功社會互動的必要條件。表 3.3 摘要幼兒社會發展重要里程碑。以下兩段的敘述示例出部分社會技能：

平行遊戲：傑克和比利都是兩歲，正在玩積木。如果傑克想要一個比利正在玩的積木，他就拿走它；如果比利想要積木回來，比利就拿了。每個男孩偶爾停下自己的活動，看其他人在做什麼，他們的互動僅限於間斷的觀察，以及非口語的短暫交流。

合作遊戲：葛列格、道格和喬依全都是四歲，一起玩積木。男孩開始建造他們各自的東西，很少交談。第一次有人想要朋友的積木時，他是用手肘輕碰一下朋友；第二次有人想要朋友的積木，他以非口語的方式與人協商。葛列格發出聲效（例：ㄙㄙㄙ，ㄆ一ㄆ一ㄆㄚㄆㄚ）來表示他蓋的房子著火了，而他是消防隊員，假裝水車；道格敘說著自己的活動，沒有要引起朋友注意的意思。喬依靜靜地蓋著自己的房子，後來跟著葛列格也假扮起消防隊員。在十分鐘活動中，男孩們很少彼此交談。道格問：「嗨！葛列格，這個怎樣？」以及葛列格說：「哇！」十幾次，喬依有幾次叫他朋友的名字，表示他很高興成為這個遊戲的一部分。他們的合作遊戲充滿想像力、聚精會神一起玩，以及非口語的互動。

溝通技能

當兒童逐漸長大時，他們的溝通技能內涵也越趨複雜。一旦語言出現，兒童發展出結合非口語及口語方法的能力，以表達一系列的溝通功能，並用以引發、維持與終止社會互動。他們滿足基本需求、控制環境、建立會話交流、尋求資訊、分享經驗及表達情感。他們談論過去與未來的事件。兒童學會並加深

表 3.3 社會發展主要的里程碑（年齡 12-60 個月）

社會技能	年齡（月）
模仿成人簡單的行動	12 +
對同儕活動有興趣	
玩簡單的互動遊戲	
喜歡聽簡單的故事	
喜歡追逐遊戲	
玩平行遊戲	
在他人煩憂時會試圖安慰	24 +
開始出現玩具象徵性玩法	
開始分享玩具	
在遊戲中假扮成人的角色	
模仿先前看到的活動	
參與有人監看的小團體遊戲	
對偏愛某些朋友甚於他人	36 +
說出自身的情感	
在遊戲中扮演不同角色	
在遊戲中開始輪流	
在人監看下玩團體遊戲	
有偏愛的朋友	48 +
與人玩合作性遊戲	
在遊戲中發展符合邏輯序列的事件	
在簡單遊戲中遵守遊戲規則	
能看某人需要幫助並給予協助	
不需提醒，即可與人分享及輪流	
對他人好事給予正向反應	60 +
有一群好朋友	
遵守社區規則	
扮演複雜的成人角色	
可玩高難度及需決定的遊戲	
玩團體的合作性遊戲	

資料來源：Johnson-Martin, Attermeier, & Hacker (1990); Sparrow, Balla, & Cicchetti (1984).

會話的複雜層面——例如維持適當的主題、考慮聽者的觀點，以及解讀其他人的非口語行為。兒童學會以更彈性的方式運用非口語會話技能的能力，如適當的身體趨近、音質及眼神接觸。深化這些會話技能是一個終生的發展歷程，包括運用於不同社會情境及不同會話夥伴身上。溝通發展重要里程碑摘要於表3.4。

在兒童早期，成人與兒童會話明顯和同儕與同儕的會話不同。在比較兒童和成人與兒童和同儕之間的口語互動，在質與量上有明顯的差異。從兩歲、四歲與六歲男孩的遊戲錄影的分析中看出，同儕互動主要為非口語社會行為及情感表達（Quill & Bracken, 1998），同儕之間少有會話。在四和六歲男孩之間，有較多的溝通行為，不是簡單的交換（例：問和答、評論或口語的確認），就是平行談話（例：談論某人的想法，伴隨非口語動作）。與成人的遊戲，則展現出較多精緻的會話。下例說明這些差異：

> 兩歲大的克里斯多夫在跟媽媽玩的時候說：「看那台翻斗車」、「不，我不想讓他搭便車」和「我需要一些土」。當克里斯多夫稍後跟同儕一起玩相同的活動，他的語言一般來說都是單詞，如「不」和「我的」。

> 四歲的蓋理在遊戲中與成人的會話包括：「哇！我們兩個都用相同的顏色耶！」「我真的喜歡這個」和「我們什麼時候到外面去？」相反的，在與同儕遊戲時，他的口語互動相當簡短，如：「嗨！看這個」、「謝謝」和「不要」。

> 六歲的吉米與成人的會話包括：「你知道昨天晚上我兄弟做了什麼嗎？」「他的足球隊贏了，他踢了二分……真的好酷喔！」和「我們在比賽結束之後去吃冰淇淋」。跟同儕說話時，吉米只是簡單地說明事情，如：「嗨！檢查這個。」「酷！」「用這個」和「你好酷！」

表 3.4　溝通發展重要里程碑（年齡 12-60 個月）

溝通技能	年（月）
斷斷續續出現口語模仿	12 +
結合多種手勢以表達各種功能	
玩簡單的互動遊戲	
結合手勢與口語表達基本功能	
給予選擇時，會選擇喜歡的	
使用非口語方式以引發同儕互動	24 +
評論及描述進行中的事件	
回答簡單的問題	
問簡單的問題	
用非口語方式安慰他人	
與成人維持簡單的會話交流	
能看圖，重述熟悉的故事	36 +
有人問時，可以說出過去的經驗	
說出自身的情感	
與同儕做斷斷續續的會話	
可進行簡單的電話會話	
以口語引發同儕互動	
用身體語言及面部表情傳達訊息	
擴充與同儕的會話技能	48 +
重述一個通俗的故事、電視或電影情節	
使用社會性片語（例如：「對不起」、「抱歉」）	
講述事件的關係有組織，亦有邏輯	
知道如何回應他人的情感	
開始解讀聽者的身體語言	
與人溝通的內容廣泛	60 +
開始納入聽者的觀點	
根據聽者的需求調整會話	
運用語言去協商與妥協	

資料來源：Johnson-Martin, Attermeier, & Hacker (1990); Sparrow, Balla, & Cicchetti (1984).

自閉症兒童社會與溝通技能評量表

自閉症兒童社會與溝通技能評量表（Assessment of Social and Communication Skills for Children with Autism）（見本章附錄A）是一個新設計的工具，用以評估自閉症兒童社會與溝通的廣泛能力。這是專門給專業人員使用的，他們負責評估兒童、發展個別化介入計畫，及監控兒童在社會與溝通技能領域進步的情形。包括在自閉症處遇中，列為優先介入的一系列完整的社會與溝通技能。特定的社會及溝通技能測量包括：非口語社會溝通技能（Mundy, 1995）、模仿（Dawson & Adams, 1984）、遊戲（Wolfberg, 1999）、溝通（Wetherby & Prizant, 1993），以及在家庭、學校、社區中所必須具備的社會技能（Schopler & Mesibov, 1988）。自閉症兒童社會與溝通技能評量可以與其他正式和非正式評量工具合併使用，以獲得對兒童能力的完整評估，來設計社會及溝通的介入。

目的

自閉症兒童社會與溝通技能評量可以被用於：

- 獲得兒童社會及溝通行為的整體側面圖。
- 蒐集兒童社會與溝通特定技能的細部側面圖。
- 決定兒童在自然環境中的功能。
- 組織處遇的大目標與小目標。
- 監控兒童的進步。

此評量工具蒐集關於兒童社會、溝通及儀式化行為的細節，包括：

- 儀式化社會行為。
- 儀式化溝通行為。
- 探索行為。

- 非口語社會互動技能。
- 模仿技能。
- 組織技能。
- 單獨遊戲技能。
- 社會遊戲技能。
- 團體技能。
- 社區社會技能。
- 基本溝通功能。
- 社會情感技能。
- 基本會話技能。

大綱

自閉症兒童社會與溝通技能評量表分為五部分，可以單獨使用或任意合併使用。

第I部分，社會與溝通行為量表（Inventory of Social and Communication Behavior），是一份用來蒐集關於兒童社會、溝通、探索行為、增強物及興趣等一般資訊的問卷。A 部分，社會行為問卷，蒐集兒童的遊戲技能，兒童在何種情境下與他人遊戲，及會出現的儀式化社會性行為，或其他挑戰性社會行為的一般性訊息；B 部分，溝通行為問卷，確定兒童如何溝通、與誰溝通、為何溝通、在何種情況下兒童能最有效的溝通，以及會出現的儀式化溝通行為，或是其他挑戰性溝通行為；C 部分，探索行為問卷，蒐集關於兒童如何探索環境，會出現的強烈興趣或是害怕的情緒，以及在何種情況下，兒童最專注與平靜的基本資訊；D 部分，確認哪些食物、玩具、活動及興趣最能增強兒童的行為，可以提供做為社會與溝通的增強。

第 II 部分，核心技能檢核表（Core Skills Checklist），蒐集關於兒童以下的資訊：(1)非口語社會互動技能；(2)模仿技能；(3)一般組織技能。在A部分，非口語社會互動領域，檢核表內容包括確認兒童的參與、維持雙向互動、要求的互動，及分享興趣的互動等項，這些是有語言與無語言兒童的關鍵技能。B

部分，模仿領域，檢核表內容包括決定兒童模仿單一動作及語言，或是模仿一序列活動或口語的能力。C 部分，組織能力檢核表，包括兒童準備與完成活動、決定、活動中參與及等待、轉銜、跟隨指示，與被人安慰的能力等項。

第 III 部分，社會技能檢核表（Social Skills Checklist），蒐集兒童以下資料：(1)遊戲技能；(2)團體技能；及(3)在社區中的社會技能。在 A 部分，遊戲領域，檢核表內容包括決定兒童單獨遊戲、平行遊戲及合作遊戲能力等項。B 部分，團體技能檢核表，檢視兒童參與、等待、輪流及遵守團體指示的能力。C 部分，社區社會技能領域，檢核表檢視兒童在家庭、學校及社區這些不同情境中的技能表現。

第 IV 部分，溝通技能檢核表（Communication Skills Checklist），評量兒童：(1)功能性溝通；(2)社會情感技能；和(3)基本會話技能。A 部分，基本溝通功能檢核表，評量兒童做出基本要求，對他人行為的回應、評論與要求訊息的能力；B 部分，社會情緒技能檢核表，評量兒童如何溝通感情與表現利社會技能；C 部分，基本會話技能，決定兒童口語及非口語的交談技能。

第 V 部分，評量摘要表（Assessment Summary Sheet）。主要在協助使用者精簡蒐集到的訊息，並突顯出九大技能領域中每個領域的優先順序，繼而運用這些資訊產生介入的行為目標。第六、七、八章包括與評量工具符應的介入課程。

如何蒐集資料

自閉症兒童社會與溝通技能評量表提供使用者多種方式去蒐集資料。關於兒童社會與溝通發展的資料，可以透過訪談、觀察，或是直接抽樣來獲得。

◎ 訪談

訪談是一種蒐集資料的有效工具，特別是在結合觀察與直接抽樣程序時。訪談提供關於兒童的一個歷史觀點，以及有關兒童社會與溝通技能動態特性的理解。除此之外，與熟悉兒童的家庭成員、教師、治療師及其他人訪談，可以發現兒童在其他時間的不同社會情境中如何反應，這種收穫是無價的。訪談不同的受訪者可以增進資料的可信度。

本評量工具的每個領域均可以訪談的形式來評量。社會與溝通行為量表被設計為問題清單，所有核心技能、社會技能及溝通技能檢核表也可以轉換成問題形式。這些檢核表用來回答下列技能的問題：

- 此技能是否曾經觀察到？
- 此技能是否能類化？（即：兒童在成人與同儕之間均使用此技能嗎？兒童是否在不同情境中表現此技能？）
- 此技能是否具備介入的優先性？（即：它是一個主要的教學目標嗎？）

溝通社會技能檢核表的形式有些微變化，主要是問：(1)兒童在社區使用技能時，有出現任何干擾的挑戰行為嗎？以及(2)哪一個社區環境列為介入優先考量？一旦選擇好特定的介入社區情境，可以發展較詳細的評量及介入計畫（見第七章）。

觀察

經由訪談得到資料的準確性，必須經由直接觀察兒童來加以確認，然後在檢核表中加以記錄。為了得到最佳觀察結果，必須在不同情境與不同活動中持續觀察數天。觀察提供兒童在自然環境中如何運用技能的重要訊息。在兒童有動機、輕鬆及專注的情境中觀察其社會與溝通技能是相當重要的，因為確認兒童在何種條件下積極互動，是整個評量歷程的關鍵部分。同樣的，觀察兒童在哪些情境中沒有動機表現社會與溝通技能或會出現挑戰行為，也是極其重要的。最後，觀察必須包括兒童與熟悉或不熟悉成人和同儕之間的互動，這將協助專業人員決定兒童跨不同情境及社會夥伴類化技能的程度，雖然這些觀察極為耗時，但是得到的訊息能提供兒童社會與溝通技能完整的側面圖。

直接取樣

一旦完成訪談與觀察的程序，可能仍有一些懸而未決的問題，必須採取直接取樣的技能。可以透過以下方式進行系統化抽樣：

- 結構化的社會性機會。
- 溝通的誘導（Wetherby & Prizant, 1989）。
- 成人與兒童或同儕與兒童社會互動的錄影帶分析。

■ 結構化的社會性機會

大部分的社會技能可以透過使用玩具、材料，及一般在家中或是學校常見的活動來取樣，透過結構化的活動來誘出關心的技能。例如，設計一個要求模仿的團體遊戲來評量兒童是否會模仿同儕。在第六章與第七章中，提供更詳細關於引出特定社會技能的抽樣活動及策略。

■ 溝通的誘導

溝通技能可以經由溝通的誘導（Wetherby & Prizant, 1989）來取樣。可以設計一些自然的活動來誘出特定的溝通行為。這些技巧的範例包括：

- 放置一個兒童喜歡的東西在他拿不到的地方，等待兒童來要求它。
- 灑出一些液體，等待兒童反應。
- 戴上一頂看起來呆呆的帽子，等著兒童評論它。
- 展示一個內有兒童喜歡玩具的透明容器，等著兒童來評論或是要求它。
- 看圖畫書，等待兒童評論或問問題。
- 玩一個兒童喜歡的遊戲，等待兒童要求繼續。
- 讓同儕給兒童一個想要的東西，等待兒童反應。
- 要求兒童找出一個不尋常的東西，然後觀察兒童如何指出他不知道的東西來。

第八章提供更詳盡有關誘導特定溝通技能的取樣活動及策略。

■ **錄影帶分析**

透過對各種互動的錄影帶分析，能獲得關於兒童非口語及口語社會和溝通技能特性最多的資料。結構化的社會活動與溝通誘導皆能錄影來取樣兒童的技能，所獲得的訊息可以被記錄在評量檢核表上。錄影帶展現出兒童動態的、雙向的互動特性，也是一個兒童能力的永久紀錄。

完成評量的指引

在開始評量之前，必須查閱詞彙表（本章附錄 B），以澄清在量表及檢核表中使用的專門用語的涵意，然後完成學生基本資料的填寫工作，它條列出兒童的姓名、生日及施測者姓名。在整個評量的過程中，均需明列出所有受訪者的姓名及訪談日期。此外，也列出觀察及直接取樣的日期，以及實施的情境，這些是測量兒童進步情形不可或缺的資料，因為評量工具是要用來進行年度的教育計畫用的。

第 I 部分，社會與溝通行為量表，以一系列是／否的問題形式呈現，並且提供給予一般意見的空間。此外，也留有空間用來列出兒童最喜歡的食物、玩具、活動及興趣等。

第 II、III 部分的形式（除了 C 部分社區社會技能之外），有陰影的部分為一般技能領域，及其相關的次技能。在每一個次技能旁邊，有不同的欄位來說明發現。這些欄位說明特定技能的出現，在不同互動同伴及不同情境之下技能功能性運用的情形，以及此一技能是否可成為一個主要目標。接著是關於計分的說明。

第一欄（技能）在確認是否有特定的技能。圈「是」，或「否」。如果一個社會技能有一次以上不必提示，則被認為「是」有此社會技能。例如在動作模仿領域，兒童是否能自發性地模仿，或是只能在提示下被誘發？當兒童不必提示即可自發性地表現手勢、口語、手語，或自發地使用其他 AAC 工具進行互動時，即被認為有此一溝通技能。溝通技能至少要有一次是在沒有提示下被觀察到，才會被編碼為有此一技能，例如兒童是自發性要求物品，或只有在提示的情況下才能要求物品呢？

第二欄（類化）是要確定特定技能是否能類化到不同夥伴與情境中。如果兒童的技能已經類化，則圈「是」；如果兒童只有在特定的情境或與特定的夥伴中才能表現此一技能，則圈「否」。就記錄而言，定義類化為在五個或是更多的情境出現，且至少發生在一個成人和一個同儕身上。

第三欄（設定三個目標）必須檢核技能是否能在下一學年中成為一個教學目標。被挑為教學目標的技能背後的理由可能是多重的，特別是技能必須類化到同儕或不同情境中，而他就是沒有此一技能時。

一旦評量表及檢核表完成了，可以填寫第V部分評量摘要表以發展出個別介入計畫。摘要表的目的是建立次一年的教學優先順序，我們鼓勵兒童教育團隊在九個一般技能領域的每一個領域中選出一到三個目標，在每個核心技能領域必須選出優先目標（即：非口語社會互動、模仿及組織）、社會技能領域（即：遊戲、團體技能及社區社會技能），與溝通技能領域（即：基本溝通功能、社會情感技能及基本會話技能）。

優點及限制

自閉症兒童社會與溝通技能評量表在提供一個兒童社會與溝通技能發展的詳細側面圖時，有以下的優點：

- 聚焦在兒童的自然環境中，評量其社會與溝通技能的表現。
- 評量範圍廣泛。
- 結構化的評量方式，因此訊息可以直接（透過觀察兒童與直接取樣）及間接（從受訪者）獲得。
- 經由訪談，將家庭成員囊括在評量過程中。
- 不論是否出現挑戰行為，評量可以獲得任何兒童的訊息。
- 透過從不同受訪者，並在活動與情境中蒐集資料，評量可以記錄兒童的最優勢技能。
- 評量有助於決定兒童在哪個情況下互動最好。
- 評量結果可以直接與教學目標相連結。

• 評量檢視各式各樣的社會與溝通技能，這些技能在自閉症兒童發展上都是最重要的。

這個評量工具有一些已知的限制，其他非正式的評量方法也有缺乏標準化的問題。首先，此工具可以補充標準化評量工具，但是如果兒童所處的州或是學區要求標準化評量來證明服務其需求時，本工具不能用來證明。第二，評量並未包括常模資料，評量內容是用來發現自閉症受損的個別技能，並未以發展的階段來組織。例如，在非口語社會互動領域的核心技能所列出的各技能在一般發展的嬰幼兒中，均為同時出現，但是各種不同認知能力的自閉症兒童可能缺乏一項或多項的技能。同樣的，在溝通領域，大部分溝通功能在一般發展的學步兒身上是同時出現，但是自閉症兒童可能缺乏一項或是多項技能。雖然如此，評量工具的作者群認為，套用一般技能的發展階段的做法，無法掌握自閉症兒童社會與溝通議題的複雜性，而這些社會與溝通都是需要進行直接教學的。第三，藉由此工具獲得的兒童技能側面圖，取決於受訪者的可信度。當資料是由間接方式蒐集得來時，不正確性通常是一個考量點。受訪者可能誤解兒童的技能、低估兒童的能力，或是假定他擁有比真實表現更好的技能。然而，這項憂慮可以很容易控制。因為此評量工具主張運用多元的受訪者及透過觀察與直接取樣的方式來確認資料的真實性。最後，評量受限於執行評量者的觀察技巧。觀察技巧高度依賴施測者對於已觀察到技能的理解。本書提供許多方式來增加觀察技巧，包括在本章末的詞彙表（附錄 B），以及第六、七、八章提到的每一個社會與溝通技能的討論。希望此評量能被運用成為一個持續進行的診斷計畫工具，以擴展並整合社會與溝通技能目標到兒童的介入計畫中。

摘要

介入計畫要求系統化評量兒童的技能庫。自閉症兒童社會與溝通技能評量表檢視在社會與溝通領域中眾多的個別技能。不幸的是，在評量社會與溝通能力時，除了經由人為方式將這些能力分割成不同的要素之外，並沒有一條捷徑。

最重要且必須認清的一點，無論如何，社會與溝通互動的最後產品必定大於個別部分能力的總和。社會與溝通發展是一個發生在情境中的動態事件，此一特性將經驗進行質性的轉化成某種結果，此一結果迥異於個別部分技能的總和。以此方式，這個特別的評量工具希望引導人們能夠理解兒童，以促進對於自閉症兒童挑戰性核心議題的討論，並提升教育計畫，以納進介入中最重要的成分。

附錄 A

自閉症兒童社會與溝通技能評量表

自閉症兒童社會與溝通技能評量表

by

Kathleen Ann Quill, Ed. D.

Kathleen Norton Bracken, M. S.

Maria E. Fair

學生相關紀錄

姓名：____________________

生日：____________________

施測者：____________________

受訪者：____________________

____

訪談日期：____________________

觀察地點：____________________

觀察日期：____________________

__________學年的計畫

English Edition Copyright © 2000 by Paul H. Brookes Publishing Co., Inc.
Complex Chinese Edition Copyright © 2010 by Psychological Publishing Co., Ltd.

I. 社會與溝通行為量表			
A.社會行為	是／否		說明
兒童的遊戲是：			
1. 單獨玩	是	否	
2. 跟成人玩	是	否	
3. 跟同伴玩	是	否	
兒童的遊戲是：			
1. 社會互動的遊戲	是	否	
2. 適切地玩各種玩具	是	否	
3. 有創意地玩玩具	是	否	
兒童何時玩得最好？當他人是：			
1. 主動的	是	否	
2. 安靜的	是	否	
3. 可預測的	是	否	
4. 創新的	是	否	
兒童是否：			
1. 能接受例行事物的改變	是	否	
2. 能接受他人引導進行轉銜	是	否	
兒童是否表現以下挑戰性的社會—行為？			
1. 自我刺激行為	是	否	
2. 固執性及／或儀式化遊戲	是	否	
3. 對改變有負面反應	是	否	
4. 在家庭中有挑戰性行為	是	否	
5. 在社區裡有挑戰性行為	是	否	
B.溝通行為	是／否		說明
兒童是否使用以下方式溝通？			
1. 手勢	是	否	
2. 口語	是	否	
3. 手語	是	否	
4. 其他：	是	否	

English Edition Copyright © 2000 by Paul H. Brookes Publishing Co., Inc.
Complex Chinese Edition Copyright © 2010 by Psychological Publishing Co., Ltd.

兒童是否：			
1. 會要求他／她想要的事物	是	否	
2. 會表示他／她不想要的事物	是	否	
3. 談論他／她正在做的事	是	否	
4. 分享他／她的感受	是	否	
兒童是否與下列的人溝通？			
1. 成人	是	否	
2. 同伴	是	否	
兒童何種溝通方式最佳？當他人使用：			
1. 簡單語言	是	否	
2. 手勢	是	否	
3. 卡通動畫	是	否	
4. 其他：	是	否	
兒童是否有以下的挑戰性行為？			
1. 仿說（重複說過的話）	是	否	
2. 自言自語	是	否	
3. 固執在一個主題或是問題上	是	否	
4. 重複說書或者錄影帶裡的情節	是	否	
5. 不恰當的談話主題	是	否	
6. 其他：	是	否	
C.探索行為	是／否		說明
兒童是否表現：			
1. 主動的	是	否	
2. 被動的	是	否	
3. 對於他／她的環境顯得好奇	是	否	
兒童是一個主動的學習者嗎？			
1. 視覺：兒童是否喜歡／探索有視覺效果的玩具／物品，及書本、電腦？	是	否	
2. 聽覺：兒童是否喜歡／探索能發出聲音或有音樂的玩具／物品？	是	否	

English Edition Copyright © 2000 by Paul H. Brookes Publishing Co., Inc.
Complex Chinese Edition Copyright © 2010 by Psychological Publishing Co., Ltd.

3. 觸覺：兒童是否喜歡搔癢、重壓，或是各種不同質地的東西？	是	否	
4. 肢體動覺：兒童是否喜歡旋轉、跳躍、奔跑，或是動態的遊戲？	是	否	
兒童是一個被動的學習者嗎？			
1. 視覺：兒童是否逃避視覺探索或頻繁地閉上眼睛？	是	否	
2. 聽覺：兒童是否逃避某些聲音或是常常蓋住耳朵？	是	否	
3. 觸覺：兒童是否逃避觸摸某些質地的東西或是不喜歡被摸頭／臉？	是	否	
4. 肢體動覺：兒童是否逃避活動或是比較喜歡安靜地遊戲？	是	否	
兒童是否以下列方式探索新玩具／物品？			
1.視覺的	是	否	
2.透過聲音	是	否	
3.透過觸摸	是	否	
4.透過活動	是	否	
如果有的話，兒童最喜歡或最害怕哪些事物？			
兒童通常如何讓自己平靜下來？			
D.增強物			
兒童最喜歡吃什麼食物？			
1. 2. 3. 4. 5.			

English Edition Copyright © 2000 by Paul H. Brookes Publishing Co., Inc.
Complex Chinese Edition Copyright © 2010 by Psychological Publishing Co., Ltd.

兒童最喜歡玩什麼玩具？
1.
2.
3.
4.
5.
兒童最喜歡玩什麼活動？
1.
2.
3.
4.
5.
兒童是否有任何獨特的興趣？
1.
2.
3.
4.
5.

English Edition Copyright © 2000 by Paul H. Brookes Publishing Co., Inc.
Complex Chinese Edition Copyright © 2010 by Psychological Publishing Co., Ltd.

II. 核心技能檢核表					
A.非口語社會互動	技能（是／否）		類化（是／否）		設定三個目標
社會性注意力：					
1. 在叫他名字時，會停下／看人	是	否	是	否	
2. 當引導時，會看向東西	是	否	是	否	
3. 在一對一熟悉的活動中，注意力能持續______分鐘	是	否	是	否	
4. 在一對一不熟悉的活動中，注意力能持續______分鐘	是	否	是	否	
雙向互動：					
1. 能使用眼神凝視來維持社會互動	是	否	是	否	
2. 會重複自己的行為來維持互動	是	否	是	否	
3. 會重複玩玩具來維持社會遊戲	是	否	是	否	
社會性調控：					
1. 手勢：推／拉／操弄某人來要求東西	是	否	是	否	
2. 手勢：給予／操弄東西來要求	是	否	是	否	
3. 指物要求	是	否	是	否	
4. 結合眼神凝視與手勢來要求	是	否	是	否	
注意力分享：					
1. 能在人與玩具／物品之間，切換眼神	是	否	是	否	
2. 給予玩具／物品來分享興趣	是	否	是	否	
3. 能指向玩具／物品來分享興趣	是	否	是	否	
4. 能在分享興趣之前，先引人注意	是	否	是	否	
B.模仿	技能（是／否）		類化（是／否）		設定三個目標
動作模仿：					
1. 以玩具來模仿他人單一的動作	是	否	是	否	
2. 模仿單一身體活動	是	否	是	否	
3. 模仿兩個行動的序列	是	否	是	否	
4. 模仿三個或更多行動的序列	是	否	是	否	

English Edition Copyright © 2000 by Paul H. Brookes Publishing Co., Inc.
Complex Chinese Edition Copyright © 2010 by Psychological Publishing Co., Ltd.

5. 在一個熟悉的活動中，模仿一個新的行動	是	否	是	否	
6. 在新的情境中模仿	是	否	是	否	
7. 從一個先前的遊戲活動中（延宕）模仿行動	是	否	是	否	
口語模仿：					
1. 模仿口腔動作／聲音	是	否	是	否	
2. 模仿口語 a. 在唱歌、手指謠、故事中	是	否	是	否	
b. 在例行性社會活動中	是	否	是	否	
c. 在動作性活動中	是	否	是	否	
d. 在所有活動中	是	否	是	否	
3. 在要求下會模仿口語	是	否	是	否	
4. 重複一首歌、一本書，或是遊戲活動（延宕）中的字詞	是	否	是	否	
C. 組織	技能（是／否）		類化（是／否）		設定三個目標
空間：					
1. 為活動準備好區域／材料（椅子、外套）	是	否	是	否	
2. 在預定的區域裡擺好玩具／材料	是	否	是	否	
3. 活動結束後會收好器材和玩具	是	否	是	否	
選擇：					
1. 在單一活動中進行選擇	是	否	是	否	
2. 在兩個物體／活動中做出選擇	是	否	是	否	
3. 在多個物體／活動中做出選擇	是	否	是	否	
時間：					
1. 能專注於活動直到活動結束	是	否	是	否	
2. 能在他人引導下等待	是	否	是	否	
期望：					
1. 能在熟悉的活動中獨立	是	否	是	否	
2. 能在新的活動中遵守引導	是	否	是	否	

English Edition Copyright © 2000 by Paul H. Brookes Publishing Co., Inc.
Complex Chinese Edition Copyright © 2010 by Psychological Publishing Co., Ltd.

轉銜：					
1. 在引導下，能轉銜到新的活動中	是	否	是	否	
2. 當轉銜時，可以被人打斷活動	是	否	是	否	
3. 當非預期的改變發生時，能順利轉銜	是	否	是	否	
所有物：					
1. 能辨認自己的所有物（我的）	是	否	是	否	
2. 能辨認他人的所有物（你的）	是	否	是	否	
3. 能辨認共有的所有物（我們的）	是	否	是	否	
安慰：					
1. 可以被安慰	是	否	是	否	
2. 可以自己平靜下來	是	否	是	否	

English Edition Copyright © 2000 by Paul H. Brookes Publishing Co., Inc.
Complex Chinese Edition Copyright © 2010 by Psychological Publishing Co., Ltd.

III. 社會技能檢核表					
A.遊戲	技能（是／否）		類化（是／否）		設定三個目標
單獨遊戲：					
1. 功能性：單一玩具單一玩法	是	否	是	否	
2. 功能性：固定玩法的活動	是	否	是	否	
3. 功能性：開放式玩法的活動	是	否	是	否	
4. 象徵：例行活動腳本	是	否	是	否	
5. 象徵：創造性玩法	是	否	是	否	
6. 能單獨遊戲______分鐘	是	否	是	否	
社會性遊戲：					
1. 在別人旁邊玩自己的玩具／材料	是	否	是	否	
2. 在同伴旁邊玩有結構性的玩具／材料	是	否	是	否	
3. 參與齊唱／合唱的團體活動	是	否	是	否	
4. 與一個玩伴玩可預測的輪流遊戲	是	否	是	否	
5. 在團體遊戲玩可預測的輪流遊戲	是	否	是	否	
6. 分享玩具材料	是	否	是	否	
7. 與一個同伴玩合作遊戲	是	否	是	否	
8. 在有組織的團體中進行合作遊戲	是	否	是	否	
9. 在沒有結構的團體中玩合作遊戲	是	否	是	否	

B.團體技能	技能（是／否）		類化（是／否）		設定三個目標
參與：					
1. 在餐點時間（點心時間，午餐時間）	是	否	是	否	
2. 在結構化活動中（美勞、工作）	是	否	是	否	
3. 在傾聽的活動中（故事、音樂）	是	否	是	否	
4. 在結構性的競賽中（下棋遊戲、戶外遊戲）	是	否	是	否	
5. 在遊戲活動中（遊戲角、休息時間）	是	否	是	否	
6. 在討論活動中（團體時間、會議）	是	否	是	否	

English Edition Copyright © 2000 by Paul H. Brookes Publishing Co., Inc.
Complex Chinese Edition Copyright © 2010 by Psychological Publishing Co., Ltd.

等待：					
1. 在團體活動中靜坐	是	否	是	否	
2. 舉手要求輪到自己	是	否	是	否	
3. 排隊等待	是	否	是	否	
輪流：					
1. 在結構化活動中	是	否	是	否	
2. 在非結構化活動中	是	否	是	否	
遵守團體規範：					
1. 非口語指令（安靜的手勢、關燈）	是	否	是	否	
2. 引起注意力的指令（「大家＿＿＿＿」）	是	否	是	否	
3. 例行性的口語指令（「打掃」、「排隊」）	是	否	是	否	
4. 在熟悉情境中的口語指令	是	否	是	否	
5. 在新情境中的口語指令	是	否	是	否	
C.社區社會技能	技能（是／否）		類化（是／否）		設定三個目標
購物：					
1. 雜貨店	是	否	是	否	
2. 玩具店	是	否	是	否	
餐廳：					
1. 速食食物	是	否	是	否	
2. 坐下	是	否	是	否	
室內的娛樂活動：					
1. 看電影	是	否	是	否	
2. 游泳池	是	否	是	否	
戶外的娛樂活動：					
1. 有規則的運動	是	否	是	否	
2. 遊戲場	是	否	是	否	
拜訪：					
1. 親戚	是	否	是	否	
2. 鄰居	是	否	是	否	

English Edition Copyright © 2000 by Paul H. Brookes Publishing Co., Inc.
Complex Chinese Edition Copyright © 2010 by Psychological Publishing Co., Ltd.

安全：					
1. 室內	是	否	是	否	
2. 街上	是	否	是	否	
3. 汽車／校車	是	否	是	否	
健康：					
1. 醫生	是	否	是	否	
2. 牙醫	是	否	是	否	
其他情境：					
1. 美容院／理髮廳	是	否	是	否	
2. 照相館	是	否	是	否	
節日：					
1. 生日	是	否	是	否	
2. 新年	是	否	是	否	
3. 中秋節	是	否	是	否	
學校社區：					
1. 集會	是	否	是	否	
2. 消防演練	是	否	是	否	
3. 校外教學	是	否	是	否	

English Edition Copyright © 2000 by Paul H. Brookes Publishing Co., Inc.
Complex Chinese Edition Copyright © 2010 by Psychological Publishing Co., Ltd.

IV. 溝通技能檢核表					
A.基本溝通功能	技能（是／否）		類化（是／否）		設定三個目標
要求需求：					
1. 更多	是	否	是	否	
2. 偏好（當給予一個選擇時）	是	否	是	否	
3. 食物／飲料	是	否	是	否	
4. 物品／玩具	是	否	是	否	
5. 最喜歡的活動	是	否	是	否	
6. 結束一個活動（我做完了）	是	否	是	否	
7. 求助	是	否	是	否	
回應他人：					
1. 回應叫名（「嗯！」「什麼？」「是！」）	是	否	是	否	
2. 拒絕物品	是	否	是	否	
3. 拒絕活動	是	否	是	否	
4. 回應他人打招呼	是	否	是	否	
5. 回應他人的遊戲邀請	是	否	是	否	
6. 明確表示同意／接受（「好」、「是」）	是	否	是	否	
7. 回應個人問題（「你叫什麼名字？」）	是	否	是	否	
8. 回應他人的看法	是	否	是	否	
發表看法：					
1. 談論非預期的事件	是	否	是	否	
2. 說出物品／人物名稱	是	否	是	否	
3. 說出自己所有物名稱	是	否	是	否	
4. 說出熟悉者的名字	是	否	是	否	
5. 描述行動	是	否	是	否	
6. 描述地點	是	否	是	否	
7. 描述屬性	是	否	是	否	
8. 描述過去事件	是	否	是	否	
9. 描述未來事件	是	否	是	否	

English Edition Copyright © 2000 by Paul H. Brookes Publishing Co., Inc.
Complex Chinese Edition Copyright © 2010 by Psychological Publishing Co., Ltd.

訊息要求：					
1. 注意力（叫他人名字）	是	否	是	否	
2. 物品訊息（「什麼？」）	是	否	是	否	
3. 人的訊息（「誰？」）	是	否	是	否	
4. 行動的訊息（「______正在做什麼？」）	是	否	是	否	
5. 是與否問題的訊息	是	否	是	否	
6. 地點的訊息（「______是哪裡？」）	是	否	是	否	
7. 時間的訊息（「何時？」）	是	否	是	否	
8. 原因的訊息（「為什麼？」）	是	否	是	否	

B. 社會情緒技能	技能（是／否）		類化（是／否）		設定三個目標
表達情感：					
1. 情緒不好時會要求休息	是	否	是	否	
2. 情緒不好時會要求平靜情緒的活動	是	否	是	否	
3. 表現出使用放鬆技巧的需求	是	否	是	否	
4. 表現喜歡／不喜歡	是	否	是	否	
5. 生氣／抓狂	是	否	是	否	
6. 快樂／悲傷	是	否	是	否	
7. 安靜／放鬆	是	否	是	否	
8. 受傷／生病／疲倦	是	否	是	否	
9. 驕傲的（「我做到了！」）	是	否	是	否	
10. 傻傻的	是	否	是	否	
11. 害怕／緊張	是	否	是	否	
12. 困惑的（「我不知道」）	是	否	是	否	
利社會行為：					
1. 要求更多的社會性遊戲／互動	是	否	是	否	
2. 要求情感（擁抱、親吻）	是	否	是	否	
3. 要求某人一起遊戲	是	否	是	否	
4. 有禮貌（「謝謝你」、「對不起」）	是	否	是	否	
5. 分享（把自己的食物／飲料／物品給他人）	是	否	是	否	

English Edition Copyright © 2000 by Paul H. Brookes Publishing Co., Inc.
Complex Chinese Edition Copyright © 2010 by Psychological Publishing Co., Ltd.

6. 果斷的陳述（「走開」、「不要那樣做」）	是	否	是	否	
7. 表達情感（「我愛你」）	是	否	是	否	
8. 給予協助	是	否	是	否	
9. 提供選擇（「想要這個還是那個？」）	是	否	是	否	
10. 當某人感到悲傷、受傷害時，能給予安慰	是	否	是	否	
C.基本會話技能	技能（是／否）		類化（是／否）		設定三個目標
口語：					
1. 引起他人注意／叫人名字開始對話	是	否	是	否	
2. 以例行性方式結束對話	是	否	是	否	
3. 以例行分享訊息的方式維持對話	是	否	是	否	
4. 藉著重複訊息來澄清或堅持對話	是	否	是	否	
5. 當同伴安排互動時維持對話	是	否	是	否	
6. 以例行性方式來開始對話	是	否	是	否	
7. 回應對方維持對話（「我知道」、「喔」、「好的」）來維持會話	是	否	是	否	
8. 在新的情境中維持對話	是	否	是	否	
9. 使用適當的主題維持對話	是	否	是	否	
非口語：					
1. 注意／趨向說話者	是	否	是	否	
2. 自然地接近說話者	是	否	是	否	
3. 在對話中，能區分適切與不適切的觸摸	是	否	是	否	
4. 根據情境來調整音量	是	否	是	否	
5. 繼續談話前，會看／等待聽者的確認（點頭、微笑）	是	否	是	否	

English Edition Copyright © 2000 by Paul H. Brookes Publishing Co., Inc.
Complex Chinese Edition Copyright © 2010 by Psychological Publishing Co., Ltd.

V. 評量摘要表

重新檢視評量檢核表，並完成下列事項：

1. 找出「設定三個目標」欄中的所有項目。
2. 從一般技能每一領域中選出三個主要目標。
3. 將目標寫進以下的空格內，並將它們改寫成行為目標的形式。

核心技能

非口語社會互動	模仿	組織
1.		
2.		
3.		

社會技能

遊戲	團體技能	社區社會技能
1.		
2.		
3.		

溝通技能

基本溝通功能	社會情緒技能	基本對話技能
1.		
2.		
3.		

English Edition Copyright © 2000 by Paul H. Brookes Publishing Co., Inc.
Complex Chinese Edition Copyright © 2010 by Psychological Publishing Co., Ltd.

附錄 B

自閉症兒童社會和溝通技能評估詞彙表

注意（attention）：一種專注在相關脈絡和社會性訊息的能力。

行為（behavior）：任何觀察行動、對於內在狀態和外在事件的回應、對於知識和感受的傳遞（另見行為的改變、自我刺激行為、自發行為）。

行為挑戰（behavior challenge）：讓他人擔心的行為；行為問題。

齊步性活動（choral activity）：在同一個時間團體中的每一個人一起做某一件事，無需分享、等待、輪流這些技巧，但需要語言理解和運用。

澄清會話（clarify conversation）：在溝通的過程中，對聆聽者回應更多增加的訊息。

封閉式活動（closed-ended activity）：活動中的玩具或材料的使用有特殊的方式或固定的步驟，可以是單獨進行或社交的，如：書、跳房子遊戲、事先預定會完成什麼作品的美勞工作。

封閉式合作遊戲（closed-ended cooperative play）：有組織規則和成果的合作遊戲，如：換椅子的遊戲。

封閉式功能遊戲（closed-ended functional play）：功能遊戲的玩具和材料有使用的特殊方法或固定的步驟，如：拼圖、棋盤遊戲。

評論（comment）：為了一個目標分享訊息或觀點傳遞出一些訊息，通常會引發出一些社會回應，如：分享興趣、分享感受。

溝通（communication）：兩個或更多人們傳遞需求、感受和意見的交互互動過程（另見開啟溝通、非口語溝通、自發溝通、口語溝通）。

開啟溝通（communication initiation）：在一個暫停的互動之後傳達自發的訊息。

溝通功能（communicative function）：溝通的目標或原因（另見評論、自我溝通請求、請求資訊）。

溝通方法（communicative means）：溝通利用的形式、在互動上使用的任何非口語或口語行為。

自我溝通請求（communicative request for self）：傳遞個人慾望和需求，通常會引起一個明確的回應，如：請求要喝東西、請求幫助。

溝通技巧（community skills）：在社會中需要的社會技巧，期待符合相同年齡同儕的技巧。

特殊脈絡情境（context-specific setting）：社會或溝通行為發生在特殊的情況中、在特殊的時間，或特殊的人身上。

會話（conversation）：交互互動在兩個或更多人身上，需要夥伴融入情境和聆聽者的觀感（另見澄清會話、開啟會話、非口語溝通、結束會話、口語會話）。

合作遊戲（cooperative play）：遊戲是經由兒童分享共同的活動和／或一起進行一個共同的目標，需要分享和互動（另見封閉式合作遊戲、開放式合作遊戲）。

創意遊戲（creative play）：遊戲包含假設一個物品或人物，是其他的事件或人物，創造想像人物或物品或不存在的屬性（另見創意遊戲物品、自我創意遊戲、創意象徵遊戲、想像創意遊戲）。

創意遊戲物品（creative play with objects）：遊戲中的玩具或物品非原本的用途，如：利用木塊當道路。

自我創意遊戲（creative play with self）：遊戲中假扮某個人物或事件，如：對玩偶說話、扮演消防員。

創意象徵遊戲（creative symbolic play）：遊戲是新的或多變的（另見創意遊戲）。

延宕模仿言語（delayed echolalia）：在第一次聽到之後全部或部分的說話重複，清楚的在之後的時間點出現，可能具有多樣的溝通或非溝通功能，也可能不具有脈絡關係，如：重複書本、歌曲或影帶的某個段落，或重演先前的經驗（另見模仿言語）。

延宕模仿（delayed imitation）：在第一次聽過和看過之後，在之後的時間清楚的重複行動或言語，脈絡是有意義的，表現和重演之前的經驗。

討論（discussion）：以語言為基礎的團體活動，沒有社會性預期，需要分享、輪流和等待。

模仿言語（echolalia）：存在的重複性言語（另見延宕模仿言語、延宕模仿、立即模仿言語）。

功能性遊戲（functional play）：遊戲中玩具的使用是根據一般的方法（另見封閉式功能遊戲、開放性功能遊戲、單一行動功能遊戲）。

類化（generalization）：技巧可以出現在五個或更多的情境中、應用至少一個成人或同儕身上。

團體活動（group activity）：和其他人一起參與，有多樣的複雜型態從平行到合作，以達分享、輪流和有趣（另見齊步性活動、討論、結構化非口語輪流、結構化口語輪流、和諧活動、非結構遊戲）。

想像創意遊戲（imaginative creative play）：遊戲中創造一個不存在的人物或物品或某種屬性，如：假裝從一個空杯喝水、假裝玩具瓦斯爐很燙。

立即模仿言語（immediate echolalia）：在聽到言語之後立即模仿，可能傳達多樣的溝通和非溝通功能。

開啟會話（initiate conversation）：在暫停互動之後傳遞自發訊息。

語言（language）：一種正式的象徵系統，具有結構的本質——特殊性、語言體系、型態學、語意和語法，如：說話、手語、書寫語言。

動機（motivator）：任何兒童感興趣的人、地方或事件，可能或可能不是社會需要的觀點，如：搔癢和氣球（合適的）、旋轉物體或搖晃絲帶（不合適）。

動作模仿（motor imitation）：複製其他人動作的能力、包含粗動作、精細動作和使用玩具或物品的行動。

非口語溝通（nonverbal communication）：使用身體接近、手勢、臉部表情、眼神注視或發聲法來傳遞訊息。

非口語社會互動（nonverbal social interaction）：兩個或更多人的交互互動，利用身體接近、手勢、臉部表情、眼神注視，或發聲法。

新興脈絡（novel contexts）：兒童受限或沒有開發的任何新的人物、環境或活動。

開放式活動（open-ended activity）：活動的玩具或材料都是多元的，包含沒有順序的步驟或預期的成果，可以是單獨進行或社交進行，如：玩沙箱、使用積木或玩偶、玩扮演遊戲、沒有預期成品的美勞活動。

開放式合作遊戲（open-ended cooperative play）：沒有建立議程的合作遊戲，包含決定事件的順序和成果。

開放性功能遊戲（open-ended functional play）：使用一般玩具和材料的功能性活動，但是沒有固定的順序或成果，如：音樂遊戲課、堆疊積木。

組織（organization）：有計畫、組織、合作和規範自我和身處環境的能力，和有著保持冷靜、專注和有決心的能力。

平行遊戲（parallel play）：遊戲是孩子們在旁邊獨立參與，包含分享空間和／或玩具、不一定會看著對方。

固著遊戲（perseverative play）：在遊戲的過程過度且固執的反覆某個動作或言語，如：重複將小人偶排成一列，重複表演電影裡的某個情節。

固著言語（perseverative speech）：持續反覆自發或模仿的訊息，可能傳達著溝通或非溝通功能（另見延宕模仿言語、模仿言語）。

遊戲（play）：參與在一種愉快的行動（另見合作遊戲、創意遊戲、功能性遊戲、平行遊戲、社會遊戲、單獨遊戲、象徵遊戲）。

正向行為技巧（prosocial skill）：符合他人需求的任何言語或動作，如：分享玩具或食物、給予讚美。

相互互動（reciprocal interaction）：相互交替的社會溝通，輪流的互動。

請求資訊（request for information）：為了獲得新訊息或說明的目標所傳達出的訊息。

儀式化行為（ritualistic behavior）：包含受限、重複和舊有的行為模式，但不僅限於動作癖好、物品使用、語言使用和堅持的非功能例行事項。

儀式化遊戲（ritualistic play）：受限、重複和舊有的遊戲行為。

例行活動腳本（routine script）：兒童說或做的固定且熟悉的步驟（口語

或非口語），不一定能有意義的連結脈絡。

例行活動象徵遊戲腳本（routine symbolic play script）：遊戲包含預期的象徵遊戲順序連結一個有邏輯的主題。

自我刺激行為（self-stimulatory behavior）：反覆不斷重複與脈絡無關的動作，利用身體或物品來重複執行這個動作。

分享式注意力（shared attention）：使用在社會溝通行為，對他人分享所關注的事項，使用眼神注視、手勢和／或言語來開啟和維持分享的興趣。

單一行動功能遊戲（single-act functional play）：遊戲中只有需要藉由一項玩具重複單一行動，如：騎腳踏車、玩追逐遊戲。

社會注意（social attention）：專注在相關脈絡和社會資訊和回應他人的能力。

社會遊戲（social play）：與他人一起遊戲，可以合作或平行進行，可有功能性、創造性、開放性或封閉性（另見合作遊戲、平行遊戲）。

社會調控（social regulation）：社會溝通行為會影響其他人的回應，不一定是常見的，如：尖叫、指物（兩者都是傳達出要求某項物品或請求他人離開）。

社會情緒溝通（socioemotional communication）：傳達出自我或他人的感受。

單獨遊戲（solitary play）：遊戲中不需要分享空間或材料、看著他人或是互動。

言語（speech）：一種口語語言的傳達方式，可以溝通或不溝通（另見固著言語）。

自發行為（spontaneous behavior）：自我產生的行為，發生在缺乏不連續提示或線索中。

自發溝通（spontaneous communication）：自我發起、非提示的訊息。

結構化非口語輪流（structured nonverbal turn-taking）：團體活動有著預期性輪流、等待是需要的，語言理解和使用是不需要的。

結構化口語輪流（structured verbal turn-taking）：團體活動有著預期性輪

流、等待是需要的，語言理解和使用是需要的。

象徵遊戲（symbolic play）：遊戲中包含玩具和材料有著多樣的玩法或受期待的事項（另見創造象徵遊戲、例行活動象徵遊戲腳本）。

結束會話（terminate conversation）：為了完成相互溝通而結束對話。

和諧活動（unison activity）：每一個做同一件事在同一個時間的團體活動，不需要分享、等待或輪流，也不需要語言理解和使用。

非結構遊戲（unstructured play）：沒有社會期望的團體活動，需要分享、輪流、等待和語言。

口語溝通（verbal communication）：使用言語、符號、照片、圖片、語言輸出系統，或書寫語言來傳遞訊息。

口語會話（verbal conversation）：使用言語、符號、照片、圖片、語言輸出系統，或書寫語言來交替互動。

口語模仿（verbal imitation）：複製其他人言語（聲音或文字）的能力。

口語儀式（verbal rituals）：受限、反覆和舊有的語言模式，不一定會有溝通功能（另見延宕模仿言語、模仿言語、固著言語）。

chapter 4

介入設計

Kathleen Ann Quill

社會與溝通缺陷是自閉症的核心症狀。由於社會及溝通技能包含日常生活的各層面，對教師與父母來說，努力建立自閉症兒童這些技能是一項極艱鉅的工作。社會與溝通介入由於自閉症儀式化行為的特徵，更顯得複雜化。

本章的目的在提供設計自閉症兒童社會及溝通介入的一個架構。在此介入計畫中有七個步驟：

1. 找出可以反映重要發展里程碑的大小目標。
2. 運用自閉症兒童社會與溝通技能評量來訂出目標的先後順序。
3. 建立一個核心技能介入的架構。
4. 使用新的做—看—聽—說架構，製造機會以提升社會性技能。
5. 製造有動機的機會，以提升溝通技能。
6. 理解儀式化的社會與溝通行為的功能。
7. 監控技能的習得與類化。

介入計畫聚焦於社會技能訓練的重要性，並未特別針對挑戰性行為討論處遇方式（良好的行為管理資訊，請參看 Durand, 1990; Koegel, Koegel, & Dunlap, 1996; Schopler & Mesibov, 1994; and Smith, 1990）。許多挑戰性行為具有社會及／或溝通的目的，因此社會與溝通技能的訓練與介入間接影響問題行為。當習得社會與溝通技能時，會減少問題行為，並增加兒童的適應行為及社會性能力

（Carr et al., 1994）。

介入計畫強調訓練功能性溝通技能的重要性，並將語言與溝通的發展清楚地區分開來。語言是一個正式的符號系統，有其結構特性，特別是語音、語意及語法。語言系統包括語言、手語、書寫語言及其他書寫符號。語言學習的介入主要在於語彙的擴充與語法的複雜度，對照之下，溝通是一種社會性交換。語言是溝通的一種工具。非口語訊息，如眼神注視、手勢、面部表情與其他情感表達，是溝通時非常重要的工具。沒有語言也可以有效溝通，如嬰幼兒的溝通行為即是。此外，沒有溝通時，也可能出現語言，如經常在自閉症兒童身上觀察到的語言行為即屬之。

方案計畫：設定目標

設計自閉症兒童社會與溝通發展介入計畫的第一步，就是要設定清楚而明確的目標。覺察出必須教導的技能非常重要，目標必須奠基在個別兒童目前的能力上，可經由自閉症兒童社會與溝通技能評量表加以決定（見第三章）。本章附錄A提供一個兒童在社會溝通發展的初階及進階的目標範例。兒童的介入目標可由評量工具之社會與溝通發展九個領域中來挑選：

- 核心技能：非口語互動
  模仿
  組織
- 社會技能：遊戲技能
  團體技能
  社區社會技能
- 溝通技能：基本溝通功能
  社會情緒技能
  基本對話技能

重要的是，評量表中的技能清單不是固定的發展階層，反而需要彈性運用評量資訊發展介入方案。目標的挑選是高度個別化的，涵蓋優先介入的那些技能。

從社會與溝通九個領域中挑選目標時，要：

- 能充分發展兒童的社會與溝通能力。
- 反映同齡同伴的社會與溝通技能。
- 增進自發性。
- 促進類化。

充分發展兒童的社會與溝通能力

對自閉症兒童來說，適齡且有功能的社會與溝通技能最好能用在不同的情境，並可使用多年。在社會化領域中，兒童最好是能發展出廣泛性的遊戲興趣，這些遊戲可以自己玩或與同齡同伴一起玩。溜直排輪、騎腳踏車、拼圖及使用電腦等活動，在整個兒童期中都很有用。

選擇創造性與想像性的發展性遊戲時，須審慎考量。這些遊戲技巧對某些自閉症兒童是困難的，而且在幼稚園之後，在社會同儕團體中就失去其實用性了。在溝通領域中，用單字發展各種溝通功能，會比以各種溝通方式發展單一溝通功能對兒童較好。例如，與其教導兒童以各種溝通方式進行要求，如從「物品名稱的單詞」到「想要（物品名稱）」，繼之「我想要（物品名稱）」，再到「我想要（物品名稱），謝謝」等，不如教導兒童以單一的慣用手勢、手語、口語用作不同的溝通功能，比較有用。廣泛的溝通技能將增進社會—溝通能力，並減少一般挑戰行為的前兆——挫折。有需要仔細地回顧兒童的社會性側面圖，以挑選出既有發展性又有功能性的有用目標。

反映同齡同伴的社會與溝通技能

觀察同齡同伴自然發生的情境與活動，可以找出最重要的社會行為，例如，幼兒的社會接納通常與相似的興趣相連。在學齡前，與電視和電影人物有關的流行玩具通常代表會被人接受；在國小階段，運動、電動玩具及電腦等興趣較會被人接受。要選擇那些反映同齡同伴興趣的遊戲技能。

第二，仔細觀察一般兒童的基本溝通行為。非口語互動是一般學齡前兒童的主要溝通行為，同伴之間的會話交流次之；在國小階段，雖然有很多活動不需要會話，但溝通重心已逐漸轉移到同伴與同伴間的會話。教導自閉症兒童的溝通行為，必須反應一般兒童的社會溝通行為。例如，一般四歲兒童不會說：「（同伴的名字），你想玩遊戲嗎？」但是可能會說：「來這裡」，或：「看這個」。一般八歲兒童不會說：「嗨！你今天好嗎？」而是可能會互相拍手或是說：「嗨！」此外，仔細審視其他兒童在情境中表達的一般問題及看法，以選出溝通目標及訊息。例如，在點心時間會有機會要求或拒絕東西、請求協助，當手中有東西要給同伴時可以聊聊，並可說明工作做完了。而在玩積木時，一個兒童可能要求一個行動，說出建構材材料的名稱，談談他／她的行動，或是要求他人注意他／她的積木建築物等。挑選溝通功能時（例：要求同伴手中的玩具、評論行動），要納入例行活動與表達方式（例：單字、成語、溝通行為）。

挑選可增進自發性的目標

檢視兒童需要社會提示的程度，必要時找出需要增進自發性的目標。許多社會與溝通技能只有在兒童自發地運用它們時才能精熟。例如，兒童回答：「你想要什麼？」問題，與兒童自己要求他想要的東西之間顯然不同。同樣的，兒童回答：「這是什麼？」問題，與兒童能自己說出喜歡的東西之間也有巨大差異。在設計許多技能領域的目標時，兒童是反應者的角色或是引發者的角色必須清清楚楚。

挑出要類化的目標

在與成人互動時，兒童通常表現某一社會或溝通技能，但是在與同伴互動時則否。例如，兒童可能與成人輪流，但與同伴則不然；兒童可能對成人提出要求，對同伴則不會。如果一項技能只有在與成人互動時出現，則將此技能類化到與同伴互動上設定為目標。特別要注意的是，在評量工具中的一些技能，如組織技能或單獨遊戲，是獨立於同伴之外。其他評量中的技能包括了團體的大小，特別是團體技能，而不是指成人或同儕而已。在評量工具中表現出的差異，必須在目標中詳細說明。

兒童經常在某些情境表現出特定的社會或溝通技能，但是無法在跨多元情境下類化這些技能。例如，兒童每次都是自己一個人玩相同兩個玩具的功能性遊戲；或是兒童在進餐時間會表達他／她需要協助的需求，但是在其他活動則不會。常常兒童在習得技能的情境下表現出技能，在新情境中則否。如果一項技能只表現在特定情境中，則必須將此一技能類化到不同環境設定為目標。

技能的精熟度

技能的精熟度被定義為以下幾種情況：

- 習得技能：在沒有成人提示之下出現此技能。
- 類化此技能至不同成人、同伴及社會團體中。
- 類化此技能至多個相似及相異的新情境。

核心技能介入的設計架構

非口語社會溝通缺陷以及模仿缺陷，是自閉症最重要的診斷指標（Baron-Cohen et al., 1992; Osterling & Dawson, 1994）。一般發展嬰幼兒及學步兒在初生的頭兩年中，很快地自然發展出非口語社會溝通與模仿技能，並成為接下來的社會、溝通及情感發展的基礎。由於這些核心技能的重要性，在這些領域的成功介入，對自閉症兒童的社會與溝通發展相當重要。

非口語社會溝通互動

在初生第一年，嬰幼兒在社會互動中，學會使用與回應眼神注視、手勢及面部表情的能力。嬰幼兒發展非口語社會溝通技能來引發社會互動、雙向輪流、基本要求及與他人分享興趣等。他們也能以非口語方式回應社會邀請、要求及他人的評論。非口語社會溝通行為的發展可由眼神注視、溝通手勢及社會輪流的協調展現出來。

測量兒童的意圖性是非口語互動的另一個重要層面。意圖性被定義為覺察溝通行為在他人身上的作用，以及持續進行某一行為直到獲得想要結果的能力（Bates, Benigni, Bretherton, Camaioni, & Volterra, 1979）。當他人由兒童非口語行為來推理其意圖性時，社會互動的發展就開始了。例如，兒童手抓向某物，並且持續此行為直到他人回應，或先凝視物品繼而大哭，直到給他該物品，這些都可以推論出兒童的意圖。當兒童以非口語行為朝向他人時，就可觀察到兒童的意圖性。例如，兒童伸手抓某人的手來搔癢，拉某人的手指向想要去的地方，或是指向喜歡的東西，或看向某個人以得到認同等。兒童運用這些行為以維持與他人的互動（即：雙向互動），影響他人的回應來滿足自己的需求（即：社會調控），並分享興趣（即：分享注意力）。

但是，自閉症兒童常常無法表現出常見的意圖性行為，或以非慣用的方式來表達他們的互動型態，如下所示：

> 喬登是一個四歲大無口語的男孩。他不會使用手勢或者非口語的行為朝向他人以尋求協助。假如喬登無法打開一個餅乾盒，他會咬、敲、哭，然後放棄。即使有一個成人在旁，這些行為仍然發生。在這情境中，喬登的行為缺乏溝通意圖性的表現。

> 蕾蕾是一個三歲大有口語的女孩。她背誦心愛書本和電影中的字母及句子。她也經由口語調控自己的行為，但非他人的行為。例如，她走進廚房說：「你想要一些果汁嗎？」即使當時並無任何家人在她身旁。她的訊息是有意義的，她在尋求某一結果，但是缺乏溝通的意圖性。

技能教學的內涵

對特定兒童來說，選擇非口語社會互動技能時，必須檢視自閉症兒童社會與溝通技能評量表的結果（第三章附錄 A），重要的是，有無語言的兒童都要這樣做。自閉症兒童的語言常常不具備社會互動技能，上述實例即是。可在下列領域中挑出技能來：

- 社會注意力：當引導時，會注視人或物。
- 雙向互動：重複自己的行為以維持互動。
- 社會調控：運用一或多個非口語方式進行要求。
- 分享注意力：運用一或多個非口語方式去分享興趣。

挑出兒童沒有或只在有限情境中表現出來的技能。記住，技能並無階層高低的關係，所有領域必須有系統地一起處理。介入計畫必須包括下列目標：

- 擴充非口語社會互動的技能庫。
- 擴充結合兩種或多種非口語溝通行為的能力。
- 擴充持續溝通達到目的的能力。
- 類化技能至與成人及同儕互動上。
- 類化技能至多元情境。

非口語社會互動包含廣泛的手勢與情感表達的方式。眼神注視、手勢及面部表情可以單獨表現（例：拿取一個物品）或是合併出現（例：結合眼神注視和動作來表現想要某個東西）。調和本人、社會同伴及物品之間注意力（即：分享注意力）的能力，比運用單一非口語行為的能力要複雜得多。包括追視他人注意力視線的能力，調和他人眼神注視及手勢的能力，以及運用眼神注視和手勢，引導他人的注意力朝向事件或物品的能力。當兒童能結合社會行為，並為他人所了解，進而達到一個有意圖的目的時，兒童的社會互動會變得更有效果。這種結合非口語多元溝通方式的能力，在發展有效的雙向社會溝通上是主要的核心能力。

建立非口語社會互動技能

建立非口語社會互動的介入，必須考慮兒童的動機，並認定時時刻刻都有促進這些核心技能的機會。圖 4.1 摘要建立非口語社會互動技能的基本原則：

- 在社會互動情境下，結合非口語多元表現方式之前，鼓勵兒童使用單一非口語方式。
- 提供有趣的機會促發互動。
- 分派意圖至兒童的特異行為。

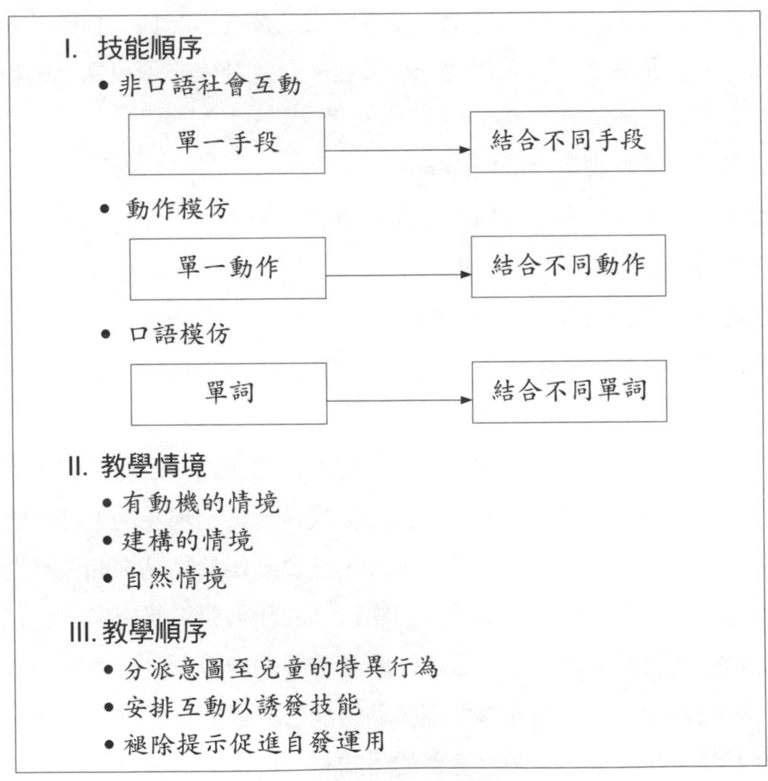

圖 4.1 建立核心技能的架構

- 在兒童沒有動機時，刻意創造互動的情境。
- 盡可能營造自然的社會互動機會。

第六章提供擴充非口語社會互動介入的詳細導引，詳細的教學策略請參考第五章。接下來的描述，是說明如何建立非口語社會互動的範例：

> 七歲大的基斯正在看著牆上的 ABC 掛圖。起先，他指著字母並自己朗誦它們。基斯的老師坐到他旁邊，並且握住基斯的手，他們一起指著字母，雙向互動，並輪流說出它們。在幾次輪流之後，基斯預期輪到老師時，會開始看著老師。不久之後，基斯指著下一個字母唸出它，然後笑著看老師，以求確認（結合多重方式傳遞溝通意圖）。

模仿

模仿是社會與溝通技能發展的重要里程碑。在出生第一年中，一般兒童先重複他們已會的動作與聲音，再進展至新奇動作的模仿。一歲前，他們模仿社會性動作，如揮手說拜拜，並模仿玩具的多重玩法。兩歲前，兒童模仿序列性新奇的、看不見的動作（即：看不見自己所做的動作），以及稍早時間從他人處觀察到的行為（即：延宕模仿）。

自閉症兒童模仿他人的能力個別差異甚大。在缺乏社會注意力時，不會出現模仿。此外，依排序系列性的動作（即：動作計畫）對一些兒童可能甚有挑戰性（Hanschu, 1998）。而且，兒童在自然情境中自發性模仿的能力，與兒童在結構化情境中模仿誘發行為的能力之間，常常有巨大落差。

技能教學的內涵

對特定兒童來說，選擇非口語社會互動技能時，必須檢視自閉症兒童社會與溝通技能的評量。要挑選兼具動作模仿與口語模仿的技能，挑選兒童沒有或僅在有限的情境中表現的技能為目標。在動作模仿領域，在訂出目標的優先順序時，發展性的里程碑需納入優先順序排列的考慮當中。例如，對兒童來說，模仿玩玩具的單一動作比用身體模仿單一的精細動作如拍手來得容易。類似的，兒童模仿如跑步的大動作活動比模仿精細動作來得容易。將以上要點謹記在心，在排序目標的優先順序時，必須包括下列能力：

- 模仿玩玩具的動作。
- 模仿玩玩具的序列性動作。
- 在自然情境下自發性地模仿。
- 類化技能至不同的新情境中。
- 類化技能至成人及同儕的互動上。

不同於動作模仿可以提示，口語模仿較難誘發。因此，在口語模仿領域，優先目標要包括下列能力：

- 兒童模仿自己自發的口語行為，然後再由成人模仿之。
- 在有高動機的情境中，模仿聲音／口語。
- 在高度熟悉且有動機的情境下，自發性的模仿。
- 類化技能至多個熟悉的情境。
- 類化技能至成人及同儕的互動上。

◎ 建立模仿技能

建立模仿的介入必須考慮兒童的動機，以及假定每個時刻都是協助發展這些核心技能的機會。已知模仿技能對後來發展的重要性，目前的處遇方式強調個別的教導模仿（Lovaas, 1977），或是按發展序列（Greenspan & Wieder, 1998）教導之（見第五章有更詳細的討論）。一些兒童能在自然的情境中應用模仿技能，而其他兒童在自發性模仿上，則顯現出相當大的變異性。在建立模仿時運用以下的基本原則：

- 盡可能時時營造有趣、自然的模仿機會。

- 在高動機的情境中，鼓勵模仿。
- 在身體活動情境中，鼓勵模仿。
- 在音樂活動情境中，鼓勵模仿。
- 模仿兒童的聲音，以鼓勵口語模仿。
- 模仿兒童的動作，以鼓勵動作模仿。
- 在建構的情境，誘發並協助動作模仿。
- 以有意義的方式安排遊戲，以誘發並協助動作模仿。

第六章提供擴充模仿介入的詳細導引，詳細的教學策略請參考第五章。接下來是一個建立模仿的範例：

> 亞登四歲大，喜歡音樂。在結構化音樂遊戲情境中，老師可誘發出他的動作與口語模仿。在活動時，亞登坐在老師對面。在每一首歌中，教師和亞登必須移動一個玩具。他們在第一首歌中搖一個球；在第二首歌時，舉起和放下機關砲；在第三首歌時，在膝蓋上下木偶。在每首歌中，要亞登注視並模仿教師單一玩具的單一玩法。利用興趣成功地激勵亞登的模仿行為。

社會介入的設計架構

社會活動是複雜、動態並不停變化的。社會技能要能理解多元情境、語言及社會情緒事件的意義。自閉症兒童缺乏彈性理解與運用社會訊息的學習型態，恰與社會互動所需能力成強烈對比。在建立自閉症兒童的社會技能上，此事實限制了動態社會關係的發展，並形成一種困境。

圖 4.2 呈現出一般兒童動態的社會技能。大部分的社會活動要求兒童：

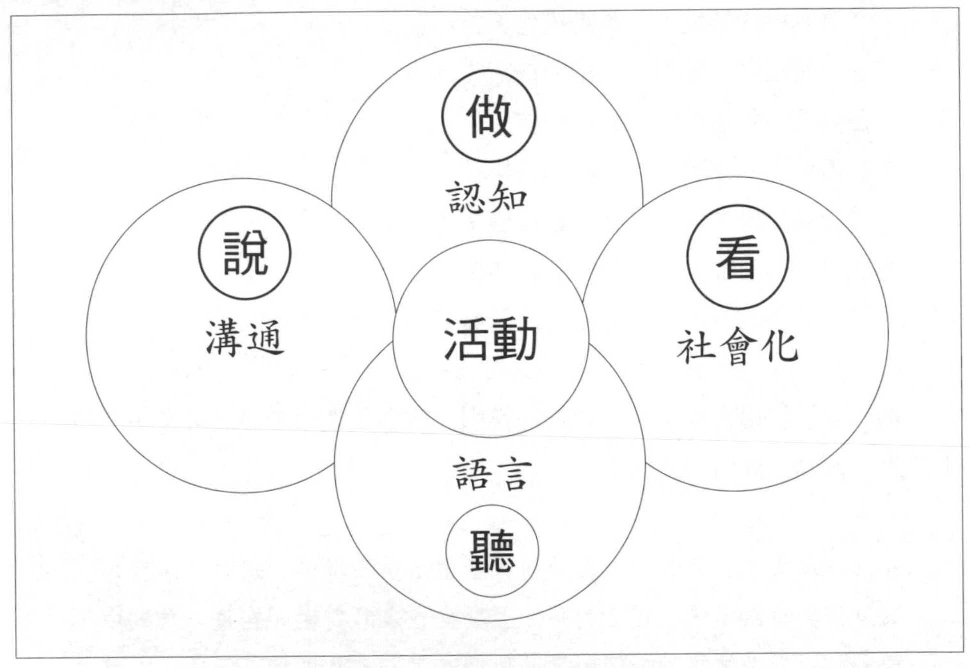

圖 4.2 一般兒童的社會化

- 做，同時
- 看，同時
- 聽，同時
- 說

此做—看—聽—說架構與下列能力有關：

1. 認知——知道要做什麼的能力

   兒童在環境中主動地使用玩具、物品及材料。探索對理解事件的關聯有幫助。

2. 社會化——看他人的能力

   兒童觀察他人。觀察有助於模仿，分享空間、玩具、材料與輪流。社會性觀察有助於理解他人的非口語社會性行為，如手勢與情感表現。

3. 語言——聽的能力

兒童傾聽他人。他們分派語言的意義至環境的物品、自己與他人的活動；他們也回應並分派意義至他人的口語及非口語行為。

4. 溝通——知道說什麼的能力

兒童引發並維持雙向互動。他們所溝通的是與社會情境及他人相關的訊息。

如上及圖 4.2 所示，實際上每一個與他人的社會活動，都需要做一看一聽一說的能力。一般兒童彈性地從事社會活動的四大領域。接下來的例子說明在社會遊戲及戶外社區中，這些能力的觀察：

1. 社會遊戲：一般學齡前兒童正在與同儕堆積木的行為
   - 做——以探索、功能性或創新的方式玩積木。
   - 看——觀察同儕遊戲、觀察同儕的社會情緒行為、分享積木、輪流，及／或共同合作蓋個東西。
   - 聽——在活動中傾聽他人所說；回應同儕的口語要求及看法；回應同儕的非口語要求、看法及行為。
   - 說——引發及維持雙向溝通互動。
2. 社區戶外活動：一般兒童在進行「招待或搗蛋」的萬聖節活動中可以看得到的行為
   - 做——完成活動的各步驟，包括穿上裝扮服裝、攜帶塑膠南瓜燈、挨家挨戶拜訪、按門鈴、放糖果在南瓜燈中。
   - 看——觀察他人的行動、待在團體裡、需要時等待、輪流按門鈴、接受別人給的糖果。
   - 聽——聽取給予團體的訊息、回應非口語社會訊息、回答問題及指令（口語或非口語的）。
   - 說——知道要說的內容及時機，包括「招待或搗蛋」、「謝謝」和

「再見」（口語或手勢）。

圖 4.3 呈現自閉症兒童在社會活動中的挑戰。對他們來說，統合做什麼、看誰、如何聽及說什麼，是相當困難的。因為認知及社會性處理的限制，自閉症兒童表現出較少社會彈性，而有較多片斷的社會行為。在社會情境中，他們比較可能集中注意力在某一層面，在從某一層面轉移到其他層面時會有掙扎。例如，他們可能僅集中注意力在做什麼或說什麼，並在結合認知、語言、社會及溝通等要素上時有困難。通常，他們從一個社會技能到另一個社會技能的習得常是直線式的。自閉症兒童通常：

- 做，之後／或
- 看，之後／或

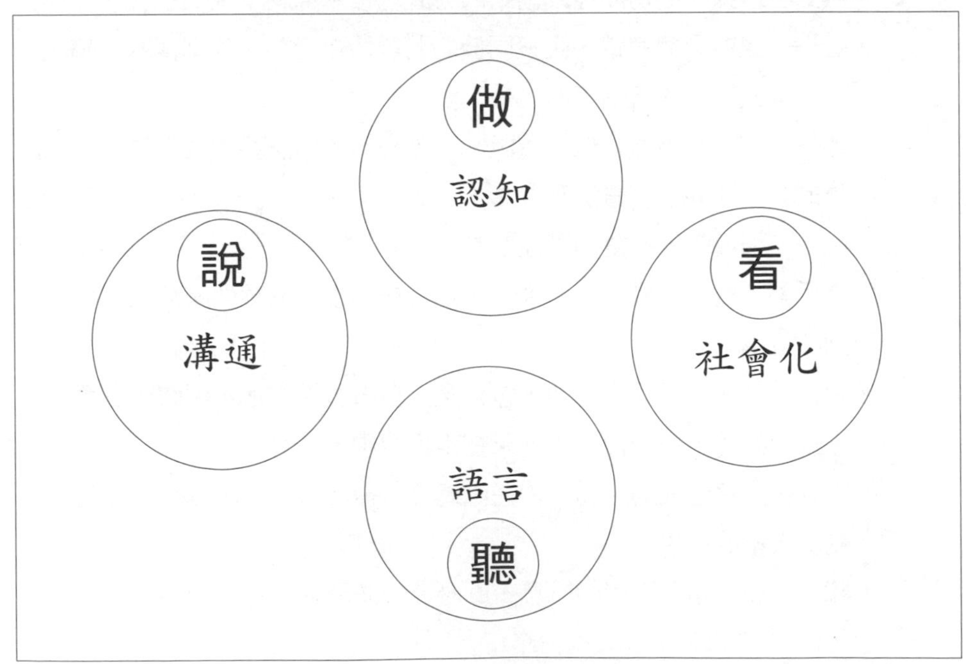

圖 4.3　自閉症兒童的社會化

• 聽，之後／或
• 說

接下來的例子說明四個不同自閉症兒童的社會遊戲。他們已經精熟社會活動所包含的不同要素，但是不能整合在社會遊戲中關於認知、社會、語言及溝通的要求：

傑瑞米三歲大有口語，他很少觀察其他人的活動，也不會模仿他人。當傑瑞米玩積木時，他集中所有注意力在積木的特徵上，完全忽略他人的存在。他把積木排成一排（做），重複地數它們。每當有人干擾他的遊戲時，他變得很煩惱。

布藍達四歲大有口語。她在高度動機的情境中能觀察同儕遊戲。布藍達喜歡積木，當一個人時，她建構相當精巧的積木造型，但是當與同儕在積木區時，她花大部分的時間注視他人的遊戲（看），她蒐集積木，等待同儕跟她要積木（聽）。獨處時，她會談論她的遊戲，但與同儕一起時，布藍達總是靜默。她僅僅集中注意力在他人的行為上，並不能調和他人與自己的行為。

尼德四歲大，且無口語。在遊戲時，他偶爾會觀察與模仿同儕與大人。當尼德與同儕一起玩積木時，他蓋高塔（做），偶爾會看看同儕，分享玩具與場所（看），但是他沒有回應他人的口語或非口語的行為。當別的兒童叫他的名字、問問題，或表現出希望他加入他們的遊戲時，他總是忽視他們。

泰勒四歲大有口語。他在遊戲中常常觀察及模仿同儕。每當泰勒與同儕一起玩積木時，他可以組合積木（做），也可以參與同儕組合積木、分享、輪流及模仿（看）。泰勒也能以非口語的方式回應同儕的要求，例如，當同儕要求他玩，或是要求他給一塊積木、和同儕一起大笑（聽）。儘管他和成人有口語互動，但是他不能以口語引發或回應同儕的行為。

如上所示，自閉症兒童在活動中的社會精熟度可以有不同的層次。社會精熟度（social mastery）定義為在特定的社會情境下，執行做—看—聽—說的能力。在計畫社會技能介入時，深入了解每個社會活動的四個層面是相當有用的。

圖 4.4 概要說明計畫社會技能介入的架構。首先，在社會活動中的技能，必須能被歸類到做—看—聽—說的領域中。技能習得的計畫也能以通用的順序加以組織；也就是說，兒童最先習得要做什麼和／或看誰，然後才是如何回應他人（聽），及如何引發溝通（說）。這個架構可以被應用到每一個社會活動中。

其次，在四個領域中的每個領域都有其通用的階層。例如，在「看」領域中，兒童首先學習如何分享空間，然後分享玩具與材料，接著分享輪流。在「聽」領域中，兒童起先對他人的非口語手勢訊息做出回應，然後是非口語利社會行為，最後是口語訊息。運用此架構，先前描述的四個兒童有不同的目標。傑瑞米的目標是功能性地使用積木（做）；布藍達的目標是在建構積木模型時，可以表現輪流（看）；尼德的目標是對同儕的非口語引發行為做出回應（聽）；泰勒的目標是與同儕交談（說）。

第三，當計畫社會技能介入時，必須考量到社會同伴。對自閉症兒童來說，將技能類化到同儕夥伴之前，必須與成人夥伴先精熟這些社會技能。因為這兩類的社會夥伴理解自閉症兒童的社會努力，並因而調適自己以增進其成功的能力差別甚大。與同儕成功社會互動的計畫，必須優先考量兒童與一個成人夥伴已經精熟的活動內容。

最後，計畫社會技能的介入必須考慮兒童在環境中的核心技能。社會觀察技能、模仿技能及組織技能等技能的有無決定策略的選擇。例如，一個可以表現觀察與模仿的兒童可以受益於示範，然而一個不會觀察或模仿的兒童需要其他的提示技巧；一個在特別情境中有組織能力的兒童可以從傳統的教學策略中

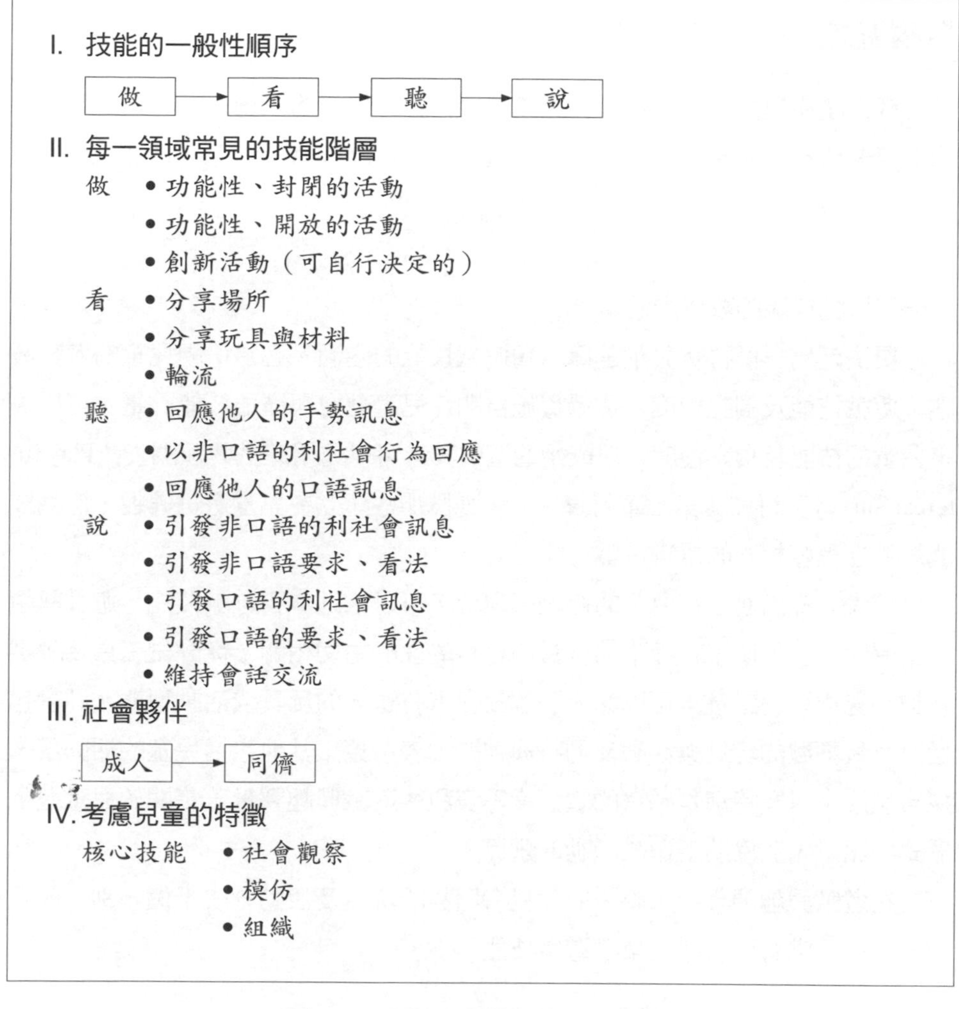

圖 4.4 規劃社會技能介入的架構

獲益，而一個無法組織的兒童可能需要特別的教學支持。

單獨遊戲、社會遊戲、團體技能及社區活動介入的設計，可以建立在此一基本架構上，在接下來的章節中，將繼續探究此概念，較詳盡的教學與策略請參見第五章，更深入的介入指引見第七章。

單獨遊戲

教自閉症兒童參與有趣、有意義及可被社會接受的單獨活動，是方案設計的主要重點。計畫擴充兒童單獨遊戲活動的能力時，必須決定教什麼遊戲活動，以及如何教。

◎ 單獨遊戲技能的教學內涵

要決定為一個特殊兒童選擇單獨遊戲技能的內涵，必須檢視兒童的遊戲興趣、遊戲技能及獨立程度。透過實施自閉症兒童社會與溝通技能評量，可以決定兒童的技能及獨立程度。他或她的遊戲興趣可以運用遊戲興趣調查（Play Interest Survey）得知（第七章附錄A）。選擇那些建立在兒童遊戲興趣、遊戲技能與獨立程度相同的單獨遊戲技能。

首先，經由建立在兒童的遊戲興趣上，可以增進單獨遊戲技能。遊戲興趣和動機與兒童對使用各種不同玩具和材料的理解密切相關。從評量工具及遊戲興趣調查獲得的訊息，可以深入了解對兒童有意義的玩具或活動型態。評量包括兒童最喜歡的玩具與活動及獨特興趣的列表，蒐集其他包括兒童的活動量、探索型態，以及特別是感官的敏感度等資訊。遊戲興趣評量蒐集關於兒童遊戲形式的訊息，並協助新遊戲活動的選擇。

在遊戲興趣調查中，將一般幼兒有興趣的玩具及活動分成十個類別。前八個類別的活動有助於建立單獨遊戲技能：

1. 探索玩具與活動（例：沙箱、因果玩具）。
2. 體能玩具與活動（例：腳踏車、遊戲場）。
3. 操弄玩具（例：拼圖、木栓板）。
4. 建構玩具（例：積木、火車軌道）。
5. 藝術活動（例：繪畫、黏土）。
6. 讀寫活動（例：書本、電腦）。
7. 音樂活動（例：唱歌、樂器）。

8. 社會戲劇遊戲活動（例：扮家家酒、玩洋娃娃）。
9. 競賽遊戲（例：棋盤遊戲、紙牌遊戲）。
10. 社會遊戲（例：追逐遊戲、捉迷藏）。

從兒童有興趣的類別中帶進遊戲活動。例如，如果他喜歡拼圖，介紹其他的操弄活動；如果兒童喜歡玩遊戲場的設備，介紹其他的身體活動。如果兒童的興趣形式有限，檢視兒童活動偏好的特性，並提供相同視覺、聽覺、觸覺或動覺的回饋。例如，提供視覺回饋的遊戲活動（例：玩彈珠、球類遊戲、丟沙包），可能對一個喜歡注視物品移動的兒童比較有趣。

其次，依兒童目前的技能來擴充其單獨遊戲的能力。遊戲技能與兒童使用玩具或材料的理解密切相關，因此，兒童功能性或創新使用玩具與材料的能力決定單獨遊戲活動內涵的選擇。

玩具與活動可以有其內在的結構（即：封閉式）或無結構（即：開放式）。封閉式遊戲指的是以單一功能來玩的玩具及活動。下列是封閉式活動的一些實例：

- 探索玩具及活動（例：因果玩具、萬花筒）。
- 戶外玩具及活動（例：腳踏車、直排輪、盪鞦韆）。
- 操弄玩具（例：拼圖、木栓板）。
- 建構玩具（例：樂高玩具、火車軌道）。
- 藝術活動（例：版畫、數字著色）。
- 讀寫活動（例：書本、電腦）。

封閉式活動本來就具有組織性，材料有明確的目的及／或活動有清楚的結果。封閉式活動的複雜性因材料及步驟的數量而有變化。例如，看書是單一材料及單一步驟的活動，而樂高玩具的組合需要更多種材料及序列性步驟。在教導自閉症兒童時，封閉式活動通常是最容易的遊戲技能，因為活動的目的明確且可預期。因此，如果介入的兒童不會以有目的且有功能性的方式玩玩具，則遊戲類別中選擇那些有明確目的且只能以單一方式玩的遊戲活動。

開放式活動由多重變化玩法的玩具與活動組成。一般開放式遊戲活動包括：

- 探索玩具及活動（例：沙檯、水檯）。
- 建構玩具（例：積木、樂高）。
- 藝術活動（例：美術拼貼、黏土）。
- 社會戲劇遊戲活動（例：扮家家酒、玩洋娃娃）。

開放式活動涉及玩法多樣的玩具與材料。大部分玩具及活動提供兒童創新的使用。開放式活動不可預測且無順序，例如，沙箱、積木、洋娃娃及黏土均可以各種方式來使用。如果兒童有一些功能性遊戲技能，但是缺乏創新遊戲的能力，則以結構化的方式介紹開放式活動，以說明玩具及材料的玩法。其他考量的因素包括：材料數量、材料目的的明確性、活動步驟的數目，以及活動是否有明確的結果。

第三，將獨立當作目標以擴充兒童的單獨遊戲活動。單獨遊戲大多定義為兒童維持一段特定時間注意力的能力。動機及理解到該做什麼，決定兒童（他／或她）的獨立程度，包括對兒童特別有興趣及有意義的玩具與活動，能增進獨立性。

單獨遊戲介入

各種取向——從高度結構化教學到自然介入——均可用來教導單獨遊戲。當計畫介入時，必須考慮兒童獨特的學習特性。其他必須考量的因素有兒童的社會觀察技能、動作模仿技能、組織技能及儀式化行為。關於這些核心技能與儀式化行為的訊息，可以從自閉症兒童社會與溝通技能評量中獲得。建立單獨遊戲技能的步驟，受到兒童觀察他人、模仿他人及組織性等核心能力的左右，這些訊息決定了策略挑選。例如，如果兒童已有核心技能，則自然取向（如示範）可以用來擴充遊戲技能。這是最自然且最容易建立遊戲技能的方式。如果兒童沒有一或多種核心技能，或以儀式化的方式玩新玩具與材料，則需要結構化及系統化的支持。這些包括結構性支持、社會性支持及視覺提示教學，這些技能將在第五章詳述。接下來的列表摘要，說明依兒童的獨特能力增進單獨遊戲：

- 如果兒童展現出社會觀察及社會模仿技能，強調示範策略。
- 如果兒童沒有社會觀察或社會模仿技能，或是從事儀式化遊戲，強調結構化教學及系統化支持。
- 在教導單獨遊戲技能時，限制使用口語的教學。

接下來的例子描述教導三個不同的自閉症兒童單獨遊戲技能。每一個兒童在習得單獨遊戲技能時，需要不同的系統化支持。

傑夫四歲大，缺乏持續玩單獨遊戲的所需技能。他從事許多儀式化行為，也無社會觀察與模仿技能，組織技能也不佳，因此給予結構化的支持，教導其獨立玩封閉玩法的單獨遊戲。在他的家中找到一個特定的區域來玩單獨遊戲，經過結構化的個別活動材料放置在透明的盒子中，並且以圖片標示。例如，一個盒子內有木栓板和木栓；另一個盒子內有錄音機、一本書及有聲書；第三個盒子裡有一本著色書及蠟筆。不同玩具的圖片依序放置在一個旋轉的選擇盤上，教導傑夫選擇正確的盒子，並打開盒子以完成遊戲活動，然後將材料及圖片放回盒子裡，接著再從選擇盤上選擇另一個活動。傑夫的選擇板從兩個活動進展到八個活動，他獨立遊戲的時間長度也從兩分鐘增加到二十分鐘。

路易士六歲大。他有優異的社會觀察技能，也有一些功能性遊戲技巧，但是缺乏模仿技能與組織能力。在出現開放式玩具及材料時，他會表現出儀式化行為。教師透過成人的示範及視覺提示，教導路易士新的遊戲技能。他的老師製作一本簡單的圖畫書，描述使用活動材料的各種方式，他朗讀這本書，依序不變地示範這些活動。每天看老師朗讀及示範活動後，在成人最少提示且用書本引導下，路易士學會了這些技能。透過這個方式，路易士每個月學會一種新的開放式遊戲活動。漸漸的，他自己精熟材料之後，他的遊戲行為從遊戲腳本進展到彈性地玩玩具。

泰迪八歲大。他喜歡閱讀及玩操弄遊戲，雖然他維持注意力的能力有限。泰迪喜歡的單獨遊戲活動是樂高模型、數字著色畫、尋找字書及有聲書。因此安排一個地方給泰迪遊戲，並提供他一個書面的選擇檢核表。使用一個計時器來詳細記錄他獨立遊戲時間的長度。在獨立遊戲二十分鐘後，他可以獲得看一捲錄影帶的獎賞。使用誘因以及結構化的支持幫助泰迪進行較長時間的單獨遊戲。

社會遊戲

教導自閉症兒童與同儕互動，對於其社會成功至為重要。參與社會互動的能力取決於對同儕口語及非口語社會溝通行為的理解。要發揮他們能力至最大限度的介入，必須由觀察他們的社會行為及分享玩具與材料等行為開始。自閉症兒童反應同伴口語及非口語行為的能力也相當重要。擴充兒童社會遊戲庫的計畫，要在看與聽領域內，決定要教什麼，以及如何教（見圖 4.4）。

增進自閉症兒童社會遊戲的介入，必須考慮觀察自一般兒童社會遊戲的要素。下列要點需謹記在心：

- 要聚焦在大家都會喜歡玩的玩具與活動的社會經驗上，以促進同儕的接納。
- 社會介入必須強調遊戲規則，讓大家都有平等的參與機會。
- 要多聚焦於社會性地回應同儕的教導，而非提示他的自發行為。

- 要多聚焦於對同儕的非口語社會性行為，而不是口語行為的使用。

社會遊戲技能的教學內涵

要決定教導何種社會遊戲技能，必須評量兒童的遊戲興趣及社會遊戲技能。關於兒童社會遊戲技能的資訊，可以經由自閉症兒童社會與溝通技能評量得知。兒童的遊戲興趣也可以透過使用遊戲興趣調查來決定。

首先，社會遊戲要聚焦於兒童及他人大家都喜歡的活動上。安置兒童於社會情境之前，兒童必須理解要做什麼；也就是說，他必須表現出適當玩玩具及材料的單獨遊戲行為。在選擇社會遊戲活動時，活動中玩具及材料的熟悉程度是一個重要的考量。其次，要評量兒童與成人及同儕的社會遊戲技能。兒童與成人之間已經精熟的活動，可以促進其與同儕互動的機會。這是因為兒童在類化社會技能到同儕遊戲之前，社會技能是透過與成人的互動而學會。最後，使用評量訊息以選出在看或聽領域中的社會目標。

在看領域中，第一個目標是支持兒童與他人分享空間場所。需要此一先備技能的活動中，兒童首先要有自己的一組材料，並在接近同儕的地方玩遊戲。第二個目標是支持兒童與人分享材料，並安排平行遊戲活動，讓兒童了解哪些特定的玩具及材料要與同儕一起分享。接著，安排合作性遊戲活動以協助其與人分享。第三個目標是支持兒童輪流玩遊戲。輪流技能的習得始於結構化、封閉式遊戲活動的情境，繼之擴展到開放式活動中。然後，選擇那些需要與人輪流的活動。

在聽領域中，最重要的目標是要求兒童回應同伴的行為。理解同儕互動的非口語特性對社會性成功至為重要。發展非口語社會行為與非口語溝通技能是社會介入的首要目標。與同儕的口語互動是次要的。此外，要把重點放在教導對同儕行為的社會性回應，而非引發社會互動。幾個研究已經證實，教導自閉症兒童正向社會行為——如給玩具、給予非口語讚美及回應同儕行為的成功性（Strain & Kohler, 1998; Strain & Odom, 1986; Wolfberg, 1995）。此結果可以經由選擇明確的目標、安排遊戲環境、示範社會行為，以及訓練同儕夥伴來達成。

社會遊戲介入

如同單獨遊戲，可用各種高度結構與自然取向的方式教導社會遊戲。圖 4.5 概述在設計教學機會時，必須考慮的社會遊戲層面。如圖所示，在決定如何設計社會遊戲時，要考慮三個要素：遊戲活動的種類、兒童的核心技能，以及社會夥伴的技能。

首先，兒童參與社會遊戲的能力受到活動結構、玩具與材料的結構性，以及在遊戲中的社會與語言要求等影響。封閉式遊戲活動本身較具組織性，因此有較大的成功。當遊戲活動具結構性，兒童能明確地理解要做什麼、何時輪流及何種材料必須分享時，較能增進兒童的參與。同儕數目與團體社會複雜性兩者皆影響兒童的理解及參與。最後，要求語言理解及使用的遊戲活動參與是自閉症兒童最大的挑戰。

要建立成功的社會技能以及協助與他人的互動，必須檢視活動的要求。要

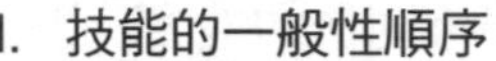

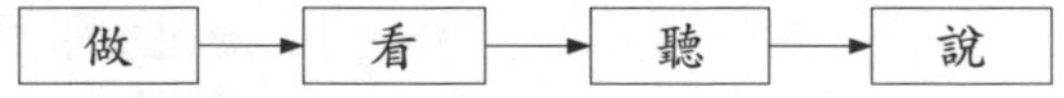

II. 活動層面
- 活動結構：封閉式或開放式？
- 社會預測性：角色可否預測？
- 團體結構：團體一起來或輪流？
- 團體大小：多少個兒童？
- 玩具／材料數量：一個或多個？
- 要求分享：有或無？
- 要求傾聽：有或無？
- 要求說話：有或無？

III. 兒童特性
- 核心技能
- 儀式化行為

IV. 社會同伴的技能

圖 4.5　設計社會遊戲的架構

區分要求使用特定技能，以及選擇性使用此一技能的活動。例如，所有遊戲活動可能都要會話，但是並非所有活動均需要會話。類似的，在某一活動中，分享可能是選擇性的，不一定是必要的。社會遊戲活動依據先前提及的社會、語言及溝通型態決定其複雜程度。最簡易的社會遊戲活動僅要求兒童接近他人做事，而最複雜的社會遊戲，則要求兒童表現出做—看—聽—說。

最簡單的遊戲活動是：

- 封閉式的。
- 使用有限的玩具與材料。
- 只有一個夥伴。
- 每個兒童有個別的玩具與材料。
- 沒有要求分享、輪流或等待。
- 沒有要求傾聽或語言。

最複雜的遊戲活動是：

- 開放式的。
- 不可預測的。
- 使用多種的玩具與材料。
- 較大的團體。
- 要求分享、輪流及等待。
- 基於語言的。

成功地參與社會遊戲有賴於兒童的核心技能能力。觀察他人、模仿他人及維持組織性的能力，必須在下列的每個遊戲情境中一一檢視：

- 分享注意力：決定兒童觀察同儕的能力。
- 模仿：確定兒童模仿同儕的能力。

- 組織：觀察兒童獨處及團體中的表現，以決定兒童組織力及目的性遊戲的層次。

成功的社會遊戲也高度依賴兒童社會夥伴的技巧。同儕需要教導與支持以理解自閉症友伴的特性，並修正自發與維持友伴互動的方式。

- 鼓勵同儕使用非口語線索以獲得兒童的注意力。
- 鼓勵同儕使用口語及非口語線索等待兒童的回應。
- 支持同儕嘗試解讀兒童的行為反應。
- 鼓勵同儕回應兒童的自發行為。
- 提供同儕該做什麼及該說什麼的提示，協助兒童成功。

以下兩個實例說明技能與能力相異的自閉症兒童的社會遊戲介入計畫。

安迪就讀幼稚園，參與開放式或非結構式社會遊戲的能力有限。在高度結構化的活動中，他只有偶爾注視同儕，並且從不模仿他們。他的社會介入計畫包括一系列階層式的活動，以提升其同儕觀察、分享與輪流（看），包括：(1)無須等待的同伴參與（例：分享坐貨車、共同拿一桶的玩具及材料）；(2)要求分享但是沒有輪流的同伴互動（例：著色時分享蠟筆或彩色筆、分享黏土等）；(3)要求簡單輪流的同伴互動（例：推與拉貨車上的朋友、投接球）；(4)要求複雜輪流的同伴互動（例：棋盤遊戲）；(5)包括沒有用到材料的簡單團體互動（例：詩歌吟唱、玩追逐遊戲）；以及(6)包括一個玩具的簡單團體互動（例：降落傘遊戲、聽故事）。

布蘭登是一年級生。他有廣泛的興趣，且有在各種情境下表現良好的核心技能，而且對同伴有興趣。然而，布蘭登需要可預測的社會性以參與社會遊戲，因此社會遊戲教學的焦點是在結構化的情境下精進他的技能，並鼓勵他回應同儕引發的行為（聽）。介入布蘭登的同儕活動包括：(1)結構化下課時間的遊戲；(2)室內的合作遊戲；以及(3)在一間安靜的教室裡，在成人的協助下，每天一次與一個同伴遊戲。訓練同儕是這個計畫的核心。

團體技能

教導自閉症兒童參與團體活動是社會成功的關鍵所在。參與團體的能力有賴於理解團體的期望與每一個團體成員的角色。成功地參與團體需要注意及回應口語及非口語相關線索的能力。

擴充自閉症兒童團體技能庫的計畫，必須決定要教何種團體技能、選擇何種團體活動，及如何教導團體技能。

團體技能的教學內涵

團體技能一般定義為：

- 注意成人與同儕的能力。
- 等待的能力。
- 輪流的能力。
- 遵守團體指示的能力。

決定教兒童團體技能前，必須先在不同環境中評量兒童目前的團體技能。這些資訊可以透過自閉症兒童社會與溝通技能評量獲得。兒童的團體技能受到兩個基本因素的影響：團體動力，以及兒童在不同團體情境中的核心技能。

團體技能介入

在決定如何教導團體技能時，要考量兩個因素：社會團體的結構，以及兒童的社會、認知及語言技能。兒童參與一個團體活動的能力，受到團體情境的可預測性及團體活動中社會與語言要求的影響。

首先，無論團體的大小，團體活動的可預測性變化多端。例如，當團體在同一時間做相同的事，預期是相當明確的；反之，當團體中的兒童做著不同的事（即使用相同的玩具或材料），關於完成何事就較不明確。此外，有些團體情境要求等待，有些則否。在表現一致的活動中，無須等待，如在靠近他人處做藝術活動或是做功課。一些團體活動需要等待一段無法預期的時間，如團體討論；其他團體則要求等待一段特定的時間，如在玩一個結構化的棋盤遊戲時，依序輪流。任何需要等待的團體情境，意謂著兒童必須觀察他人的社會行為，並分享空間場所、材料等。此外，在團體活動中的語言要求各自不同，一些團體活動的參與需要語言理解，其他則否。

兒童能否成功參與團體情境與上述三個因素密切關聯。運用此三要素，可以將團體活動分類到六種不同型態，以下從最簡單列到最困難：

1. 團體同步。
2. 團體齊步。
3. 結構化非口語輪流。
4. 結構化口語輪流。
5. 非結構化遊戲。
6. 討論。

參看表 4.1 以獲得關於團體活動型態的進一步訊息。

在提升兒童的社會參與時，團體型態是決定支持程度的主要判準。在社會遊戲中，社會性可預測性的程度、活動的預期性（即：該做什麼），及語言預期性（即：語言複雜度），影響兒童在團體中的注意、等待、輪流及遵守指示的能力。例如，如果某一兒童的學習目標是參與團體，對他或她來說，團體活動是同步的或一致的，會比非結構遊戲或討論活動容易得多。如果學習目標是輪流，兒童在一個高度結構化以及可預測輪流機會的團體活動中較少困難。

參與團體活動的能力與兒童核心技能息息相關，需要加以評估它們之間的

表 4.1　每個團體活動的特徵與實例

活動型態	特徵	範例
團體同步	每個人在相同時間做相同的事 無須使用或理解語言 無須或少有等待	運動活動：有氧運動、跑步 藝術：每個人有自己一組材料的活動 遊戲：每個人有自己的一組玩具
團體齊步	每個人在相同時間做相同的事 需要理解與使用語言 無須或少有等待	說故事時間：傾聽與／或齊聲朗讀 音樂時間：傾聽與／或齊聲合唱 小組／團體時間：背誦／朗讀繪本、同聲回答
結構化非口語輪流	社會性是可預測的 不需要語言 需要等待	自助餐館：等待排隊買午餐 社會遊戲：玩抓人、跳格子 傳下去或收拾的活動與／或玩具及材料等 遊戲：要求分享玩具與材料的活動
結構化口語輪流	社會性是可預測的 需要語言 需要等待	成人引導的團體活動中，兒童在可預期的順序中進行口頭分享 結構化的室內遊戲，如棋盤遊戲 兒童在合作學習團體中輪流分享想法
非結構化遊戲	社會性是不可預測的 可能需要語言 通常需要等待	下課 自由遊戲 合作遊戲
討論	社會性是不可預測的 需要語言 需要等待	會話 團體討論

關係。就社會遊戲而言，兒童在團體中觀察他人、模仿他人、參與團體的能力，顯著地影響介入計畫。兒童觀察他人、模仿他人及參與團體的能力，也會因團體型態與環境而有變化。如果兒童缺乏在某一團體型態中的社會觀察技能，就不能期待兒童參與這些團體活動，除非給予大量的個別支持。

參與團體活動的能力與兒童的認知與語言能力息息相關，需要加以評估它們之間的關係。例如，一個兒童可能參與不需要語言的活動，但無法參與以語言為主的活動；第二個兒童可能遵循慣例的口語指示，但是因為有限的語言理解而無法遵循新的指示；第三個兒童因為無法運用社會線索跟隨團體的領導者，可能只能遵循特定的口語指示。而另一個兒童在團體中可能無法遵守口語指示，因為他或她不能理解團體指示的意義，例如：「每個人做______（活動）」。許多自閉症兒童習慣於開頭有他們名字的指示，不能理解所謂「每個人」這個詞也包括他們在內。

社區戶外活動

教導自閉症兒童參與家人和朋友的社區活動通常是最大的介入挑戰，自閉症兒童獲益於結構化、可預測性及組織性——但在社區環境中，這些要素都不具備。在社區裡的空間較常是忙碌且非結構化的，而其社會情境常是大型的團體且常常沒有預測性。自閉症兒童在這些情境中常有困難，特別是那些對各種感官刺激敏感或是害怕情境變動的兒童。

社區社會技能的教學內涵

要決定教導兒童社區社會技能的內涵，可以從自閉症兒童社會與溝通技能評量結果開始。此評量提供在特定社區情境中，兒童社會技能與挑戰行為出現與否的基本資訊。知道兒童是否具備必要的社會技能，以參與特別的社區活動後，可以找出優先介入的社會情境。也就是說，兒童在社區情境中，是否具有必要的做—看—聽—說各領域的技能？其次，判斷兒童在社區情境中是否有干擾他參與的挑戰性行為。設計社區技能介入的程序有助於決定挑戰行為的功能。對大部分自閉症兒童來說，挑戰行為與缺乏社會及溝通技能直接相關。介入計畫的設計就是要教導兒童社會技能與適切的替代行為。

社區社會技能介入

在建立社區中的社會技能時，可以採取一些步驟來組織介入計畫，包括：

- 評量社會與行為需求。
- 選出特定的社會技能與／或替代行為。
- 發展一個有教學支持的介入計畫。

表 4.2 提供一個設計社區技能介入的架構。如表所示，介入開始於四個關鍵問題的調查：在活動之前，為兒童準備了些什麼；可能讓兒童感到不舒服的情境因素；預期要兒童做的事情；以及在情境中他人如何與兒童互動。

介入計畫的第二步，是找出要教學的社會技能。如前所述，兒童首先要學習做的內容與看的對象，繼之學習在聽領域的互動技能，最後學習說什麼。特定社會技能的選擇，取決於兒童的理解能力，及其目前社會與溝通行為的等級。例如，兒童在其他情境表現的社會技能，可以做為類化到特別社區情境的目標。同樣的，兒童在特定情境下表現的溝通技能，也可做為類化到社區的目標。使

表 4.2　計畫社區技能介入的架構

評量社會及行為的需求	在活動之前，已經給兒童準備了些什麼？ 情境的哪些層面會讓兒童感到不舒服？ 在情境中通常會發生什麼事情？ 在情境中，其他人如何與兒童互動？
選擇社會技能與替代行為	從一般同儕觀察到的技能中，有哪些需要教導？ 　做 　看 　聽 　說 在情境中，需要教導的適應技能為何？ 　其他可做的事情 　擴大與另類溝通 　放鬆程序
發展一個教學計畫	基於已知的社會及行為需求發展計畫 準備並預習活動 規劃在情境中，讓兒童感到輕鬆及維持自我控制的做法 技能教學要有連貫性 發展回應兒童問題行為的一致性計畫 發展具備教學支持的計畫 　組織性支持 　社會支持 　視覺提示教學 　擴大與另類溝通支持

用一般同儕的技能及行為做為指引，並以兒童可以參與的可行技能及適應技能做為目標，在情境中進行教學。

規劃介入計畫的最後一步，是找出協助兒童在社區中習得技能所需的教學支持。請參看第五章在結構化支持、社會性支持、視覺提示教學，與 AAC 支持等項有詳盡的資料。設計社區技能教學的特定程序，詳見第七章。

以下的個案提供社區介入計畫的兩個實例：

小柔是一個非常活潑的四歲女孩，她的母親發現在去商店的途中，幾乎無法管理小柔的行為。使用以上所列問題來找出小柔的社會與行為需求後，發現小柔：(1)不能了解活動何時結束；(2)因為她喜歡乳酪，因此乳酪通道對她過於刺激；以及(3)她曾經在商店尖叫因而得到一個冰淇淋，從此此一不適當的行為就保留下來了。介入計畫包括：(1)預習活動圖畫書，裡面展示她要去的地方及媽媽要買的東西；(2)使用計時器來說明活動結束的時間；(3)在到達商店之後，立即給她一根冰淇淋；(4)當在等待付帳時，給她內有最喜歡玩具的背包。小柔在商店表現適當行為的時間從兩分鐘逐漸增加到二十分鐘。

布萊特八歲大，在醫生的診療室失控尖叫。透過表 4.2 問題的回答，確認布萊特理解預期他要做的事（做什麼），但是害怕看醫生，並且對觸摸很敏感。布萊特的介入計畫包括：(1)讓他觀賞到醫生診療室的錄影帶；(2)透過參加學校的健康中心檢查，讓他習慣醫生的診療；以及(3)教他放鬆的技巧。在運用這些策略幾個月後，布萊特能夠較平靜地到醫生診療室。

設計溝通介入的架構

社會溝通介入是複雜、動態及不停變化的，社會溝通互動所需能力與自閉症的學習型態強烈對比。社會溝通是無法預期的、無結構的，並要求整合情境、語言及社會情緒的多重線索。社會溝通互動中，在構想回應與傳達的訊息內容時，同時參與活動、看人及聽人、與人分享注意力、理解他人的社會情感觀點——這些所有活動對自閉症兒童來說均極為困難。在設計溝通介入時，必須考慮到自閉症兒童的這些挑戰。

在計畫自閉症兒童的介入時，將語言能力與溝通能力分開是很重要的。沒有溝通時，語言能力也可以存在。此一現象對自閉症兒童極為普遍，他們的語言可能沒有對著人講，也可能是一種自我調節的工具。此種語言使用與溝通的社會性相異。溝通包括運用慣例或非慣例的工具與他人互動。例如，尖叫可能是提出要求，或是向某人表示抗議，這些行為是明確的溝通形式（儘管一般而言是非慣例的）。無論是否同時使用口語，眼神注視、面部表情及手勢都是常用的非口語溝通形式。表 4.3 摘要設計自閉症兒童溝通介入時，必須考慮的溝通面向。溝通介入必須針對兒童的能力進行：

- 激勵溝通動機。
- 有各種溝通的方式。
- 進行多種社會功能的溝通。
- 同時具備主動者與回應者的互動角色。
- 從事基本會話。

這些溝通的特徵提供溝通介入設計的架構。

溝通動機

自閉症兒童的社會動機程度異質性高。一些兒童有與他人互動的意願，但以異常的方式表現，可以運用他們的溝通動機來建立與擴充社會溝通技能。其他自閉症兒童為滿足自身需求有動機進行溝通，但是對經驗分享的溝通動機興趣缺缺。而有些自閉症兒童則少有社會性互動。許多自閉症兒童不能理解互動

表 4.3 溝通的關鍵特徵

溝通動機（意願）	個人興趣 社會性興趣
溝通方式	手勢 口語 擴大與另類系統
溝通的社會功能	需求要求 訊息要求 評論（看法） 利社會技能的運用 情感表達
基本角色	引發 回應
會話的要素	引發 維持 修補 結束

是有意義且有多重目的的此一基本社會性概念。缺乏動機去溝通顯然是因為無法理解社會互動的目的；即使是非口語溝通的基本行為也常常缺乏。同時，成人常常認為兒童不會溝通，而忽視他們怪異行為的互動努力（Koegel & Koegel, 1995a）。於是成人如此預期，並滿足兒童的需求，不期待他們與人溝通的嘗試，因而造成兒童動機減低，自我依賴增加的循環。

增進溝通動機

因為許多自閉症兒童少有動機溝通，增進動機的做法必須強調自然的情境，以及對物理及社會環境的系統化安排（Koegel & Koegel, 1995a; Quill, 1995a）。介入計畫必須運用下列增進動機的核心成分：

- 安排物理環境以增進兒童溝通的需求。
- 使用兒童的玩具、物品及活動興趣，創造機會以引發溝通互動。
- 運用兒童的社會興趣創造機會以引發溝通互動。
- 增強所有溝通的嘗試，接受所有的溝通方式。
- 確定是自然發生的活動及所進行的互動都是愉悅的。
- 找出與個案成功互動的大人或同儕，並運用他們的互動策略。
- 認定時時刻刻都是建立溝通互動的可能機會。

設計增進兒童動機的介入計畫，必須檢視自閉症兒童社會與溝通技能評量的結果，特別是評量的第一部分包括三個協助找出動機要素的來源：(1)增強物清單；(2)探索行為清單；及(3)關於兒童溝通情境的訊息。因此，喜歡的食物、玩具及活動可以被安排到溝通機會中。關於兒童探索型態的知識，可以被用來選擇新玩具與活動（例：一個喜歡身體活動的兒童，可能喜歡開貨車，並學會更多的要求）。因此，所有活動都可以安排來提供溝通機會。此外，兒童的社會喜好（例：喜歡的人與社會性遊戲）提供我們有關互動型態的訊息，用做溝通動機。如下所示：

> 六歲亞倫的興趣導引其社會互動的方向。他的興趣包括類似搖、跳、呵癢及擁抱的活動，以及像車子、拼圖、沙和水的玩具與材料。了解亞倫的喜好與厭惡加速了初期的溝通。他的興趣融入互動遊戲中，內含大量要求物品、活動或是行動，及評論玩具與行動（例：當移動玩具車時，發出引擎聲）的溝通機會的互動遊戲中。安排活動以產生多元的溝通交流。

溝通的方式

要成為一個有效的溝通者，必須同時運用口語與非口語慣例的溝通方式（表 4.4 摘要非口語與口語溝通方式的範圍）。有口語的自閉症兒童需要學習

表 4.4 溝通方式

非口語方式	口語方式
身體趨近	照片
眼神注視	圖片
移動某人的手／臉	手語
伸手抓物	聲音輸出系統
推／拉人	書寫語言
給東西	電腦
將東西移向某人或移開	口語
點接觸	
張開手要求	
遙指	
揮手	
搖頭／點頭	
微笑／皺眉	

結合語言及非口語溝通行為。無口語的自閉症兒童需要使用 AAC 符號系統，以及學習結合非口語溝通行為的替代溝通系統。最終的目標是兒童的社會溝通能力。

選擇一種溝通方式

表 4.5 摘要各種AAC系統的特性，及為自閉症兒童選擇一種溝通系統的基本判準。如表所示，各種選擇有手語、照片與圖片等低科技系統，口語輸出系統及電腦等高科技系統，每種系統有明確的優點及缺點。這些特徵在下面將詳述之。

手語是一種有完整文法的正式語言系統。如同語言，手語是一種時間系列的系統，它要求面對面互動及注意變動不居的社會互動，要注意他人的手語，也要迅速立即地處理符號。兒童必須能在無任何外在線索下，從記憶中提取符號。此外，在手語中需要動作計畫技能、動作模仿技能與精細動作能力。即使完全具備這些技能，也要記住兒童的手語只有少數夥伴能了解的事實。

表 4.5　擴大及另類的溝通系統

屬性	手語	低科技溝通板	高科技聲音輸出輔具
社會性	面對面	交換	交換
互動性	動態的	緩慢	緩慢
管道	視覺—時間系列	視覺空間的	視覺空間的
文法	需要	不需要	不一定
訊息	沒有限制	受到限制	不一定
記憶	回憶	辨認	辨認
動作	複雜	簡單	簡單
可攜帶性	沒有限制	中等程度	受到限制
溝通對象	受到限制	不受限制	不受限制

低科技系統，如圖片兌換溝通系統（Picture Exchange Communication System, PECS; Frost & Bondy, 1994）或溝通板，對溝通者有較少的社會要求。此種溝通交流是簡單、具體且慢速的。低科技系統一般使用照片或圖片。這些提供兒童在必要時集中注意力於一種符號，以理解其意義。照片或圖片符號並不需要記憶；更確切地說，它們擔任要說話內容提示物的角色。使用低科技系統所需能力不多，兒童只要在兩張不同的圖片或照片中指出有興趣的即可，一般人皆可理解他們的訊息；然而，低科技系統限制了兒童可以產生溝通訊息的數量。

聲音輸出系統與電腦等高科技 AAC 系統，與低科技教學系統有許多相同的特性，但有額外的優缺點。語言輸出設備可依兒童採用圖片、照片或印刷文字。大部分高科技系統優點是兒童能產生較廣泛的訊息型態。一些使用書寫語言的系統可以教兒童使用正式的語言。語言輸出系統的優點是它們能給兒童一個「聲音」，讓溝通力量更加明顯。高科技系統（像電腦）也具備實質的激勵作用。高科技系統的一些缺點是，它們較不好攜帶、較昂貴，也有如其他科技設備共通的問題。

在心中牢記這些系統的特徵，當為自閉症兒童選擇一種 AAC 系統時，要考慮以下的問題：

- 兒童溝通動機的程度如何？
- 兒童非口語溝通行為的形式如何？
- 兒童是否表現出對符號系統的興趣？
- 兒童的認知程度如何？
- 最適合兒童學習型態的溝通系統為何？
- 兒童是否具備使用系統所需的技能？
- 對兒童來說，哪一種系統最易於學習？
- 哪一種系統最具功能性，最適合兒童使用？
- 兒童在各種情境中，最可能使用何種系統？
- 在考慮選擇溝通系統時，需要注意兒童是否有出現任何問題行為？

對於特殊兒童來說，因為各個兒童的特徵以及家庭的優先性各不相同，在決定過程中，常造成何時選擇與選擇何種 AAC 系統的困擾與爭議。在自閉症個案中，檢視兒童的學習型態與社會動機的程度特別重要。特別要注意的是，提供兒童 AAC 系統的主要目的，在於擴充兒童的功能性溝通能力。儘管這個事實相當明顯，在設計方案時卻很容易被忽略，因此如果兒童有一些非慣例的溝通行為（即：具有溝通目的的挑戰性行為），一個AAC系統是絕對必要的。此外，如果兒童溝通系統中的符號有限，也必須找尋另一種系統。

在為兒童選擇一個 AAC 系統時，一般有兩種方式：

- 依兒童特性，選擇一個溝通系統。
- 有系統地以不同系統教導各種訊息，以找出對兒童最好的系統來。例如，選出手語的三個字，以及選用一個低科技系統的其他三個字。接著比較兒童使用每一個系統的習得比例。

關於AAC介入的廣泛資訊，詳見Beukelman和Mirenda（1998）、Glennen和 DeCosta（1997），以及 Light 和 Binger（1998）。

溝通功能

一個有效的溝通者，了解手勢及語言的運用有各種不同的社會目的。溝通的社會功能包括回應他人的行為，以及表達不同要求、想法與情感的引發行為。在出現語言之前，一般兒童使用非口語方式來表達一些溝通功能，一旦出現語言，他們結合口語與非口語方式，在跨結構與非結構情境中，表達全部的溝通功能（Wetherby & Rodriquez, 1992）。

自閉症兒童非口語及口語的溝通功能使用上表現出與眾不同之處。首先，他們的溝通功能庫較為有限。有口語及無口語的自閉症兒童都表現出要求與拒絕的行為，但是他們很少自發性地評論有興趣的東西、表達情感，或使用利社會的描述（Wetherby, 1986; Wetherby & Rodriquez, 1992）。其次，自閉症兒童表現較多非慣例性的社會溝通行為。挑戰性行為可能有其社會功能，語言行為也可能是非互動的。挑戰性行為通常扮演著溝通功能，例如，大叫著提出要求。使用非互動性語言也很常見，像是沒有任何明顯社會目的的自我刺激或自我調控語言。仿說發生在許多有口語自閉症兒童身上，通常具有社會及非互動性的目的（Prizant & Duchan, 1981; Prizant & Rydell, 1993）。因此，評量很難察覺到兒童的社會意圖與溝通功能。例如一個兒童說：「把它收好嗎？」可能是要求完成一個活動，而其他兒童可能察覺到的溝通意圖是問一個問題。同樣的，兒童說：「回家的時間到了嗎？」可能是要求離開有壓力的情境，而其他人可能認為這是一個要求資訊的訊息。兒童語言的功能，可經由情境與之前、之中及之後發生的非口語行動訊息來判斷。兒童對人所給予的訊息、等待他人回應，及持續溝通嘗試的程度，可以協助溝通功能的評估。

擴充功能性溝通

自閉症兒童社會與溝通技能評量表主要在評估其溝通功能的範圍。單就評量溝通技能部分，在以下常見的類別中，列出超過五十個不同的功能：

- 個人需求的要求。

- 回應他人。
- 評論。
- 要求訊息。
- 表達情感。
- 利社會描述。

這些技能並未呈現社會溝通發展的階層關係，或是目標的線性發展。兒童的功能性溝通的評量主要是提供介入的架構。

成功的溝通需要兒童以口語或非口語常見的溝通方式，對不同夥伴與不同情境進行各種社會目的的溝通。因此，介入必須強調兒童在社會溝通互動下的功能性技能。介入計畫包括下列目標：

- 擴充溝通功能的範圍。
- 適齡的溝通。
- 與成人及同儕溝通。
- 跨多情境的溝通。

最終目標是兒童能以至少一種口語方式表達所有的溝通功能，溝通功能的擴充優先於語言的擴充。例如，如果兒童的功能性溝通庫只有單字性食物和物品的要求，介入目標必須建立額外的功能，如命名或要求人玩。從單詞（例：「餅乾」）的要求擴充到較複雜要求（例：「我想吃餅乾，謝謝」）語言的做法是次要的。

最重要的是，要選擇那些反應同齡同儕的溝通訊息。小心檢視一般同儕的互動，以及辨識社會接納性的要素。例如，大部分一般兒童以手勢要求朋友一起玩，或是說：「來這裡。」教自閉症兒童說：「（同儕的名字），我想要玩（活動的名稱）」，可能是比較困難的，也可能讓他更加與人不同。大部分年幼兒有可能說：「再來」或「再做一次」，讓另一個人再推一次鞦韆。教自閉症兒童說：「再搖一次，謝謝」，會讓他們更加被標籤化。

此外，設定可以在多情境中使用的字詞及訊息進行介入相當有用。廣泛性用途的字詞（例：「這個」、「那個」、「這裡」、「那裡」、「做啊」、「走啊」、「它」）可以在情境中教導，並以各種不同功能在不同的情境中運用。片語如「做這個」、「去那裡」及「要那個」，有助於溝通的擴充，而不需擴充語言。

再者，當計畫溝通技能介入時，社會夥伴的考量也相當重要。如同社會技能，自閉症兒童在將溝通技能類化到同儕夥伴之前，必須與成人夥伴先精熟這些技能。因為這兩類社會夥伴理解自閉症兒童的溝通努力，並因而調適自己以增進其成功的能力差別甚大。與同儕成功溝通的計畫，必須優先考量兒童已與一個成人夥伴已經精熟的互動內容。

表 4.6 概述擴充功能性溝通介入計畫的一般架構（詳細教學策略見第五章，擴充功能性溝通的深入介入指引在第八章）。溝通介入的關鍵層面是：

- 設定要練習溝通技能的特定社會情境。

表 4.6　功能性溝通介入計畫的架構

選擇特定的社會情境增進溝通	選定特定的社會情境 選定兒童要說的內容 選擇可反映同齡同儕的溝通訊息 與一個成人練習使用這些訊息 類化這些訊息到同儕互動中 方案類化到新情境中
選擇一個特定的溝通功能，並在跨多社會情境中系統化地練習	設定一個特定的溝通功能 設定一個特定的溝通方式 設定要在其中練習這些訊息的情境 方案類化到新情境中
使用每一個可能的機會進行互動	找出兒童有動機的時刻 用慣例的方式替代非慣例的方式 建立例行性活動 修正互動型態 有系統規劃類化

- 設定特定的溝通功能，並在跨多元社會情境中教導社會性使用。
- 使用每一個可能的機會訓練功能性溝通。
- 以有系統的方式教導技能的類化及功能性應用。

圖 4.6 更進一步探索溝通介入的設計。計畫 I 設定一個特定的溝通功能，然後給予兒童多重的機會來練習該技能。計畫 II 設定一個情境讓兒童練習各種溝通功能。第一個取向提供較系統化的教學，及一個較簡單的方法來評量技能習得的方式。依照此一取向，在第八章有詳盡的描述。第二個取向提供較彈性的方案，運用此模式，意謂著對技能較不明確也較無法看到其成效，但是有較多的機會同時建立各種溝通技能。接下來依計畫 I 擴充溝通功能的示例：

德里克八歲大時，教他問新問題，在這之前，德里克為了得到預期的答案，總是重複問相同的問題，但他從未產生一個新的問題。因此，溝通功能的目標是問一個問題，目標訊息是：「那是什麼？」目標情境包括多個自然或引發的情境。目標訊息用圖像符號的提示卡呈現。當在樂透遊戲、展示及談、拿到禮物時，看到一個新的圖片時，及許

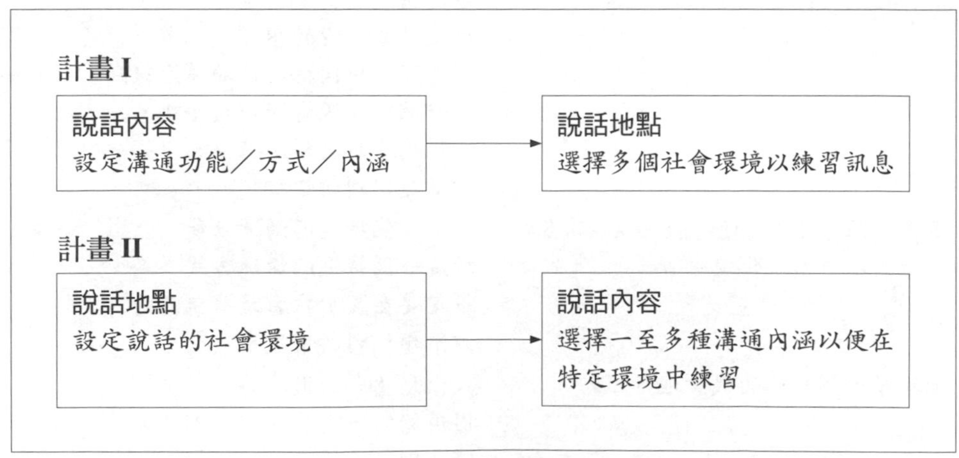

圖 4.6 設計溝通介入。計畫 I：從設定的溝通目標開始。計畫 II：從設定的社會環境開始。

多其他情境時，教德里克問：「那是什麼？」在初始情境中，與德里克一起工作的成人需要將口語示範與圖畫提示卡進行配對，但是他很快就褪除了口語提示。德里克在新的情境中運用提示卡片，直到他逐漸學會問題的意義，也就是：「當我看到某些新的東西想要知道它的名字，就問問題。」雖然德里克無法學會人是訊息的來源，但他學會溝通表達自己好奇心的方式。

基本溝通角色

一個成功的溝通者知道溝通是一種雙向的社會交流，包括回應他人及主動互動的基本角色。

自發性的主動行為需要有從社會情境中找出相關訊息的能力，以便決定要說話的內容。任一情境可以傳達的潛在訊息都是無限的，因此說話的內容是在對內外在因素進行心理評估後決定的。人的思想、情感、想法、物理與社會環境的知覺等，都會納入考量。

許多自閉症兒童的溝通型態反映出他們在自發性主動行為上是更為困難的，他們比較可能透過環境中明確與立即效果的具體提示來提醒他們使用溝通。他們在要求或拒絕上的運用，與具體的情境線索及成人處理結果相關。很多仿說都是由清楚的物理或社會事件的提示而發生。反之，無法引發溝通可能與缺乏清楚明確的物理及／或社會提示有關。在沒有情境線索時，兒童類化新資訊有困難（Ozonoff, Pennington, & Rogers, 1991）。兒童在自然情境中找出相關線索的能力影響其自發性溝通的程度。

介入計畫的應有下列目標：

- 回應社會溝通互動。
- 引發社會溝通互動。

擴充有意義的反應

在教導兒童各種回應與教導有意義的社會溝通互動之間差異甚大。在心中牢記「雙有」介入：有動機與有意義的互動。溝通訊息不能在功能性情境中使用，就有去意義化的風險存在，如以下個案研究所示：

五歲大的戴文曾教以：以「我很好，謝謝」回應「你好嗎？」的問題。有一天，他生病了，他的老師問他：「你好嗎？」戴文回答：「我很好，謝謝！」之後，病情變得相當嚴重。對一個五歲大的兒童來說，這個社會交流不僅是不切實際的，也讓戴文的回應毫無意義。

擴充引發行為

為了擴充自發性的引發行為，介入計畫應包括下列目標：

- 在無口語提示與線索下擴充溝通。
- 在無其他社會提示與線索下擴充溝通。

經由改變成人—兒童的互動型態可促進自發性的引發行為，特別是從問問題的支配型態轉變到評論的協助型態。詳盡的口語提示限制了自發性溝通的機會，特別是問題與指令。透過社會線索與提示的減少，以及詳細物理環境提示的增加，可以促進自發性的引發行為。例如，安排物理環境來代替只是問他：「你想要什麼？」以刺激其興趣與自發性的要求。這種型態的改變有助於減少兒童依賴外顯的提示。此外，自發性引發行為可以透過 AAC 支持的使用而增加。裝有兒童最喜歡活動照片的皮包或是溝通板，可以協助兒童決定要說些什麼，並協助他或她與同儕的自發性溝通。第五章將詳盡描述這些策略，以下為示例：

四歲大的蕾秋就讀融合式學前學校。每天的美勞課她安靜地跟三個同伴坐在一起。要她評論活動的提示太過模糊不清，以致她無法前後一致地模仿成人與同伴。針對增進蕾秋的自發性評論行為做出兩個修正。一個是在活動結束後，每一個兒童展示他或她的美勞作品，其他的兒童必須輪流說出一件關於作品的優點。第二個改變是提供蕾秋溝通板，內容包括可能對她朋友美勞作品做出的四種不同評論：它很好、我喜歡它、好漂亮，或它是……（以下是各種顏色的列表），蕾秋逐漸減少依賴溝通板，增加模仿同伴評論的行為。

會話的要素

要參與會話必須具備溝通意圖、溝通動機、溝通工具，及對溝通功能與基本溝通角色的理解。進行會話至少要有維持雙向互動、修補會話、結束會話的能力。會話要有以下能力：

- 注意說話者訊息的多重層面。
- 處理說話者訊息的多重層面。
- 解釋說話者口語、非口語及情感行為的意圖與意義。
- 理解說話者訊息與社會情境的相關性。
- 理解夥伴的心理狀態（即：夥伴知道什麼、理解什麼及感覺如何）。
- 監控會話與他人的相關性。
- 組織想法以與會話主題相關。
- 想出與主題、夥伴與情境相關的訊息。
- 適切運用身體趨近、情感及身體語言。
- 不停地因應即時、變動的社會動力。

增進會話能力

對大多數自閉症兒童來說，會話技能建立的介入計畫必須有三個基本目標：以慣例的訊息來引發、修補、終止和成人及同儕之間的互動。當設定某一會話內涵時，同齡同儕的會話能力也要納入考量。範例包括：

- 引發行為（非口語）：趨近夥伴、拍拍夥伴的肩膀、秀物品、對拍手掌慶祝。
- 引發行為（口語）：叫朋友的名字、「嗨！」或「你知道嗎？」
- 修補（口語）：說：「什麼？」或「我不知道。」
- 終止（非口語）：揮手，移走會話中提到的東西。
- 終止（口語）：說：「再見！」「走吧！」或「待會兒見。」

會話本身內含的複雜性、即時調整性及修正性，即使對有社會動機的自閉症兒童來說也是一項挑戰，結果他們的會話常涉及例行性腳本、情境特定的主題，或重複固著於同樣的問題。教導自閉症兒童因應社會溝通互動的多元面向是艱難的任務，大部分有賴於會話夥伴調整其互動型態以順應自閉症兒童。就熟悉的對話而言，會話通常需依特定的活動或事件來安排。此外，可以設計遊戲和活動來練習個別的會話規則。會話可以透過預習、複習及練習來增強。最後，會話能力可以採用 AAC 支持的方式來培養（第五章詳述這些策略，第八章描述建立會話技能的範例步驟）。以下是會話技能介入計畫的範例：

每天，七歲的史恩在遊戲場接近其他兒童說：「你的車是什麼顏色？」史恩需要一些清楚的提示來提醒他可以對朋友說些其他的話。因此，每一個週末，史恩的家人幫他準備有他休閒活動照片的背包，讓他在學校使用。教史恩靠近同伴時，說：「嗨」，他的同伴亦被要求要看他的背包，照片給予史恩和他的同伴會話提示。

泰瑞八歲大，她可以成功地一對一與同儕互動，但是不能在團體中與人交談。泰瑞經由看她朋友在熟悉情境下玩和說話的錄影帶，練習在團體的情境中「該做什麼、去看誰、去聽誰及說什麼」。泰瑞和她的老師製作一個如何獲得團體注意力及可以說什麼的表單，為了確保介入的成功，泰瑞的家人與泰瑞在家中練習這些基本技能。此外，泰瑞的同儕團體也曾被指導去察覺泰瑞的努力、理解她獲得他們注意力的嘗試，以及等待她完成談話。

建立自閉症兒童會話技能的其他資源，見 Freeman 和 Dake（1996）以及 Twatchman（1995）。

理解儀式化行為的架構

所有行為的存在均有原因。行為反映知識、溝通能力與情緒狀態；它們也是對外在事件及內在狀態的反應。行為儀式化型態的發生也是如此，它們可能代表對於該做什麼及該說什麼的理解有限。在任何時間，儀式化型態的密集度可能反映出當時的自在或理解程度。興奮、焦慮、厭倦及困惑均可能觸發儀式化行為。

比起一般兒童，儀式化行為更加支配著自閉症兒童的社會與溝通型態。自閉症兒童儀式化行為的密集度及形式個別差異甚大。如第一章所示，自閉症的儀式化行為的原因有四種理論：感官調控障礙（Hanschu, 1998）、焦慮（Muris, 1998）、認知功能障礙（Ozonoff et al., 1991）及抑制不佳（Maurer & Damasio, 1982）。

這四種因素可能以一種我們尚未完全理解的複雜方式交互作用。關於儀式行為的處遇及介入，通常需要結合教育與醫療的處遇方式。圖 4.7 提供一個理解與規劃儀式化社會與溝通行為的介入架構。要理解並協助兒童的儀式化行為，假設這些行為的來源多元是有益的，且可能包含以下兩種以上的情形：

- 享受：感官刺激。
- 不自在：感官過度刺激、例行性活動改變了、選擇有限、失控。
- 困惑：新情境、誤解社會情境、無效的社會技能（不理解該做什麼）、無效的溝通（不能理解要說什麼）、學習障礙（無法轉移注意力）。
- 生病：焦慮症、其他症狀。

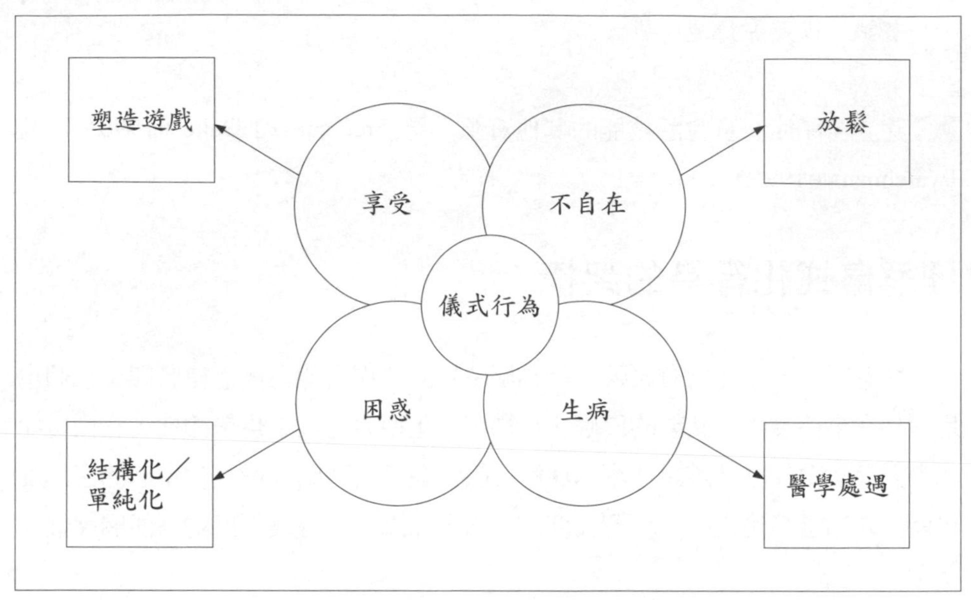

圖 4.7　儀式化行為的介入計畫

自閉症兒童社會與溝通技能評量表可以用來找出兒童儀式化行為的型態，並初步理解可能的原因。這部分資料可以由評量工具的第 I 部分社會與溝通行為量表中獲得。

首先，社會行為量表提供關於自我刺激行為、儀式化與固著性遊戲的內容與形式。其次，溝通行為量表提供關於自我刺激、固著性及儀式化溝通型態內容與形式的訊息。第三，兒童的探索行為提供關於感官偏好與厭惡的理解。主動型的兒童通常會尋求感官刺激，而被動型的兒童通常會逃避感官刺激。有關兒童害怕與強烈感興趣內容的訊息，以及讓兒童平靜下來方式的訊息，有助於理解其儀式化行為的來源。牢記在心，檢視兒童不會產生儀式化行為的場所及社會情境，以及找出可讓兒童平靜或與人互動的條件相當有益。這些情境與條件可促進介入計畫的成功。

教育介入的目標在於增加其自在與理解，經由支持可以減少不自在、困惑與儀式化行為的情形。這些支持詳述於第五章，以下是處理儀式化行為需要記住的支持要點：

- 規劃物理環境。
- 規劃與簡化社會經驗。
- 教導替代性社會及溝通技能。
- 教導放鬆技巧。
- 提供安慰性的玩具及活動。
- 尊重兒童的情感需求。

介入必須能同理他們。理解及尊重自閉症兒童所面對的複雜事物，是成功介入的基石。

方案績效：監控進步

評量兒童的進展是成功介入的基石。對兒童技能習得的持續評量相當重要，因為可證明方案的績效，並可引導未來的介入。由於社會與溝通發展內含的複雜性，需要量化與質化兩種評量。

量化評量

自閉症兒童社會與溝通的進步有部分可用社會與溝通技能評量表中列出的個別技能的精熟度來定義。儘管要承認課程本位評量上的限制，這個評量工具確實提供針對自閉症兒童所面臨之社會與溝通挑戰複雜性的量化測量。

除了初始評量之外，持續蒐集兒童介入計畫中的目標進展相當有用。不同的社會與溝通技能會導致不同的評量形式。單獨遊戲技能可由遊戲基模的數量加以定義，社會遊戲技能可由技能出現的活動數量加以定義，溝通技能可由技能出現的情境數量加以定義，而會話則可由雙向互動出現的次技巧種類來定義。這些直接評量可採取下列形式：

- 檢核表：技能、社區技能的工作分析，或溝通行為所需提示的等級。
- 頻率資料：技能出現的情境數目、各種模仿技能的數量、各種遊戲基模的數量，或表達溝通功能各種方式的數量。

- 時間樣本資料：單獨遊戲或團體活動時的注意力長度。

第六、七、八章的附錄有各種資料蒐集的形式。

質化評量

進步指的是在動機、探索、彈性、參與，及社會情感自在的改變程度。這些重要的變項很難評量，但卻是社會與溝通成功的核心層面。因為質化資料捕捉目標技能在真實世界的應用，因此呈現一個兒童社會與溝通發展的最佳圖像。建議保存兒童檔案以監控社會與溝通的進步，兒童檔案是有意義作品的長期累積，可證實兒童的進步。每季蒐集一次兒童檔案內容，以伴隨其進步的紀錄。一個兒童檔案可包括下列（但不僅限於此）：

- 會話的錄音帶。
- 社會遊戲或成人—兒童互動的錄影帶。
- 家庭戶外活動的軼事紀錄。
- 描述與同儕放學後活動的故事。
- 一種家庭自製的評分表，評量兒童焦慮或儀式化行為強度的等級。

摘要

需要很詳盡的計畫以確保介入符合自閉症兒童的需求，有效的介入需要特別注意兒童的社會與溝通技能。本章提供在社會與溝通介入、理解儀式化行為，及監控進步上的一般性指引，這些架構可以經由家長與專業人員來運用，以評估及維持一個有效的介入計畫。

附錄 A

設定大小目標的實例

以下是為剛開始社會溝通發展之兒童設定其目標的實例。所有行為目標必須詳述發生的條件，例如，80% 的出現率、與成人／同儕一起、在特定的／新的情境中。

目標領域：非口語社會溝通互動技能

1. __________在引導下，可注視物體。
2. __________將重複自己的行為以維持社會互動。

目標領域：模仿

1. __________將模仿單一玩具的單一玩法。
2. __________可在熟悉的歌曲中，模仿單詞。

目標領域：組織

1. __________將玩具／材料放在預定的區域。
2. __________在引導下，可以轉銜到下一個活動。

目標領域：單獨遊戲

1. __________可表現出單一玩具單一玩法的功能性遊戲。
2. __________將獨自玩十分鐘的遊戲。

目標領域：社會遊戲

1. __________可靠近他人玩自己的玩具／材料。
2. __________可回應非口語的遊戲邀請。

English Edition Copyright © 2000 by Paul H. Brookes Publishing Co., Inc.
Complex Chinese Edition Copyright © 2010 by Psychological Publishing Co., Ltd.

☼目標領域：團體技能

1. __________可參加結構、同步的團體活動。
2. __________可依循非口語的團體指令停止活動。

☼目標領域：社區技能

1.在搭車／校車時，__________將表現適齡的技能。
2.在遊戲場中，__________將表現適齡的技能。

☼目標領域：溝通技能

1. __________能回應招呼。
2. __________對想要的玩具／物品主動要求。

☼目標領域：社會情感技能

1. __________可在心情不好時，要求休息片刻。
2. __________會與他人分享自己的食物／玩具。

☼目標領域：會話

1. __________會先引人注意再溝通。
2. __________當有人要他／她注意時，可以注意／轉向他人。

以下是為社會溝通發展至進階之兒童設定其目標的實例，所有行為目標必須詳細描述情況，例如，80%的出現率、與成人／同儕一起、在特定的／新的情境中。

☼目標領域：非口語社會溝通互動技能

1. __________將參與新的活動達三十分鐘之久。
2. __________對他人指出有興趣的東西，以維持社會互動。

English Edition Copyright © 2000 by Paul H. Brookes Publishing Co., Inc.
Complex Chinese Edition Copyright © 2010 by Psychological Publishing Co., Ltd.

☼目標領域：模仿

1. ________會適切地模仿他人的行動。
2. ________會在所有活動中有口語模仿。

☼目標領域：組織

1. ________在非預期性改變發生時，可以轉銜。
2. ________將與他人分享玩具和材料。

☼目標領域：單獨遊戲

1. ________將表現創造性遊戲。
2. ________在引導下可獨自遊戲。

☼目標領域：社會遊戲

1. ________可以玩結構性的團體遊戲。
2. ________在非結構性的團體情境下，會參與合作性的遊戲。

☼目標領域：團體技能

1. ________將參與團體討論。
2. ________在集會與戶外教學中，可遵守學校規則。

☼目標領域：社區技能

1. ________在生日宴會時，會表現出適齡的技能。
2. ________在萬聖節時，會表現出適齡的技能。

☼目標領域：溝通技能

1. ________會問原因（「為什麼？」）。
2. ________會描述一個過去的事件。

English Edition Copyright © 2000 by Paul H. Brookes Publishing Co., Inc.
Complex Chinese Edition Copyright © 2010 by Psychological Publishing Co., Ltd.

※目標領域：社會情感技能

1. __________當困惑時，會提出來（「我不知道」）。
2. __________會協助他人。

※目標領域：會話

1. __________會不斷地回饋（「嗯」、「好」）以維持會話。
2. __________會根據情境調整音量。

English Edition Copyright © 2000 by Paul H. Brookes Publishing Co., Inc.
Complex Chinese Edition Copyright © 2010 by Psychological Publishing Co., Ltd.

chapter 5

提升社會與溝通技能的策略

Kathleen Ann Quill

自閉症兒童社會與溝通技能的建立工作相當艱鉅。本章的目的是呈現一種提升社會與溝通發展多元均衡策略，討論融合了社會與溝通成長的發展實務與應用行為分析的原則。本章中所建議的策略係綜合自閉症兒童廣泛的臨床研究與實務，以形成各種介入的序列性選擇。

序列性介入策略的強調反映出社會與溝通發展的複雜性與自閉症兒童的異質性。社會技能與溝通的習得本就需要社會動機與意義的關係。先有一個明顯的需求，然後在自然環境中建立充滿動機且有意義的活動，以促進自發性的社會與溝通技能。同時需要大量專門的支持補償自閉症兒童社會、溝通及行為挑戰，因此在自然環境中的支持等級，因個別兒童的社會、情緒與行為需求而有所不同。在知道自閉症兒童社會與溝通技能的建立是相當艱鉅的前提之下，本章策略討論所提供的導引，無意成為定案或者教條。

在本章概述的介入策略聚焦於支持社會與溝通發展的補償策略上。補償策略的原理是基於對自閉症兒童經驗到的社會與溝通困難的尊重。也就是說，已知自閉症是一種社會與溝通障礙，介入必融入那可以補償障礙的障礙，同時也支持他們的發展。本章中討論四種補償策略或社會性橋樑，如下所述：

1. 結構化支持：結構化物理環境以補償自閉症兒童失序的社會性知覺（例：選擇板）。
2. 社會性支持：修正社會環境以補償兒童社會溝通的障礙（例：他人先行

調整，以維持與兒童有意義及彼此獲益的雙向互動）。

3. 視覺提示教學：提供視覺線索及提示，以協助兒童理解語言與社會意義（例：活動時間表、遊戲腳本、社會故事、提示卡）。
4. 擴大和替代溝通（AAC）支持：提供 AAC 的支持，以協助兒童獲得自發性社會與溝通技能（例：提示卡、溝通板、會話本）。

不同支持程度的代表範例，列於本章末的附錄 A。

在做出與兒童有關的處遇決定時要特別小心，因為自閉症是一個異質性的症候群，單一的方法或策略不可能在所有兒童身上得到相同的成效。在計畫社會與溝通技能介入時，必須考慮兒童的社會動機、核心技能的等級，及挑戰行為的程度，特別是儀式化的行為。本章詳細地探究這些議題，結論以兒童情緒需求的評量作結。

本章內文所傳達的訊息是：要了解兒童的需求，並傾聽你的直覺。為了提升兒童社會與溝通發展，與兒童建立關係至為重要。此一基本信念絕不可以忘記。且應謹記在心，第五章依下列原則建立自閉症兒童社會與溝通的能力：

- 社會與溝通發展是複雜、動態的。
- 社會技能是在自然情境中發生的事件中習得。
- 溝通技能是在自然發生雙向互動的情境中習得。
- 為了建立兒童的社會與溝通發展，必須與兒童營造關係。
- 介入必須個別化。
- 介入策略必須彈性運用。
- 特定的策略不一定適合某一特定兒童。
- 時時刻刻都是社會與溝通成長的學習機會。
- 兒童是最終的老師。

這些訊息是一種資源，但要謹慎及彈性地應用，因為社會與溝通技能介入指引降低了這些領域的複雜性及豐富性。重要的是，這個介入指引不能太過僵化地運用在我們想要幫助高異質性的幼兒團體身上。

最佳實務的辯論

自閉症兒童介入的主要目標是提升他們社會與溝通的發展。雖然對社會與溝通技能介入的複雜性有了一些了解，在關於如何達成這項令人畏懼的工作上，仍有許多不確定因素存在。在學術界中，關於如何達成這個目標，存在一些對立的觀點。介入的取向從傳統應用行為分析之密集單一嘗試的使用，到融合情境中的發展實務都有。

回顧並比較自閉症兒童介入方案，發現不同處遇的模式有著相似的結果，回顧的範圍包括傳統的行為取向與融合教育情境中的發展取向（Dawson & Osterling, 1997）。除了方法論之外，參與方案的兒童有半數是「成功」的。關於成功的測量，一般定義在學業成就上，而非社會與溝通發展領域。已知社會與溝通發展的障礙是自閉症的最明顯指標，對於社會與溝通的「最佳」的真實理解尚未有實證研究，因此還不清楚。對提升自閉症兒童社會技能與溝通最佳實務的理解，似乎才剛萌芽。

行為—發展的辯論

常常辯論的兩種處遇方式是傳統行為取向（Lovaas, 1981）及關係本位發展模式（Greenspan, 1992）。這兩個對立的方法將在以下詳述，並摘要於表 5.1。

傳統行為取向：單一嘗試訓練

單一嘗試訓練的傳統行為模式是基於學習理論的原理，介入要求目的、目標和活動結構都要明確。技能的習得反映在一系列單一技能的精熟程度上，此模式強調教學的精確性與組織性，包括學習環境的安排完全由成人控制；提示及形塑技巧的運用；在兒童產生正確的目標反應時，給予立即且一致的增強回饋。使用單一嘗試訓練來教自閉症兒童的理論，是認為由於他們的學習及行為特性，所以他們無法在自然情境下學習（Lovaas, 1981; Maurice, Green, & Luce,

表 5.1　傳統行為取向與關係本位發展取向介入模式的特徵

程序變項	傳統行為取向：單一嘗試訓練	關係本位發展取向：地板時間
目標	特定的反應	一般性的
脈絡	結構化一對一教學	各式各樣的社會性團體
情境	人為設計及由成人預先決定的	自然發生與有動機的
活動及材料	成人選擇	兒童選擇
教學時刻	成人主導	持續不斷的；依循兒童的引導
教學	一系列單一教學單位（即：嘗試） 成人引發的 口語教學	雙向互惠互動 兒童引發的 脈絡、語言及社會情感的訊息
提示	口語、手勢及肢體	口語、手勢及情境支持
可接受的兒童反應	單一目標反應	所有社會溝通的行為
成人對兒童的回應	立即的 與兒童行為的意義沒有連結	立即的、鷹架的 與兒童行為的意義連結
增強	人為的 預先決定的結果	社會性的 繼續活動
重複性	完全重複	由兒童的興趣決定
成功的評量	兒童正確的目標反應	社會情感互動的品質 有互動

傳統行為取向資料來源：Lovaas (1981) and Maurice, Green, & Luce (1996).
關係本位發展取向資料來源：Greenspan & Wieder (1998).

1996）。這個取向對自閉症兒童有以下假設：

- 缺乏社會動機。
- 缺乏在自然情境中學習的能力。
- 當成人控制所有活動要素時，他們就能學習。
- 經由單一技巧的完全重複可以學習。

關於單一嘗試訓練的教學模式特徵，請看表 5.1（引自 Lovaas, 1981; Maurice et al., 1996）。

單一嘗試訓練取向對於學科或語言技能的獲得有所助益，但無法學會自發、主動的社會與溝通技能（Koegel & Koegel, 1995b）。運用傳統行為模式來提升社會與溝通技能的困難處，包括：人為的自然教學情境、強調兒童在成人引導互動下的特定反應，以及在教學與技能的社會性使用上缺乏明確的連結（Quill, 1995a），因此犧牲了社會與溝通的自發性。此外，在人為情境下獲得的技能，常常不能類化到自然的社會情境中。

關係本位發展模式：地板時間

關係本位發展模式架構於一般兒童發展的研究。介入強調透過主動的探索及正向的社會互動來發展其技能。此模式的基本信念是兒童透過社會互動獲得技能，因此它強調：自然發生的情境就是教學的情境、兒童主導的活動，以及成人在協助發展上的角色等。兒童內在的動機與社會情感品質推動了主動參與，而他人對於兒童主動行為與興趣的回應，也奠下發展的基石。而兒童的所有行為也被賦予意圖性及意義性。運用發展取向以提升自閉症兒童發展的理論，認為所有兒童學習的基本歷程都是相同的，因此，自閉症兒童在自然的情境下也能學習（Greenspan, 1992; Greenspan & Wieder, 1998）。此發展取向假設自閉症兒童：

- 有能力做到社會與情感的彈性。
- 在感官處理上為其核心挑戰。
- 使用行為進行溝通及互動。
- 透過在自然情境中主動參與進行學習。
- 透過雙向社會互動進行學習。

地板時間取向的介入模式特徵請參看表 5.1（引自 Greenspan & Wieder, 1998）。

關係本位模式對於自閉症兒童的缺點，在於教學環境的開放性，並依賴兒童自發性的行為引導社會溝通互動。兒童如缺乏分享注意力、模仿等核心技能，或有嚴重儀式化及挑戰行為者，可能在此模式中較無反應（Quill, 1995a）。

◎ 兩種模式的比較

如先前討論中所述，行為與發展取向關於介入目標有共識，但是關於溝通與社會技能的學習歷程，以及轉化成為適合自閉症兒童的處遇方式，有著極大歧見。例如，行為與發展介入兩者的起始目標都是分享注意力及模仿技能的培養，因為它們是構成社會與溝通發展的基礎；然而，運用來完成這些目標的程序卻有明顯的不同。以下描述建立注意力與模仿核心技能之傳統行為的單一嘗試程序（Maurice et al., 1996），以及地板時間的互動程序（Greenspan & Wieder, 1998），以突顯兩種取向之間的差異性。

■ 單一嘗試訓練程序

教學包括誘發兒童的眼神注視以回應他的名字：

> 坐在兒童前，叫他的名字，將可吃的或實物的增強物拿到眼睛前方，以提示兒童的眼神接觸。當兒童眼神接觸你一秒鐘之久後，立即給予兒童增強物。訓練過程中，叫兒童的名字，並延宕你的提示……整個教學過程，如果兒童自發性地注視你，則提供正增強……重複此過程直到維持眼神接觸五秒鐘。（Maurice et al., 1996, p. 74）

對於粗大動作技能模仿的單一嘗試程序如下：

> 面對兒童坐在椅子上，並建立注意力。呈現教學：「這樣做」，同時示範一個粗大動作的活動。提示兒童去完成這個動作，並增強兒童的反應。在接下來的試驗中褪除提示……最後，只增強正確且沒有提示的反應。（Maurice et al., 1996, p. 75）

兒童可在教師引導下坐椅子，是教導動作模仿的先備能力。此一程序中的粗大動作內容包括：拍桌子、拍手、揮手、舉手、跺腳及點頭（Maurice et al., 1996）。

■ **地板時間程序**

此教學建議參與兒童注意的物品以誘發其眼神接觸：

> 如果他在玩球，把球放在你的嘴巴裡，因此他必須從你這裡拿球。當他抓球時，做出一種有趣的聲音，然後張開你的嘴巴，用動作告訴他可以拿回球。當他把球放進你的嘴巴時，發出另一有趣的聲音。讓「球進、球出」變成一個有趣的合作遊戲……如果他正在嚼糊食物，並放進他的嘴巴裡，塗一些黏糊糊的食物在你臉上，大笑並叫他的名字，然後鼓勵他從你的臉上拿走食物，如同從桌上拿走食物一般。（Greenspan & Wieder, 1998, p.142）

第二個地板時間程序，建議從兒童處得到線索，以誘發模仿行為：

> 如果兒童在跳上跳下，在他旁邊一起跳，並且用「公車上的輪胎」的曲調唱：「我們正在跳上跳下」。如果他允許，你可以拉著他的手，這樣，他可以跳得更高或是抱起他，這樣他可以跳「到天空中」……如果兒童發出一些有趣的聲音，你可以拿一個有回音效果的麥克風在他的嘴巴前面，如此可以聽到他的聲音放大後的效果。試著模仿他的聲音。（Greenspan & Wieder, 1998, p. 141）

成功習得社會與溝通的核心技能被定義為下列兒童的能力：分享注意力、參與非口語社會互動、以有意義的方式模仿他人、引發與回應他人行為，以及在社會情境中自發性運用這些技能的能力。因此，考量能提供特殊兒童習得這些社會溝通核心能力的機會的各種做法是相當重要的。

結合行為與發展取向的理論

在提升自閉症兒童社會與溝通技能上，傳統行為取向與關係本位發展取向的持續辯論是相當不幸的，而且也不必要。兩個取向皆主張他們是「介入的唯一選擇」，因此將自閉症領域的複雜性與多變性窄化了。單一嘗試訓練只是應用行為分析領域中的一種實務應用，無法展現當代行為學派的多樣性；同樣的，地板時間也只是在發展介入領域中的一個實務應用，不能代表發展介入中領域的多樣性。儘管兩種方法對一些兒童有其成效，但沒有一種處遇方式適合所有兒童。

目前大家逐漸認知到兩種取向代表兩個極端的立場，同時認知到介入選擇的連續性可以串起每一取向的最佳成分（見 Prizant & Wetherby, 1998 的整理）。因此，結合應用行為的技術與發展的原則，似乎是提升自閉症兒童社會與溝通能力的合理方式。行為與發展原則的綜合取向要結合下列策略：明確的長短期目標、系統化的教學提示與線索、著重大人安排情境下的有意義互動、結構化的學習環境。對所有兒童來說，這種介入方式以較大的彈性消弭僅應用傳統行為或關係本位發展取向的明顯問題。結合兩種取向的程序摘要於表 5.2。

融合行為與發展原則以提升社會與溝通技能的方式，在許多發展障礙兒童及／或自閉症兒童常用的介入取向中都有描述。以下是連續性介入各種選擇中的一些方法：

表 5.2　平衡行為與發展兩因素的方法特徵

教學變項	特徵
目標	活動明確但也有彈性
脈絡	依設定的目標與兒童的能力而有變化
情境	有結構的
活動	有意義的、適齡的、有動機的
教學時刻	持續不斷的
教學／互動	在成人引導與兒童引導的教學機會中調整，使教學和互動成為有意義的
提示	系統化地使用情境、口語、視覺及手勢
可接受的兒童反應	有限的行為彈性與活動及／或脈絡有意義連結的行為
成人對兒童的回應	接納／自然的鷹架支持
增強	與脈胳有意義的連結
重複性	自然的、沒有固定的順序
成功的評量	量與質並重的成功評量

- 隨機教學法（Hart & Risley, 1982）。
- 例行性的互動（Quill, 1995a）。
- 例行性的共同行動（McLean & Synder-McLean, 1978）。
- 自然語言派典（Koegel & Koegel, 1995a）。
- 圖片兌換溝通系統（PECS; Frost & Bondy, 1994）。
- 自閉症及相關溝通障礙兒童之處遇與教育（Treatment and Education of Autistic and related Communication Handicapped Children, TEACCH; Schopler & Mesibov, 1985, 1986）。
- 視覺提示教學（Quill, 1998）。

這些方法在提升兒童的技能上有其重要貢獻，而且在某種程度上，它們都同時從行為與發展的學習原則發展出來的。如例行性活動、隨機教學、例行性的共同行動，及自然語言派典等方法，是設計來教導所有兒童在各種情境中提升其社會溝通互動的。其他方法強調使用特定的教學提示來支持學習。例如，TEACCH與視覺提示教學強調運用視覺提示，來協助各種情境中的語言理解、社會理解及組織技能。有些方法是為特定團體設計的，以誘發兒童的行為，例如，圖片兌換溝通系統（PECS）是一種 AAC，是特別設計來提升無口語兒童的自發性溝通。這些方法代表自閉症兒童的介入模式往多元化的正面轉變。必要時，也可依兒童的需要綜合運用各種方法。

除了運用取自行為與發展原理最佳原則外，介入策略的選擇必須考量目標及社會脈絡的多樣性，以及兒童本身的特性。如此做時，要考量促進技能方法上的適切性。更重要的是，必須考量兒童在每一個環境中之動機、注意力及組織力的程度，而且隨時調整方法以迎合兒童的行為狀態與技能。此一提升社會與溝通的方法需要持續不停的決定。每一個目標的介入方法的考量，有下列的變項：

- 環境結構化的程度。
- 社會脈絡（團體大小）。

- 學習機會的範圍。
- 活動與材料。
- 控制的等級（成人主導或是兒童主導）。
- 提示（脈絡、口語、手勢、視覺或是肢體）。
- 對兒童行為的回應。
- 增強的型態（人為或自然的）。
- 成功的評量（量化或是質化）。

在每個社會情境中，需要考慮以下的兒童變項：

- 動機。
- 感官環境的舒適感。
- 社會注意力。
- 模仿技能。
- 組織技能。
- 挑戰行為。

本章其餘內容為各類兒童發展及設計獨特的介入策略。依兒童而採用的多元介入方法似乎是建立社會與溝通的最合理解決方案。

教學機會

每個情境、社會脈絡及活動，都有促進社會與溝通技能的可能機會（見表5.3）。然而，在擬定一個有系統的計畫時，必須考慮如何組織不同的自然與結構化活動，來創造滿足目標技能的最大機會。當決定目標執行場所時，也須注意個別兒童的氣質與能力。

表 5.3　建立社會與溝通技能的場所

情境	
在學校及家庭中的每個時刻都是教學時刻	
以最自然的情境來習得目標技能	
盡可能安排互動的機會	
社會脈絡	
技能通常先由成人身上學會，再類化到同儕	
社會性溝通在一對一的互動中較有可能發生	
團體期望（非大小）決定成功的可能性	
活動	
有動機的	有趣的
有意義的	有結構的
自然的	適齡的

情境

從方法論的觀點來看，介入情境的區辨極為重要，也就是何處教學與如何教學的議題要區分開來，迄今尚未有系統的交叉研究探討各種方法在不同情境中的成效，因此介入場所的決定必須考慮目標與兒童兩方面的變項。

社會與溝通技能成功介入的首要關鍵是體認到每一個時刻都可以是教學時刻，此外在自然情境中，學習社會或溝通技能將較有意義，並較快速地學會這些技能。所有情境都可以組織及安排，以創造習得這些技能的機會。再者，要知道介入必須同時在學校及家庭進行。所有本書中提及的技能，需要透過每個與兒童互動者持續介入與練習。

在選擇習得這些技能的最佳情境時，必須考量的兒童變項與其氣質及核心技能有關，特別是下列幾種：

- 感官敏感度：必須將兒童最能平靜地身處其中的情境納入考量。例如，如果兒童的感官系統對噪音、活動情境敏感，因而無法參與活動，他可要求一個較安靜的學習環境。
- 焦慮：必須將儀式化行為與焦慮最少出現的情境納入考量。

- 挑戰性行為：必須將挑戰性行為最少發生的情境納入考量。
- 社會動機：必須將兒童對同儕有興趣的情境納入考量。例如，一個注視或模仿其他兒童者，需要同儕於其學習環境給予示範。
- 分享注意力：必須將兒童注意力最能集中的情境納入考量。例如，檢視兒童參與成人—兒童互動、同儕—兒童互動、結構與非結構情境的能力表現。
- 模仿：必須將兒童最能模仿的情境納入考量。例如，檢視在結構化或非結構化情境中，兒童模仿一至多個成人與同儕的能力。
- 組織性：必須將兒童最能表現出有組織性、有目的性技能的情境納入考量。例如，檢視在環境中影響兒童維持組織性與目的性社會與溝通技能的結構化等級，或是人員數目等。

以下三個實例描述個人氣質與核心技能——而非認知或語言能力，如何用來決定兒童適當的介入情境上。

三歲大的湯米是一個沒有嚴重的挑戰行為且被動的兒童。此外，湯米亦無核心技能，也沒有觀察或是模仿的技能，對於成人的指令亦沒有回應或注意。他對聲音極度敏感。在單獨遊戲時，他可以說一些字詞，他的單獨遊戲都是些固執性和不適切的玩具行為。他通常用簡單的動作來做出要求。當他與父母和治療師在家中一起玩時，湯米可以參與功能性遊戲活動，並開始有意圖地做出要求。在熟悉的、常常練習的歌曲和手指遊戲中，他會模仿一些行為；他會注視成人手上的書本。當在一個融合學前班時，受過訓練的治療師無法讓湯米參與在家中成功的相同活動；在學校裡，哭泣的行為顯著增加；當教室變得比較吵時，湯米常常爬進班級櫃中。

凱若琳五歲大，無口語。她對於成人的指導常以生氣回應，對手足與鄰居友伴則比較可能做出正向回應，她表現出分享注意力並注視同儕，但是她不能模仿他們。她沒有任何感官敏感或是強烈的儀式行為。凱若琳一向就讀自足式特教班，直到家長要求一些融合機會時，凱若琳和她的輔導老師才進入幼稚園。在幼稚園班級中，凱若琳回應同儕的遊戲邀請，也在結構化的班級活動中模仿同儕。當同儕表示興趣時，她會主動使用溝通板，也沒有發怒的行為表現。凱若琳的雙親說：自從參加幼稚園後，她睡得比較好，也似乎比較快樂了。

菲利普是一個五歲大，有口語的高功能者。他能完成二年級的學科作業，他也能就他的興趣與成人進行簡單的會話；在與他最喜歡的電影和書本上，他能表現出創造性的單獨遊戲。菲利普有嚴重的觸覺敏感，在改變他的物理環境時，他容易變得煩惱不安。在某一時間點時，菲利普的教育方案由早上自足式小班級（譯註：自足式指的是班上的學生都是特教學生）與下午的融合幼稚園組成，在四個月的密集努力後，菲利普的家人決定終止融合方案。每天菲利普都會哭著說：「拜託，我不喜歡那些兒童！」來表示對幼稚園恐慌的反應，他的睡眠與飲食型態也因此受到干擾。大型的社會團體對菲利普來說，似乎有太多的壓力，他較喜歡幼稚園的朋友至他班級或家裡遊戲。

社會脈絡

已知社會誤解及溝通困難是自閉症的主要問題，隨之要解決的問題是介入是要一對一地進行，或是要在小型社會團體中進行。此外，在計畫社會與溝通介入時，考慮每一個社會團體的動力變得相當重要。表 5.3 說明決定一個特殊兒童的介入計畫時，必須考慮的社會情境訊息。自閉症兒童一般先與成人學會社會與溝通技能，繼而才能將此技能類化到同儕互動中，此外，在一對一的互動中，社會與溝通技能也比較有可能會發生。例如，如果目標是互動遊戲，與一個人的互動通常比在一個團體中的合作互動來得簡單。同樣的，如果目標是溝通，與單人的互動比在一個團體中的分享訊息，較有成功的可能。

團體動力也顯著地影響參與的成功性。在團體中的參與，比較不受團體大小的影響，比較受到對團體每個成員的期望所左右。參與一個團體活動的能力，由三個因素決定：社會期望、語言期望及等待期望。

社會期望一般定義為在團體中存在的可預測性，與團體行動明確性的程度。例如，當所有兒童在相同時間做著相同的事情時，關於社會期望就相當明確。反之，當兒童在團體中做不同的事，即使是他們都有相同的玩具或材料，對於要做的事情仍然是比較不明確的。

一些團體活動需要語言理解以協助活動的參與，而其他的團體情境則不需要語言理解。例如，在用餐時間兒童的聊天，語言理解不是參與團體的必要條件；另一方面，在說故事時間的團體討論，則需要語言理解的協助以參與團體。

不同的團體活動對於等待的期望不同。大部分的團體情境要求等待的時間長短未知（例：在一個活動中等待輪到自己），一些團體情境需要等待一段特定的時間（例：在玩一個結構化棋盤遊戲時的輪流）。任何要求兒童等待的情境，也期望兒童能夠觀察他人的社會性行為，同時與人分享場所空間與材料。例如，兩人團體的兒童要輪流，那兒童就要有一半的時間觀察他人，一半的時間參與；如果團體成員有四個人要輪流，那 75% 的時間兒童要觀察他人；如團體中有十個人要輪流，那 90% 的時間要觀察他人。如果兒童無法觀察他人的社會性行為，等待就可能令人覺得困惑或是沒有用的時間。

兒童參與團體情境成功的程度與這三個因素息息相關，考量不同團體情境的要求是重要的。對於社會預測性、語言的期望，以及等待的標準，因應不同團體活動而有所不同。如同第四章所討論的，六個常見的團體型態是：團體同步、團體齊步、結構化非口語輪流、結構化口語輪流、非結構化遊戲及討論（見表 4.1）。找出兒童最成功的團體。什麼型態的團體是最成功的？團體同步、團體齊步、可預測的非口語輪流，或者是其他的團體。這些都是社會與溝通目標介入需要注意的團體情境。如果兒童無法在任何一團體情境中獲得成功，那就需要一對一教學。

此外，要確認一個團體活動中關於社會、語言及溝通的期望，必須考量的一點就是個別兒童在每個團體中的能力，以決定學習情境的有效性。每一個兒童都要考慮的變項如下：

- 社會注意力：檢視兒童在不同團體中觀察他人的能力。
- 模仿：檢視兒童在不同團體情境中模仿他人的能力。
- 語言理解：檢視團體活動中的語言期望與兒童語言理解能力的關係。
- 溝通：檢視團體活動中的溝通期望與兒童溝通能力的關係。
- 組織：檢視兒童在不同團體中的組織力與目的性活動的水準。

以下兩個個案呈現核心技能決定兒童在不同社會團體中的適當性。

四歲的喬瑟夫參加自閉症兒童的特別方案，當他有自己的玩具和東西時，他能從事平行遊戲；在遊戲活動中，他不會觀察他的同儕。當所有兒童在同時間做相同的事而且不需等待時，喬瑟夫可以參與團體活動。在合唱和詩歌團體中，他觀察同伴，並模仿每一個人。他觀察和模仿同伴的能力，視團體活動中的社會預測性程度而定。

五歲的珊曼莎有半天的時間就讀幼稚園。在有結構的藝術課程和工作角，當每個人同時做同樣的事情時，她會觀察和模仿同伴；在用餐時間，以及和朋友在有安排的活動中，她能與同儕溝通。當她的老師在教室裡讀故事時，珊曼莎能注意老師，但是當團體在討論故事時，她就開始分心了。在包含討論及隨機輪流的團體會議時間，她也有一些困難。此外，珊曼莎在下課和自由遊戲時間常常一個人，她與同儕互動的能力與團體活動中語言的複雜度以及社會的預測性高低有關。

活動

已知社會與溝通發展的本質，每個活動皆有可能包含提升社會與溝通技能的機會。不論設定的社會或溝通目標為何，如果在自然發生的、有趣的、適齡的活動中教導，則有較大的意義，也比較容易習得。所有的活動皆可安排及組織以營造獲得這些技能的機會。使用有動機和有意義的活動「雙有介入」需要納入社會與溝通發展的計畫中。組織也是一個重要的考量。這三個重要的特徵摘要在表 5.3，在下節中有詳盡的描述。

動機

有動機的活動比較有可能引發社會參與和溝通的正向機會。兒童的興趣就是他處於其中是有意義的；也就是說，他會從事那些提供他刺激和有意義訊息的活動。檢視並運用兒童的興趣介入，開始當作支持社會參與和溝通的機會相當有益。

許多自閉症兒童對字母、數字、書本、電腦及地圖等有興趣，這些活動都是有結構的、可預測的、有型態的，且為視覺材料。喜歡這些活動的兒童，有可能是在尋求有結構的、可預測的、有型態的，且為視覺材料的來學習。對這樣的兒童來說，提供這些要素的活動可以開啟社會參與和溝通的機會。

一些自閉症兒童對錄影帶有興趣，看錄影帶提供他們重新回憶不變的社會情節和重複性的互動。不像自然的社會互動，永遠無法以完全相同的方式重複，錄影帶提供一次次相同的情節重演。兒童對錄影帶有興趣，可能是尋求可預測的社會性。錄影帶教學可能是一個協助他們社會理解和溝通能力的良好方式（見本章後面章節關於視覺支持部分）。

此外，檢視兒童最喜歡的事物及固執性，並且評量這些是否可能成為學習的契機。然而，在運用固執興趣當作介入計畫的一部分時要相當小心，以下的描述說明可能的正向或負向結果：

> 七歲大的羅伯特對芝麻街玩偶非常著迷，並且不停談論關於它們的事。他的二年級老師以正向的方式轉移此一極度的興趣。首先，他使用芝麻街海報當作獎勵品。第二，他每天安排一個活動，例如，讓羅伯特和同學創造一個藝術作品，或是寫一個關於芝麻街玩偶的故事。當羅伯特和他的同儕一起完成這些作業活動時，產生最正向的互動和

對話。在學年結束時，這個班級完成了一本芝麻街百科全書。

八歲的唐非常喜歡飲料販賣機，他不停在學校裡談論它。起初，每天讓唐有機會和朋友去販賣處，之後在唐等待到販賣處的下一個機會時，他漸漸變得更焦慮。唐無法控制這個固執性，造成他跑出教室到飲料販賣機的次數顯著增加，並增加生氣的行為。因此，為了完全排除接近或談論販賣機的行為，教師為全班寫了一個故事，說明飲料販賣機只有老師可以使用，將一個「不能進入」的標誌放置在有飲料販賣機的房間裡，並且為唐設計一個新的、不同獎勵品的行為契約。

◎ 有意義的

為了達到社會和溝通的成功，設計有意義的活動是必要的。維持兒童於活動中的注意力和自發性參與的能力，和活動對兒童的意義性密切相關。介入的挑戰就在於選擇適齡且有意義的活動，並在活動中加上結構化和組織的要素。隨時隨地必須盡可能自然增強這些活動。要記住，結構化、組織、可預測性和有點重複性的活動，可以既有意義又有趣味。以下的例子說明於人為情境中常見的社會和溝通的目標，也能在有意義的活動中加以結構化：

1. 目標：模仿

一種有意義且有趣的教導模仿技巧的方式，是坐在兒童對面，放錄音帶，給兒童一種樂器（例：鈴），並唱首可用樂器完成動作的歌曲（例：「我們來拍一拍，拍一拍，拍一拍……搖一搖，搖一搖，搖一搖……走上走下，走上走下」），同時示範和提示有意義的情境行動。

2. 目標：命名

一種有意義且有趣的命名提升的方法是，坐在兒童旁邊一起看一本故事書，並以一種經過有結構的、可預測的方式輪流指出物名，並為其命名。剛開始運用這種技巧時，成人帶著兒童瀏覽整本書，指出在每頁中的東西，並且命名之。其次，成人和兒童一起指出東西，但由成人命名，接著建立一個成人和兒童輪流命名每頁中每個東西的輪流例行性。例如拿一本關於動物的書，成人指出第一頁中的一個動物，並且說「動物的名字」，然後指出下一頁的一個動物，並且等待兒童命名或是說些什麼，必要時給予提示。命名應發生於一個適合發展年齡且有意義的社會性活動情境之下。

● 組織

如前所論，社會性活動可以是開放的或是封閉的。開放式活動一般沒有特定的原則，允許用創新的方式使用玩具和材料，並且沒有固定順序的事件或最後的結果。封閉式活動有明確的目的、結構，和最後的結果或清楚的完成點。對大部分的自閉症兒童來說，沒有結構的開放式活動通常是有困難的（請看第四章關於開放式與封閉式活動的其他訊息）。

缺乏組織的活動，對自閉症兒童來說相當困惑，而且通常不是促進社會和溝通技巧的最佳機會。兒童參與有意圖性和彈性的開放式活動中的能力個別差異甚大，核心技能的有無——特別是分享注意力、模仿和組織，將直接影響兒童在開放式活動中的成功或困難。考量兒童的核心技巧能力，有助於決定究竟是封閉式或是開放式活動能提升社會互動和溝通的可行機會。一般而言：

- 缺乏核心技巧通常需要一個封閉式活動。
- 有核心技能者常有能力較彈性地參與開放式活動。

無論如何，無論開放或封閉的所有活動皆可加以組織和安排，以創造較大的可預測性。這是下一節的重點。

結構化支持

自閉症兒童每日面對著社會性混亂、溝通困難和感官敏感的世界，此一情況引起他們與生俱來的儀式行為及焦慮感更加惡化。試著想像一個年幼兒童每日經驗社會混亂和溝通挫折的壓力。因此，介入方式必須從基於理解、尊重和同理兒童掙扎的同理心觀點出發；也就是說，促進社會與溝通成功的介入，必須強調使用補償性策略。這些建立兒童社會橋樑的補償策略是為了提供社會和溝通成功的最大機會。

第一組介入策略被稱為「結構化支持」。結構化支持補償兒童的社會環境混亂感。表 5.4 顯示物理環境與社會世界的特性明顯不同，不像社會事件，物理世界是可預測且有結構的，物理世界是具體的，且就其本身而論，一般允許個體集中注意力於細節，或在必要時可以檢視物體情境中的各項要素。如先前章節中的討論，自閉症的認知優勢及學習偏好與物理世界的特性相同（這是自閉症社會性障礙特徵的必然結果）。自閉症兒童以集中在物理細節的方式來理解他們的環境，因此提供一個可以補償他們混亂世界的有結構環境，是協助他們理解社會世界並在其中成功的一種合理做法。

本節討論三種結構化支持：

- 以具體線索來結構化物理環境。
- 以可預測的例行性來安排活動。
- 以行為策略來組織教學。

進行物理環境的結構化、可預測的例行性活動的安排，及結構化教學步驟標準的運用，要依兒童的社會行為決定。下面列出簡單的標準，幫助決定是否

表 5.4 物理和社會環境的對比

物理環境	社會環境
具體的	抽象的
有結構的	沒有結構的
可以預測的	不可以預測的
有順序的	彈性的
有型態的	隨機的
靜態的	隨時改變的

兒童具有組織力，以及何時兒童需要外在的組織者、例行性及結構化的支持。

有組織力的兒童：

- 在獨自一人時是平靜的。
- 在活動中能維持有目的性的注意力。
- 不定時地觀察他人的行為。
- 主動與人接觸進行互動。
- 表現溝通意圖。
- 在引導下可以進行改變。

無組織力的兒童：

- 不是過於主動就是極端被動。
- 容易分心。
- 從事儀式化行為。
- 缺乏社會觀察技巧。
- 使用非例行性的方式和他人互動。
- 從事儀式化的互動。
- 從事挑戰行為。

大部分自閉症兒童有時有組織力，有時則無組織力。他們在某些情境中表現一些內在的組織力，但在其他環境中則無。然而，有一些自閉症兒童具有相當複雜的挑戰，因此他們大部分的時間是沒有組織能力的。切記，在每個兒童之間和每個兒童本身能力之內，維持平靜、專注、觀察他人、意圖性溝通，及跟著情境做出改變的能力相當不同。兒童組織力行為的程度，一般與自在度、對社會事件的理解及情境中應行事務的理解力有關。換言之，當其經驗是有意義的，兒童較可能表現出有組織的行為，反之，當其經驗是混亂的、過度的，或是不舒服的事件，兒童比較可能表現出沒有組織的行為。以下例子說明此一觀點：

四歲大的貝利在遊戲時間不停在教室裡跑來跑去——教室裡充滿了令人興奮的玩具、活動和兒童。在點心時間，說故事時間和美勞課時，他能平靜且集中注意力，並且注視他的同儕。貝利的組織力程度因為活動的組織等級而有不同。

六歲大的亞當以整理教室裡所有的課本、紙張及物品的方式，開始每一天的學校生活。他能集中注意力在學業上，並與他的同儕互動，直到他因為某事分心，而說出如「一團糟」之類的話語。這個訊息包括遺失一枝筆或是麥克筆、治療時間表上的一個改變，或是在團體討論時錯失一個機會等。這些混亂造成他的失序，讓他無法保持平靜，與人好好地互動。

以上兩個兒童表現出不同程度的組織力。結構化支持、活動結構及例行性的運用，須因情境、活動，以及對兒童目前組織力程度的理解而加以變化。下面詳細說明這三個結構化的支持。

結構化物理環境

第一個支持兒童成功的策略是結構化物理環境，以彌補其在社會環境中的困惑。無論何時，當兒童出現混亂時，第一步是在物理環境中建立其結構性。為了明確了解在一個特定的社會情境中該做什麼，自閉症兒童很自然在他們的物理環境中集中注意細節。結構化物理環境的目的是要澄清對兒童的期望，並且減低兒童透過社會訊息做決定的依賴性。為了澄清社會期望，物理環境的每個層面皆可以結構化。表 5.5 列出結構化物理環境的各種方式，這些方式協助兒童理解要去哪兒、可以使用哪些玩具或材料、可以分享哪些玩具或材料、要做什麼、跟誰做、做多久、活動何時結束，以及如何彈性地做出改變等。這些結構化的方式可以包括在所有的社會活動中。組織者在心中謹記以下列的目標

表 5.5 組織性的支持

結構化的內涵	幫助兒童理解的內涵
空間場所	在哪裡做
選擇	使用哪些玩具或材料
所有權	什麼是我的或是可以分享的
期望	要做什麼
社會情境	跟誰做
時間	做多久
兒童本身	如何保持平靜和聚焦
轉銜	何時結束

來結構化物理環境：

- 澄清期望。
- 增加兒童注意相關細節的注意力。
- 增加兒童有意圖的活動。
- 增進兒童獨立。
- 增進兒童觀察他人的能力。
- 增進兒童的社會互動。
- 賦予兒童參與活動及彈性做出改變的能力。

結構物理環境可以增進單獨遊戲、提升社會遊戲、提升團體參與，並促進社區中的社會技能。

組織單獨遊戲

經由空間、選擇、社會及活動期望和轉變等方式的結構化，可以增進兒童有目的的單獨遊戲。以下是一些結構化的想法。

■ 結構化空間：在哪裡玩

- 在桌上玩。

- 在一個小帳棚裡玩。
- 坐在豆子袋上玩。
- 坐在特別的小地毯上玩。
- 在一個用彩色膠帶圍起來的區域裡玩。
- 在一個柵欄的區域內玩。
- 在一個用小紅旗圍起來的戶外區域內玩。
- 在遊戲場玩，並且待在可以看見區隔記號的區域內。

■ **結構化選擇：使用哪些玩具或材料**

- 在一個區域內限制玩具數目。
- 提供一個特別活動中所需的明確物品。
- 把一個單獨遊戲活動所需的全部玩具或材料，一起放置在個別的活動箱中，或是透明的櫃子裡。
- 在櫃子或是透明櫃子上寫上玩具和材料的名稱。
- 提供一個遊戲活動檢核表，包括每天和每個細目可以玩的最多機會（例：錄影帶＝一次、任天堂＝兩次、電腦＝三次、書本＝五次），兒童可以做決定，並且隨時核對表格。

■ **結構化活動期望：要做的事**

- 在經過設計的區域裡，提供一些特定數量的玩具收納櫃。
- 為每個活動提供一些數量的玩具或材料（例：一個箱子裡有黏土、四個餅乾切割器、一個滾筒，和一個展示做黏土餅乾步驟的指示卡）。
- 提供兩個或多個遊戲活動／玩具的容器列表。
- 提供遊戲選擇的表單。

■ **結構化社會期望：和誰做**

- 在區域裡放置一張兒童的照片來說明這是獨處時間；相反的，在社會遊戲時間拿遊戲夥伴的照片給兒童看。

• 運用特定空間以顯示出是獨自遊戲的時間。

■ **結構化時間：做多久**

• 使用計時器以顯示單獨遊戲時間的長度。
• 使用音樂帶來顯示遊戲時間的長度（即：玩到音樂結束）。
• 透過完成玩具的數量來定義遊戲活動結束（例：把二十個小珠串在一起）。
• 用完成的作品來定義遊戲活動的完成（例：完成一個五十片的拼圖）。
• 當材料不能清楚說明何時完成時，用視覺線索詳細說明該做什麼（例：在要著色的五頁書上，每一頁都貼上貼紙）。
• 運用時間板以視覺化時間。在有兒童名字的魔鬼粘條上貼數字或字母，或複製一份代表遊戲的照片拿給兒童看；每次在魔鬼粘條上增加（或拿掉）數字或字母，兒童才能看出時間的流逝。
• 運用圖片或是文字來表示「首先、然後」，視覺化地說明目前和次一個活動，特別是在下一個活動是兒童高度喜歡的活動時。

■ **結構化轉銜：何時結束**

• 在每日視覺作息表中，包括單獨遊戲時間。
• 選擇一個特別的地方，讓兒童放完成的遊戲作品。
• 和兒童一起唱熟悉的「轉銜歌」。
• 使用口語的倒數計時來預備轉銜（例：「10、9、8……」）。
• 讓兒童拿完成的遊戲作品進行展示及說明。
• 當完成時，給兒童一個視覺的提示物提醒他去溝通（例：一個「我做完了」的卡片放在時間板的最下面）。

以下情節說明這些策略如何用來增加單獨遊戲的例子：

四歲的卡拉無法待在學前班的遊戲角，她常常把玩具和物品從遊戲區移開。為了協助卡拉，她的老師使用不同顏色的膠帶來區分每一個遊戲區空間，把玩具放在小箱子裡並清楚說明使用方式，同時提供卡拉照片的選擇板，以便她選擇及安排遊戲的順序。

結構化社會性遊戲

在支持兒童與他人一起進行平行或互動遊戲時，安排及組織物理環境變得十分重要。大部分已知的單獨遊戲實例必須應用到社會遊戲情境中。以下描述另外一些關於結構化社會遊戲物理環境的想法。

結構化空間：在哪裡玩

- 採用先前討論單獨遊戲之空間結構化的做法。
- 在指定的區域中，限制同伴的數目（例：在一個地方，使用掛勾以便兒童掛名牌）。
- 在學生的椅子上放名牌，或是給一塊特別的墊子。
- 使用顏色膠帶來表示遊戲時站在哪裡或等待。

結構化選擇：使用什麼玩具或材料

- 選擇兒童在單獨遊戲時已經精熟的玩具和活動。
- 應用在增進單獨遊戲時，討論過的結構化選擇做法。
- 提供活動所用的箱裝物品，以確定每個活動可以參加兒童的數目（例：一個箱子中有三枝畫筆可以讓三個兒童選擇畫畫、四個小積木讓四個兒童選擇積木區、三本書可以給三個兒童選擇圖書角、兩頂帽子可讓兩個兒童選擇扮家家酒）。
- 選擇可讓每個兒童用到相同數量的玩具或材料的遊戲活動。
- 安排材料讓每個兒童有自己的材料。
- 強調體能活動、結構化的遊戲，或者可以進行平行參與的活動。
- 選擇經過安排和可預測的活動（例：有明確結果的課程或遊戲）。
- 要求兒童和同伴預先計畫該玩具或材料的使用。

■ **結構化所有權：我的及大家共有的**

- 選擇活動，讓每個兒童有自己一組的材料。
- 在要求分享材料的活動中提供空間界線，以標明個人的所有權以及共享的所有權（例：在積木區使用盤子來表明在兒童盤子裡的積木是屬於他個人的，在每一個同伴盤子裡的積木是屬於同伴的，沒有在盤子裡的積木是大家共有的）。
- 當活動需要分享東西時，團體兒童中的遊戲夥伴必須限制分享東西的數目。
- 使用不同顏色的容器來區分不同兒童的物品（例：自閉症兒童通常使用藍色盒子中的東西）。

■ **結構化活動的期望：要做什麼**

- 選擇兒童在單獨遊戲時已經精熟的活動。
- 應用在單獨遊戲時的結構化活動預期的做法。
- 澄清遊戲的預期：兒童要用自己的材料進行平行遊戲，或與人共享材料進行平行遊戲，或與人進行互動的遊戲。
- 使用先前列出在空間場所、選擇和所有物的物理結構化的做法，以促進分享。
- 選擇可以明確輪流（例：跟一個同伴一起裝配火車軌道）的互動遊戲活動。
- 用提示卡片提醒所有兒童該做什麼，及要注視誰。

■ **結構化社會期望：跟誰**

- 要求兒童遊戲活動開始前先選擇同伴。
- 要求兒童從照片簿中選擇一或多個同伴。
- 限制一個遊戲區內的兒童數目（例：在遊戲區域內放固定張數的椅子或地毯）。

■ **結構化時間：玩多久**

- 應用在單獨遊戲時討論關於結構化時間的做法。
- 如果一個社會遊戲活動需要等待，在等待時提供兒童一個物品或是卡片，提醒他在社會遊戲活動等待。

■ **結構化轉銜：何時結束**

- 應用在結構化單獨遊戲轉銜時討論過的做法。
- 與一個朋友分擔收拾的責任。
- 要求一個夥伴與兒童進行轉銜（兒童每天可以選擇不同的同伴）。

這些提升單獨遊戲的建議，在下面的敘述中有較詳盡的說明：

五歲大的巴里在他幼稚園班上的自由遊戲時間總是漫無目的地在教室裡跑來跑去，他在家裡有一些單獨遊戲的興趣，但是在學校的遊戲時間中，他無法自行選擇、維持注意力，或是與同伴互動。巴里的老師為巴里準備了兩個活動選擇板，一個包括遊戲活動的選擇，另一個包含他最喜歡的同學照片。在自由遊戲開始時，巴里選擇兩個朋友（朋友有權說要或不要）以及兩個遊戲活動。開始時，都是一些操弄物品或美勞作品的平行遊戲活動，空間、時間及材料都經過安排。漸漸的，巴里和他的朋友開始一些需要分享和輪流的活動。為了安排分享，給巴里一個藍色的盒子，裡面裝著他不想讓朋友觸摸的東西，直到他的朋友偶然拿一個玩具和巴里交換盒中的東西，因而增強了分享的行為。為了安排輪流，給巴里一個提示卡片，讓巴里等待輪到他。清楚的空間、材料及預期活動的安排，能明顯地協助巴里從事社會遊戲。

結構化團體參與

如先前所述，動態的團體情境能有效促進兒童的能力使其成功地參與團體。六種團體活動的型態（即：團體同步、團體齊步、非口語輪流、口語輪流、非結構化遊戲及討論）需要不同等級的社會知覺，較複雜的團體情境更需要提供物理的結構以提高團體參與性。上述在單獨遊戲和團體遊戲的示範實例（譯註：以下以示例代表），都可應用在團體情境中。以下是一些關於結構化物理環境來提升團體參與的其他做法。

■ **結構化空間：要去的地方**

- 應用先前在單獨和社會遊戲中結構化空間的做法。
- 保留一個地方給所有的團體活動。
- 在兒童要待的地方放一張兒童名片。
- 在團體中兒童應該要站立的位置用膠帶貼上「×」。
- 在團體中，讓兒童自己選擇要坐或站的隔鄰同伴。
- 如果活動要排隊，總是允許兒童排第一或最後。

■ **結構化選擇：使用玩具或材料的內容**

- 應用先前在結構化單獨和社會遊戲選擇時的做法。
- 盡可能經常讓兒童分發或收回團體的物品。
- 每一個物品／活動區使用不同的顏色標記來區分。
- 提供每個團體活動中所需物品清單的顏色索引卡片。

■ **結構化所有物：我的及共有的**

- 應用先前在社會遊戲中結構化所有物的做法。
- 使用顏色標籤及盒子處理每個人的或活動的作品和材料。

■ **結構化活動預期：活動內容**

- 應用先前在單獨和社會遊戲中結構化活動預期的做法。
- 製作一個團體規則表（例：看、等待、舉手、分享、輪流、聽），需要時，提示在團體中的兒童。
- 在需要等待時，安排小團體（少於五人）。

- 讓兒童在團體中的位置最有利於觀察他人。
- 幫兒童選定一個可以觀察的同伴，以便記住他該做的事情。
- 提供一個視覺線索來說明兒童要去注視或是傾聽的對象（例：拿著彩色貼紙的成人，或正在說話的同伴）。
- 提供團體活動順序的清單。
- 提供團體討論順序的事件大綱。

■ **結構化社會預期：和誰做**

- 盡可能降低社會困惑度和無規則的輪流活動。
- 使用一個物品或是顏色的提示標示各種小團體（例：在紅色地毯區工作）。
- 在合作的學習團體活動中安排想法的分享，所以兒童可以在小團體中輪流，而且讓說話者拿著一些東西以標示發言人的身分（例：塑膠麥克風）。

■ **安排時間：做多久**

- 應用先前在單獨和社會遊戲時間中結構化時間的做法。
- 在團體越大和期望越複雜時，多使用物理空間的結構化。

■ **結構化轉銜：何時做完**

- 應用先前在單獨和社會遊戲轉銜中的做法。
- 在團體轉銜活動中使用非口語提示（例：關掉燈、讓所有兒童舉起手來）。

以下的例子顯示如何結構化物理環境，以協助兒童成功地參與團體：

八歲大的湯咪可以參與每個人同時做同樣事的團體活動，但是她無法理解輪流的規則，並且不能在團體情境中注視同伴。湯咪了解語言傳達的訊息，但是不能領會社會事件。在班上，她常常大聲說出問題或是說出自己的想法；在遊戲場中，她漫無目的地閒逛。可在教室裡使用幾個物理環境的結構化協助湯咪：(1)在團體討論時，她的老師寫下重要的討論觀點；(2)老師叫湯咪坐在她旁邊；(3)老師和同學要拿著一根羽毛才能說話，如此，湯咪才知道該注視誰；(4)老師放一張提示卡片在黑板上，寫著：「舉起你的手」。在戶外時：(1)在下課時間前，先和同伴做有關規則遊戲的計畫；(2)湯咪和朋友一起畫學校遊戲場設備圖，此圖可用來結構她的休息時間，因為湯咪喜歡畫畫，所以畫圖對她是有意義的。

結構化社區經驗

將這些結構化物理環境的原則應用到社區情境中是一項相當大的挑戰。社區情境對兒童來說非常困難，因為它們很自然地具有最少的社會可預測性。社區情境中的物理環境及社會預期——例如拜訪親戚、看醫生，或參加某人的生日派對——通常缺乏結構化，因此對兒童來說非常困難。此外，不太可能在大部分的社區情境結構化許多物理環境。儘管對自閉症兒童來說，物理環境可能是混亂的，讓兒童理解在社區中該做的事是主要的目標。安排社區活動的目的是協助兒童理解在哪裡、可用哪些玩具或材料（以及哪些不能用）、什麼是共享的（以及什麼不是共享的）、該做什麼、跟誰做、做多久、如何保持平靜和專注，以及活動何時結束。

以下描述為自閉症兒童安排社區情境的一些看法。這些議題在第七章社會介入有較詳盡的討論。

八歲大的湯比害怕看醫生，總是要多位大人押著他做檢查，因此為湯比安排這種經驗的計畫。重點在於要做什麼、做多久、如何保持平靜，及何時結束等安排。為了協助湯比理解要做什麼：(1)製作一捲關於看醫生的錄影帶，讓湯比每天看；(2)湯比經由每天到健康中心的檢查來練習該做什麼；(3)給湯比一本特別的字母標籤書，並且把字母一個個放在黑板上以標記時間；(4)在他練習看醫生時，放他最喜歡的音樂遊戲錄音帶；(5)用一個特別的打招呼方式雙手擊掌來代表結束看醫生。他第一次看醫生僅是湯比和醫生之間短暫地說哈囉；在候診室時，湯比看他的標籤書，在他們分享特別的打招呼之後，湯比和媽媽隨即離開。漸漸的，養成這些步驟，現在湯比可以接受身體檢查。

尚恩八歲，在經過家中和學校安排的情境下，能和同儕表現許多社會技巧，但他在派對中很難維持自我控制，因此發展一個聚焦於結構化各種要素的計畫，這些要素包括在哪裡、和誰，及如何保持平靜。尚恩已有該做什麼及如何分享的所有個別技能，但是無法在有陌生兒童的社會情境中使用這些技能，計畫由下列各點組成：(1)尚恩在派對之前，先參訪舉行生日派對的地方，並將他在派對中的可能地點進行列表；(2)檢視要參加派對的朋友名單；(3)在整個派對時間中，選擇跟兩個朋友一起玩；(4)在需要平靜自己的情況下，選擇一個安靜的地方，讓他可以有一段時間使用他口袋中的計算機。在進行這些空間的準備之後，尚恩和他朋友的下一次派對進行得很成功。

安排活動的例行性

一旦物理環境安排就緒，第二個協助自閉症兒童社會與溝通成功的策略，是建立可以預測的活動例行性。在每天的生活中建立社會例行性是介入的主要重心。例行性活動由三個簡單要素組成：

- 始終如一的開始。
- 活動中的事件順序始終如一。
- 始終如一的結束。

大部分的社會事件與社會互動並無可以預測順序的事件，並且常常沒有明顯的結果。動態及隨時改變的社會事件及社會互動，與自閉症兒童希望尋求例行性和可預測性的天性相衝突，造成自閉症兒童在這些表現上特殊的困難。

對一個自閉症兒童來說，例行性是熟悉的活動，在其中，他可以清楚地理解該做什麼及做多久。熟悉的例行性以兩種方式協助兒童：首先，熟悉的活動提供兒童去預測下一步是什麼，因此增加有意圖的活動以及減少困惑；其次，熟悉的例行事物減少兒童對於社會彈性化的挑戰。例行性活動的缺點是兒童可能對其產生固著性。因此，當必須使用可預測的活動例行性時，在不同環境中使用符合兒童自身程度之結構化行為是相當重要的。

單獨遊戲的例行性

已具備分享注意力和模仿等核心技能的自閉症兒童，較不需要用可預測之例行性活動的方式安排他們的遊戲。對缺乏這些核心技能的兒童必須透過直接教學的方式來建立可預測的遊戲例行性。如前所述，無論何時盡可能選擇封閉式遊戲活動是相當重要的，也就是這些活動有一個自然的順序步驟，以及明確的結果。

儘管如此，活動例行性也可以建立在大部分的開放性遊戲活動中。對許多自閉症兒童來說，協助功能性遊戲是一個重要的策略。在使用開放性遊戲材料建立活動例行性時，其目標是要運用遊戲材料來建立一個人為的順序事件。遊戲例行性可以用以下兩種方式之一來設計：

1. 多步驟遊戲——遊戲以固定的順序方式結束，且可多次重複。
2. 重複性遊戲——遊戲是逐步融入或合併到更精緻的遊戲基模中，且不同的遊戲可以用各種方式加以組合。

雖然對兒童來說，最終目標是以更彈性的方式使用遊戲材料，首先要教兒童用可預測的方式使用遊戲材料。必須明確告知兒童遊戲所有的例行性、該做什麼、做多少及何時活動完成等。接下來的例子說明如何在沒有核心技能的兒童身上建立開放式遊戲的多步驟活動之例行性。在教導多步驟活動例行性時，一開始先教導兒童完整的活動順序，再逐漸褪除成人的提示。在開放性活動下利用例行性的成功關鍵在於不要限制兒童的自發性。

六歲的丹尼斯喜歡玩沙箱，但是他不停地讓沙子流過他的手指。一些教他使用不同玩沙的玩具的努力，皆無法改變他的遊戲行為。為丹尼斯設計一個隱藏他喜歡的 ABC 拼圖片，以及其他拼圖片在沙箱中的活動例行性。教導丹尼斯在沙中尋找拼圖片，並完成 ABC 拼圖的活動，一旦拼圖拼好了，沙箱遊戲就結束了。

八歲大的傑克喜歡玩黏土，但是固著於將小塊的黏土排成一排。教導傑克一個做黏土餅乾活動的例行性，活動由可重複多次的序列組成：揉黏土、用餅乾模型製做餅乾、放餅乾在盤子上。傑克的遊戲區安排了一個有黏土的盒子、五個餅乾模型、滾筒，以及一個餅乾盤子。此外，因為傑克喜歡書，因此不僅透過身體提示，也經由使用自行製作的「餅乾書」——內容包括每頁一個遊戲步驟——來教導他整個的遊戲順序。當書本結束時，即完成活動。

接下來的敘述，說明重複性的遊戲活動如何堆疊出精緻的遊戲例行性。在堆疊遊戲例行性時，要素之一是重複到兒童精熟此行為為止；接著增加第二個重複性遊戲行為（即：堆疊上去），直到熟練此行為；最後增加第三個重複性遊戲行為直到精熟為止。遊戲活動逐漸增加複雜性。架構遊戲的關鍵在於設計可重複每一成分的遊戲例行性。注意在下列實例中每一個遊戲活動的要素，包括可多次重複的單一行動。當遊戲例行性以此方式設計時，其擴充的可能性就毫無限制了。

八歲大的柯爾玩火車時，常將它們排成一排一排的，他的老師設計一個透過堆疊方式來教導柯爾的遊戲例行性。當柯爾精熟一個遊戲行為時，再教導另一個遊戲行為。他的遊戲透過有系統的方式逐漸複雜，並且發展出以下八種遊戲行為：(1)把二十個火車軌道片組合起來；(2)把一套十二輛火車廂掛在一起；(3)繞著圓形軌道反覆地開火車，並在軌道上放一個停的號誌；(4)在每一火車廂裡，放一個小的模型人物；(5)在每一個人進入火車時，說「再見」；(6)在軌道旁放模型的小車站；(7)下火車並把人偶放在月台上；(8)在開走火車時，要所有人說：「結束了，很好玩。」

五歲大的傑森喜歡玩具動物，雖然他的遊戲是由一次看一個玩具動物的行為所組成。他的老師透過堆疊方式設計一個遊戲的例行性。當傑森精熟一個遊戲行為時再教下一個。他的遊戲變得越來越複雜，也逐漸發展出以下四個遊戲行為：(1)動物走進貨車的車廂內；(2)沿著彩色膠帶的路面開貨車；(3)動物走下貨車，並且進入車庫裡；(4)讓動物走出車庫去吃東西，每個動物有一個裝食物的小桶子。

社會遊戲例行性

在協助兒童與他人一起參與平行或互動遊戲時，建立遊戲例行性變得非常重要。所有兒童在單獨遊戲時已精熟的封閉式遊戲，可以安排至同伴旁玩或與同伴分享。在封閉式遊戲活動開始時，允許平行參與，並提供每個兒童特定的玩具和材料。漸漸的，可以設計需要輪流或等待技巧的封閉式遊戲活動。選擇要聚焦的活動和遊戲，並盡量減少會話的需求，包括：

- 和一個同伴一起完成美勞作品。
- 和一個同伴一起建築東西。
- 和一個同伴一起玩電腦遊戲。
- 和一個同伴分享讀物。
- 棋盤遊戲，像是樂透遊戲。
- 戶外遊戲，如投接球等。

對程度較好的兒童，可將開放性遊戲融入活動例行性中與同儕一起玩。兒童在單獨遊戲時已經熟練的活動例行性，可以與一個或多個同伴一起分享。戲劇遊戲也可以安排到活動例行性中，如：

- 演出一本熟悉的故事書劇情。
- 演出一個由兒童寫的腳本（例：一個關於到雜貨店的腳本）。
- 在戲劇遊戲區分派每個兒童一個特定的角色（例：在一個假裝餐廳裡的收銀員）。
- 在開始遊戲時，計畫一個最後要完成的作品（例：計畫用積木建造一個四間房子的社區）。

下列兩個敘述說明如何使用這些技巧來建立社會遊戲活動例行性。

亨利四歲，喜歡用一種特別的順序來排他的玩具車子。由於預期他人會碰到他的車子，當其他兒童想要在他旁邊玩時，他會變得很不安。因此，他的幼稚園老師用三種方式安排車子區：車子放入三種不同顏色的盒子，兩個貼膠帶的區域代表的是馬路，所有的兒童在遊戲開始時就選好玩具。教導兒童以其箱中的玩具與人交換其他玩具。只要亨利了解到他總是有一定數量的車子，他會很高興在別人的旁邊玩。

泰莎的幼稚園老師每月以主題來規劃教室中的戲劇遊戲區。教師選擇或者製作一本與主題有關的故事書，然後與兒童一起參與戲劇遊戲區。教師引導遊戲的基本順序，但允許個別兒童的創意。例如，採用美國原住民的主題，活動包括下列七個事件的順序：(1)選擇美國原住民的裝扮；(2)選擇要在花園中種植的食物；(3)進入帳篷，選擇工具，並唱頌收穫之歌；(4)採收食物；(5)煮餐；(6)吃；(7)收拾，將裝扮物以及所有的東西物歸原位。泰莎只在結構化的情境中觀察並與同儕互動，她變成是結構化戲劇遊戲團體的活躍者。

團體活動的例行性

團體活動依社會的複雜性而變化。如同先前所述，有些團體活動要等待、有些需要隨機輪流、有些需要彈性的社會性觀察。擴充自閉症童的團體參與能力，要：

- 讓每一個人在同一時間做相同的事，最佳化團體活動的運用。
- 強調同步發生的活動，並允許齊步反應。

這樣的團體活動是有社會的預測性，因此對於自閉症兒童是最成功的團體例行性。許多複雜的團體活動要求結構化其物理環境（參考前節結構化物理環境）。如果一個兒童在團體活動中不知所措，回顧團體的期望，並決定兒童是否理解四個基本的團體規則：(1)傾聽團體的指令；(2)在引導下，可以等待；(3)注視說話者；(4)分享（即：輪流）。要澄清這些基本的團體規則，考慮運用下列建議，以便在團體的活動中融入例行性活動：

- 一致性地運用相同的團體口語指令以獲得大家的注意（例：「各位，______」），但要記住自閉症兒童可能需要教他們回應「各位」，因為他們可能只學會對他們的名字冠在前面的指令有所反應。
- 對「等待」使用提示卡或者一致性的非口語提示（例：圖示的「等待」符號）。
- 使用相同的口語或非口語的例行性結束團體活動（例：結束歌）。

下一個例子描述例行性提升兒童參與團體活動能力的情形：

在一年級的教室裡，有一位助理協助麥克。雖然他在融合班中的學業相當不錯，但他總是需要助理的口語提示以遵循團體指令。教師下一個團體指令後，助理會以麥克的名字當開頭，再重複一次指令。麥克在融合情境中常有助理，他總是遵守助理的指令，但麥克似乎從未學會應該遵守團體的指令。有一天經由簡單的小團體「老師說」（Simon Says）遊戲，麥克的老師教會他回應開頭是「大家」的指令。這個標準化的團體指令隨後用在所有的教室活動中。某天在助理一次的沉默後，麥克可一致地遵守開頭是「各位」的指令。

社區的例行性

如同先前所論，自閉症兒童受困於社區情境中低社會預測性。雖然從自閉症兒童的眼中來看，社區事件及他人的社會性行為仍然是一團混亂，但以兒童為中心的例行性仍然可以內建於社區的情境中。活動的例行性就像物理的結構可以說明：去那裡、做什麼、跟誰做、做多久、如何保持平靜與聚焦，以及活動何時結束。

活動的例行性可以讓兒童使用具體的訊息，理解他在社區中的角色與行為。活動提供結構與意義，不然的話會是混亂與困惑的情境。下面是這些例行活動的一些實例：

- 將物品或者圖片與社區活動連結在一起，以說明要去的地方（例：手上拿著一個特製的購物袋去雜貨店買東西；手上拿著校車的照片等校車）。
- 讓兒童帶背包，內裝在社區中所需的特別玩具，以說明要做的事情（例：錄放音機及耳機、特別的課本、可以「拉提琴」的玩具）。
- 要兒童遵守圖片或者書面的事件順序，以說明要做的事。
- 要兒童先在家中或者學校練習社區中的要素，以說明要做的事。
- 要兒童在參與之前，先看社區活動的錄影帶，以說明要做的事。
- 安排社區活動，讓兒童總是有人陪著他、看著他，或者可以找到人。
- 使用時間的結構來說明社區活動的長度（參考前面有關社區活動的結構化）。
- 找出兒童在社區活動中可以讓他平靜下來的玩具或者物品（例：一個有安全感的毯子），以協助他保持平靜。

下列實例提供規劃以兒童為中心之社區例行性的一些洞見，包括需要稍後調整例行性的觀點：

保羅八歲，不喜歡理髮。他的行為讓他的父母親大為挫折，所以只好利用他睡覺時理髮。他的老師及家長設計一個理髮的例行性，包括下列步驟：(1)製作一個去理髮的家庭故事書；(2)在保羅星期六的作息表上放進一張理髮店的照片，所以他和父親每週六可去理髮店說「哈囉」；(3)一捲市售的理髮錄影帶常常放給保羅看；(4)保羅製作很多有關理髮的美勞作品；(5)保羅逐漸拜訪理髮店，包括坐在椅子上、聽他喜歡的音樂、使用理髮需要坐多久的說明圖。將這些小型的例行性一個個組合在一起，保羅現在可以忍受理髮了。

艾妮德六歲，無口語。她來自一個大家庭，鄰居有許多兒童。艾妮德的家人希望她能參加萬聖節的活動，但這在過去，對艾妮德及她的家人來說，曾經是一個不愉快的經驗。艾妮德老師在學校為艾妮德設計一個不給糖吃就搗蛋的例行活動。每天，艾妮德和一些她的同伴，要裝扮他們的服裝，檢視一個關於不給糖就搗蛋步驟的圖畫活動時刻表，並在學校一間間教室內練習此例行性。當艾妮德在學校精熟所有該做的步驟時，最大的考驗在萬聖節晚上，當艾妮德跟她的家人一起進行萬聖節活動時，她的手中拿著圖片時刻表。艾妮德的雙親後來說明，艾妮德和她的手足一起參加萬聖節活動，表現得幾乎完美，直到碰到敲門後沒有人回答的情況。這個社會互動情況不在活動例行性中，造成艾妮德的困惑。因為艾妮德的語言理解相當有限，在下一年裡，她的萬聖節時刻表需要修正來因應這個情境。

組織教學

一旦安排好物理環境與例行性活動做為社會與溝通經驗的機會後，第三個支持自閉症兒童社會及溝通成功的策略，就是在教學與互動中應用基本的行為序列。精確地使用線索、提示及後果，是有效學習所必需的。對所有社會活動及社會互動應用基本的行為序列，是介入計畫的核心。

有許多詳細討論行為本位教學方法的有用資訊，簡要說明基本的行為策略：線索、提示及後果。這些策略係奠基於應用行為分析的原理，這些原則已被證明對自閉症兒童教學是有用的。同時，要記住這些教學原則可以用不同方式運用在所有不同的情境中，這些原則可以應用在自然互動、隨機教學，或是活動本位教學——它們可以應用在任何地方。

線索

線索指的是可以引起反應的任何事物，可以是環境或社會性的線索，也可以是自然的或是經過設計的。

自然環境的線索指的是在環境中可以引發反應的任何事物，這些線索可以是視覺的、聽覺的、觸覺的，或是其他感官的事件，用以提示反應。例如，在街道盡頭的柵欄，會讓人在跨越柵欄前停止。要對自然線索做出反應，必須掃描環境，注意何者是相關的，以及理解自然線索的意義。注意相關的自然線索及理解其意義，對許多自閉症兒童來說相當困難。就先前的例子來說，一個在跨越街道前沒有停下來的兒童，可能沒有注意到柵欄、不了解柵欄的目的，或是不了解柵欄的用途。

設計式的環境線索指的是在環境中添加的事物，以協助兒童注意相關訊息和理解環境意義。在本章前面章節中呈現過的組織物理環境策略，就是設計環境線索的實例。對自閉症兒童來說，透過運用人為線索營造的物理環境策略成效比較顯著。

自然的社會性線索指的是人們引發反應的所做所為。在自然互動中的口語、手勢、觸摸及面部表情，可引起人們的反應。為了對自然線索做出反應，必須注意他人、注意何者是相關的，以及理解自然的社會性線索的意義。自閉症兒童在注意有關的社會性線索及理解其意義上有明顯的困難，再者，無法注意多元社會性的線索與其所代表的意義以及理解他人行為的意義都是自閉症的核心特徵。

設計式的社會性線索指的是為了增加兒童的社會性注意及社會意義的理解所做的調整（語言或動作）。社會性調整稱為「社會性支持」，是下一段落的重點。

在教學和互動中使用線索時，重要的是要讓環境和社會訊息越清楚越好，是否需要提供更明顯的環境和社會線索，取決於兒童注意相關自然線索的能力。特別要記住的是，自閉症兒童通常無法注意相關線索，常集中注意力在錯誤的線索上，以及／或無法同時注意多元的線索。這些特徵如下例所示。

七歲大的諾亞正從學校的走廊走向辦公室以傳遞訊息，此時有一群年長的學生開始朝他走來。諾亞直接從人群中穿過，碰撞學生，完全無視他們的存在。他看不到相關的社會性線索。

六歲大的唐娜喜歡看卡通。有一個卡通情節是發生火災，電視主角說「這很嚴重」。之後，每當唐娜看到蒸汽（例：火爐上正在烹煮的食物），或是在任何有煙霧的情境中，那些環境中的線索會引發她說「這很嚴重」。她注意錯誤的線索，來決定「這很嚴重」片語的意義。

威爾四歲大，很容易分心，就算在最結構化的社會情境下亦然。即使在經過組織的單獨遊戲的物理環境與例行性活動中，威爾仍舊會分心。在運用增強時也是如此。很明顯的，威爾不能同時注意多重的線索，只有從社會情境中排除口語線索，以及允許他集中注意力在只有一個的相關線索（即：玩具）時，威爾才能在遊戲活動中維持有意圖的注意力。

提示

在提供線索之後，任何用來協助兒童理解社會情境意義及做出正確反應的事情，就被定義為提示。如同線索，提示可以是社會性的或是環境性的。有四種社會性及一種環境性的一般性提示。這五種一般型態的提示，由提供兒童最大協助開始，包括：

- 身體提示：用手引導兒童做出正確反應。
- 手勢提示：用手勢（例：指出、觸摸）去指明正確的反應。
- 口語提示：口語引導兒童做出正確反應。
- 示範：做出正確的反應。
- 環境提示：在物理環境中，引導兒童做出正確反應的視覺或是聽覺的線索。

提示的選擇係依據兒童的核心能力、兒童的固執或彈性的程度，以及設定的社會或溝通技巧而定。首先，依據兒童是否有注意力分享及模仿這兩種核心技能來選擇要使用的提示。

- 如果兒童表現出注意力分享和模仿，則盡量運用示範，並搭配環境線索。
- 如果兒童沒有展現出注意力分享和模仿的能力，將盡量運用身體、手勢及口語的線索，並搭配環境線索。

其次，選擇提示必須考慮大部分自閉症兒童特殊的學習型態，此種學習以等同資訊呈現方式的型態進行學習。此外，每個自閉症兒童在對線索、提示及反應之間僵化的連結程度上都不同。因此：

- 不要每次以完全相同的方式來提示。
- 為了確保成功與排除例行性型態的錯誤，對兒童最佳的提示是從最大協助到最小協助的逐漸褪除。
- 將環境提示的運用最大化，以褪除兒童依賴社會提示的行為。

第三，選擇提示要根據想要的反應而定。想要的反應不是一個行動就是一個溝通行為，也就是一些兒童將要做或將要說的事。在社會情境中，提示非口語反應（即：要做什麼）遠比提示口語反應（即：要說什麼）來得容易。以下的條列提供提示上的建議，包括非口語社會技巧、語言溝通和 AAC 系統的溝通。

在提示非口語社會技巧時：

- 使用兒童的視覺注意力來決定提示的時機（例：在提示之前，決定是否要以肢體協助眼睛不再注視著玩具的兒童、抓他的手、停止活動、不說話，或者等待兒童回復注意力）。
- 限制使用口語提示，因為許多自閉症兒童有等待口語提示之後再行動的儀式化行為。
- 提供足夠的提示，以確保兒童不會發生錯誤（例：如果兒童正在玩黏土，並且開始把它放在嘴巴裡，不發一語地提示兒童正確使用黏土）。
- 對於觸覺敏感的兒童，要注意身體提示可能造成的影響。
- 給兒童時間去處理和反應線索。
- 用環境提示來取代社會提示，以減低兒童依賴他人的行為。

在使用語言提示溝通時：

- 將口語示範的運用最大化。
- 限制使用問問題方式的口語提示。
- 將口語提示和社會提示配對，或是將口語提示和環境提示配對，因此可以漸漸褪除口語提示。
- 請參考「社會性支持」章節中詳盡的描述。

在使用 AAC 系統提示溝通時：

- 對兒童示範如何使用此系統。
- 限制以問題的方式進行口語提示。
- 使用身體、手勢或口語方式來提示兒童使用 AAC 系統。
- 將口語提示和非口語提示配對，因此能漸漸褪除口語提示。

社會提示可以系統化地褪除，以減低兒童依賴他人的行為，因此協助發展其獨立性。剛開始給予兒童最大量的支持以確保成功，接著逐漸褪除提示到最小量的協助，這樣的褪除提示是最有效的。由於最終的目標是兒童能產生自發性的社會行動及自發性溝通，因此褪除社會性提示的使用讓環境提示的使用最大化是相當重要的。

五歲的艾雷克斯曾經學習固定玩法的操弄性玩具，他只有在成人間歇的口語提示時，才能有目的地玩玩具，在沒有口語提示時，艾雷克斯就會丟玩具。為了從情境中褪除成人的提示，製作一捲在他遊戲時艾雷克斯母親給他口語提醒的錄影帶。在這捲十五分鐘的錄影帶中，隨機呈現例如：「你玩得很好！」和「拿另一個」，這些足夠讓艾雷克斯快樂，並讓他可在長達十五分鐘內不丟玩具，逐漸學會獨立遊戲。

南森在七歲時教他跟朋友玩棋盤遊戲，他學會這個遊戲但是仍需要口語提示這個遊戲的每個步驟，如果沒有成人給他口語提示，他會對大人說出需要的提示內容（例：「南森，旋轉它」）。對南森來說，提示是在遊戲中發生的序列事件的一部分，如果沒有給予口語提示，他無法繼續行動。為了解決依賴提示的問題，現場的成人以口語再加上以手拉手的方式，指向遊戲規則的彩色列表，很快褪除口語提示，並且逐漸褪除用手指表的動作。這樣的過程促使南森將遊戲規則表當作提示物，並且使南森在和朋友玩棋盤遊戲時能逐漸獨立。

凱倫六歲，曾被教導透過一系列的口語指令和提示來引發與同伴的遊戲。她的老師給予口語指令「去邀請（同伴的名字）來玩」，接著老師使用口語提示：「說『（同伴的名字），你想玩遊戲嗎？』」當凱倫站在老師和同伴旁邊時，她能模仿這個句子。其次，當老師說出這個句子「說的好」時，她會得到口語的增強。然而，凱倫在這些提示的情況下，只能邀請一位同伴來遊戲；當無法獲得口語提示時，凱倫看著她的老師，並且說：「說，你想玩遊戲嗎？說的好！」因此，凱倫雖然學到教學和提示的順序，但是並不了解她所做出反應的意義，或是在訊息和結果之間看出明確的連結。因此，教學改成在特定的遊戲情境中，以非口語輕拍肩膀的方式來獲得同伴的注意力。同時，凱倫的老師站在凱倫身後，進行口語示範和用手指向書面提示卡，以協助提示凱倫說：「想玩嗎？」接著，凱倫對同伴說出這個訊息，同伴說出「是」以增強她，並拉凱倫的手去玩遊戲。首先，褪除口語提示，接著很快褪除視覺線索卡，繼之逐漸褪除成人的觸摸，最後在特定情境中的同伴成為凱倫自然的線索，以提醒凱倫說：「想玩嗎？」

◎ 結果

直接回應兒童行為的環境和社會性事件謂之結果。在傳統的行為主義中，強烈依賴使用人為的結果（用口語或物質增強物的方式），但與兒童的行為意義無關。例子包括透過評論「做的好」或是給予物質的獎勵（例：食物、代幣等），獎勵兒童的正確行為，但與兒童的活動無關。同樣的，一般透過類似「說的好」或「好孩子」的話語增強兒童的溝通努力，但也與兒童溝通努力的意義無關。

在使用結果來支持社會技巧與溝通技能時，主要關鍵在於盡可能大量地利用自然結果。因為社會與溝通行為和社會動機及興趣直接相關，必須讓動機與意義主導產生社會行為，而非人為的反應。為了達到此目標：

- 將動機融入新的社會經驗中，而非將它們當作增強物來使用。
- 讓社會經驗趣味化。

- 使用有意義的社會經驗，因而使一個活動成為自然的增強物。
- 持續一個有趣的社會活動，讓它變成一個自然增強物。
- 記住那些兒童已經精熟且變成自然增強物的社會活動。
- 認可兒童的溝通努力，當作一種自然的增強。
- 以對兒童來說有意義的方式進行溝通，做為自然的增強。

在使用社會性增強物時，要在心中謹記：

- 口語增強必須與兒童正在做的事自然地連結。
- 非口語增強必須反應兒童的情緒狀態。
- 對兒童溝通的口語反應，必須透過重複訊息，或對兒童的訊息增加新的以及相關資訊的方式，讓兒童理解。
- 對兒童溝通的非口語反應，必須與兒童訊息的溝通意圖相連結。

除了這裡概述的策略之外，有許多其他絕佳的資源說明組織性的支持，參看 Dalrymple（1995）、Hodgdon（1995）、Janzen（1996）、McClannahan 和 Krantz（1999），以及 Schopler、Mesibov 和 Hearsey（1995），以取得進一步的訊息。

社會性支持

對自閉症兒童來說，最主要的挑戰是從他人所說、所做及所感中汲取出意義來（Shah & Wing, 1986），他們的能力與自然互動的表現之間有明顯的落差。自閉症兒童在動態及不可預測的社會互動上常困惑不解，結果造成對社會溝通經驗的片段理解，以及使用儀式化或是特定情境的社會溝通技巧。對他們的掙扎的理解、尊重及感同身受，是第二套介入策略與社會性支持的理論依據。

社會性支持被定義成任何其他人為了維持與兒童有意義及雙向的互動所做的任何修正行為皆屬之。社會性支持扮演著組織及提升理解和參與社會溝通互動的工具，社會支持也是自閉症兒童社會溝通缺損的自然補救方式。本節包括五種提供社會支持的方式：

- 理解兒童的溝通意圖。
- 建立雙向互動的例行活動。
- 均衡主導及協助的互動型態。
- 調整互動型態。
- 扮演協助與同儕互動的解釋者。

這些社會支持的形式摘要在表 5.6，且在以下段落中有更詳盡的描述。

理解溝通意圖

溝通意圖是兒童社會溝通行為的目的。非口語行為（例：眼神凝視、面部表情、手勢）以及口語行為（例：語言、手語等）皆可以用來表示溝通意圖。溝通功能是兒童的口語與非口語行為作用於他人之後，基於他人對兒童的意圖及意義之解釋，所產生的實際效果而言。在一般發展兒童的溝通意圖與訊息被人詮釋之間常很明確。例如，基於一般發展兒童的情境及其表現的非口語行為（例：用手指向門的方向），成人能正確地解讀兒童的訊息為「我要出去」，成為一個要回家的要求動作。當訊息指向某人或某物，或正在進行的活動或是有關的情境，兒童會等待回應，然後兒童再回應，這些口語及非口語行為扮演著社會溝通的功能。

解讀自閉症兒童非口語及口語行為的意圖及功能是一個極大的挑戰，有時他們的非口語及口語行為扮演著社會溝通的功能；有時他們沒有互動的功能。非口語行為及口語訊息通常是沒有互動的，而是自我刺激的儀式行為，或是一種調整自己的方式。即使在兒童的行為是有意圖要溝通時，兒童說出的內容和兒童心中真正要表達的想法之間，仍有可能存在差異。

自閉症兒童的非口語及口語行為通常被他人誤解，因為：

表 5.6　社會性支持

理解兒童的溝通意圖

建立雙向互動的例行活動

- 聚焦於需要共同注意與輪流的情境中
- 建立可以預測的訊息型態
- 組織訊息，讓兒童能預知將說或將做的內容
- 在可預知的時段，重複相同的訊息
- 限制互動輪流的次數及變化性
- 鷹架：
  - 系統化地增加一個新訊息到例行活動中
  - 在互動中，當兒童引起任何有意圖的非口語或口語行為時，系統化地增加一個新訊息
  - 一旦兒童理解及運用最初建立的互動時，系統化地修正在例行活動中的熟悉訊息

均衡主導和協助的互動型態

- 均衡成人導向及兒童導向的互動
- 在兒童表現專注、有意圖的行為時，給予反應
- 修正兒童部分成功的引發行為
- 塑造兒童部分成功的引發行為
- 模仿及延伸兒童成功的引發行為

調整互動型態

- 維持與兒童近距離的接觸
- 建立分享注意
- 簡化語言的複雜性
- 必要時，使用擴大及另類溝通支持
- 提供清楚明確的非口語線索
- 給予時間，讓兒童反應
- 在適當時，使用有節奏的語言

扮演協助同儕互動的解釋者

- 指導同儕
- 背後協助與提示兒童

- 他們使用非口語技巧的方式與一般人不同，特別是使用眼神凝視、分享注意力，以及在單一訊息中結合不同非口語及口語的行為上，有相當的困難。
- 他們使用口語的方式也與常人不同，特別是立即與延宕仿說的語言形式。
- 他們在社會性知覺上的差異，尤其是對於語言及社會意義錯誤的詮釋。
- 儀式化行為的型態。
- 以挑戰性行為進行溝通。

以上這些情況在下列描述中有更進一步的說明：

三歲安迪的非口語行為經常被誤解。例如，他專心注視著東西，用來表示他想要食物或玩具，當這個凝視的動作沒有被他人解讀為要求東西的方式時，他開始大哭。安迪缺乏使用獲得注意力的手勢，或從物品轉移眼神凝視到成人方向來做出要求的能力。

八歲的羅拉運用延宕仿說來表達不同的溝通功能，雖然她的意圖很容易被誤解。在她的教育團隊成員學會羅拉仿說訊息的意義之前，羅拉常常因為無法獲得他人的理解而感到挫折。例如，羅拉說「今天喝巧克力牛奶」來要求她在午餐時間能喝牛奶，但是她的訊息常被誤解為一個評論。如果她並未從成人處得到預期的反應，她會持續她的問題，並且她的挫折很快變成發怒。羅拉也會用一種不安的語調說「你沒問題」來要求同伴走開，當她的訊息被同儕誤解而同儕並未離開時，她會持續相同的訊息，最後打他們。

蘿比七歲大，常常說些她有興趣的陳述——這些陳述連結了看錄影帶與自身社會經驗之間的事件。例如，蘿比說「它很漂亮」，來要求要一個綁頭髮的緞帶；或是「這是一個問題」，來表示她感覺不舒服。

如果理解蘿比訊息意圖的成人及同儕沒有在現場的話，她的語言很容易被誤解。

九歲大的尤金總是不停地說。他重複電視廣告、書本及錄影帶中的片段，與社會情境沒有任何相關，或是他在整個活動中，不停地說他自己的事。其他時間，他的語言用來和他人互動：他可以要求、分享興趣及表達情感。常常，尤金使用相同的片語來自我調整或和他人互動。例如，在整理他的背包準備回家時，他可能說「回家時間到了」（對他自己）；接著，對一個成人說「回家時間到了」，來表現他準備好要離開學校了。

凱特琳六歲大，有兩個常被他人誤解的挑戰行為。她有一種儀式化行為——在鏡子面前扮鬼臉，然後增強成自傷行為。她也凝視成人，並且扮鬼臉，但是每當她的行為被誤解成社會性時，也就是，當成人模仿她時，凱特琳就開始自傷。同樣的，她有背誦喜愛書本內容的儀式化行為。當成人試圖加入凱特琳的背誦行為時，她就尖叫。在這兩種情境中，她的意圖是非互動性的，所以社會性反應反而會造成問題。

要支持兒童達到社會性成功，必須先決定他的口語及非口語行為的意圖與功能。判斷兒童行為的意圖是否為互動或是非互動的，必須聚焦於社會情境，以及兒童非口語行為發生之前、之中及之後的溝通訊息。在以下兩種或更多種特徵出現時，兒童的口語及非口語行為一般被認為是具有社會溝通功能：

- 朝向某人或某物的眼神凝視、身體的方向，以及手勢。
- 與正在進行中的活動相關的行為／訊息。
- 與正在進行中的對話相關的行為／訊息。
- 兒童等待一個反應。
- 在他人對兒童訊息做出反應之後，兒童的回應（例：在訊息被誤解時，持續發出訊息）。

他人決定兒童所發出訊息的溝通意圖及功能的能力，大部分依賴兒童非口語的社會溝通技能。這些核心非口語技能的有無，決定溝通意圖與功能被他人理解的難易度。因此，這些非口語互動技能主要是對他人精確傳達某人的意圖。

建立雙向社會性例行活動

兒童語言習得的研究已經證實，在成人與兒童之間互動的例行性活動的重要性，它是語言與溝通習得的架構（Bruner, 1975; Ratner & Bruner, 1978）。在兒童與成人之間，雙向社會性例行性活動是一種互動的型態，此一型態遵循著邏輯序列，並且有著可以預測的一套溝通交流（Snyder-McLean, Solomonson, McLean, & Sack, 1984）。社會例行性活動包括一組可預測有意義的情境訊息，在成人與兒童之間彼此分享。溝通的訊息可以是口語或非口語的。社會例行性活動非常重要，因為它們讓兒童經由成人的示範進行學習，成人的示範有著高度的組織性、可預測性，且有著社會的顯著性。透過社會例行性的一致性經驗，兒童賦予互動中的語言及溝通行為意義，當兒童理解社會例行性的意義時，他可以預期並添加一種或多種溝通的訊息。一旦兒童能參與例行性活動時，就可擴充社會互動的內涵及彈性。這種持續性的擴充（即：鷹架），在成人與兒童之間有系統地建立有意義的社會性交流。

◉ 基本的社會性例行活動

在設計與執行自閉症兒童的基本社會例行活動時，必須採取一系列的步驟：

- 強調需要共同聚焦與輪流的情境。
- 強調兒童有動機去溝通的情境。
- 在互動與活動中，建立可以預測發生時間的訊息型態（口語或非口語）。

- 組織訊息，讓成人所說或所做能適合於在相同情境中，兒童所說或所做的行為。
- 組織訊息，讓兒童可以將明確的非口語或情境事件與訊息相連結，以便其在特定的情境中，可以預測要說什麼或做什麼。
- 在可預測的時機重複相同的訊息。
- 限制互動機會的數量及變化。

鷹架

社會性例行活動相當有價值，因為提供一個在情境中有系統加入新成分的架構。在社會性例行活動中最關鍵的要素，是進行歷程的延伸。兒童參與的程度，是決定何時延伸社會性例行活動的主要標準。在兒童有興趣且理解社會互動的目的和意義時，通常兒童會參與其中。當兒童不了解在情境中發生的訊息和事件的背後意義時，例行性需要被澄清和／或被單純化。

一旦兒童精熟基本的例行性──意謂著反映出增加參與和自發性行為，可以修正熟悉的訊息，並且加入新的訊息。此鷹架的歷程是將新訊息與熟悉的訊息相連結，並且以有意義的方式建立持續的成功，是主要支持兒童溝通發展的方式。鷹架的方法包括：

- 一旦兒童理解並能使用最初所建立的互動例行性時，在例行性中增加一個新訊息。
- 在互動中，當兒童引發任何有意圖的非口語或口語行為時，增加一個新訊息。
- 一旦兒童理解並能運用最初建立的互動例行性時，修正例行性中熟悉的訊息。

以下的說明呈現各種鷹架的方式。首先，艾迪表現出一個非口語互動例行性；關於貝琪的短文是鷹架遊戲的行為的例子；賴瑞的短文說明一個簡單的口語互動例行性；最後的短文說明如何鷹架對話以協助葛雷特的溝通發展。

艾迪三歲大，喜歡藏在毛毯底下。艾迪的媽媽跟他玩四步驟的躲貓貓遊戲，步驟如下：(1)蓋住他的頭；(2)數到五；(3)拿開毛毯；(4)給他一個親吻。這個方式一直進行到艾迪開始自己蓋上毛毯……接著，他的媽媽把毛毯蓋在他頭上，數到五，提示艾迪拿開毛毯，當他能如此做時，他們互相親吻。很快的，遊戲從艾迪的媽媽把毛毯蓋在艾迪身上，到艾迪把毛毯蓋在媽媽身上，如此交替來回進行。艾迪跟媽媽之間維持這個例行性行為，一旦這個社會性例行活動已經建立，艾迪的媽媽增加另一個要素到遊戲中，親吻不同的臉部部位。他們分享這個交流，直到艾迪逐漸能親吻媽媽的鼻子、頭、耳朵及嘴唇。

五歲的貝琪正在學習模仿遊戲行為。她使用黏土來學習模仿一系列相關的活動，一次一個。首先，按壓黏土，然後用餅乾剪刀，然後滾壓等等。當貝琪精熟一個步驟，她的老師增加第二個，接著第三個。貝琪以有意義的方式模仿所有相關的活動，遊戲變成一個有意義的邏輯序列的模仿行為。這個過程很明顯與教導兒童運用玩具，模仿情境外一系列無關的單一行為有顯著的不同。

四歲的賴瑞和他的媽媽用布偶一起唱歌。當唱完歌時，賴瑞和媽媽使用一組片語，輪流放玩偶到盒子裡。他的媽媽說：「布偶要回家了。」接著她把玩偶放進盒子裡，揮手再見，並且說拜拜。之後，輪到賴瑞。他的媽媽透過手勢提示賴瑞，把另一個玩偶放進盒子裡，說：「玩偶要回家了。」揮手並且說：「拜拜。」接著輪到賴瑞的媽媽做同樣的動作。接下來，她提示賴瑞放玩偶在盒子裡，並且說：「……要回家了。」賴瑞注視她並且說：「玩偶。」接著模仿媽媽揮手說拜拜。之後輪到媽媽做。賴瑞自發性地嘗試放玩偶在盒子裡；他的媽媽在揮手前等待，賴瑞自發地笑著看媽媽，並且說：「玩偶要回家了；拜拜。」一旦這個基本社會性例行活動已經建立，賴瑞的媽媽繼續在每個延伸的玩偶遊戲中，一次增加一個新的語詞，這些語詞也與他們的行為相連結，並且安排在有系統的輪流活動中。

六歲的葛雷特在閱讀時間的分享就是一種和老師一起促進溝通、構成預期性輪流的機會 。他們每一次都會在本子上輪流記錄。葛雷特的老師在第一頁描述紀錄，那葛雷特就在下一頁進行記錄，以此類推。這些綜合和多樣的評論是連結葛雷特的實際語言功能，也是希望能夠針對他的語言能力有新的評論功能。這個過程是與教導孩子如何針對故事書上每一頁的問題回答出期待的答案，這樣的一系列問題相對照。這個技巧幫助被動和依賴線索的孩子，葛雷特從互動的日常例行活動學習到自發與彈性。

均衡直接和協助的互動型態

自閉症兒童的社會及溝通行為的等級，很明顯地根據對不同互動型態的反應有所差異。有兩種主要的成人互動型態曾被研究過：直接指導和協助的。所謂的直接指導型態，與成人和兒童互動的行為取向相連結，而協助型態則與成人和兒童互動的發展取向相關。每一種型態的特徵和優點，條列在表 5.7。無論在使用指導或協助型態時，必須牢記在心，對兒童來說，主要目標是否在於誘發出一種特定的反應，或是促進自發性的社會行為和溝通。

在使用指導方式時，成人控制互動的焦點和方向，並且安排兒童參與進行中的互動。成人的口語互動方式大多為使用提問、指令、評論及口語提示來誘發特定的反應。非口語的手勢或身體提示也能運用來誘發特定的反應。在使用協助方式時，兒童控制互動的焦點和方向，並且被鼓勵要以不同的方式進行互動。成人互動型態主要由對兒童說明對話相關主題為主；評論包括認同或精緻兒童的非口語及口語行為，以及長期保持沉默的時間。

在促進自閉症兒童的社會性參與上，直接指導和協助式兩種方式皆有顯著的效果。直接指導方式增進兒童集中注意力和組織的能力，也增加缺乏模仿技能兒童的社會性反應。協助性方式強烈依賴兒童的能力來協助其參與有意圖的

表 5.7　指導和協助互動型態的比較

指導性互動	
特徵	成人引發互動 成人控制互動 成人安排兒童的反應 成人使用提問、指令及評論 成人提示目標反應
結果	增進兒童的組織性 增進簡單的輪流 增進兒童對成人引發行為的反應
協助性互動	
特徵	兒童引發互動 兒童引導互動的方向 成人使用模仿、精緻化及擴充方式 成人運用暫停時間和對話的空隙
結果	增進雙向互動 增進自發性溝通 增進維持對話的能力

活動，因此，增進有分享性注意力和模仿技能兒童的社會行為。

直接教導和協助性方式也影響有口語能力的自閉症兒童的溝通型態。直接指導方式提升兒童參與包括問答的簡單輪流活動中，也增進他們對成人引發行為做出反應。協助性方式培養兒童自發性溝通和維持更精緻化對話交流的能力。成人用評論和精緻化來支持對話，這些特性比成人透過問題來指導對話的方式（即：使用直接指導方式）鼓勵更多兒童的引發行為。事實上，迫使兒童以特定方式做出反應的直接指導方式，已被證實可以增進模仿的反應（Curcio & Paccia, 1987; Rydell & Mirenda, 1991, 1994）。

以下提供兩種方式的實例。第一個是成人和一個注視兒童遊戲書的兒童對話，示範直接教學方式：

成人：他是誰？（指出來）

兒童：一個男孩。

成人：看，他正在做什麼？

兒童：積木。

成人：說，他正在堆積木。

兒童：他正在堆積木。

成人：什麼顏色？（指出來）

兒童：紅色。

成人：說，紅色的積木。

兒童：紅色的積木。

接下來這個例子，成人和兒童參與相同的活動，但是以一種協助性的方式產生對話：

成人：這是一個男孩，還有……（指出）

兒童：這是一個女孩。

成人：他正在堆積木，還有……（指出）

兒童：一個洋娃娃。

成人：和一個洋娃娃玩。

兒童：一個瓶子。

成人：是的，正在吃東西，很好吃。

兒童：很好吃，很好吃。

成人：（指出）

兒童：積木，1-2-3-4-5。

成人：五塊積木，他正在堆積木。

兒童：堆積木，1-2-3-4-5。

結合直接教導和協助型態

直接教導和協助性互動型態呈現出互動的兩極化，最合理的取向是結合此兩者。此結合取向稱為互動之舞（Quill, 1995a），在選擇何時直接教導和何時採用協助式時，必須基於兒童的非口語和口語行為。有兩個因素幫助決定在兒童身上如何均衡地使用直接教導和協助型態這兩種模式：(1)此時兒童表現的核心社會溝通能力；(2)是否設定的目標是去誘發一個特定的反應，或是協助自發性的溝通。

大多數的自閉症兒童在能夠表現的社會觀察技能及模仿技能的程度上有很大的不同。在社會性互動中，每個兒童在集中注意力、觀察、模仿及／或維持組織上，時時刻刻有所差異。在情境中當時的能力表現會受到以下情況的影響——兒童在鬆散無組織的活動中容易變得挫折、在無法預期的社會性溝通訊息中容易感到困惑、在特別的情境中變得比較不舒服等。其他影響他們維持焦點和組織性的情境因素，包括無法預測的社會情境、困惑的轉換活動、困難的工作、不舒適的感官刺激，以及容易造成害怕或焦慮的情境等。

核心的非口語社會互動技能的出現與否，是決定成人必須採取直接教導或是協助性方式的主要因素。必須決定特殊兒童是否：

- 在當時情境中能表現社會觀察技巧。
- 在當時情境中共同注意力的程度。
- 在當時情境中模仿（行動或字詞）的能力。
- 組織的等級（即：他是否平靜）。

口語指導方式，特別是提問方式，經常被用來當作促進雙向社會互動的一種工具。問題通常用在結束一個互動上，並讓兒童處於一個被動反應者的角色。非口語直接指導取向，當在情境中的兒童表現是無組織的，缺乏共享注意力及／或動作或口語模仿技巧時是有助益的。在互動中的所有其他情境，都是運用協助性取向的機會。當在情境中的兒童是專注的，有共享注意力及／或表現出動作或口語模仿技巧時，協助性取向相當有幫助。其次，要決定是否互動的目標是去誘發一個特定的反應，或是去協助自發性的溝通。在許多社會情境中的目標，是要兒童表現出一個特定的社會行為，如以特別的功能性方式玩玩具，或是玩規則遊戲。有時教學情境中的目標，是要兒童去回答一個特定的問題。當設定的目標是一個特定的反應時，可以運用比較直接教導的方式。在許多社會情境中的目標，是要兒童在一個社會情境下，表現出自發性及創新，提升溝通的主要目標是去促進自發性的溝通。自發性主要在於社會情感的調整和溝通能力，比較可能透過協助性技巧的方式產生。在以下情形中，非口語和口語溝通被認為是自發性的：

- 在沒有任何明顯的情境或社會線索下所產生的訊息（例：沒有線索或提示之下，討論未來的事件）。
- 在沒有任何特定的情境或社會線索下所產生的訊息（例：在沒有明確清楚的線索下，為一個物體或事件命名）。
- 訊息的發生是為了對特定的情境線索做出反應（例：在共享閱讀時間，命名書本中的一幅圖畫）。
- 在對話出現延宕的情況時，所產生的訊息（例：改變主題）。
- 在沒有特定教學提示的情況下，所產生的訊息（Koegel & Koegel, 1995a）。

互動之舞

互動之舞需要理解每個兒童特異的互動型態，以及能彈性化的意願。特別是，成人必須：

- 在成人導向和兒童導向的互動之間保持均衡。
- 對兒童在當下情境中的專注、有目的行為的程度有所反應。
- 修正兒童不成功的引發行為。
- 塑造兒童部分成功的引發行為。
- 模仿和擴充兒童成功的引發行為。

儘管這個互動型態是相當複雜和動態的，成人一般從以下三個選擇中擇一：

- 在當下的互動中給予指令。
- 依循兒童不成功的嘗試，來修正當下互動的方向。
- 依循兒童當下成功的互動方式，透過模仿和鷹架行為強化之。

（要記住，重要的是當兒童從事不適當的非口語或口語行為時，不要依循兒童的引導，要教導有意義的社會和溝通替代行為。）

透過包括非口語和口語互動的面貌來說明這些指引。在第一個互動例子中，一個兒童在他的幼稚園老師旁邊玩沙箱，兒童是非口語的，因此描述的互動完全是非口語的：

兒童：用手指篩過沙子。
成人：身體提示舀取沙子。
兒童：舀沙子裝到水桶裡。
成人：褪除提示，用另一個鏟子模仿兒童的行動。
兒童：舀沙子。
成人：舀沙子並且說：「放進水桶裡。」做多次的重複。
兒童：丟掉鏟子並且輕拍沙子。
成人：輕拍沙子並且說「拍、拍、拍」。
兒童：用手指篩沙子。
成人：再次提示舀沙的動作。

另一個例子說明在對話中的互動之舞。一個六歲大的兒童跟他的老師一起看一本關於兒童遊戲的圖畫書。老師均衡直接提問和協助式評論的方式，並且默默地指出書本中的東西，來提示兒童分享額外的資訊。兒童有口語，因此對話產生以下的情況：

成人：兒童正在做什麼？

兒童：玩。

成人：玩火車。（指出）

兒童：玩洋娃娃。

成人：玩拼圖。（指出）

兒童：玩積木。

成人：玩積木。

兒童：（失去焦點）

成人：看。

兒童：（看圖片）

成人：這是什麼顏色？

兒童：藍色。

成人：這是一塊藍色的積木。（指出）

兒童：一個綠色的積木。

成人：這個積木是紅色的。（指出）

兒童：紅色。

調整互動型態

成功的互動需要持續的、隨時的調整。為了讓兒童了解並且誘發出來自兒童的訊息，成人必須持續調整他們的互動型態。對自閉症兒童來說，成人最大的任務（和成人指導過的同伴），在於調整他們的互動型態來增加並維持社會溝通的交流。Bernard-Opitz（1982）發現，與自閉症兒童熟悉的家長和教學者，比其他和兒童不熟悉的專家在遊戲中能較成功地維持和兒童的互動。一個關於影響正向社會溝通互動的因素分析也顯示出，熟悉的成人持續調整他們對於兒童行為互動型態及反應型態的回應。此修正的輸入包括：語法簡化、重複說幾次，及誇張非口語的提示，以及在兒童當前的環境中指出物體、活動與事件。以此方式修正互動型態，他人可以增進對兒童的理解，以及在社會動態中使用語言及提升參與度。表 5.8 摘要修正雙向互動的步驟，這些步驟在之後章

表 5.8　修正互動型態的步驟

維持密切地趨近兒童
建立共同注意力
簡化語言的複雜性
必要時使用 AAC 支持
使非口語提示更詳盡清楚
給兒童時間去反應
在適當時使用有韻律的語言
對他人扮演一個解說者的角色

節中會有進一步的說明。

維持密切地趨近兒童

最有效的互動發生於當某人接近自閉症兒童時。蹲下或坐在兒童的視線範圍內，自閉症兒童很容易被驚嚇，因此必須慢慢溫柔地接近他們。沉默地觀察他們的行為一段時間，然後再傳達訊息。

建立共同注意力

在可以使用具體參照對象時，要共享注意力是相當容易的。兒童不注意時，最重要要決定的是他是不注意或是不了解在當時發生的事件。在兒童不能理解隱藏在情境中的事件及訊息背後的意義時，訊息必須被澄清及／或簡化。假定兒童在當下情境中可以做到更好，那就幫助他。記住，分享注意力到人、物體或行為比分享注意力到一個空洞的眼神凝視來得更重要。以下列方式建立共同注意力：

- 沉默地指向一個具體的參照對象。
- 拉兒童的手指指向參照物（即：使用生理提示）。
- 在手指上放一個明顯的提示物（例：絲帶）做為指示之用。
- 使用一個可預測的片語來獲得兒童的注意力（例：「（兒童的名字），看這裡」）。

- 溫和地接觸兒童並且等待。

簡化語言的複雜性

成人語言的複雜性必須反映出兒童的理解能力。簡單且與活動相關的語言可減低兒童處理上的負荷，並且協助理解。此外，語言必須與具體的參照物配對，方能提升理解。物體、照片、圖片或是文字資訊，可能協助兒童理解有關過去以及未來的事件。再者，在類似的活動中運用相似的訊息，能增進適當的互動。

成人語言的複雜性已被證實能影響自閉症兒童語言及溝通的表現（Charlop, 1986; Paccia & Curcio, 1982; Quill, 1995a; Rydell & Prizant, 1995）。複雜的語言可能導致仿說及無法反應的行為型態。因此，呈現簡單文法的句子訊息比複雜句子能引出較好的反應。此外，句子完成形式的問句，比問句和是／否的問題，能引導出較好的反應。例如，填空題：「那隻貓在哪兒」，比標準形式的問貓在哪兒，更可能產生正確的反應。簡化語言的方式包括：

- 簡單的句子而非複雜的文法形式。
- 文法正確的片語或句子。
- 具體的語言訊息。
- 語言與正在進行中的活動相關。
- 使用在常見情境中熟悉的片語。
- 與具體參照物配對的訊息。

必要時使用擴大與另類溝通支持

他人的語言系統必須與自閉症兒童使用的語言系統相同。如果兒童使用手勢溝通，其他人必須在互動中盡量突顯非口語的手勢提示；如果兒童使用語言，成人必須使用口語配對多元非口語提示以提升兒童的理解與使用；如果兒童使用手語，他人必須使用完整的溝通系統（即：手勢加口語）；如果兒童使用溝通板或其他輔助溝通設備，他人必須在所有時間中示範溝通系統的使用。

讓非口語提示更清楚

成人的角色是使所有會話的精細要素更加詳盡清楚。會話的非口語要素包括聲調、面部表情、手勢、情感及速度。讓會話的非口語成分更加突顯，以闡明口語訊息，增進自閉症兒童獲得正確意義的可能性。互動的品質可被描述為「一個慢動作的錄影帶」，一些自閉症兒童對戲劇的人物有反應，在誇張的行動下，最能理解社會動態。其他的自閉症兒童，在他人的說話較慢且沉穩並以一種高度可預測的形式呈現時，表現最好。在其他的個案中，訊息呈現的清晰與速度是協助理解的關鍵要素。總之，以慢動作錄影帶方式提供的提示可能包括：

- 慢速度。
- 有韻律的聲調。
- 誇張的面部表情。
- 誇張的手勢。
- 卡通。
- 音效。
- 混合空間及時間的非口語提示。
- 停頓的使用。

給兒童時間反應

自閉症兒童常常無法整合情境、社會提示，及隱藏在口語和非口語訊息背後的意義。溝通夥伴利用在傳遞一個訊息之後的暫停動作，能幫助兒童理解呈現的材料。暫停給兒童時間去組織訊息。在會話中靜默的暫停，對兒童來說，是一個引發交流的機會。此外，一個訊息的多元重複，特別必須用於使用較易懂的話來改寫那些困擾自閉症兒童的話語時。

使用有韻律的語言

有韻律的語言及重複性的互動，能協助許多自閉症兒童參與社會互動。有韻律的語言包括可以運用以下方式的數數、朗誦以及音樂：

- 協助兒童平靜以及重新專注（例：每次兒童表現焦慮時，唱一首熟悉的歌，或是重複一個熟悉的訊息）。
- 提示「非喜好性」活動的長度（例：在兒童刷牙時唱 ABC 歌）。
- 提示轉銜時間（例：數到 10 來顯示兒童必須換好衣服的時間）。
- 加入簡單的社會遊戲（例：呵癢）。
- 成為傳統社會遊戲的一部分（例：Ring Around the Rosie）。
- 增加在遊戲中的參與（例：唱「這是我們堆積木的方式」）。
- 與任何遊戲配對，包括重複性在內（例：躲貓貓配對歌曲：「誰在哪裡？誰在哪裡？我在這裡！」）。

扮演解說者角色來協助同儕互動

同儕關係研究已發現，在自閉症兒童及同儕與成人社會互動的複雜性與頻率方面，有顯著的差異存在（Hauck, Fein, Waterhouse, & Feinstein, 1995; Stone & Caro-Martinez, 1990）。自閉症兒童很少引發行為，他們的互動也比較儀式化。在無結構、自然的情境中，低比例的同儕互動與自發性溝通特別明顯。這些研究推斷，成人互動的可預測性，與同儕不太可能調整他們溝通型態的互動相較之下，更能增進自閉症兒童溝通的有效性。因此，提升同儕關係發展的介入包括：(1)同儕中介程序（即：同儕指導）；以及(2)示範方式（即：在自閉症兒童旁邊如影隨形的示範）。

同儕指導

同儕中介程序已被發現可以增進自閉症及同儕之間的互動（Goldstein & Strain, 1988; Roeyers, 1996）。當同儕修正他們引發、維持及反應自閉症友伴的行為模式時，可以協助同儕互動。同儕指導策略集中於同儕對兒童溝通嘗試的理解、同儕引發及反應兒童行為的能力，以及同儕維持與兒童互動的能力。在嘗試建立互動時，同儕被鼓勵去引發和維持，他們也被教導如何反應可能遭遇的挑戰行為。同儕指導可以在同儕與兒童活動進行之前透過角色扮演的階段完成，或是在同儕兒童活動中透過示範的方式進行。經由同儕指導，已經發現明顯增加自閉症兒童對同儕的反應及互動的持續性，儘管並未增加自閉症兒童的引發行為。「這第一步仍必須由非障礙兒童跨出」（Roeyers, 1996, p. 317）。

透過角色扮演，同儕被教導如何獲得朋友的注意力及維持互動。依據自閉症兒童的特殊需求，同儕練習要做什麼、如何站得靠近自閉症兒童、指出或給／拿東西、拉兒童的手、拍兒童的肩膀，或是給兒童看東西。教同儕如何說話，以集中談論他們自己的活動或是朋友的行動，重複這些語詞、重複他們友伴所說的內容，以及要求澄清等。展示給同儕看當友伴沒有反應時，該如何持續說、如何等待反應，以及如何忽略某些行為。教學的範圍及複雜性，根據所設定的自閉症兒童的社會與溝通目標而定。

在與自閉症兒童的互動中，示範給予同儕更詳盡的支持。示範採行實作或口語提示的方式，在成人扮演一個共同參與者的角色時，實作是最簡單的。如果同儕從自閉症兒童處獲得很少的回饋時，成人必須對同儕的努力提供持續的增強。圖表或是提示卡片可以使用於對同儕的預習、摘要及複習技巧等。最終目標在於提升對所有兒童雙向愉悅與有益的社會溝通互動。

■ 跟自閉症兒童如影隨形

透過示範與提示自閉症兒童，也能協助同儕互動。當對兒童示範時，讓成人的角色明確清楚相當重要。在成人與兒童互動，及成人示範給兒童看之間，必須區分出明顯的差異性。例如，如果成人與自閉症兒童面對面，並且提示兒童給同儕訊息，自閉症兒童通常對成人重複此訊息，而非對同儕。相反的，如果成人站在自閉症兒童後面，使用一個清楚的非口語提示說明「我將要幫助你」，以及口語提示兒童給同儕一個訊息，自閉症兒童比較有可能理解要向誰發出訊息。以下兩個例子說明這個重要的不同點，第二個是協助自閉症兒童與他們同儕互動較有效的方式。

五歲大的雅各正在玩火車，而他的老師坐在他的對面。一個同伴到火車區域玩，同儕拿起火車，雅各大叫。老師說：「雅各說，『這是我的』。」雅各看看老師說：「這是我的。」他的老師指向同儕並且說：「雅各，看。」雅各注視同儕拿著的火車，老師口語提示他：「說，『那是我的』。」雅各看向老師並且說：「那是我的。」這交流過程並未造成同儕還給雅各火車，也並非是支持同儕兒童互動的有效方式。

五歲大的雅各再一次玩火車，他的老師坐在他對面。當同伴來到火車區，並且拿起一台火車時，雅各大叫。老師站起來並且走到雅各身後，他把手放在雅各的肩膀上，並且指向同伴。雅各看向他的同伴，接著老師說：「那是我的。」並且身體提示雅各伸出手，雅各向同儕伸出手並且說：「那是我的。」同儕接著還給雅各火車。再與雅各如影隨形地使用清楚的提示後，老師成功地協助同伴與兒童的互動。

有較好語言能力的自閉症兒童，透過成人使用示範及解釋同儕行為，可以協助他們理解同儕的社會溝通行為，以及擴展他們的溝通形式（Twatchman, 1995）。範例包括：

- 指出同儕的社會行為（例：「瑪麗因為不了解數學問題而困擾」）。
- 提示如何反應同儕的行為（例：「約翰沒有聽到你說的話，你可以再說一次」）。
- 鼓勵角色取替（例：「約翰正在作鬼臉，因為他不喜歡那個」）。
- 認可情緒（例：「你很生氣因為馬特拿走球，告訴馬特……」）。
- 指出同儕的情緒（例：「達比在哭因為他的膝蓋受傷了」）。
- 提示如何反應同儕的情感（例：「麥克很害怕；給他一個小熊玩偶可能讓他感覺好一些」）。

這些社會支持扮演一個在社會溝通互動中，組織及提升理解、責任及參與的工具。透過他人所做的調整，是一種補償自閉症兒童社會與溝通缺陷的自然方式。雖然如此，即使在組織物理環境及調整社會環境的情況下，有一些自閉症兒童仍然需要額外的提示及線索才能獲得社會能力。下一個策略，使用視覺提示教學，符合許多兒童的這些需求。

視覺提示教學

自閉症兒童表現共享注意力、模仿技能、口語理解，及理解社會溝通互動歷程的能力，依據情境與人而各有不同，通常使用結構化支持及社會支持並不足以建立社會技能。結構化支持澄清物理環境，而社會支持將社會互動單純化；此外，兒童仍然被預期能辨認出社會情境中最突出的部分，以及他人語言與非口語訊息的最顯著部分。已知自閉症兒童的學習型態對他們而言，誤解口語及非口語社會訊息是相當普通的。他們常常注意社會環境中無關或不顯著的部分，或是誤解口語訊息的意義。對他們而言，在社會情境中感到困擾及被淹沒是一般的現象。在這些時間裡，他們不能集中或是理解口語及社會訊息，因此許多兒童需要額外的提示及線索。

視覺提示教學是運用視覺線索——物體、照片、線條圖、文字，或是錄影帶——來預習、回顧、提示，以及複習社會期望（Quill, 1997）。以視覺方式呈現的訊息，使社會與語言訊息更加清楚，因此，視覺提示教學是另一個協助自閉症兒童更容易注意、組織及理解社會期望的工具。視覺線索是可以支持兒童去抽取相關語言、社會及情感訊息的具體明確參照物。視覺提示教學的原理、益處及型態，摘要於表 5.9。

視覺提示教學的原理

視覺提示教學補償兒童無法整合社會及語言訊息的現況，它運用兒童處理視覺訊息的長處。與語言或社會材料相較之下，自閉症兒童較能注意、處理及記憶視覺空間的材料（Minshew, Goldstein, Muenz, & Payton, 1992）。自閉症兒童可與一般發展同儕相同的維持注意力於圖像訊息上（Garretson, Fein, & Water-

表 5.9 視覺提示教學

視覺提示教學的原理	提供有形的、具體的訊息 強調相關的社會訊息 提供要做什麼或說什麼的具體提示 減少依賴口語／社會提示 增加獨立性 在兒童需要時給予提示 在兒童精熟時褪除提示
視覺提示教學在何時有益？	兒童被鑑定為視覺學習者 兒童是無組織的 兒童在口語表達上有困難 兒童缺乏共享注意力 兒童缺乏模仿 其他策略都無成效時
使用視覺提示教學來	預備（組織期望） 預習（在社會活動之前先教技能） 提示（在社會活動中提供教學線索） 回顧（在社會活動後透過回顧教導技能）
視覺提示教學的型態包括	作息表 提示卡 社會腳本 社會性故事 錄影帶示範 社會行為的表現 視覺心像 放鬆提示 社會性百科全書

house, 1990），但他們不能為了從短暫的語言與社會線索中獲得意義而轉移注意力。對具象的視覺線索維持注意力，強調相關社會與語言訊息，因此能提升兒童注意及理解社會與語言訊息。因為視覺提示教學提供兒童具體要做什麼或要說什麼的暗示，減少他們依賴口語和社會提示，因此增加獨立性。視覺提示教學也能增加獨立性，因為它提供兒童在必要時能獲得提示，而在精熟時褪除。

有越來越多的研究確認，視覺提示教學在建立社會技能及促進獨立性上扮演一個催化劑的角色（見 Quill, 1998 的整理），建議在使用口語提示成效不彰時可以使用視覺提示。Boucher 和 Lewis（1988）研究在技能獲得上的視覺提示成效，發現口語及示範教學上的困難可以用視覺書面教學的方式來補救。在兒童變得依賴成人提示及線索時，建議視覺提示要有不同的形式。Pierce 和 Schreibman（1994）發現，運用線條圖教學可以增進獨立技能的獲得、維持及類化。社會性故事已經幫助許多有語言與閱讀能力的兒童理解社會情境（Gray, 1993, 1995; Gray & Garand, 1993），錄影帶示範也以一種高度提升動機的方式來使用，以建立模仿技能和溝通技能（Quill & Shea, 1999）、單獨遊戲（Schwandt, Keene, & Larsson, 1998），以及在社區中的社會技能（Whalen & Schreibman, 1998）。此外，在一些社會情境中使用視覺提示來預備、預習、提示及回顧社會期望，是一個減低某些兒童焦慮或問題行為的選擇。在這些情境中，兒童對於口語或身體提示較無法反應，具體有形的視覺線索——可以單獨使用或與其他提示合併——透過間接的方式來澄清，與成人提供直接提示相反。一旦兒童在特別的社會情境中感覺到能獨立並且舒適，他自然就忽視這些視覺提示。

視覺提示在何時有益

無論何時，兒童表現無組織、對社會提示無反應時，可以考慮使用視覺提示教學。對缺乏分享注意力及模仿等核心技能，以及對社會提示無法做出反應的兒童，這也被認為是一個好的策略。視覺提示教學對高級認知發展的兒童有所助益。在前象徵發展階段的兒童一般需要使用物體線索。對於使用視覺線索來說，兒童需要有基本的象徵理解的能力。例如，一個對書本或是電腦有興趣的兒童，比起一個對任何圖像形式沒有表現任何興趣，或是沒有任何理解能力的兒童，更有可能學習到照片或是線條圖訊息的意義。一個會配對或是分配照片或是圖畫的兒童，比一個無法理解圖像訊息的兒童，更能夠從圖片或是線條圖教學中獲益。這些已知的基本要求，可能對一些前象徵發展階段的兒童不太適合。使用錄影帶示範，對任何在錄影帶或是電視表示興趣的兒童來說，是有幫助的（Quill & Shea, 1999）。

無論何時，當兒童表現無法對口語教學做出反應時，視覺提示可能有用。視覺材料呈現的內容及複雜性，必須與兒童的口語理解能力相當。同樣的，需要使用書寫語言教學的策略，僅能被使用於對書寫語言有興趣或是能理解的兒童身上。當策略伴隨視覺提示時，兒童比較容易從口語訊息中抽取意義。

視覺提示教學的運用

視覺提示教學可以運用的四個方式：(1)透過清楚題綱期望的方式，讓兒童對活動做好準備；(2)在一個社會活動之前，先預習和教導技能；(3)在教學中提供提示；(4)在活動完成之後複習一個社會情況。

預備

視覺提示可以概要提出和組織預期。每日作息表、活動序列顯示，以及工作期望的列表（見下頁視覺提示教學的型態），闡明期望及減少自閉症兒童做社會判斷，或是去採用社會線索的需求。除了這個引導之外，許多其他優良的資源描述運用視覺提示來組織社會情境。見 Dalrymple（1995）、Hodgdon（1995）、Janzen（1996）、McClannahan 和 Krantz（1999），以及 Schopler 等人（1995）有更多的訊息。

預習

大多數的視覺提示可用來當作兒童在進入一個社會情境之前的教學工具。社會腳本、社會故事、錄影帶示範、會話書、社會性百科全書、社會行為表現、視覺心像，以及放鬆技巧（見下頁視覺提示教學的型態），提供一個學習關於社會情境相關面貌的機會，並透過預習以及在情境之前的練習來獲得社會與溝通技能。已知社會情境通常困擾著自閉症兒童，提供預習的策略通常比在情境中執行的策略較易獲得成功。

提示

有一些視覺提示策略合併那些在社會情境中，可以被運用做為視覺教學提示的細目。視覺提示可以由成人或是兒童便於取得做為暗示的方式來呈現。在社會情境中，這些非口語提示相當具有價值，對許多類化有困難的兒童來說，通常情境化提示比預習策略更容易獲得成功。

回顧

所有視覺提示提供兒童在活動完成之後回顧社會期望的機會，這些具體有形的線索提供訊息的澄清與重複。這點對於增強想要的社會行為特別重要，回顧選擇出不適當的社會行為，教導替代的行為。

在運用視覺提示教學時，一般建議盡可能大量用於預備、預習、提示，以及回顧社會期望上。

視覺提示教學的型態

表 5.9 概要說明視覺提示教學的九種型態。以下繼續探索如何使用這九種策略以提升對社會預期的理解。九種技巧中的每一種都藉由一個六歲大兒童比利的短文來說明。

作息表

視覺作息表的主要功用是說明社會事件的順序，作息表詳細說明要去哪裡、接下來做什麼，以及做多久，一般以直線的順序來呈現。視覺作息表可以用照片、圖畫、線條圖，或是文字的方式製作而成。一些作息表甚至可以用具體的物品來製作。作息表在單獨和社會活動中，可以詳細說明即將要做的事，並能增進獨立性。作息表範本包括：

- 每日作息表（即：每天活動的順序）。
- 轉換物品（即：用與活動相關的特定物體來為將去哪裡做準備）。
- 遊戲作息表（即：遊戲活動的順序）。
- 活動清單（即：遊戲或活動每個步驟的順序）。
- 團體討論的概要。

• 時間板（即：以序列或是拼圖方式來做時間的視覺呈現）。

比利的作息表範例：比利在新情境中從作息表方式中獲益。他的父母發現，時間板對他來說是一個說明時間特別有用的方式。因為比利喜歡字母，他的時間板由一張有他名字的字母黏在魔鬼氈上的卡片所組成。當時間過去，另一個字母黏在卡片上。當他的名字完成時，就是該離開的時候了。

提示卡

提示卡的主要功能是提醒兒童該做什麼。提示卡能包含一個或多個訊息，代替口語或其他社會提示。它們靜靜地重新喚回兒童的注意力，比起其他方式的提示較少干擾性，提示卡在兒童無組織和／或焦慮的情境中時特別有用（在先前有關結構化支持的章節中提供不同的例子）。一些額外呈現提示卡的方式包括以下幾種：

• 卡片以線條圖或文字方式呈現單一訊息。
• 可以擦拭的白板。
• 由成人製作包括關鍵指引的腕套（鑰匙圈）。
• 暗示清單。
• 社會規則的索引卡（例：分享、輪流、等待）。

比利的提示卡範例：比利在一年級的教室裡有一個自己的輔導老師，他通常用提示卡來提示比利。例如，在團體討論中，輔導老師在一個可以擦拭的白板上寫出關鍵字詞來視覺提醒比利，當給予這些靜態的提示時，比利在團體活動中比較能注意。另一個運用於比利的提示卡，是在教室的門上有一個停止和去做的記號，在使用提示卡之前，比利常常會跑出教室去看在走廊的櫃子；之後比利被教導何時他可以離開教室（即：當記號表示去做時），以及何時他不能（即：當記號表示停止時）。此外，停止和去做的記號也被用於整個教室中，以說明他可以做哪些活動，或是不能做哪些活動。

社會腳本

社會腳本的主要功能是闡明在社會情境的選擇。社會腳本把在一個社會情境中可以做什麼的兩種或更多種選擇呈現給兒童看，透過提供有限的選擇，將開放的社會情境單純化。如同作息表，社會腳本可以用照片、圖畫、線條圖，或是文字的方式製作。然而，與作息表不同的是，社會腳本提供較多的彈性，而社會腳本所描述的訊息也非以直線序列方式來呈現。是由左到右方式呈現、數字清單，以及概要等，通常提示兒童活動的順序。社會腳本通常以主觀的方式呈現，範例包括：

- 不同的單獨或社會遊戲選擇的圓形轉盤。
- 遊戲腳本，也就是在開放活動中的視覺化遊戲選擇，可以用圓形轉盤或是透過鑰匙環串起一些個別卡片的方式來呈現。
- 以隨機順序組成的活動檢核表。
- 關於一個即將發生事件的故事，其中包括要做什麼的選擇。

比利的社會腳本範例：運用遊戲腳本協助比利延伸玩黏土及辦家家酒角落等開放性活動中的遊戲技能形式。一組呈現可以有不同選擇的卡片用鑰匙圈的方式組織起來。例如玩黏土腳本，包括八張說明使用滾筒和餅乾模型的卡片，以及做餅乾球、點心、薑餅屋等等。他回顧這些選擇，練習每一個遊戲大概過程，然後在遊戲時間使用社會腳本。當比利拿到棒子的時候，比利的同儕使用腳本來提示他。

社會性故事

社會性故事是一些闡明特別社會情境中期望的簡短故事。社會性故事的主要功能是教導社會的觀點取替故事，包括描述、指示，以及說明觀點的訊息。

他們描述在社會情境中發生什麼，以及為何發生，指出情境中的相關特徵，列出想要的社會行為，以及說明在目標情境中他人的反應（Gray, 1995）。訊息的複雜性必須與兒童的語言理解能力相符；對於不能閱讀的兒童，可用錄音和／或包括解說的方式。

> 比利的社會性故事範例：在團體活動中，比利已經習得舉手發言，但在當他沒有得到發言權時，他變得非常不安。激動和口語的衝突常常發生，老師為比利做了一本簡短、簡單的關於情緒的故事書。每天預習並在每次他變得不安之後回顧這本書。比利的老師在團體中運用和故事裡相同的字詞來口語提醒比利，漸漸的，當比利不安激動時，比利運用故事裡的字詞來調整自己。他學習到說：「有時會輪到我，有時不會輪到我，我可以保持平靜。」

● 錄影帶示範

錄影帶示範的主要功能是教導特定的社會和溝通技能，兒童學習如何做—看—聽—說（見第四章的架構）。錄影帶也可以發展成強調特別的社會提示以及特定的社會與溝通行為，如同錄影帶教學提供兒童以重複且相同的正確方式來複習自然的社會事件，這對兒童來說是預習和回顧社會事件的最簡單方式。錄影帶教學可以用來伴隨其他的視覺策略，錄影帶示範可以無限制地應用，以下有一些範例：

- 教導動作模仿（例：兒童注視其他兒童做音樂或是其他運動類的活動）。
- 教導單獨遊戲（例：兒童注視同儕從事特定的單獨遊戲序列）。
- 教導社會遊戲（例：在特定活動中，兒童注視同儕進行輪流）。
- 教導社區期望（例：兒童注視同儕去看牙醫）。
- 教導挑戰行為的替代（例：兒童注視自己從事適當的行為）。
- 教導特定的溝通訊息（例：兒童注視其他人在不同情境中表達一個訊

息）。

- 教導交談技能（例：兒童注視同齡同儕從事簡單會話的錄影帶）。

錄影帶示範可被特別運用於社會和溝通技能教學。要發展社會技能或溝通技能教學的錄影帶，必須：

1. 找出社會情境。
2. 找出目標社會行為或是溝通訊息。
3. 將熟悉成人或是同儕從事目標行為或運用溝通訊息的表現錄影下來。
4. 將社會提示、目標社會行為，或是溝通訊息，在錄影帶中以最顯著的方式呈現。
5. 在錄影帶中限制口語訊息的數量。

在運用錄影帶示範教學時，有以下幾個基本想法必須銘記在心：

- 在兒童每日生活中展示錄影帶（或是只要兒童有興趣就放映）。
- 在適當時，於實際活動之前預習錄影帶。
- 用附加的視覺線索（例：作息表、提示卡、社會腳本）配合錄影帶示範。
- 在自然社會情境中，使用額外的視覺線索當成教學提示。
- 評量技能的獲得。
- 在必要時透過錄影帶及其他視覺線索的運用，持續練習目標社會技能。
- 逐漸褪除錄影帶預習的頻率，直到技能精熟為止。

教導比利適當社會行為的錄影帶示範範例：比利不喜歡去看牙醫。當接近牙醫診所時，他開始尖叫放聲大哭。他的反應如此極端，以致必須有兩個成人架著他才能完成例行的牙齒檢查。他不願意任何人觸碰他的牙齒，他也把牙醫和牙痛連結在一起。為比利製作一個看牙醫的錄影帶，錄影帶內容包括比利的妹妹去看牙醫做牙齒檢查，此外，牙醫診所裡放著比利最愛的音樂以及電影。牙醫慢慢檢查比利妹妹的牙齒，並且給妹妹口香糖。她保持平靜，並且在離開牙醫診所之後，獲得比利最喜歡的對待方式。一個活動作息表配合錄影帶。比利每天看錄影帶持續兩週。然後，他帶著活動作息表和錄影帶到牙醫診所，每一次看牙醫對他來說，變得更容易了。

教導比利特定溝通技能的錄影帶示範範例：同學從比利的桌上拿走東西時，他會非常不高興。比利在保護他的所有物上極端警醒，因此在作業上分心。當同伴要求拿走某些東西時，比利通常會尖叫。提示他以另外溝通方式的努力並未成功，直到他的母親嘗試錄影帶示範。在錄影帶中，他的同學扮演當同伴想要拿走東西時，關於說「不，它們是我的」的不同場景。錄影帶由六個朋友和十個不同的情境組成。比利喜歡在家裡看錄影帶，並且在兩天之內在教室裡完全正確地使用這些訊息。

社會行為的表現

大多數教室中展示教室規則的表單是概要說明向兒童溝通期望時，老師認為重要的社會期望。社會行為表現也類似。社會行為表現的主要功能在於闡明規則及想要獲得的社會行為。以視覺的方式展示規則，以確保成人能清楚看見並且一致執行。展示也能重新調整兒童的注意力，並且在兒童表現不想要的行為時，提供一個簡明及簡單的提示。展示可以描述一個或是更多的原則，它們也可以用圖畫、線條圖，和／或文字的方式呈現，它們可以單獨或是合併其他非嫌惡行為管理的程序來運用。社會行為表現必須：

- 清晰詳細地說明想要的行為。
- 以正面的語詞陳述規則。
- 以具體可以觀察的語詞陳述規則。

- 以清楚簡明的語詞來陳述規則。

比利社會行為表現的範例：比利無法和同儕分享玩具，在社會遊戲活動時，常發生大叫和搶奪玩具的事情。因此為比利製作一個列出兩條規則的線條圖和文字展示：輕聲細語，以及跟朋友玩。比利每天複習這些規則，並且和成人練習分享。這個規則現在在遊戲區展示，成人和同儕常常用來提醒比利。

視覺心像

視覺心像技巧的主要功能，是教導自我控制策略。視覺心像集中於已知會觸發問題行為的壓力事件，並且以學習另一種自我控制策略的方式來支持兒童。Groden 和 LeVasseur（1995）運用透過以視覺呈現事件的方式重複練習想要的社會行為來發展一個心像程序。以圖片順序配合簡單口語腳本的方式，來描述有壓力的情境場景。此情景決定想要的行為及正向的結果。每一天在不同的時間跟兒童複習這些場景和腳本。一旦兒童表現出熟悉這些場景，在實際有壓力的情境之前、之中，或是之後重演這些場景，目標是透過運用視覺和口語心像當作線索，讓兒童在自然情境中表現出想要的行為。

比利視覺心像程序的範例：比利很難安坐在校車上。老師認為困難處在於校車的噪音觸發比利的情緒，繼而發展出描述有壓力事件，以及該做什麼的五張圖片場景：(1)比利上校車；(2)比利坐在校車上；(3)兒童大聲聊天及大笑；(4)比利戴上他的隨身聽聽音樂；(5)比利下校車，並且得到媽媽的擁抱。在其他大聲的情境中，比利練習戴上他的耳機，每天安靜地複習數次這個圖片場景。在上校車之前和之後也練習。漸漸的，比利在校車上的挑戰行為被他的自我控制策略——聽音樂替代。

放鬆提示

放鬆提示可以是任何形式的視覺提示，用來提示兒童放鬆。放鬆提示在兒童表現出有壓力時，是一個非口語提示兒童的有效工具，這些提示也是一個非口語提示從事儀式化行為兒童的有效方式。提示可以是物體、圖片、線條圖，或是文字，用來呈現一個放鬆的地方、物體、活動或是步驟。教室裡一個特定的區域、一個裝「擔心玩具」（fidget toys）的盒子、一個有關活動選擇的展示，或是一個放鬆檢核表，都是放鬆提示的例子。這些訊息可以用提示卡或是社會腳本的方式來呈現。放鬆提示可以視覺地提醒兒童：

- 到特定的地方休息一下。
- 使用一個特別的物體來放鬆。
- 選擇一個特定的活動來放鬆。
- 使用一個特別的放鬆步驟。

比利放鬆步驟的範例：比利常常從事非溝通性的延宕仿說。他重複一部喜歡電影的場景。在有壓力的情境中，這個情況有增加的趨勢。現在以兩種方式提醒比利放鬆。首先，在教室裡閱讀角的搖椅以及在他的房間兩個被認為是可以放鬆的地點，可以使用搖椅圖片提示比利去該區休息。逐漸地，比利學會拿圖卡給大人要求休息。其次，也教導比利一系列的放鬆技巧（Groden, Cautela, & Groden, 1989），包括深呼吸及數數。這個放鬆的做法以可攜帶的圖片來呈現，圖片可以隨身帶著到任何地方。

社會性百科全書

對於認知與語言更佳的兒童，社會性理解可以個別化的社會性百科全書來加以提升。社會性百科全書是兒童生活以及個人經驗的社會地圖，將生活分門別類以促進社會性理解。社會性百科全書的觀念來自於 Grandin（1995a），她認為要以邏輯（而不是情緒）來對自閉症兒童解釋社會性意義。他人的感受與行為需要在兒童自己的經驗中的脈胳中加以組織。所有的解釋都需要以知覺的、具體的、可觀察的方式來進行。此種的社會理解的取向可以彌補兒童對他人心理狀態的社會性誤解。因此，雖然社會性百科全書可用多種的方式來組織，但需要將訊息以分類的方式加以組織，以協助兒童看出相關社會性事件的相同之處。與其他視覺提示教學不同之處，社會性百科全書支持社會性概念的類化。圖 5.1 顯示組織社會性百科全書的各種方式。例如，兒童與兩個朋友製作一張所喜愛電視節目的清單，每個人寫下他們喜歡這些節目的點及原因的訊息。自閉症兒童可以回顧他朋友的興趣，並以此為聊天的話題。這也可以幫助兒童看到彼此興趣的異同。

比利社會性百科全書的範例：比利的經驗與感受的訊息每天都會加以記錄，這包括他每天的活動清單與其感受。例如，音樂＝快樂，數學＝生氣，消防演習＝害怕，閱讀＝快樂。他的百科全書也包括一組與每個情緒有關的簡短故事，上面有情緒與各種情境關聯的本人照片。比利有快樂的故事、生病的故事、生氣的故事、害怕的故事，這些故事幫忙比利將他自己的行為與情緒詞彙的意義關聯在一起。比利的社會性百科全書的第二個用途是用來擴充他的交談技巧。比利與兩個朋友每星期參加一個社會技巧團體。治療師採用 Freeman 和 Dake（1996）書上的練習，教導「我」的語言。並將討論加以組織安排，以強調兒童喜歡與不喜歡的事物。例如每個兒童製作一份他們喜愛的電視節目、玩具與活動的清單。藉由閱讀這份清單，比利確實可以看到彼此之間的異同。這份清單稍後被用來幫助比利與同儕聊他們有興趣的話題。

將組織和社會性支持與視覺提示的教學結合起來，可以提升社會性理解與技巧的發展。下一節描述使用 AAC 支持來提升溝通的類似策略。

I. 經驗日誌
  A. 六個分辨個人經驗的領域
    當我在轉換時感生氣
    當我做了讓別人生氣的事
    當別人做了會讓我生氣的事
    當我說了某些會讓別人生氣的話
    當別人說了一些讓我生氣的話
    當我不知道怎麼說或怎麼做
  B. 提供問題社會情境的文件
    這個情況（社會情境）
    這個問題（怎麼發生的）
    了解問題（為什麼）
    這個解決方法（下一次該怎麼做）
II. 感受日誌
  A. 分類我們經驗中的感受
    情境
    真實感受（觀察描述出我怎麼說的）
    色彩代碼情緒
  B. 分類別人經驗中的感受
    情境
    真實感受（觀察描述出別人怎麼做或說）
    色彩代碼情緒
III. 社會地圖
  A. 想像相似問題的關係

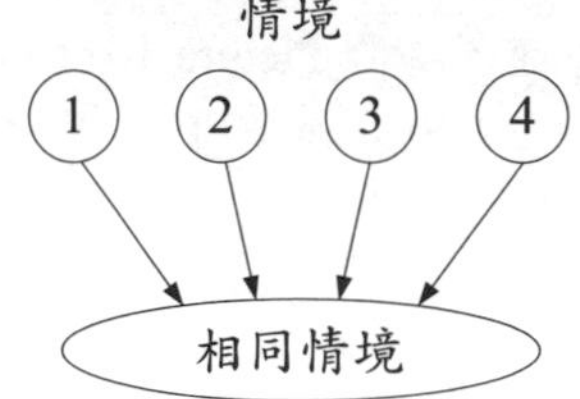

  B. 想像相似問題社會概念的關係（例：友誼、耐心）透過兒童個人經驗的描述（即：語言地圖）

圖 5.1　社會性百科全書

擴大和替代溝通支持

擴大和替代溝通（augmentative and alternative communication, AAC）是其他支持兒童在社會溝通互動上的說話方式上的另一種語言模式。擴大（augmentative）偏向促進說話的過程，替代（alternative）則是提供說話替代品的過程（Glennen & DeCosta, 1997）。擴大溝通系統被創造來擴展兒童在說話上的溝通能力，而替代系統則是為了在說話受限制或沒有口語的兒童。因此，AAC建立了有口語或沒口語兒童的說話技巧。

對於兒童來說，AAC可支持的範圍廣泛且多元，所以個別特殊的支持工具和相關專業人員和父母經評鑑後所選出 AAC 項目是必要的重點。一旦決定最適合的選擇，團隊就需要為了多元功能性溝通發展計畫，設立鼓勵兒童自發使用系統的情境。在決定任何合適的溝通系統中，需要測驗出某些標準，包含兒童的年齡、溝通動機、學習模式、認知能力、動作能力、讀寫能力、溝通需求、行為和父母期望。AAC支持的用途和型態摘要在表 5.10，接下來會有更詳細的說明。

表 5.10　AAC 支持

AAC 適合哪些兒童	AAC 支持的型態
沒有口語	圖片兌換溝通系統（Picture Exchange Communication System, PECS; Frost & Bondy, 1994）
缺乏語言模仿的技巧	手語
需要依賴語言提示來進行溝通	互動式溝通板
在自發性開啟溝通上有困難	溝通提示卡
在具有壓力的情境下會溝通困難	會話書
	聲音輸出溝通輔具

擴大和替代溝通支持的原理

AAC支持的使用是為了無口語兒童，這是一個明顯的原理。在缺乏一般溝通的方式下，不會說話的兒童時常求助非一般溝通方式，且在在表達他們的需求和感受上有著挑戰行為。為了他們，AAC系統最初用意放在與他人的社會溝通互動。每個人在有兒童的環境中有責任示範如何使用 AAC 系統，兒童透過其他成人和同儕使用 AAC 系統來學習溝通。同樣重要的是在每個社會脈絡中對溝通有著清楚的期待。假如兒童不只使用一個系統，例如同時使用手語和溝通板，則需要決定使用在什麼訊息、什麼情境和為了什麼目標。舉例來說，有一個兒童在吃飯時間會使用溝通板，而在桌上活動時間在活動遊戲的情境中則使用手語。但是兒童只使用一種象徵方法來傳遞單一訊息，例如，假如兒童使用自我寫下的符號和圖畫符號來溝通，他就不需要寫下「喝」同時也指出在溝通板上「喝」的圖案。我們對於使用多元溝通模式的期待，對於只是要傳遞單一訊息的兒童來說是不必要的負擔，且對自閉症兒童來說也容易感到混亂。因此，根據兒童在不同情境的功能性溝通需求，我們需要持續的評估和適合兒童的 AAC 系統（另見第四章回顧對非口語兒童選擇替代和溝通系統的標準）。

將 AAC 支持運用於有口語自閉症兒童身上，也有幾個強烈的背景因素。首先，兒童必須表現無法自發性地引發行為，也無法把心中想表達的事自發性地說出來（Boucher, 1981）。在社會互動中，當無法回應相關的事件來說明時，他們常常使用重複及儀式化的語言。AAC支持是一個提醒兒童要說什麼，及延展他們溝通技能型態的具體工具。AAC系統也可以考慮應用於任何有口語，但口語表現屬於較低自發性引發等級，以及依賴口語或非口語社會提示來溝通的兒童。其次，AAC 支持的具象化本質，幫助自閉症兒童理解溝通的意義及目的。研究顯示在口語表現高度非溝通性時，AAC 支持能建立基本的溝通功能（即：要求、反駁）（Reichle & Wacker, 1993）。第三，研究顯示AAC支持延伸社會溝通功能（Quill, 1997）。當使用 AAC 支持當作修補提示時，在幼兒的團體中，開始出現關於感覺的表達及評論兩種行為。因此，擴大溝通支持對許多有語言的自閉症兒童來說，是協助自發性、功能性溝通的重要工具。當兒童變成一個較有效的溝通者時，最終目標在褪除使用 AAC 系統。

在有口語和無口語兒童身上運用 AAC 支持有多元效益，它們可以：

- 賦予兒童能力去參與溝通互動。
- 闡明口語的意義。
- 提供一個溝通的工具。
- 延伸溝通功能的範圍。
- 提供一個關於要說什麼（有口語的兒童）的修補提示。
- 減低依賴口語提示（有口語的兒童）。
- 增進自發性。

擴大及另類溝通支持的型態

自閉症兒童的 AAC 支持有各種不同型態，包括 AAC 的傳統形式及創新科技來提升功能性的溝通。本節僅回顧在自閉症兒童介入過程中，最常使用的 AAC 支持的型態：

- 圖片兌換溝通系統（PECS; Frost & Bondy, 1994）。
- 手語。
- 互動式溝通板。
- 溝通提示卡。
- 會話書。
- 聲音輸出溝通輔具。

圖片兌換溝通系統（PECS）

PECS 被發展成一套程序，來針對無口語自閉症兒童發展出自發性溝通。PECS 的主要功能是教導兒童：溝通是一個交流的過程，特別是教導兒童透過傳遞圖片訊息來表現出自發性的引發行為。方案由兒童有高度動機的玩具、食物及活動開始建立要求，繼之延伸到標記行為。Bondy 和 Frost（1994）報告，當 PECS 使用在八十五個無口語學前自閉症兒童身上時有顯著的結果，在這個研究中，經過六個月的訓練期之後，95% 的兒童習得使用圖片表徵來溝通，有 76% 的兒童使用結合口語和圖片表徵來做出請求以及標記東西。因此，PECS 在大部分的年幼兒童研究中扮演一個工具的角色，來教導溝通歷程及協助語言的出現。

其他研究也證實，使用這個程序來鼓勵有口語兒童的自發性引發行為的重要性（Quill, 1994, 1997）。依賴仿說及缺乏功能性溝通的兒童，透過使用PECS來教導溝通技能。PECS 被認為是一個有效教導非口語的方式，在傳達訊息之前，先獲得聽者的注意力。此外，透過 PECS 方案，增加雙向的眼神注視及溝通手勢。一旦兒童精熟這些技能，就可以褪除 PECS 系統。

執行 PECS 系統的四個基本步驟如下：

1. 教導交流的基本過程。不使用口語提示，取而代之的是兩個成人一個用身體協助兒童，另一個接受訊息。
2. 系統化地延長兒童要到某人處以傳達訊息的距離。
3. 系統化地延長兒童為傳達一個訊息，必須持續獲得某人注意力的時間。
4. 系統化地教導區別兩種或多種視覺表徵，以延伸單一字詞的功能性詞彙。

在兒童已經精熟這些早期的片語之後，PECS 訓練包括在不同情境中延伸詞彙和句子結構，以建立要求及標記的步驟（Frost & Bondy, 1994）。PECS 系統的早期片語也可以運用在擴展額外的溝通功能上。如前所述，在擴展句子結構之前，兒童必須了解單一字詞（即：表徵）的最大功能以傳達最大的溝通功能（即：要求、反駁、評論、感覺、利社會溝通）（Quill, 1998）。PECS 在教導有口語和無口語兒童從許多其他的社會功能中，給成人一個符號表徵，來要求休息、表示挫折、害怕（例：「太大聲」的記號）、問問題及說謝謝等有所幫助（Quill, 1998）。PECS 對無口語兒童的一些益處，在以下例子中說明：

潔西，無口語，表現許多挑戰行為。當介入集中在他的手語使用時，他很少成功。在六歲時，他的溝通由兩種記號組成：「更多」和「吃」。找出潔西有優秀的配對技能，因此介紹 PECS 方案給他。在使用 PECS 之後的三個月，他的詞彙增加到五十個字詞。潔西能夠傳達八種溝通功能：要求食物、要求協助，以及要求最喜歡的活動，和指出做完了、不、是、需要休息，以及感覺瘋狂生氣的。當潔西的溝通增加，他的挑戰行為就減少了。

手語

有兩種不同的手語系統：美國手語（American Sign Language, ASL）及Signed Exact English（SEE）。ASL 是一種完全的語言系統，有自成一格的語音、語形、語意及語法。ASL 主要是聾人所使用的語言系統，與 SEE 明顯有別。SEE 是一種符合口語及書寫語言文法結構的系統。

無口語自閉症兒童的手語在 1980 年代初期即受到研究界的注意（Konstantareas, Webster, & Oxman, 1980; Layton, 1987, 1988）。這些研究報導一些兒童被教育而獲得手語，但是隨後的報告顯示，即使在密集的手語訓練之後，大部分的兒童僅獲得功能性手語的小部分功能（Layton, 1987, 1988）。儘管缺乏關於自閉症兒童ASL和SEE手語成效的比較研究，SEE因為符合口語的型態，因此獲得普遍使用（Layton, 1987）。

整體溝通策略——亦即經由他人結合口語和手語的使用——為兒童示範兩種形式的相同語言結構。無口語兒童使用手語必須在所有情境中接觸到整體溝通，這需要從家庭到學校社區的密切配合實行。

整體溝通對一些有口語自閉症兒童來說，也可以是一個有效的AAC支持。手語扮演一個視覺參照的角色，來突顯字詞意義及提升語言理解；它們也能增進社會性注意力，並且在社會情境中扮演一個提示的功能。手語提示可以透過提醒兒童去說什麼，來延伸表達性溝通。已知目的是自發性溝通，系統化地褪除口語和手語提示是相當重要的。執行一個手語系統的五個基本步驟是：

1. 在選擇早期詞彙時，考慮手語位置及動作的複雜性：不動的手語（例：

吃、更多）比移動的手語及／或需要兩隻手做不同動作的手語（例：跳、做）容易。

2. 在使用整體溝通時，透過利用慢動作和誇張的姿勢，以及保持姿勢久一點來誇大手語。
3. 如果兒童無法模仿動作，可用身體提示兒童去比手語；需要兩個成人來完成，一個用身體協助兒童，一個接受訊息。系統化褪除身體的協助。
4. 避免使用整體溝通提示來引發要求行為，這通常會引導出模仿的手勢。
5. 記得目的是自發性的溝通。

以下的說明顯示兒童如何使用手語：

堤芬妮六歲，有好的社會性注意力及動作模仿技能。她的家人覺得使用手語比其他的 AAC 系統好。經由在學校和家庭接觸到整體溝通，堤芬妮的溝通逐漸由模仿式手語到產生手語片語。堤芬妮已經成功地獲得一系列修正的手語，來自發性地傳達許多溝通功能。

互動式溝通板

互動式溝通板包含視覺表徵——圖片、線條圖，或書寫文字，透過主題來組織。溝通板也可依據不同的活動和環境，以不同的大小和形式來製作。它們可以結合成為可以攜帶式的系統，或是經過組織，讓溝通板適用於單一場地。在選擇互動式溝通板當作 AAC 系統時，必須注意的是，在所有時間由成人和同儕示範溝通系統的使用（見 Beukelman & Mirenda, 1998，有關設計溝通板的詳細資訊；Goosens', Crain, & Elder, 1992，有關使用 AAC 系統來進行互動溝通時，如何規劃環境的詳細訊息）。互動式溝通板的範例包括：

- 一個環串起的多張單一卡片。
- 有各種訊息的皮夾。
- 有各種訊息的單板。

• 活頁夾、書或由不同主題構成的折疊式書本。

溝通板必須是可攜帶、耐用且可常常取用的。行走中的兒童在所有時間裡，必須有便於攜帶及容易運用的溝通板。它們可以別在衣服上、放在口袋裡，或是別在肩膀皮帶上。

溝通系統的目的在於提升自發性、功能性的溝通。如果板子受限太多，兒童無法有效溝通他們的需求範圍及想法。選擇符號表徵及溝通板，必須符合簡潔和可以理解兩點原則。

符號表徵的選擇和組織可以提升動機、功能性溝通。溝通板一般透過主題（即：情境或是活動）來製作。選擇的詞彙必須能在特別的情境中提供最簡單的要求與評論。運用此方式，兒童和他人可以使用溝通板來互動。被選定的詞彙由左到右組織而成，以便兒童和他人能以人物—動詞—描述—名詞的形式，來產生一個片語或句子。代名詞和人物在左欄，動詞在次欄等等。各種詞彙，如是或否，以及符號來表示片語，如「它不在我的板子上」，被放在最右邊的欄中，在板上的字詞數與日俱增，但是這個基本的形式從一開始即被使用。在本章附錄 A 的圖 6 中有溝通板的範例。

溝通板可以被運用於理解如何獲得他人注意力來傳達訊息，以及能表現出對符號意義的理解，無論是圖片、線條圖、字母或是文字的無口語兒童身上。互動式溝通板的使用也是用來擴展一些有口語兒童形式有效的 AAC 支持，同時也是可以提示兒童要說什麼的視覺符號。Vicker（1991）報告線條圖溝通板擴展學齡前剛浮現語言的兒童的自發性溝通頻率；Quill（1997）發現在十個能使用溝通板的學齡前兒童，減少仿說，並且增加自發性評論行為。溝通板也被用於不一致口語模仿的口語兒童，或是依賴口語提示和缺乏自發性溝通的兒童身上。在使用溝通板時，有五個基本步驟：

1. 在談話時，經由觸碰板子上關鍵字詞的方式和兒童互動，如果兒童不能注意板子，使用手指點碰板子的方式。
2. 在引發兒童溝通時，限制口語提示。

3. 如果無法分享注意力時，鼓勵兒童拉你的手，並且點指。
4. 經由模仿和擴展兒童的訊息來認可兒童的溝通嘗試。例如，當兒童指向泡泡的符號，成人說出（並且指向）「泡泡，吹泡泡」，強調板子上的泡泡符號。
5. 記住目標是自發性溝通。

下面的例子是說明如何運用互動式溝通板來提升自閉症兒童的溝通技能：

文斯相當有口語能力，但是他的口語明顯沒有溝通功能。八歲時，他是一個不一致的模仿者，經由 PECS 文斯學到溝通的目的。一旦他能夠找到人來傳達訊息，他的溝通就持續受限在簡單要求上。為他設計了一系列的主題溝通板。透過使用互動式溝通板，文斯的溝通擴展到評論和其他的社會功能。當他能在情境中使用溝通板的情況下，明顯提升他自發性溝通的等級。

提示卡

提示卡是一個AAC支持，主要應用於有口語兒童。使用它們有兩個目的：(1)提醒兒童要說什麼；(2)提供兒童另類的溝通工具。利用提示卡——以圖片、線條圖或是文字形式，包含一個或是更多的訊息——來代替口語提示，對那些依賴提示的兒童特別有用。

提示卡已被證實能提升自閉症兒童特定的溝通功能，特別是那些兒童在壓力情境中需要表達的訊息。成功地運用線條圖卡來教導一組自閉症兒童評論某人行動的功能，以及問“wh-”問題等曾被報導過。目標溝通功能的類化，能維持到相似和新的社會情境。提示卡也對兒童不能說話的壓力情境，以及需要AAC系統來溝通他的需求或是感覺等情況下有所助益。類似「我不想要」來表達拒絕、「我需要休息來放鬆」來中斷工作，以及「我感覺________」來表達情感，可以用口語溝通和／或透過指出提示卡的方式。

其他研究報導成功地運用提示卡來增進自閉症兒童的同儕互動以及會話技

能。Wolfberg和Schuler（1993）使用提示卡來教導年幼兒童對朋友表現微笑、拍手，或是給一個打招呼的手勢。Krantz 和 McClannahan（1993）使用線條圖和文字提示卡來增進同儕的引發行為。這兩個研究都發現，一旦提示被褪除，技能仍能維持，參與研究的四個兒童中，有三個都觀察到行為類化到新的情境中。Freeman和Dake（1996）說明使用提示卡來支持與同儕對話的程序。卡片包括基本的規則，如開始、維持及結束會話。接下來的例子描述如何使用提示卡來建立會話技能。這個步驟是根據Freeman和Dake（1996）提出的概要策略修正而得。

提示卡片通常使用於預習、複習及提示克拉克的會話規則，他是一個常常以拙劣方式和同伴互動的兒童。為克拉克製作三張不同的彩色卡片：一張給會話開頭者，一張給會話維持者，一張給會話結束者。給開頭者的卡片包括：「嗨」、「嘿」，或是「發生什麼事？」等的選擇。關於維持的卡片提醒克拉克去回答問題或是說「我不知道」，並且去聽和說「嗯」、「真的」、「是的」。至於結束者，克拉克的卡片提供以下選擇：「再見」、「我現在要走了」、「待會兒見」。克拉克在與成人的會話中練習使用這些片語。會話提示卡幫助增加克拉克的同儕互動，特別是在對他有壓力的情境中。

◎ 會話書

會話書是一本有圖片、線條圖或文字等的繪畫主題摘要書，用來增進會話能力（Hunt, Alwell, & Goetz, 1993; Quill, 1998）。會話主題可以被組織成一本真正的（小）書放在皮夾子裡或是其他可以攜帶的方式。會話書通常用來當作和成人或同儕夥伴會話的焦點。會話書可以被應用於有口語和無口語兒童。

為兒童設計和使用會話書，首要選擇適齡的會話主題。主題必須是有意義的，因此選擇照片（年幼兒童最喜歡的）、線條圖，和／或伴隨最喜愛的人和事的文字片語，以及最近的活動等。對大部分自閉症兒童常用的書和主題範例，包括：

- 一系列關於最近發生的事件或戶外活動的故事照片或線條圖。
- 一系列摘要每日學校活動的照片和／或線條圖（與家人分享）。
- 一個放家人和朋友照片的皮夾。
- 一個放兒童玩最喜歡玩具時的照片的皮夾。

會話書透過提供具體、視覺工具來分享和維持主題的方式來組織會話。鼓勵成人和同伴要求兒童分享的會話書來引發互動。無口語兒童和他的伙伴可以看書和指照片、線條圖，以及伴隨的文字片語，來維持會話交流。書本給有口語的自閉症兒童一個額外的關於要說什麼事的提示。除了先前的例子，兒童的會話書還有更多包含其他提示的高級技巧：

- 條列一般會話規則的清單。
- 建議會話的開頭者、維持者和結束者。
- 特定情境主題的表單（例：在圖書館裡要說什麼）。
- 特定人物主題的表單（例：對牧師要說什麼）。

接下來的例子顯示如何使用會話書來協助自閉症兒童和他的家人溝通：

愛麗斯，無口語，透過會話書的方式和她的家人分享關於她的幼稚園學校生活。愛麗斯的老師製作一本單頁形式的會話書，內容包括同學照片，和學校玩具及活動的線條圖。在完成每個活動之後，愛麗斯和她的老師一起看書。他們將活動排成圓圈狀，並且在圖片活動和愛麗斯一起參與的同學之間畫一條線，每個活動以不同的顏色畫圈。愛麗斯在家裡採用這個形式和家人分享會話書。使用照片、線條圖和色彩提示，愛麗斯能告訴家人她在學校的一天，以及在每個活動中和她玩的同學。

聲音輸出溝通輔具

語言輸出設備的優點，在於它們提供無口語兒童一個「聲音」。有很多不同的高科技通設備可供使用（見Glennen & DeCosta, 1997，有全面性的回顧）。科技不斷地改變及改良，製造出更新、更快、更小及更有聲光效果的設備。因此，設備很快就過時了，因為可用的設備很多，個別差異很大，在評估科技選擇進行輔具科技評估時，一定要諮詢輔具專家。一旦決定最佳的科技輔具，兒童教育團隊必須發展一個計畫來幫助諸如下列的議題，如選擇適當的詞彙、表徵符號的大小、版面設計、組織，及安排情境的最好方式，以鼓勵兒童運用系統來表達各種不同溝通功能。此過程持續進行且很有彈性，根據兒童的改變及成長來調整。大部分的自閉症兒童都有行動能力，因此工具也必須考慮小巧及輕便性。由於大小及重量的限制，許多可用的科技設備並不適用於社區，雖然它們可能可以在教室中使用。接下來描述這些設備中的一部分（關於每一種產品的詳細訊息，條列於本書最後的資源小節，這些條列及繼之的討論，並非意謂著全部或是為任何特別的工具背書）。

對於不了解視覺符號的兒童有幾個簡單的設備，但是兒童必須了解因果關係以便使用這些簡單的工具。兒童學習按開關或按鈕，以便執行事先錄音的訊息，最好有另一個同年齡及同性別的兒童來記錄這些訊息。這些設備包括BIG-mack（由AbleNet製造），甚至很小的錄音機。一個單一訊息的設備幫助兒童獲得成人的注意力，例如設備發出聲音：「請來這裡」。在特定的社會情境中，可以使用預先錄好的聲音訊息，如設備發出「生日快樂！」的聲音。

對於可以理解視覺符號的兒童來說，有越來越多數量佐以聲音輸出的程式設計工具，包括以線條圖或是印刷文字的方式。互動式溝通板可以安裝聲音輸出系統。設備的範圍從包含四個訊息——如Cheap Talk（由Enabling Devices製造），到包含無限數量的訊息及提供打字的電腦系統——如DynaMyte（由DynaVox Systems製造，Sunrise Medical修訂）。有一些電腦軟體方案可以用來協助溝通互動。在選擇系統時，必須考量兒童的能力及興趣：如同所有其他的AAC系統，兒童使用設備當作一種功能性溝通的工具，是主要的考量點。

在自閉症兒童使用聲音輸出系統時，可能有幾個問題。首先，對於有挑戰行為的兒童，必須考慮設備的耐用程度。許多設備既不耐用又非常昂貴。其次，兒童需要隨時使用他的溝通系統，一些系統（例：電腦本位者）是不便於攜帶的。第三，一些兒童喜歡探索設備，因此重複聽一個聲音，造成使用設備卻沒有溝通意圖。示範如何正確地使用設備，以及評量兒童用重複固執的方式來使用設備的功能性，是相當有益的方式。

接下來的短文說明年幼兒童如何使用聲音輸出系統：

> 四歲的雷恩非常精熟電腦，他雖然無口語，但是有很強的動機要和人溝通。因為他的語言與溝通能力，雷恩很快因長大而不適用 PECS 和溝通板。因此，為雷恩選擇一個聲音輸出系統和鍵盤當作工具來和他的家人與同儕對話。但在使用 AAC 設備時有一些問題：雷恩比較喜歡非常大的聲音（特別是當他想要強調他的觀點時），以及他的拼字能力超過了他的同伴。

合併使用組織性支持、社會支持、視覺提示教學及 AAC 支持，可以提升自閉症兒童社會理解、社會技能及社會溝通互動的發展。儘管如此，管理妨礙社會與溝通彈性的儀式化行為，又是另一個挑戰。下一段落主要以說明儀式化遊戲和溝通的介入為主。

遊戲與溝通儀式化行為的介入

自閉症兒童和其他一般發展兒童相較之下，表現出較多的儀式化行為，它也是自閉症兒童主要的社會與溝通型態。已觀察到有許多種型態的儀式化行為，在這裡的討論僅限於儀式化遊戲及重複的發音。儀式化行為可能是兒童對於該做什麼或該說什麼，或是一連串已習得事件的部分有限理解的表現。興奮、焦慮、無聊及困惑，皆可以引發儀式化行為。此外，發生儀式化行為也可能是潛在生理情況的結果（如需要更多資訊，見第一章「自閉症的儀式化行為」章節）。減少儀式化行為的介入必須考慮行為的原因——常常因人而異。審慎監控兒童儀式化行為型態的目的，以增進兒童理解和感到舒適的程度，並教導替代的社會和溝通行為。

表 5.11 摘要儀式化遊戲和溝通的介入方式。介入有三個主要步驟：(1)評量儀式化行為的功能；(2)根據儀式化行為的功能做出反應；以及(3)使用不同方式來吸引有儀式化行為的兒童。接下來將進一步探索這三個步驟。

兒童為何做出儀式化行為？

第一步是評量為何兒童從事儀式化行為。決定兒童儀式化行為的意義（即：行為的功能）、要求探求儀式化行為的前提事件，以及小心觀察其他伴隨的行為，和兒童的情緒狀態。

首先，觀察兒童的行為，以決定為何兒童開始儀式化行為。在儀式化行為開始之前，發生了什麼事？普通的前提事件大都是不舒服的感官經驗、極度喜

表 5.11　儀式化遊戲和溝通的介入

評估儀式行為的功能
為什麼儀式行為會發生？（例如：可能導致……）
在儀式行為發生之前會……？
有什麼其他行為會伴隨著儀式行為而來？
兒童的情緒狀態為何？
根據儀式行為的功能發展介入計畫
塑造一個可以取代儀式行為的技巧
教導可替代的遊戲或溝通技巧
組織物理環境減少困惑的產生
修正環境以增加兒童的舒適度
提供社會支持
藉由修正互動鼓勵有儀式型態的兒童加入活動
使用非口語的再指示
利用和善的互動
目前分散注意力的動機
提供舒適的活動
創造可預測、回應模式
假如可以，建立在儀式行為可能發生時的規則

歡某人或某事、一個非預期的改變、一個無組織的環境、一個困難的工作、一個社會干擾，或是剛開始和他人接觸等。重要的是，要區分單一的儀式化行為，和反映兒童嘗試與他人互動的特異儀式化行為之間的不同。

其次，檢視當兒童在從事儀式化行為時，兒童正在做什麼其他的事情？伴隨儀式化行為的行為，提供洞察行為原因的其他觀點。它們可能包括忽視所有其他人和事，注視他人的反應，持續儀式化行為直到獲得他人的認可，或是當表現儀式化行為時，從事另一個適當的活動。重要的是，要從兒童使用來自我調整或是與他人互動的儀式化行為中，區分出沒有任何意義的儀式化行為。這對於在評量口語儀式化行為功能時，如一些延宕仿說、持續問問題，以及儀式化的對話等時，相當有用。見 Rydell 和 Prizant（1995）有關於口語儀式化行為功能的詳細描述。

第三，也是評量儀式化行為功能的最重要步驟，是去觀察當兒童從事遊戲或是口語儀式化行為時對兒童的影響。通常觀察到的儀式化行為，是對情緒激動情境的反應，兒童的情緒表達可以協助決定是否儀式化行為是被快樂／激動、不舒服或是困惑所引發。其他的儀式化行為可能不是情緒的表達，但是更確切地說，是一種習得的模式，或是兒童缺乏特定技能的表現。最後，儀式化行為可能是一種神經損傷的顯現，可能在沒有任何清楚的環境前提事件中發生。下面七個兒童的簡單速寫，說明上述每一種的可能性：

- **興奮**：厄爾喜歡旋轉東西。當他發現有東西是圓的而且是光滑的，他就旋轉它。每當他在旋轉一個東西的時候，厄爾忽略他身邊的每個人，並且笑得很大聲。
- **不舒服**：麥可習慣扭轉蝴蝶結。當教室很吵時，他的扭轉行為比較有可能發生。雖然他常常試著在隱蔽的地方表現這個儀式行為，當他扭轉來傳達他的不舒服時，麥可都會注視成人。
- **困惑**：莉娜常常自己背誦故事書的片段。無論何時，只要在活動中有非預期的改變時，她的口語儀式化行為就會發生。在背誦時，她忽略其他人，並且整理桌子上的東西。

- **缺乏技能**：莎莉有動機想和同伴互動，然而，她透過持續問相同的問題：「你的房子是什麼顏色？」來引發互動。當她的同伴沒有回答時，莎莉變得焦慮不安，並且持續大聲和快速的問同樣的問題。
- **已經習得的遊戲模式**：羅絲學習一個遊戲活動，並且堅持每一次以絕對相同的方式來使用玩具和材料。當她能預期遊戲的順序以及和他人一起從事這個儀式化行為時，她很快樂並且能和他人積極互動。
- **已經習得的對話**：路易士喜歡地圖，並且透過問「你住在哪裡」，然後描述在那個城市中道路的方式和他人互動。路易士把特別的人和特定的地址聯想在一起，如果某人搬家，他就變得非常激動。他堅持每次的對話必須遵循相同的交流順序。
- **生理上的因素**：關於亨利循環性的拍胸習慣，並未發現有明顯的環境前提事件發生。此行為會在每隔幾個月的幾週中發生。他的拍打動作伴隨著減少注意熟悉活動的行為。亨利的雙親表示，在這些循環週期中，他的睡眠型態、飲食習慣及激動程度，也隨之改變。

儀式化遊戲行為的介入

調整儀式化遊戲行為的介入計畫，必須反映兒童的行為功能。儀式化遊戲可以被立即轉向、形塑或取代。當生理或社會情境改變時，儀式化遊戲也可以被忽略。一旦情境經過組織，兒童即可更改儀式化行為。如果行為對兒童來說是愉悅的，將儀式化行為塑造成其他適當的，且能提供類似感官刺激的遊戲技能。當儀式化行為是一個表達不舒服或是害怕的表徵時，給兒童一個他覺得舒服的玩具，調整環境，並且限制口語互動。如果儀式化行為源自困惑，提供組織性支持以增進理解，並且限制口語互動。如果儀式化行為是用來表達焦慮，引導兒童到一個平靜的情境或是活動中，並且限制口語互動。當儀式化行為反映出有限的技能時，教導各種其他的遊戲技能。當儀式化行為實際上是一個循環時，引導兒童到一個平靜的環境或是活動中，並且全程監控兒童的表現。

儀式化口語行為的介入

對於口語儀式化行為的反應，也是經由行為的功能來決定。一些口語儀式化行為肩負著互動溝通的功能，一些被用來調整兒童自身的行為，而其他則是非互動的情感反應。如果口語儀式化行為是沒有互動功能的，使用非口語的方式引導兒童到另一個平靜、較有組織性，以及較熟悉的活動或是情境中，組織性的支持可以用來澄清期望，減低困惑，減少非互動口語儀式化行為的強度。在一個有意義的活動中，當口語儀式化行為是兒童跟自己交談的方式時，允許兒童運用此儀式化行為是相當重要的。所有兒童透過不同的活動與自己對談。在兒童精熟活動時，自我調整的口語儀式化行為，一般來說會自然褪除。當兒童以口語儀式化行為與他人互動時，先認可兒童的意圖，並且提示兒童使用替代性的訊息來達到相同的結果，可以用口語方式提示或是透過 AAC 設備。最重要的是，要對口語儀式化行為的隱含功能做出反應，而非口語訊息的正確意義。兒童可能會或是不能理解口語訊息的意義。將焦點集中在這些情境中教導兒童更有效的溝通方式。

吸引有儀式化行為兒童的策略

一旦了解兒童儀式化行為的原因，下一個步驟就是積極地吸引兒童。本章前面討論過的大部分組織性的、社會的、視覺的及 AAC 支持等，能減低儀式化行為的頻率及強度。以下列出和從事遊戲或口語儀式化行為的兒童互動時，所能提供的一些額外指引：

- 認可兒童的意圖，口語或是非口語的。
- 使用非口語的轉換（沉默是關鍵）。
- 要溫和的，簡單化和放慢互動的速度。
- 呈現另一個高度引起動機的活動，來轉移或平靜兒童的心情。
- 建立一個可預測的、樣本化的反應，來吸引兒童從他的儀式化行為中，轉移注意力；和／或提醒兒童在友人妨礙時，該如何因應（例：一次舉出一個手指安靜地數到五，然後轉換兒童的活動）。

- 模仿儀式化行為，建立共同注意力，然後，更改方向或是延伸互動到比較適當的遊戲或溝通行為（見本章「社會性支持」關於鷹架的討論）。
- 建立一個包含儀式化行為的輪流互動，然後延伸到比較適當的遊戲或溝通互動中（見本章「社會性支持」中關於活動例行性的討論）。
- 在一個遊戲例行性中，移開物體並且指出「首先________，然後（想要的東西）」，使用口語、視覺，和／或手勢提示來表現出適當的遊戲。
- 如果口語儀式化行為是沒有互動功能的，建立一個何時及何地儀式化行為可以發生的規則（例：一個向兒童指明時間和地點的視覺線索，讓他可以談論他的儀式化主題）。
- 建立一個為何儀式化行為必須停止的邏輯化規則（例：如果兒童持續把沙發墊轉來轉去，展示沙發墊的標籤給他看，並且說明規則：「沙發墊標籤要在後面」）。
- 建立一個為何儀式化行為必須停止的明確規則（例：如果兒童持續問問題，建立一個規則「問一次就好」）；但在儀式化行為是一種表達不舒服、困惑或是焦慮時，這個方式可能不會有效。
- 示範並且增強其他的遊戲或溝通行為。焦點在於教導替代技能。
- 選擇對一些儀式化行為做反應，而忽略其他的。

以下兩個簡短說明，顯示在介入儀式化行為時，如何採取主要步驟：

六歲的珍妮喜歡把書和錄音帶以某種順序排成一排，無論何時有人碰到它們時，她就提出抗議。為了停止這個模式，並且提示一個和珍妮的延伸互動，她的老師使用數數法讓珍妮為干擾做好準備。老師拿起一捲課文錄音帶，並且立刻提示珍妮用手勢表明「它是我的」，然後以把錄音帶放回珍妮手上的方式來酬賞珍妮。偶爾，珍妮的老師拿走一捲錄音帶以提示想要的溝通行為，然後還回錄音帶。珍妮的尖叫反應漸漸被她的手勢和說「它是我的」所取代。在這一點上，單獨的儀式化行為已被使用透過聯合活動例行性且進一步延伸的互動模式所取代。

五歲的肯納喜歡用儀式化行為把樂高積木排成一排。他的媽媽在沒有移動樂高的情況下介紹一種新的活動。她坐在肯納旁邊，開始玩滾彈珠的遊戲，也沒有給肯納任何指令。肯納的母親僅給他一顆彈珠，在玩樂高之前，他可以玩一次滾彈珠，漸漸的，肯納和他的媽媽輪流玩滾彈珠。他的媽媽對遊戲發表自己的意見，並且慢慢從樂高積木旁邊移開這個活動。一個共同活動例行性已經建立，而樂高儀式化行為也停止了。

警語

儀式化行為反映兒童的情緒狀態。一些儀式化行為是對外來事件的情緒反應，但是許多儀式化行為也反映不同於環境因素的內在狀態。如第一章所述，逐漸增加的大量醫學研究，結合自閉症與焦慮症、妄想衝動症、動作缺陷，以及其他神經缺陷等。減少儀式化行為的介入，必須包括審慎監控處遇的效果。改變方式、替代或是停止儀式化行為的努力有時會更惡化問題，如下例所示：

四歲大的奧利佛突然開始一個儀式行為——在撿起東西之前，要先拍東西三次。當奧利佛被引導更改方式後，儀式化行為擴大到攻擊。審慎評量後發現，原來是奧利佛的父親換了一個新工作所以沒有每天晚上回家。奧利佛對這個改變很焦慮。當給奧利佛一個照片式作息表及其他的視覺提示來告訴他何時可以見到爸爸，他就漸漸停止儀式化行為了。

六歲的約翰從事非互動談論芝麻街相關事物的儀式化行為，而且頻率很高。為約翰設計一個方案，在一天中的某些時間他可以和成人談談關於芝麻街的事——時間與他在其他時間抑制自己談論這個話題的時間一樣長。約翰理解這個期望後，很努力克制自己的口語儀式化行為，但他努力抑制的結果卻導致哭鬧和自己用手壓住嘴巴，造成對嘴巴的自傷行為。於是此方案立即停止，並且尋求醫療介入來解決問題。

如第二個短文所述，介入計畫常需要持續和兒童的醫師討論，以確保教育和醫療服務的互相結合。儀式化行為的處遇必須認清此缺陷的複雜性，進入多元觀點的共通處，方為可行。

介入需要考慮個別兒童的不同因素

自閉症呈現一種相當異質性的症狀。一種方法不可能在所有兒童身上獲得相同的成功，因應不同的社會情境以及各個兒童之間不同的特徵，所用的策略也各不相同。因此，在計畫社會和溝通技能介入時，必須考慮個別兒童的特定特徵。認清兒童在不同社會情境中有不同的能力表現及舒適程度也是相當重要的。在每個社會情境中，必須考慮的個別兒童變項有：

- 社會動機。
- 舒適程度。
- 共同注意力技能。
- 模仿技能。
- 組織技能。
- 挑戰行為。

社會動機

動機被定義為一種內在想要探索和學習的欲望，或是維持支配的一種正向情感。例如，閱讀本書的讀者，是被想要增進他們與自閉症兒童關係的品質的想法所刺激，如果本書的資訊帶給他們和自閉症兒童有較大的成功，讀者將會被激勵多讀幾次，這是他們支配情感的結果。

此原則同樣應用在社會動機上。社會動機可被定義為一種內在和他人互動的欲望，以及理解社會互動的欲望。社會動機受與社會經驗連結的社會理解和情緒所影響，它是有意義的經驗和正向社會情緒互動的副產物。

要了解何種因素可能影響個別兒童的動機程度，從自閉症兒童社會與溝通技能評量章節中的社會與溝通行為評量表（第三章）所獲得的訊息，是相當有用的。對每一個兒童來說，檢視以下各點：

- 增強物：兒童的興趣和喜好的活動。
- 探索行為：兒童的活動等級。
- 溝通行為：其他人互動型態在兒童參與品質上的影響。
- 社會行為：那些互動夥伴對兒童最好反應的品質。

兒童的社會動機可以透過讓兒童參與對他特別有意義的活動，以及迎合他的社會理解和情感狀態而增加。

增強動機的活動

動機與對一個特殊社會情境或活動的理解有密切相關。因此，社會互動較有可能在有意圖及有意義的活動中發生。當兒童理解在任何情境中該做什麼，會增加他與他人互動的可能性。社會與溝通行為評量表的評量工具，包括關於增強動機活動的相關資訊。注意兒童能最成功從事的活動表單，並且問以下的問題：

- 在兒童最喜歡的活動下，是否有社會溝通互動的機會？
- 兒童最喜歡的活動是開放式或是封閉式的？
- 活動的組織性是否影響兒童的社會參與？
- 活動助成更多的互動或是製造更多的混亂？

其次，增強動機的活動事件是建立社會和溝通技能的機會。要確定：

- 參與的活動對兒童來說，是能讓兒童平靜和舒適的。
- 包括兒童的興趣。
- 使用兒童喜歡的活動。
- 利用有趣和適合年齡的活動。
- 使用有意義、可以適合社會互動情境的單獨遊戲活動（非自我刺激遊戲）。
- 使用兒童已經跟成人精熟，以及和同儕完成的社會活動。
- 跟喜歡的東西或人配對新的活動，以提升動機。
- 跟能讓兒童平靜的東西配對新的活動，以增進社會動機。

社會理解

社會動機很自然地與對社會互動的理解相關，這似乎很明顯，但卻常常被忽略。對他人意圖和行為的誤解，是自閉症兒童的主要社會困境所在。社會動機會受到活動型態、團體大小，以及社會互動的複雜性影響。當社會環境對兒童和他人雙方面都是有意義和愉悅時，社會動機和參與隨即發生。使用從社會和溝通行為評量表的評量工具所得的訊息，列出兒童最能和他互動的成人和同伴；並且在設計介入計畫時，考慮以下的問題：

- 在何種情境中，兒童最能和成人互動？
- 和兒童互動最成功的成人，他的說話特徵是什麼？
- 在何種情境中，兒童最能和同伴互動？
- 和兒童互動最成功的同伴，他的說話特徵是什麼？

使用這些訊息來調整作用於兒童本身的環境、活動，以及互動型態。介入計畫可以包括兒童最成功的活動型態，當作建立社會和溝通技能的機會，以及和兒童最能互動的成人和同伴的說話方式。

情緒狀態

第三，也是最重要的，動機與情緒狀態相關。兒童任何時間的社會互動，都受到他想獲得快樂或是避免困惑的欲望所影響。使用從社會與溝通行為評分表蒐集而得的資料，在形成兒童的計畫時，採行以下步驟：

- 使用增強動機的活動當作社會互動的機會。
- 決定在主動或被動的活動中，是否能增進社會情緒互動。
- 探查兒童社會情緒互動效果的影響（即：當他人在運用誇張的情緒，或是當他們表達平靜和溫和的情緒時，能增進互動嗎？）。
- 使用那些和兒童最成功互動的成人和兒童的情緒特質。

舒適

自閉症兒童在保持平靜及在不同情境中組織的能力，有相當大的差異。如先前章節所述，感官敏感度及焦慮在大部分自閉症兒童的生活中，扮演著關鍵性的角色。這些議題顯示對兒童在任何時間表現出主動、被動、焦慮，和／或儀式化行為的影響程度。活動程度和儀式化行為的等級，可能是舒適程度的一種表現。在設計介入時，必須考慮這些主要因素。為了找出何種因素可能造成特殊兒童的舒適程度，檢視第三章評量工具章節中的社會和溝通行為評分表。然後一併考慮社會動機領域，檢視以下領域：

- 增強物：兒童興趣以及喜好的活動。
- 探索行為：兒童喜歡尋求和逃避什麼。
- 何時兒童從事儀式化行為。
- 兒童做什麼事可以讓自己平靜。
- 溝通行為：其他人的互動型態對兒童參與品質的影響。
- 社會行為：那些兒童對其做出最好反應的互動夥伴的特質。
- 何時兒童從事儀式化社會互動行為。

使用這些材料來決定兒童的興趣、活動和社會溝通互動型態，如何影響他舒適、活動及儀式化行為的程度。介入必須考量情境、活動，以及對兒童提供正向社會經驗的互動夥伴。這些正向觀點的特徵必須盡可能在許多社會情境中複製以提升舒適度，因此協助發展社會溝通能力。

可能構成舒適程度的情境特徵，包括社會動力（即：團體的大小和構造）、物理環境（即：組織式或開放性），以及活動（即：活動中或安靜的；可預測或是創造性的）。可能影響兒童舒適程度的介入夥伴特徵，包括型態（即：簡單或是複雜的語言使用；活潑的或是平靜的；運用提示和線索）和時間（即：慢速或是快速）。

在缺乏舒適的情況下，自閉症兒童比較有可能從事挑戰行為。他們無法聚焦或是參與的社會情境，通常源自他們的情感不是對活動困惑，就是對社會預期感到困惑。再者，干擾社會互動的儀式化行為一般反映著：

- 不了解活動或是該做什麼。
- 不了解社會情境，或是該做什麼或該說什麼。
- 感覺不舒服。
- 尋求一種方式來使自己平靜。

當兒童表達不舒服和／或混亂時，察看活動等級和儀式化行為是相當有用的。此時需要運用協助兒童集中焦點、建立組織，以及舒適的策略，包括組織性支持、社會支持，和視覺提示教學。

核心技能：共同注意力和模仿

回顧所有關於自閉症兒童的介入研究，皆強調兩個基本核心技能做為測量長期成功的重要性：從事共同注意力和模仿他人的能力（Dawson & Osterling, 1997; Greenspan & Wieder, 1998; Lovaas, 1987）。在自然情境中，協調眼神凝視和在人和物體之間的其他非口語溝通方式，以及協調一系列的動作和／或口語行動來模仿他人等，對於社會和溝通發展是相當重要的。對於這些核心技能的理解，是成功介入的關鍵所在。這些核心技能有無的程度，大大決定了自閉症兒童社會和溝通提升的可能性。

圖 5.2 呈現反映核心技能能力的連續性策略選擇。如圖所示，如果缺乏共同注意力和模仿能力，介入必須包括更高度結構化的活動、更多組織的物理環境、更多成人導向的活動，以及更有系統地使用身體、手勢，以及視覺提示。如果具備共同注意力和模仿，介入可包括較少結構化的活動，較多兒童導向的活動，以及使用更多的示範。對大部分的兒童來說，這些核心技能在不同情境中也各有不同。因此，在不同情境以及和不同社會夥伴之間，這些核心技能的出現與否，將影響在任何時間提供兒童結構化、組織性、成人指導，以及教育支持等的程度。

如果兒童在特別的活動中無法表現分享注意力，就需要教學支持。這些包括但並非僅限於：組織性支持、社會支持，以及視覺提示教學。如果兒童在一個特別活動中無法動作模仿，就需要教學修正。這些包括但不限於：增加使用身體提示、組織性支持，以及視覺線索等。如果兒童在特別活動中無法口語模仿，一般需要使用 AAC 支持，見第六章有較詳細的說明。

組織性技能

有組織的兒童是平靜的，在單獨活動中可以維持注意力、注意他人、引發

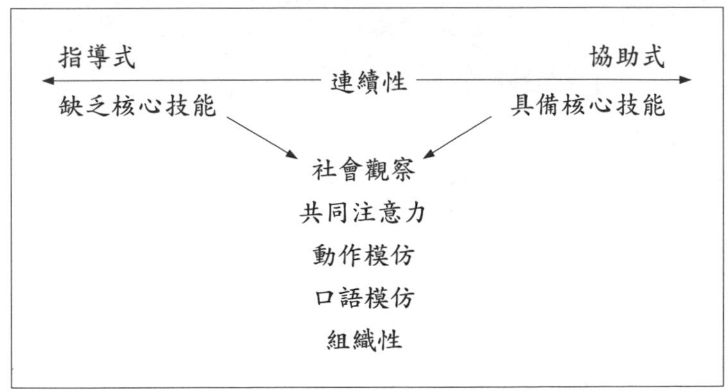

圖 5.2　核心技能在成人互動型態上的影響

溝通，以及做出改變等。關於兒童組織技能等級的訊息，可以從自閉症兒童社會與溝通技能評量中獲得。再者，認清組織性技能的出現與否，因時、因地以及因人而異。連續性介入選擇絕大部分依據兒童在當下組織的程度而定。

核心技能對社會與溝通成功來說是相當重要的，本章已就這些議題的介入方式深入探討。第六章提供更詳盡關於建立社會注意力、共同注意力、動作模仿、口語模仿和組織性的策略，以及活動的描述。

挑戰行為

自閉症兒童的挑戰行為相當複雜，並且在專家和家人之間造成極大程度的挫折和困擾。挑戰行為常影響兒童社會和溝通缺陷的等級。儘管一些挑戰行為發生有其他原因（例：生理上的因素），大部分的行為反映出：

- 社會誤解。
- 溝通挫折。
- 在物理環境的不舒服。
- 焦慮。
- 極度的熱衷或是有興趣。

其次，大部分的挑戰行為顯示兒童：

- 不理解何種行為是被期望的。
- 不理解該做什麼。
- 理解該做什麼，但對他來說，這麼做沒有意義。
- 不了解社會情境。
- 不知道該說什麼。
- 知道該說什麼，但對他來說，這樣做沒有意義。
- 發覺情境是不舒服的。
- 感覺焦慮或是極度不安。

- 感覺分心。

本書的目的並非直接提及挑戰行為的介入（關於以一種非嫌惡的方式管理挑戰行為的資料，有很多非常好的資源，見 Durand, 1990; LaVigna & Donnellan, 1986; Reichle & Wacker, 1993; and Schopler & Mesibov, 1994）。一般認為，大部分的挑戰行為是兒童社會溝通互動的方式，或是針對社會混亂和失序的狀況，建立秩序和舒適的一種工具。根據此假定，所有針對特定社會和溝通技能發展的介入策略，必須在其他行為產生正向的改變。如先前所指明的，社會和溝通技能的獲得將取代許多挑戰行為。支持社會技能和溝通技能發展的介入，對兒童的自我控制和情緒必能產生正向的影響。

兒童的情緒需求

儘管概述一系列教導自閉症兒童社會和溝通技能策略的想法相當誘人，但如因此假定介入之路將是簡單或容易的事，此想法則非常不當。社會化和溝通的發展，最後必須透過達成兒童的情緒需求來完成。社會化和溝通是關係的產物。本章最後以說明自閉症兒童情緒生活的一些觀點做為結束。

所有兒童的基本情緒需求，包括形成依戀和經驗的一致性、感情、尊重、同理心、舒適、協調妥協、安全感、成功和快樂。在介入過程中，必須常常考慮到兒童的情緒福利。為了達到自閉症兒童的情緒需求，了解他們的獨特性相當必要。這不是一個簡單的工作，通常很難解釋他們的情緒表徵，不像一般發展兒童，在他們的行為和感情之間，有時常發生錯誤的結合情況。例如，兒童可能重複問一個相同的問題，雖然如此，實際上伴隨的行為顯示兒童感覺到強烈的焦慮，並且不能以另外的方式溝通他的感覺。只有經由謹慎的觀察和傾聽，才能完整理解兒童的情緒需求（Greenspan, 1995，對於這個主題有更多詳盡的資料）。以下討論對兒童的情緒福利特別重要的幾個領域。

- **依戀**：自閉症兒童常常被要求在許多不同情境中和許多不同的成人工作

及遊戲，這通常超出對一般發展兒童的期望。在兒童生活中相遇的成人數和情境，以及這些對兒童舒適程度的影響，需要被檢視。建立關係是必須花時間的。

- **一致性**：一致性在所有幼兒的健康情緒發展上是一個關鍵要素。自閉症兒童在他們的物理世界中尋求較大的一致性以補償他們的社會混亂情況。澄清和組織協助提供一致性。
- **情感**：對兒童來說，有許多溝通情感的方式，可能透過觸摸、一首歌或是一個微笑來表達情感。自閉症兒童有時以異常的方式來反應自身的情感。在這一分鐘尋求擁抱的兒童，在下一分鐘可能馬上甩開某人。重要的是，要注意兒童喜歡的社會回饋型態。在兒童個人喜好以及在其中的情感表達方式上的配合，將提升他的社會關係。
- **尊重**：尊重可以透過小心的觀察、敏銳的傾聽，以及彈性化來表達。欣賞兒童所有的努力，即使行為不當。無論何時，盡可能提供兒童選擇的機會以尊重他。某些社會情境對兒童來說是非常困難的，我們要調整環境以尊重兒童。在每日的活動中，均衡可讓兒童自尊自信與讓其感到困難的活動。了解在一天之中，過多的介入未必總是比較好的。
- **同理心**：聚集於兒童的長處，建立務實的期望，以及理解困惑和挫折的來源以同理他們。在行為的功能分析時，納入情緒需求，教導同伴敏銳回應兒童，以展現同理心。此外，同理心展現在接納兒童在當下的最佳表現。
- **舒適**：兒童在他們感覺舒適的情境中學習。減少混亂的介入，將令自閉症兒童感到舒適。當他們的情感被認可和被重視時，他們會感覺到更舒服。此外，提供兒童一個個人隱密的空間放鬆自己，也可以支持他們並讓他們感到舒服。
- **妥協**：想像自閉症兒童的生活一分鐘，想像可以察覺到的困惑，以及被淹沒的恐懼感。想像不能了解控制著一整天活動的成人的觀點，想像不知道如何要求他們停止，想像這些，只要一分鐘。必須學習要給予多少推力，何時必須平衡兒童本身以及他人的需求，以及何時要居中協調期望。當介入是以一個同理心的觀點出發時，達成妥協是可能的。

- **安全感**：安全感給兒童保證「我將不會讓你傷害你自己或他人」，以及「如果必要時，我將只使用身體提示」。這也提供合理的規則和界限。
- **成功**：精熟的勝任感有益於情緒。均衡一天中的愉悅感、精熟活動，以及挑戰的情境相當重要。所有小小的成功以及努力必須欣賞和讚美。有許多方式可以用來讚美兒童，重要的是，要避免空泛無意義的讚美，真誠而自然地運用讚美。社會成功也經由社會接納度來定義，教導同伴利他的行為。找機會讓兒童向別人道謝，並且讓別人對兒童道謝，鼓勵和同伴發展雙向滿足的關係。
- **歡樂**：什麼事讓自閉症兒童感到最快樂？每天允許他在社會「適合性」之外，擁有自己的歡樂時光。然後溝通、社會，以及情緒發展才會持續。

摘要

本章試圖提供一個建立自閉症兒童社會和溝通技能的廣泛指引，雖然不是全部的指引，顯然自閉症並不是單一的缺陷，也沒有單一的解決方案。很明顯的，自閉症兒童的社會和溝通介入是一個艱鉅的任務。本書接下來的部分提供達成特定目標的詳細活動以及建議，儘管這些材料以單獨技能的方式組織而成，但必須有彈性地在多重情境中介入多重的技能。這樣的做法將增加自閉症兒童社會和溝通技能的品質。總之，自閉症兒童的介入要牢記下列要點：

1. 每時每刻都是教導社會和溝通技能的機會。
2. 在建立成功的互動上，發展性原則是絕對必需的；行為取向的準確性對於建立成功的互動也是絕對需要的。
3. 選擇一個方法，但要有彈性。
4. 如果你認為方法有效，定義何謂「有效」。例如，在社會和溝通發展的例子中，當兒童能自發地在熟悉和新奇的情境中使用，那個方案就是有效的。

5. 過去有用的策略，現在不一定要用；持續地重新評估為何要使用某一程序。
6. 對於他人行為影響兒童社會和溝通努力的情形要有高度敏銳性。
7. 認可每個兒童所做出的社會和溝通的嘗試。
8. 讓社會活動有趣並且有意義。
9. 一個積極的情感經驗，是社會和溝通成功的最終增強物。

附錄 A

圖示

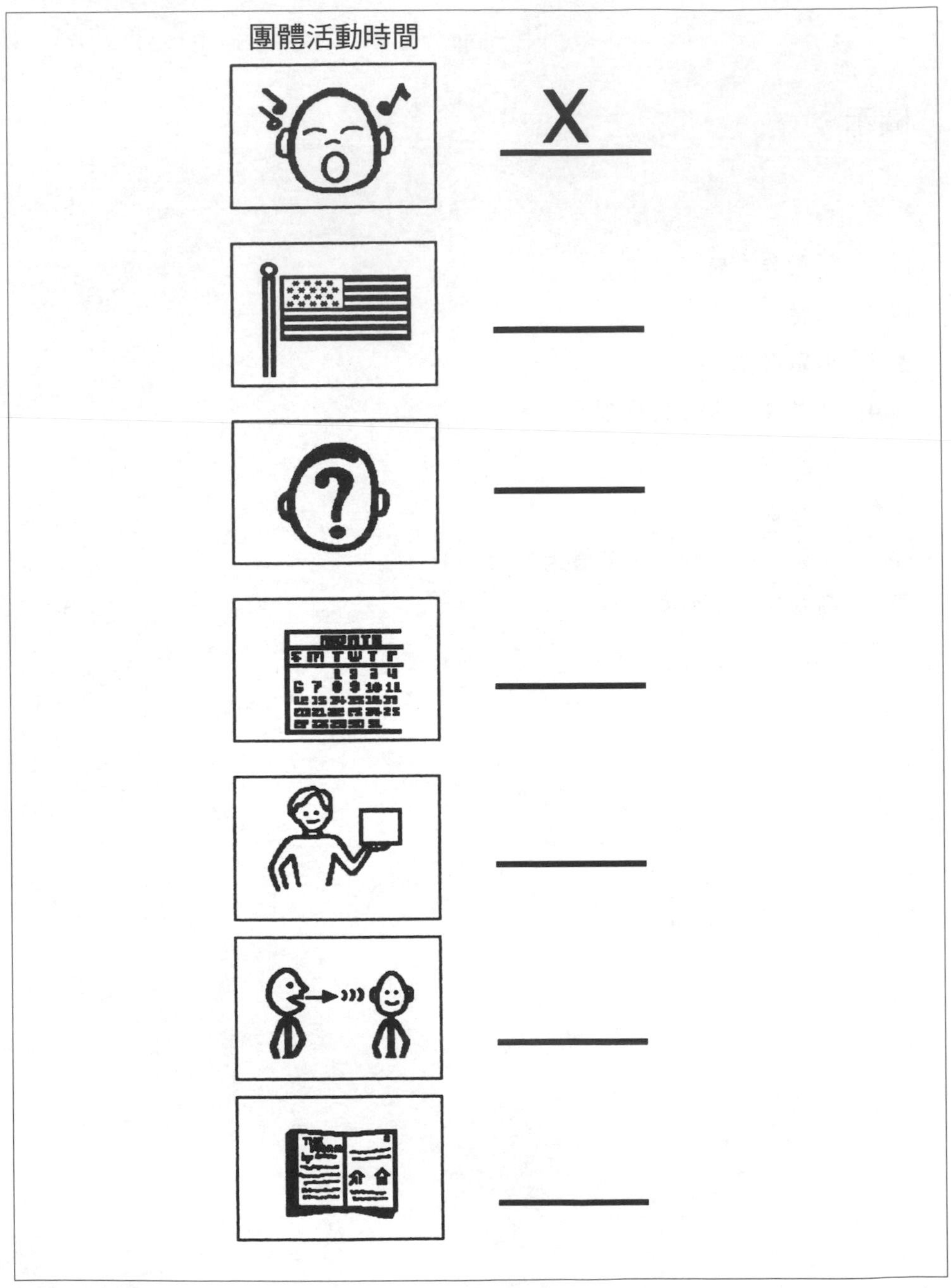

圖 1　**活動作息表範例。這個作息表說明團體活動中會發生的事情，在活動開始之前先回顧此表，當兒童完成每項活動時可以打勾。**（The Picture Communication Symbols © 1981-2000 Mayer-Johnson Co.）

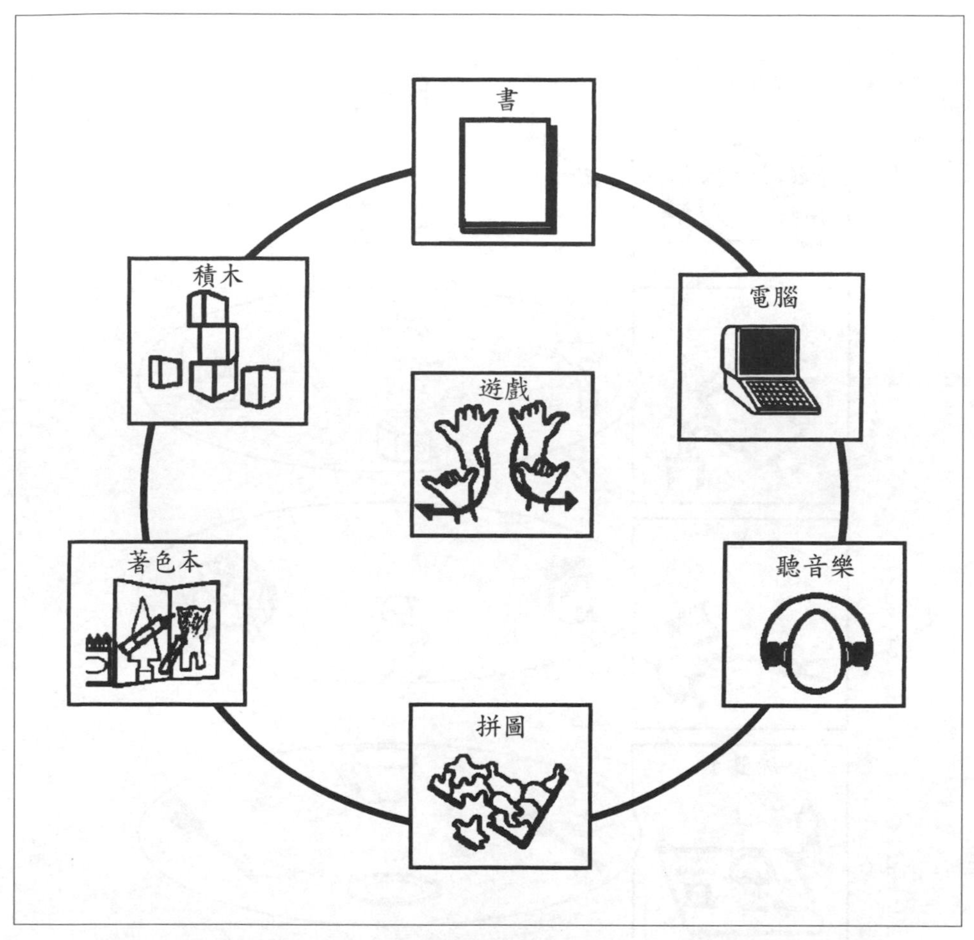

圖 2 單獨活動選擇板範例。以視覺呈現的方式安排自由遊戲的選項，當給兒童看時，以圓圈的方式呈現，以鼓勵兒童彈性選擇。當以線性方式呈現選項時，兒童可能從左至右或從上至下選擇。（The Picture Communication Symbols © 1981-2000 Mayer-Johnson Co.）

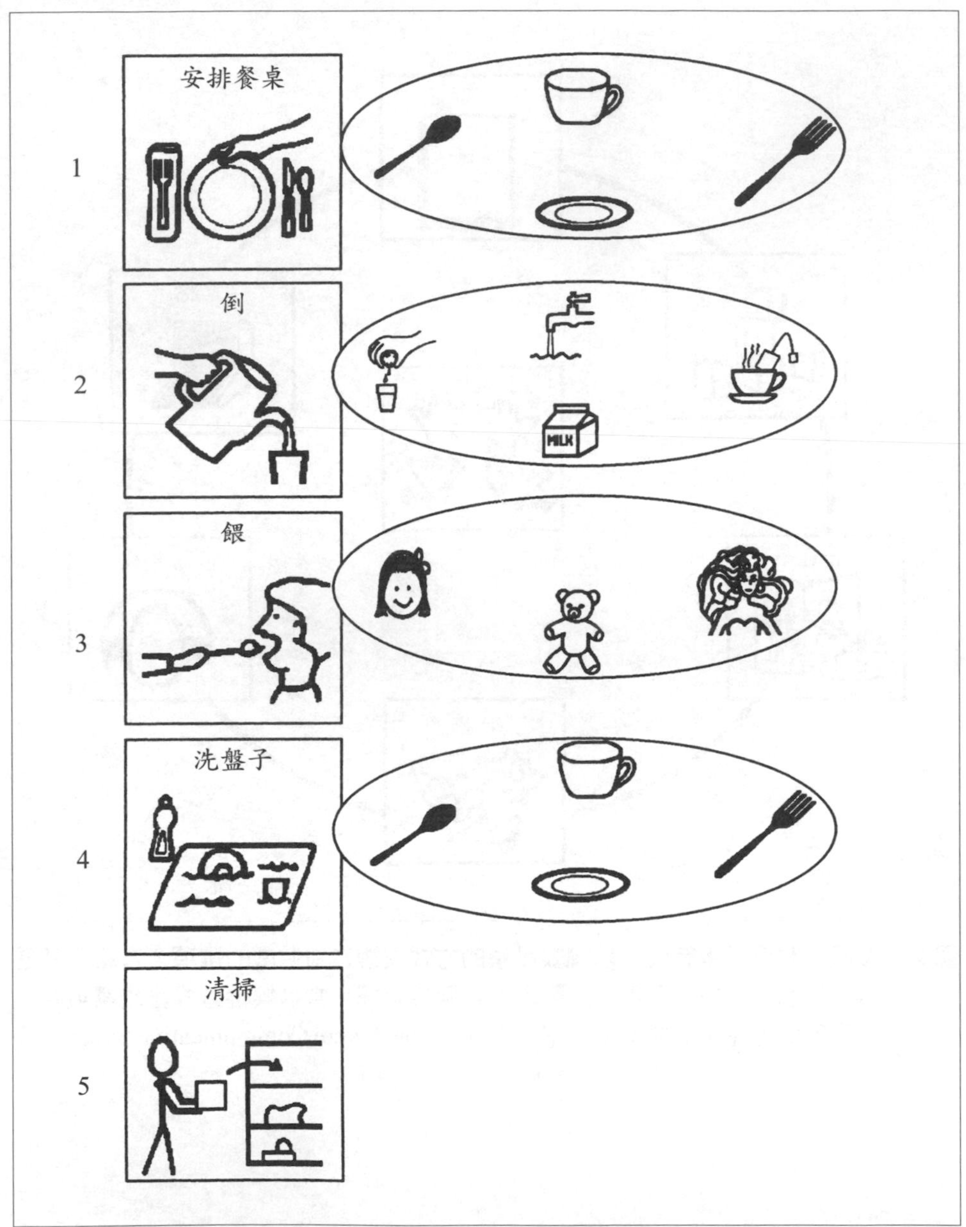

圖3 簡單遊戲腳本。這是一般遊戲過程和各個階段的選擇用視覺方式呈現，每個步驟是直線往下，不同於每個步驟的選擇是用環狀的形狀表示，這裡提供了組織、選擇和彈性。（The Picture Communication Symbols © 1981-2000 Mayer-Johnson Co.）

我的頭髮逐漸長了。________剪我的頭髮。她使用很多剪髮工具。

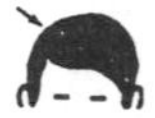
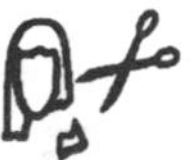

她有剪刀、梳子、大梳子、吹風機。

首先，________幫我安坐於椅上。我需要直直坐好。

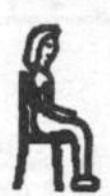

其次，她剪我的頭髮，並唱歌給我聽。我也可以唱歌。

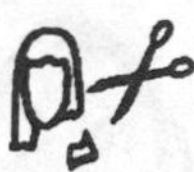
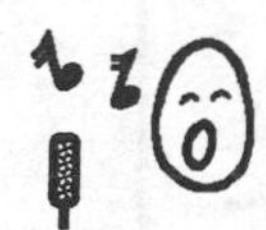

再來，她用吹風機吹乾我的頭髮。吹風機好大聲哦！

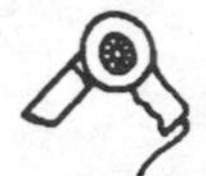
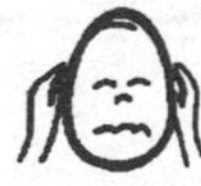

如果吹風機太大聲，我可以深呼吸並數到十。

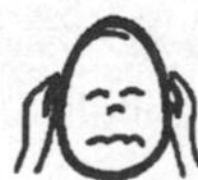
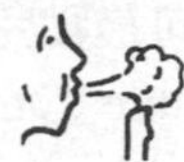

當我理完髮，媽媽會帶我去吃冰淇淋。

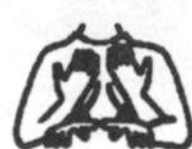
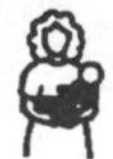

圖 4　關於溝通事件的故事範例。這個故事要在事前、過程中和之後活動的準備和經驗的回顧，這樣的過程中閱讀給孩子聽。（The Picture Communication Symbols © 1981-2000 Mayer-Johnson Co.）

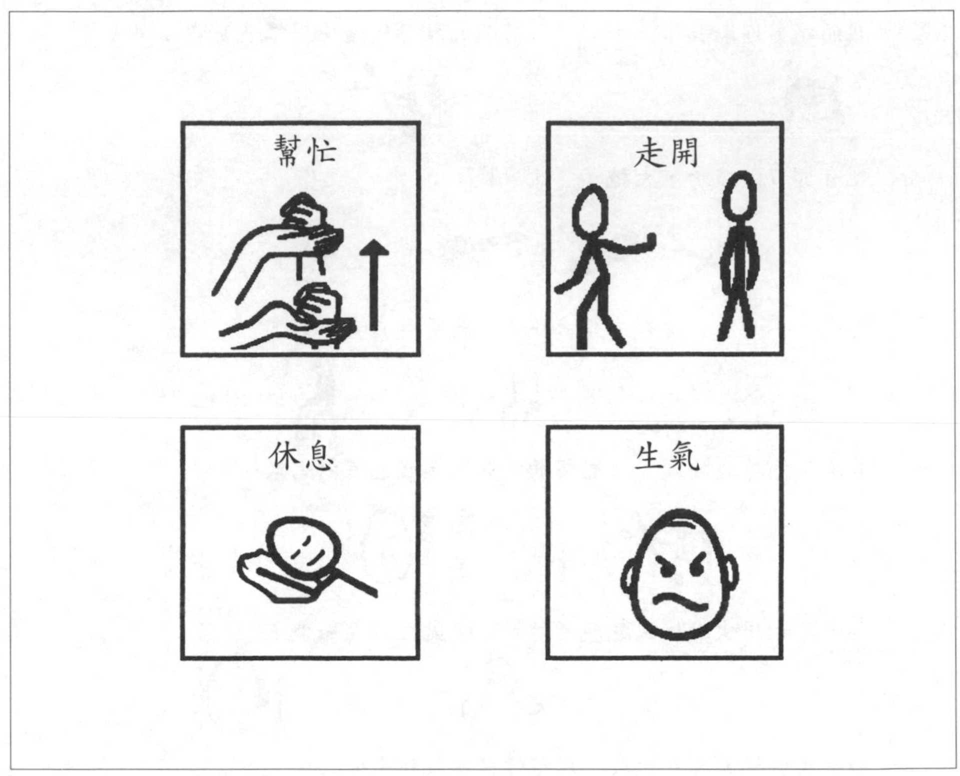

圖 5　溝通提示卡範例。這些提示卡可鼓勵兒童在有壓力時與人溝通。這些卡片應隨時可以拿到使用。（The Picture Communication Symbols © 1981-2000 Mayer-Johnson Co.）

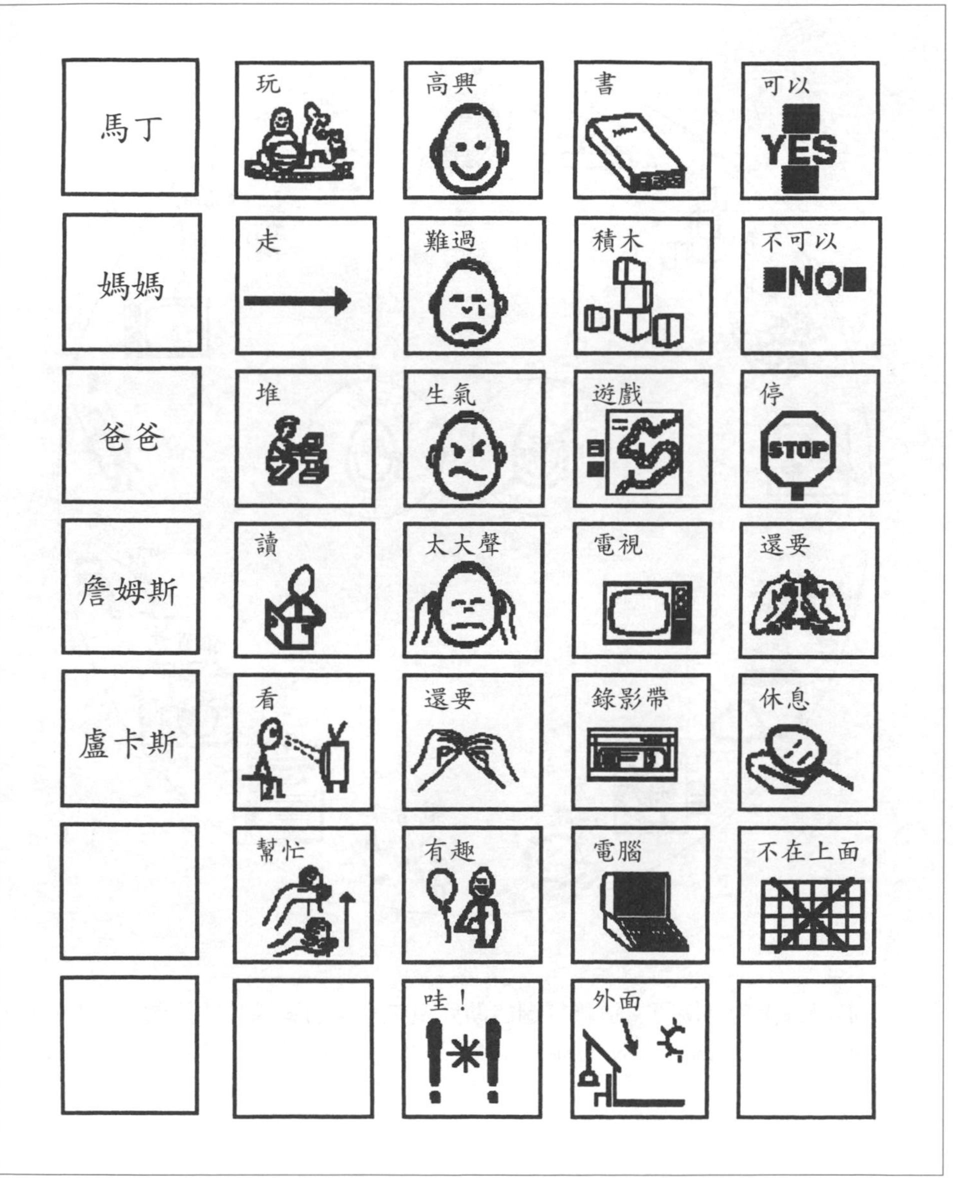

圖 6 溝通板範例。（The Picture Communication Symbols © 1981-2000 Mayer-Johnson Co.）

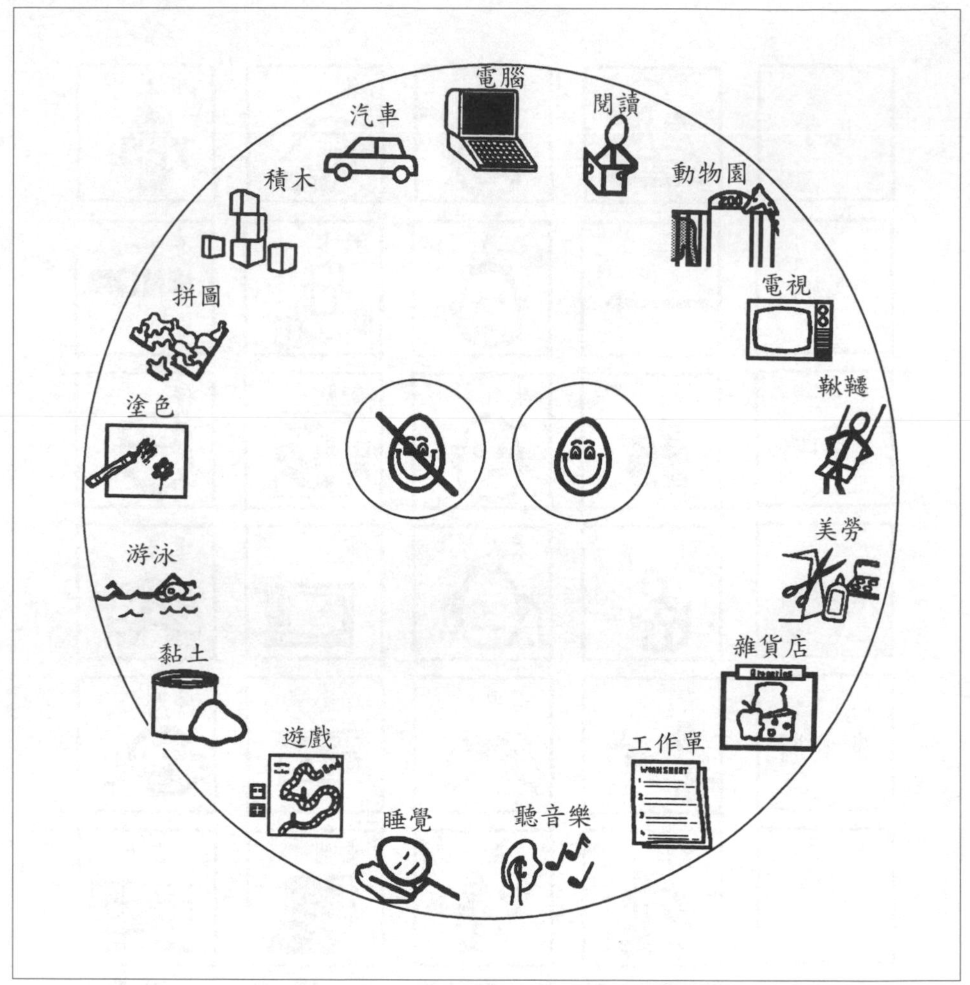

圖 7　溝通簿上的範例頁。這視覺圖協助兒童在家中討論學校的活動。（The Picture Communication Symbols © 1981-2000 Mayer-Johnson Co.）

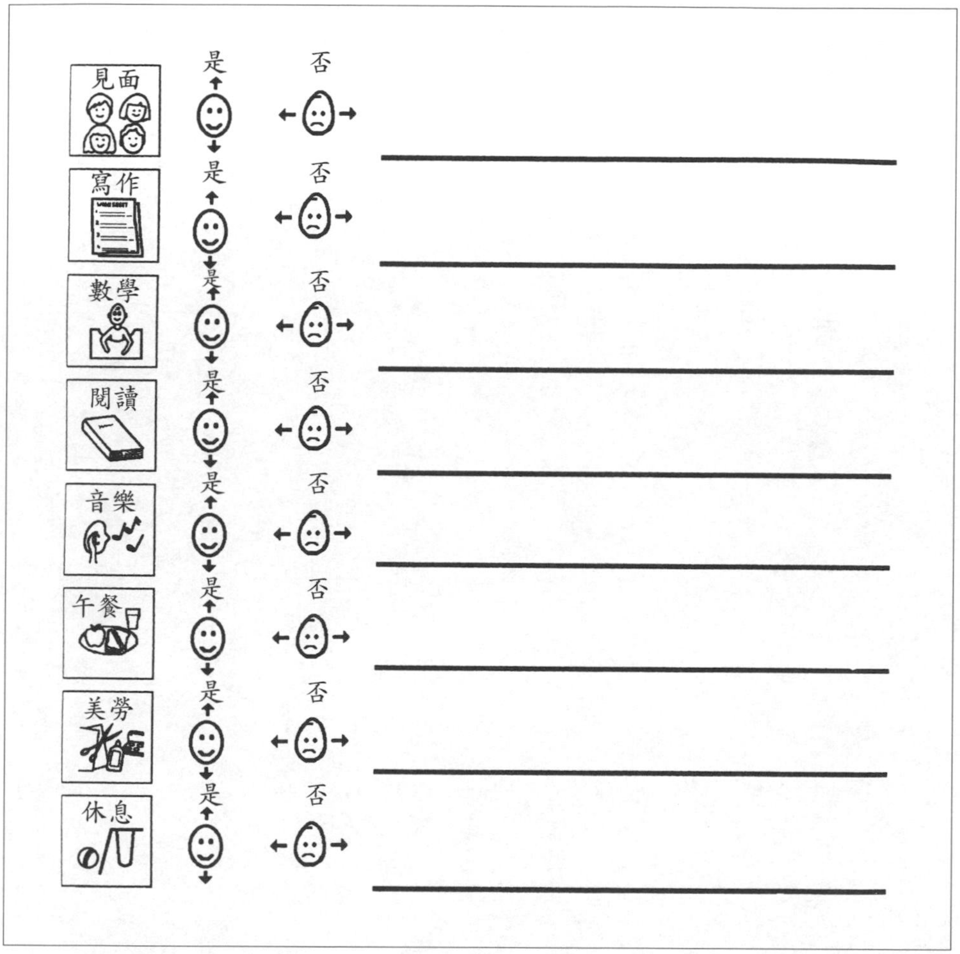

見面	是	否
寫作	是	否
數學	是	否
閱讀	是	否
音樂	是	否
午餐	是	否
美勞	是	否
休息	是	否

圖 8　溝通簿上的範例頁。此一工作清單協助語言能力較佳的兒童擴充他們的能力，以便在家中討論學校的事件，兒童可以說明他是否完成活動，並可簡單描述一下活動。（The Picture Communication Symbols © 1981-2000 Mayer-Johnson Co.）

chapter 6

核心技能課程

Julie Ann Fiore

核心技能的發展是所有社會及溝通技能的基礎。缺少非語言的互動、模仿及組織技能，兒童就容易缺乏觀察及理解的能力，也無法有效地運用社會訊息。兒童初次懂得非語言互動的方式，例如手勢及眼神接觸，成功的經驗使其逐步理解並運用語言做為社會互動的工具。語言與非語言的溝通需要奠基在所有核心技能領域。核心技能可以提升社會覺知，它是獲得更複雜的互動技能的關鍵，如對話、社會遊戲及參與社區活動。要能夠獲得更複雜的社會互動能力，兒童就必須感覺到自己是有組織力且有動機的。

本章節聚焦在提升三種基礎核心技能的介入，分別為非語言社會互動、模仿及組織，其內容包含了許多活動清單，項目是類似於評估自閉症兒童社會與溝通技能的核心技能檢核表，活動清單中提供了一些可提升核心技能的活動及介入策略。在自然的環境中介入是焦點，這些技能必須透過各種活動與環境來教導並增強。所建議的活動聚焦在結構性的社會遊戲，透過這些遊戲來達成基本的非口語互動、模仿技巧，並且透過結構性的自然環境來達成組織性的技能。大人必須營造出能引起兒童動機的自然環境，才能持續擴展兒童新的社會行為，重要的是，在決定介入策略與方式之前，必須多觀察並了解兒童的狀況。要記得超越自閉症的標記，兒童只有在發現環境有意義且互動有趣，他才會有社會性的參與。

選定核心技能的目標

在決定核心技能的目標時，請參考在評估工具中核心技能的檢核表（第三章附錄 A），以及在評估大綱的清單中優先為兒童建立的目標。選定目標技能時，兒童要有下列情形：

- 從未被觀察到或兒童未曾表現的。
- 只有在提示下才會被觀察到的。
- 只有在特殊的情境下才會表現的。
- 只有與大人互動時才會表現的。

活動清單中並未以階層性的技能方式表列，而是希望兒童要能同時建立起非語言的社會互動、模仿及組織技能。

一旦選定了兒童的特定目標，可參考本章介入策略及互動遊戲相關的活動清單。建議要讓技能達到精熟，而不要孤立地練習。要由兒童來決定互動，而不是由孤立活動來決定。在規劃策略的選用時，要尊重兒童的喜好、動機及興趣。

使用活動清單

每一個活動的清單安排都很相似，大目標領域（例：非語言社會互動）都放在活動清單的前面，接著是一般的目標（例：社會注意力）、特定技能（例：停止活動／聽到叫名時能看著對方）。這些都與評量工具中的項目對應。這些特定技能要寫成效標本位的目標（範例如表 6.1 所示），策略的清單會出現在所有活動的清單中。這些建議是希望能以此為跳板，針對個別的兒童發展出其他想法，另外提供描述非語言互動及模仿策略的實例。

這些非語言社會互動活動清單描述使用的策略實例和互動遊戲，以激發達

表 6.1　效標本位目標範例

非語言的社會互動

目標：在提供的機會中，在「兒童能給予玩具或物品以分享興趣」這項行為的達成率可達 80%

在特定的情境下提示
在特定的情境下未經提示
在陌生的情境下提示
在陌生的情境下未經提示

模仿

目標：在提供的機會中，在「兒童能模仿單一肢體動作」這項行為的達成率可達 80%

在特定的情境下提示
在特定的情境下未經提示
在陌生的情境下提示
在陌生的情境下未經提示

組織

目標：在提供的機會中，在「兒童能將材料收拾好以完成活動」這項行為的達成率可達 80%

在特定的情境下提示
在特定的情境下未經提示
在陌生的情境下提示
在陌生的情境下未經提示

目標：在提供的情境下，在「兒童能參與活動直到結束」這項行為的達成率可達 80%

在特定的情境下提示
在特定的情境下未經提示
在陌生的情境下提示
在陌生的情境下未經提示

成目標的其他想法。大部分的活動都把焦點放在製造歡樂，以激勵自閉症兒童與成人遊戲夥伴的交流。他們強調要能將兒童的興趣納入，並使其成為兒童遊戲必要的與增強的要素，該活動清單也將類化至同儕的技巧一併列入；清單中也包括了一組問題，當兒童需要額外補償性的支持時可用（例：各種策略）。

在模仿的部分包括兩個範疇：一是動作模仿，另一則是口語模仿。範例策略及活動都條列於模仿活動的清單，主要是以較綜合性的行為與發展策略為基礎。關於模仿的教學方法就必須分成發展與行為的兩方面來看，就理論上來說，這兩種方法通常是無法整合的，但是在實務上整合這兩種方式卻能產生較好的效果。表 6.2 分別就依行為、行為／發展、發展三方面，將其使用在練習社會／動作模仿技能的一連串策略進行描述，該表應用了不同的策略來進行美勞活動。有效的介入不應該只運用單一策略，而是應該結合許多策略運用其中，藉由兒童的表現也能指出何種策略是能有效運用在每一次的互動中。當指導兒童的模仿時，有以下三種選項：

- 提示：給予一個新動作。
- 形塑：將不適宜的行為形塑成具目的性的行為。
- 鷹架：依兒童所表現的來加以擴充。

在模仿活動清單的活動部分，將成人—兒童以及小團體活動簡要概述，活動中有各種不同層次的提示、形塑及鷹架。策略的部分可用以完成每一個活動清單，同時也提醒要跟隨著兒童的引導（如果是有目的性的話），而且要讓所有的行為與活動有意義。

每一個組織活動清單都包含七個組織的範疇，分別為：空間、選擇、時間、預測性、轉銜、所有權，及舒適。組織的活動清單包括了一連串的建議策略及額外的協助，每一個活動清單都列出了一般的目標（例：空間的組織）及特定技能的目標。這些策略應該要能協助兒童了解他應該在何處、做何種活動或可選擇何種活動、活動有多長、在何時會做完、他該說些或者做些什麼、東西是誰的，以及該如何保持平靜及專心（見第五章的其他範例）。

監控進步情況

依照每一個目標技能來監控兒童的進步情況，可有效決定兒童是否已精熟了。進步情況代表了兒童在動機、探索、彈性、參與，及社會動作各層次的改

表 6.2　行為／發展的連續性：比較不同方法在美術與繪畫活動中建立的模仿技能

發展 1：同步模仿——跟隨兒童的動作進行同步的模仿

給予兒童蠟筆，並使其坐在畫架之前。等待兒童看他會做什麼，當他開始塗鴉時，我們也模仿他的線條；當兒童停止繪畫我們也要停止，保持與兒童一致的活動。避免給予兒童指導與指示，在活動中跟隨兒童的興趣，任何用來評論兒童行為的口語都應避免出現。

發展 2：輪流模仿——模仿兒童一個或多個行為

給予兒童蠟筆，並使其坐在畫架之前。等待兒童看他想要做什麼，當他開始在紙上繪畫時，等待他停筆後才開始模仿他畫中的線條。跟著兒童持續輪流在紙上塗鴉，任何用來評論兒童及自己行為的口語都應避免出現。

行為／發展 1：形塑——將兒童的行為形塑成具目的性的行為

給予兒童蠟筆，並使其坐在畫架之前。等待兒童看他想要做什麼，當兒童開始塗鴉後，依兒童的興趣來延伸，逐漸將其塗鴉形塑成更具有目的或符合預期的線條。假若兒童畫出類似圓形的塗鴉，可以在一圓形後，打斷他，並命名形狀名稱（例：「這是一個圓圈」，「你畫了一個圓圈」）。之後與兒童輪流畫圓，並可以運用聲效來形塑塗鴉，以變成更具有目的的繪畫。在畫畫時伴隨一個增強的音效，而在結束時伴隨一個「結束」的音效。例如，當剛畫圓線條時，發出捲舌頭聲；當畫完圓時，製造煞車聲。

行為／發展 2：鷹架——模仿兒童的行為並協助其擴展動作內涵

給予兒童蠟筆，並使其坐在畫架之前。等待兒童看他想要做什麼，當他開始塗鴉時，依兒童的興趣來延伸，但是運用鷹架技巧來將其塗鴉擴展成有意義的線條（或將目標放在教導兒童繪畫的要素）。例如，當兒童在紙上畫出兩條垂直的線條，先行模仿後，再示範畫出圓形當成一棵樹。形塑與鷹架的差異在於，鷹架是將行為擴展成另一個行為，而形塑則只是從現存的形塑成預期的行為。

行為／發展 3：同步動作提示——從大人為主導的結構性活動中提示兒童的同步動作

讓兒童坐在畫架之前，但不給予蠟筆，在獲得兒童的注意力後，示範畫出垂直的線條，並且搭配有趣的聲音及生動的動作；之後給予兒童蠟筆，提示他模仿畫出垂直的線條，當我們在畫的同時也持續提示兒童動作。

行為／發展 4：輪流提示——運用玩具建立起輪流的習慣，並且透過由大人主導的結構性活動來提示多種不同的重複性行為

讓兒童坐在畫架之前，但不給予蠟筆，在獲得兒童的注意力後，在紙上畫出直線，並搭配有趣的聲音及生動的動作；之後大人停止繪畫並給予兒童蠟筆，提示兒童模仿畫出線條，再持續進行輪流。

行為 1：教學提示——在活動進行前先使用影帶來提示

拍攝目標線條畫時的詳細步驟影帶，在每一步驟進行時都伴隨簡單的口語。當要指導兒童畫一棵樹時，則可透過影帶中示範者行為的呈現，並伴隨口頭說明「第一，拿起你的蠟筆」，接著「畫出直線」，「再畫另一條直線」，「最後在上面畫一個圓圈」。給兒童看影帶，使用相同的指導語，經由提示完成目標技能。

行為 2：單一嘗試——在人為的情境中引導兒童反覆進行動作

與兒童面對面坐著，建立其專注力。示範畫出一條垂直線，同時口語指示兒童「做這個」，提示兒童模仿畫線條。增強兒童，不斷重複嘗試直到兒童在引導下可畫出垂直線條。

變。能力的精熟是指：

- 獲得技能：在未經提示下能表現出該技能。
- 能將該技能類化至成人、同儕及不同的社交團體。
- 能將該技能運用至多種熟悉及陌生的情境中。

自閉症兒童社會溝通技能的評量可用來監控非語言社會互動、模仿及組織等領域的進步情形。口語和動作的模仿技巧範例在本章附錄A中，其中有兩個質性表格清單，是設計來記錄兒童自發的口語與動作模仿，並檢核此一技能在成人與同儕夥伴之間出現及其一致性的情形。不定期地拍攝兒童可輔助監控兒童習得核心技能的情形。

活動

A、非語言社會互動
社會注意力 1——停止活動／聽到叫名時能看著對方

※活動：成人—兒童

1. 叫兒童的名字時，同時拿起他正在操弄的物品，先移到兒童的面前，再逐漸引導到你的臉。兒童的視線必須跟隨物品而轉移到你。
2. 叫兒童的名字時，牽著兒童的手碰觸到你的臉。
3. 叫兒童的名字時，同時發出一聲音（例：彈手指、拍手、吹口哨），當兒童轉而注意你發出的聲音時，彼此注視並予以增強該行為。
4. 發明一個簡單的因果遊戲，當兒童在桌上遊戲時（例：拼圖、插棒），叫兒童的名字。當兒童從活動中抬頭看時，玩增強性的遊戲（例：搔癢）。再引導兒童回到遊戲活動中，不定時地從中打斷，如此遊戲活動就 5. 變成真正遊戲——誘發眼神注視的背景。要記得增強兒童看你，並不時改變增強內容。
5. 玩簡單的躲貓貓，當說「躲貓貓，我看到了×××（兒童名字）」，藉以提示兒童看你，並跟著說「躲貓貓，我看到了○○○（對方名字）」。
6. 當叫兒童名字時，玩簡單的捉迷藏（即：「×××在哪裡啊？」）。
7. 讓兒童玩可預測性的「停—走」的遊戲。進行一個簡單的粗大動作遊戲（例：沿直線行走、單腳跳、爬過障礙物），接著叫兒童的名字，讓兒童在停止活動時可以看著你。增強兒童在停止活動時的注視，並重複進行。

※同儕的類化

1. 大人位於自閉症兒童後方（譯註：大人如同兒童的影子），非口語地協助他完成活動，支持他與同儕所有的溝通互動。

2. 指導同儕如何解讀兒童的行為，並回應兒童的主動性行為。
3. 經由互動教導同儕，示範成人與兒童間成功的互動策略。

策略

為有助於彌補在社會互動中原有的複雜性及不可預測性，組織性和／或社會性的支持是必要的。

- 當兒童無法專注時，應問自己以下的問題：

  1. 活動是否有組織性？
  2. 兒童是否了解活動的預期性？
  3. 語言的使用是否符合兒童的理解程度？
  4. 環境中是否有容易造成分心的事物？
  5. 活動是否能引起兒童動機？

- 當兒童在參與活動時有困難，應問自己以下的問題：

  1. 是否理解兒童的溝通意圖並反應在互動上？
  2. 雙向社會性例行活動是否應該建立？
  3. 在主導性及協助性的互動模式是否取得平衡？
  4. 與兒童的互動模式是否應該修正？

English Edition Copyright © 2000 by Paul H. Brookes Publishing Co., Inc.
Complex Chinese Edition Copyright © 2010 by Psychological Publishing Co., Ltd.

活動

A、非語言社會互動
社會注意力 2——當給予指示時能看著物品

活動：成人—兒童

1. 手指從兒童的臉部移動到該物品，並說「看」。
2. 移動你的手指，將你的手放在兒童的手上，引導兒童指向物品，使用有趣的聲調來為物品命名。
3. 使用雷射筆或手電筒來吸引兒童注意到目標物。
4. 讓兒童與物品有不具侵入性的身體碰觸，例如將玩具飛機飛到兒童的肚子上，並同時搔癢，或讓蜘蛛玩偶從肚子上爬到大腿上，同時唱「蜘蛛癢癢、蜘蛛癢癢」的兒歌。
5. 將目標物放置在兒童的面前以吸引注意後，再將物品擺放回原本的位置。提示兒童透過命名或發聲來伸手拿取該物。
6. 運用一滑稽或有趣的聲音來與目標物搭配出現，如：當希望兒童看著小車時，可以將小車前後移動，並發出車子的聲音。
7. 玩簡單的找尋遊戲。呈現一些有趣的物品，和兒童輪流指出看到的。有口語的兒童可說「我找到了（物品名稱）」；沒有口語的兒童，玩伴可透過指示或呈現圖板來幫他表示「我找到了」。這樣可幫助兒童不論在什麼環境下，都能進行命名的類化。
8. 使用物品來進行躲貓貓遊戲，透過多種物品的呈現提示兒童應該要找的物品，「（物品名稱）在哪裡？」。該遊戲也可類化至將單一物品藏在盒子或用布覆蓋，讓兒童用手指示所藏之處。

同儕的類化

1. 大人位於自閉症兒童後方（譯註：大人如同兒童的影子），非口語地協助他完成活動，支持他與同儕所有的溝通互動。

2. 指導同儕如何解讀兒童的行為，並回應兒童的主動性行為。
3. 經由互動教導同儕，示範成人與兒童間成功的互動策略。

策略

為有助於彌補在社會互動中原有的複雜性及不可預測性，組織性和／或社會性的支持是必要的。

- 當兒童無法專注時，應問自己以下的問題：

  1. 活動是否有組織性？
  2. 兒童是否了解活動的預期性？
  3. 語言的使用是否符合兒童的理解程度？
  4. 環境中是否有容易造成分心的事物？
  5. 活動是否能引起兒童動機？

- 當兒童在參與活動時有困難，應問自己以下的問題：

  1. 是否理解兒童的溝通意圖並反應在互動上？
  2. 雙向社會性例行活動是否應該建立？
  3. 在主導性及協助性的互動模式是否取得平衡？
  4. 與兒童的互動模式是否應該修正？

English Edition Copyright © 2000 by Paul H. Brookes Publishing Co., Inc.
Complex Chinese Edition Copyright © 2010 by Psychological Publishing Co., Ltd.

活動

A、非語言社會互動

社會注意力 3——能與人一對一進行熟悉的活動達____分鐘

※活動：成人—兒童

1. 與兒童互動時應逐步增加內容，如：一開始堆疊五個積木，再逐漸增加至十個。
2. 使用有次序性的板子來呈現活動的步驟，逐漸增長活動所需完成的時間。
3. 使用計時器來延長兒童參與活動的時間長度。
4. 增加輪流時的回合數，如：透過遊戲，讓兒童從帽子裡挑出一個數字，指示他必須完成的輪流次數，以便「結束」目標活動。
5. 隨著時間當兒童對活動越趨精熟後，就可以增加活動的複雜性。如：一旦兒童已經熟練分別給予的兩片拼圖，便可同時給予拼圖使其能同時完成。
6. 藉由兒童想「結束」的渴望來增加對活動的注意。首先，教兒童在中斷活動前要求「結束」，一開始對每一個的「結束」都給予立即增強，一旦兒童了解了「結束」功能，就不定期給予立即增強。舉例來說：當兒童在幫房子著色時，要求「結束」，則應該告知他「先幫屋頂著色後才結束」；假如兒童希望結束黏土遊戲，則可以跟他說：「好，再一分鐘就可以結束了。」
7. 試驗兒童完成活動的速度。有時候透過具速度的遊戲可以讓活動具有動機，讓兒童可重複要求進行上一個活動。如：透過團討時間，唱著快節奏熟悉的歌曲以獲得兒童的注意，並依兒童的參與度放慢速度。在玩建造與倒塌高塔時、在將物品排列時、餵食洋娃娃玩偶等等，也可以這麼做。

※同儕的類化

1. 大人位於自閉症兒童後方（譯註：大人如同兒童的影子），非口語地協助他完成活動，支持他與同儕所有的溝通互動。
2. 指導同儕如何解讀兒童的行為，並回應兒童的主動性行為。
3. 經由互動教導同儕，示範成人與兒童間成功的互動策略。

※策略

為有助於彌補在社會互動中原有的複雜性及不可預測性，組織性和／或社會性的支持是必要的。

- 當兒童無法專注時，應問自己以下的問題：

  1. 活動是否有組織性？
  2. 兒童是否了解活動的預期性？
  3. 語言的使用是否符合兒童的理解程度？
  4. 環境中是否有容易造成分心的事物？
  5. 活動是否能引起兒童動機？

- 當兒童在參與活動時有困難，應問自己以下的問題：

  1. 是否理解兒童的溝通意圖並反應在互動上？
  2. 雙向社會性例行活動是否應該建立？
  3. 在主導性及協助性的互動模式是否取得平衡？
  4. 與兒童的互動模式是否應該修正？

English Edition Copyright © 2000 by Paul H. Brookes Publishing Co., Inc.
Complex Chinese Edition Copyright © 2010 by Psychological Publishing Co., Ltd.

活動

A、非語言社會互動

社會注意力 4——能與人一對一進行新的活動達＿＿分鐘

✲活動：成人—兒童

1. 透過熟悉的活動策略運用在進行新活動時以增加注意力，並調整策略的應用。
2. 從熟悉、精熟的任務中進行新活動的擴展飢餓的毛毛蟲。如：在透過玩積木時介紹玩具中的人物，或是透過熟悉的故事〔像是《好餓的毛毛蟲》（*The Very Hungry Caterpillar*）〕，讓兒童用黏土做出毛毛蟲及其所需的食物。
3. 將新的活動打散於熟悉、有動機的活動中。如：讓兒童坐在桌前進行新活動，如串珠，在每串一個珠子後就可以玩車，當玩車是兒童已精熟及有動機的活動，就可以增加兒童在串珠時的興趣。
4. 使用「首先、然後」的語言讓兒童專注於完成新的活動，如此才能讓他獲得增強的活動。
5. 使用滑稽的聲音和口語來提示等待、輪流、注視及安坐。用愉快的情緒來引發兒童的主動性，以協助參與新的活動。
6. 運用肢體遊戲來完成目標活動。如：目標活動是要認數字，就可以將數字寫在紙上，並且放在地板上，讓兒童找出指定的數字；當兒童找到交給你時，可抱起他轉圈、用枕頭擠壓、將他向上拋，或是進行另一個互動。慢慢逐步在獲得增強前增加兒童對新活動的參與。

✲同儕的類化

1. 大人位於自閉症兒童後方（譯註：大人如同兒童的影子），非口語地協助他完成活動，支持他與同儕所有的溝通互動。
2. 指導同儕如何解讀兒童的行為，並回應兒童的主動性行為。

3. 經由互動教導同儕，示範成人與兒童間成功的互動策略。

策略

為有助於彌補在社會互動中原有的複雜性及不可預測性，組織性和／或社會性的支持是必要的。

- 當兒童無法專注時，應問自己以下的問題：

1. 活動是否有組織性？
2. 兒童是否了解活動的預期性？
3. 語言的使用是否符合兒童的理解程度？
4. 環境中是否有容易造成分心的事物？
5. 活動是否能引起兒童動機？

- 當兒童在參與活動時有困難，應問自己以下的問題：

1. 是否理解兒童的溝通意圖並反應在互動上？
2. 雙向社會性例行活動是否應該建立？
3. 在主導性及協助性的互動模式是否取得平衡？
4. 與兒童的互動模式是否應該修正？

English Edition Copyright © 2000 by Paul H. Brookes Publishing Co., Inc.
Complex Chinese Edition Copyright © 2010 by Psychological Publishing Co., Ltd.

範例

社會注意力的範例

茱莉安

茱莉安通常都一個人自顧自地玩自己喜歡的玩具，在遊戲時通常都無法回應媽媽的呼叫。她媽媽想在叫她前打斷她的遊戲或將玩具拿走，試著想吸引她的注意，但通常這樣都會使茱莉安變得焦慮，並且會進一步想把玩具藏起來不讓媽媽拿走。之後，茱莉安的媽媽試著要輕敲茱莉安的鼻子吸引注意，並且拉起茱莉安的手朝向媽媽的臉。這個策略在茱莉安坐在桌前時得以奏效，但是在其他較少結構的情境中，如地板遊戲時，成效就不大。茱莉安的老師建議媽媽，可以在叫喚時發出怪聲，茱莉安對於聽覺刺激的輸入很具動機，對於滑稽的聲音也很感興趣。當茱莉安的媽媽嘗試後，茱莉安對於聲音就立即有反應，並且在茱莉安注視後增強她，隨時間再逐步褪去發出的怪聲。

泰勒

在遊戲時，泰勒總是把注意力放在毯子上的毛，而非呈現在他面前的玩具。他的老師試著說「看」，並用手指指示來誘發他的參與，但泰勒的回應卻是不一致的。因此，老師便開始與他一起玩玩具車，在泰勒面前一邊移動車子，一邊發出有趣的聲音，一旦他能開始對聲音注意，他的老師便將車子移動到腿上，並在他面前停下來。當泰勒一看向車子，老師就再繼續移動車子。每一次他注意到車子，老師就會在他的大腿上用活潑有趣的聲音來開車子。

諾亞

在自由遊戲時間，諾亞總是很快地一個活動換過一個，在玩拼圖及其他熟悉的活動總是變換很快，不太注意這些活動。為了增加在桌上活動的時間，諾亞的老師開始要求他要全部做完，並清潔完畢才能離開。當在清潔的同時，諾亞會草率地完成某些活動，如拼圖；他的老師便開始將活動變得更加複雜，或是增加難度。最後，諾亞已經可以完成四個步驟的工作，他也會在活動完成後休息一下，以表示活動的結束。

山姆

雖然山姆可以對熟悉的活動參與得很好，但是當有新的活動出現時，他就會變得焦慮，並且開始在桌上輕彈自己的手。他的老師試著使用「首先／然後」的板子來提示他對新活動嘗試的動機，他們使用山姆喜歡的玩具彈珠台來當作完成新活動的增強。儘管山姆在點心時間及兩個熟悉的活動時，可熟練地使用「首先／然後」板子，但卻無法在操作不熟悉的活動時減低他的焦慮。山姆的老師決定將新活動打散至他的遊戲中，如餵嬰兒娃娃。首先，老師讓娃娃坐在山姆的附近，一旦他對娃娃的存在感到舒服，老師就不定期地讓娃娃拿著彈珠往下丟；最後，山姆的老師示範餵食娃娃彈珠。山姆在與新玩具遊戲時，需要有一個較熟悉且不受威脅可被增強的情境，一旦與娃娃變得較熟悉後，老師便能在他準備好時加入新的遊戲動作，以減低他的焦慮與抗拒。

活動

A、非語言社會互動

雙向互動 1——會使用眼神注視來維持社會互動

※活動：成人—兒童

1. 在進行肢體動作的遊戲時，不定期地暫停動作，當兒童注視你時，再持續遊戲。
2. 建立一個簡單的輪流遊戲，在輪到你之前等待兒童主動注視你。
3. 藉由肢體阻擋或將玩具拿走來中斷兒童的遊戲。假裝未注意到兒童，但製造一些刺激性和／或增強性的聲音（例：彈指、捲舌、吹口哨）。當兒童轉往發出聲音的方向時，注視他的眼神，離開或回到遊戲中來增強兒童注視你。
4. 創造一個簡單的因果遊戲，讓兒童注視你之後可得到增強的回應。當他注視你時，就可以玩喜歡的遊戲（例：搔癢、擊掌）。
5. 玩一個簡單的躲貓貓遊戲，說：「躲貓貓，我看到了XXX（兒童名字）」，提示兒童朝向並看著你。
6. 一起玩簡單的捉迷藏，當兒童找到你時，在他理解你已經被找到之前，要等待他來注視你。

※同儕的類化

1. 大人位於自閉症兒童後方（譯註：大人如同兒童的影子），非口語地協助他完成活動，支持他與同儕所有的溝通互動。
2. 指導同儕如何解讀兒童的行為，並回應兒童的主動性行為。
3. 經由互動教導同儕，示範成人與兒童間成功的互動策略。

※策略

為有助於彌補在社會互動中原有的複雜性及不可預測性，組織性和／或社

會性的支持是必要的。

- 當兒童無法專注時，應問自己以下的問題：

1. 活動是否有組織性？
2. 兒童是否了解活動的預期性？
3. 語言的使用是否符合兒童的理解程度？
4. 環境中是否有容易造成分心的事物？
5. 活動是否能引起兒童動機？

- 當兒童在參與活動時有困難，應問自己以下的問題：

1. 是否理解兒童的溝通意圖並反應在互動上？
2. 雙向社會性例行活動是否應該建立？
3. 在主導性及協助性的互動模式是否取得平衡？
4. 與兒童的互動模式是否應該修正？

English Edition Copyright © 2000 by Paul H. Brookes Publishing Co., Inc.
Complex Chinese Edition Copyright © 2010 by Psychological Publishing Co., Ltd.

活動

A、非語言社會互動
雙向互動 2——會重複自己的行為來維持互動

☆活動：成人—兒童

1. 兒童從遊戲的互動者接收到預期性的回應而表現出某個行為時，可玩一個簡單的因果遊戲，如：兒童舉起手時，將他抱起轉一圈。
2. 當兒童出現你希望他回應的行為時，可為他鼓掌或歡呼，記得要選擇可增強和娛樂兒童的方式來讚美兒童。
3. 假裝要睡覺，在躺下之前強調你的呵欠及伸懶腰的動作。當兒童叫你起床時，等待兒童模仿你的呵欠或伸懶腰，來要求持續這個遊戲。可重複睡覺遊戲的順序性。
4. 可玩改良版的「老師說」遊戲，袪除口語的指示，並讓兒童模仿以增加該遊戲的持續性。
5. 與兒童一起玩躲貓貓遊戲，讓兒童拉下遮住你臉上的布或是輕拍你的手，來持續躲貓貓的遊戲。
6. 與兒童一起玩「打蒼蠅」（Swat the Fly）或「捉蜘蛛」（Catch the Spider）的遊戲，逐漸將手指移動至兒童，並使用指甲敲打節奏，在手指靠近之前提示兒童來拍打你的手，當兒童拍打時將手迅速移開。
7. 改變「拍人」遊戲，忽略兒童直到他拍到你，一旦拍到了，就開始追逐、抓人。彼此可交換角色持續遊戲的進行。

☆同儕的類化

1. 大人位於自閉症兒童後方（譯註：大人如同兒童的影子），非口語地協助他完成活動，支持他與同儕所有的溝通互動。
2. 指導同儕如何解讀兒童的行為，並回應兒童的主動性行為。
3. 經由互動教導同儕，示範成人與兒童間成功的互動策略。

※策略

為有助於彌補在社會互動中原有的複雜性及不可預測性，組織性和／或社會性的支持是必要的。

- 當兒童無法專注時，應問自己以下的問題：

1. 活動是否有組織性？
2. 兒童是否了解活動的預期性？
3. 語言的使用是否符合兒童的理解程度？
4. 環境中是否有容易造成分心的事物？
5. 活動是否能引起兒童動機？

- 當兒童在參與活動時有困難，應問自己以下的問題：

1. 是否理解兒童的溝通意圖並反應在互動上？
2. 雙向社會性例行活動是否應該建立？
3. 在主導性及協助性的互動模式是否取得平衡？
4. 與兒童的互動模式是否應該修正？

English Edition Copyright © 2000 by Paul H. Brookes Publishing Co., Inc.
Complex Chinese Edition Copyright © 2010 by Psychological Publishing Co., Ltd.

活動

A、非語言社會互動
雙向互動 3——會使用玩具重複行為來維持社會性遊戲

活動：成人—兒童

1. 設計讓兒童以玩具與人互動的遊戲活動，或是拿玩具給人持續遊戲。舉例來說，創造一個闖關遊戲，在每一關，兒童要表現出目標動作，以玩具與人繼續互動。你也可以將此納入社會性遊戲中，如：買票搭火車或是給予積木以建造高塔。
2. 設計完全都是互動式的遊戲，如：投籃或來回踢球。
3. 遊戲都是用喜愛的玩具來互動，或是重複預先設計好的遊戲。如：搜集一堆兒童喜歡的動作片偶像，示範翻斗車開過去，並將一個動作片偶像放在車上，再開回來，為了搜集所有的動作劇偶像，兒童必須將卡車開回你這裡。

同儕的類化

1. 大人位於自閉症兒童後方（譯註：大人如同兒童的影子），非口語地協助他完成活動，支持他與同儕所有的溝通互動。
2. 指導同儕如何解讀兒童的行為，並回應兒童的主動性行為。
3. 經由互動教導同儕，示範成人與兒童間成功的互動策略。

策略

為有助於彌補在社會互動中原有的複雜性及不可預測性，組織性和／或社會性的支持是必要的。

- 當兒童無法專注時，應問自己以下的問題：

1. 活動是否有組織性？

2. 兒童是否了解活動的預期性？
3. 語言的使用是否符合兒童的理解程度？
4. 環境中是否有容易造成分心的事物？
5. 活動是否能引起兒童動機？

- 當兒童在參與活動時有困難，應問自己以下的問題：

1. 是否理解兒童的溝通意圖並反應在互動上？
2. 雙向社會性例行活動是否應該建立？
3. 在主導性及協助性的互動模式是否取得平衡？
4. 與兒童的互動模式是否應該修正？

English Edition Copyright © 2000 by Paul H. Brookes Publishing Co., Inc.
Complex Chinese Edition Copyright © 2010 by Psychological Publishing Co., Ltd.

範例

雙向互動範例

茱莉安娜

在團體的追逐遊戲時，茱莉安娜會在特定的空間奔跑，她並不會注視她的同儕以維持追逐遊戲。老師試著提示她的同儕，只要茱莉安娜有一點注視，就讓她再次加入。在一對一的活動，老師透過搔癢遊戲來增加茱莉安娜的眼神注視，當茱莉安娜注視著老師時，就搔她癢，一旦茱莉安娜將此增強活動與眼神注視相互連結，她的老師再將此增強活動加入團體的追逐遊戲。在茱莉安娜到達終點之前，她的老師以身體擋住她，並提示茱莉安娜看她，一旦茱莉安娜可以做到，老師就搔她癢，並且將她帶回遊戲中。不久之後，老師的角色就由她的同儕來取代。

莉莉

莉莉喜歡玩躲貓貓，但是當老師改以毯子來取代手時，莉莉就轉而離開不與其互動。老師將莉莉拉回，並且讓莉莉去拉毯子，只要莉莉碰到毯子，老師就搭配活潑生動的聲音表情來玩躲貓貓。在幾次之後，莉莉可以在預期下自行拉下毯子。

傑斯汀

當傑斯汀自己玩完玩具後就會離開，他會自己移動車子後跑去玩積木。他的老師決定要製造一些互動的轉變以擴展他的玩法。首先，老師在他推動車子後，快速地來回移動車子，再發出活潑生動的聲音來吸引他的注意，之後再用球來代替車子。傑斯汀的老師把車子推來推去，一旦互動的模式建立後，就可以用來回丟球代替。

活動

A、非語言社會互動

社會調控 1——手勢：推／拉／操弄他人來作要求

活動：成人—兒童

1. 安排環境讓兒童需要成人來拿到他想要的物品（例：拿取物品、鎖門、打開很緊的蓋子）。
2. 以身體擋住兒童。在簡單的互動中，讓兒童必須讓你移動才能拿到他想要的物品。舉例來說，與兒童一起吹泡泡，在數分鐘之後，坐在吹棒上，並提示兒童要「將你推開」去拿棒子，以持續互動。
3. 躺在地板上，並提示兒童幫助你起身。一開始指導兒童要拉手協助起身，然後讓你改變為正確的姿勢來增加活動的複雜度（即：屈膝、站在地板上）。舉例來說，躺在地板上並舉起腳，讓兒童將你的腳往下拉，屈膝，再拉你起身。
4. 製造簡單的粗大動作遊戲，讓兒童要移動你才能完成預期性的動作來達到增強。舉例來說，假如兒童想要被你高高舉起，他必須拉你至一處空間來進行高舉的遊戲。
5. 與兒童進行輪流的美勞遊戲，一起畫、塗色或黏膠水在畫布上。舉例來說，給兒童一支畫筆，很快地指向紙上的不同區塊，並提示兒童在該處繪畫，接著換兒童來指導你。這樣的互動步調必須加快，並且使用一些滑稽、誇大的聲調來做簡單的指示（例：在指示的同時說「這裡」，但每次都用不同的音調來說）。
6. 提示兒童去拉你的手腕或肩膀來獲得注意力。

同儕的類化

1. 大人位於自閉症兒童後方（譯註：大人如同兒童的影子），非口語地協助他完成活動，支持他與同儕所有的溝通互動。

2. 指導同儕如何解讀兒童的行為，並回應兒童的主動性行為。
3. 經由互動教導同儕，示範成人與兒童間成功的互動策略。

策略

為有助於彌補在社會互動中原有的複雜性及不可預測性，組織性和／或社會性的支持是必要的。

- 當兒童無法專注時，應問自己以下的問題：

  1. 活動是否有組織性？
  2. 兒童是否了解活動的預期性？
  3. 語言的使用是否符合兒童的理解程度？
  4. 環境中是否有容易造成分心的事物？
  5. 活動是否能引起兒童動機？

- 當兒童在參與活動時有困難，應問自己以下的問題：

  1. 是否理解兒童的溝通意圖並反應在互動上？
  2. 雙向社會性例行活動是否應該建立？
  3. 在主導性及協助性的互動模式是否取得平衡？
  4. 與兒童的互動模式是否應該修正？

English Edition Copyright © 2000 by Paul H. Brookes Publishing Co., Inc.
Complex Chinese Edition Copyright © 2010 by Psychological Publishing Co., Ltd.

活動

A、非語言社會互動
社會調控 2——手勢：給予／操弄物品來作要求

活動：成人—兒童

1. 在操作活動時，可進行「給我」的指示練習，包括遊戲、點心時間，及生活自理工作。
2. 在清潔時，讓兒童將要丟棄的物品交至你手上，並放置到容器裡。
3. 給予兒童他最精熟的拼圖，再加入兒童次要精熟的拼圖，將其混合，並給兒童一半，提示他給你一些拼圖以便完成。假如兒童想要自己完成，應打斷並提示兒童從你手上拿取，然後完成拼圖。
4. 在著色活動時，拿取蠟筆，並讓兒童與你交換新的蠟筆。
5. 與兒童一同玩「跳房子」（Hopscotch），當兒童到達放豆子袋的方格時，讓兒童在到達終點前，讓他將豆袋交給你。
6. 與兒童一同玩「開火車」（Trot Trot to Boston），讓兒童交給你票券以開始唱歌與前進。

同儕的類化

1. 大人位於自閉症兒童後方（譯註：大人如同兒童的影子），非口語地協助他完成活動，支持他與同儕所有的溝通互動。
2. 指導同儕如何解讀兒童的行為，並回應兒童的主動性行為。
3. 經由互動教導同儕，示範成人與兒童間成功的互動策略。
4. 建立一個簡單的遊戲讓兒童交物品給兩位不同的玩伴。先給兒童一物品，再指示他交給其中一人。使用肢體協助兒童達成，該活動應以快速的節奏進行。
5. 將遊戲伙伴所擁有的物品照片加以命名，要兒童找出物品的主人，並將物品給予這個適切的對象。

策略

為有助於彌補在社會互動中原有的複雜性及不可預測性，組織性和／或社會性的支持是必要的。

- 當兒童無法專注時，應問自己以下的問題：

  1. 活動是否有組織性？
  2. 兒童是否了解活動的預期性？
  3. 語言的使用是否符合兒童的理解程度？
  4. 環境中是否有容易造成分心的事物？
  5. 活動是否能引起兒童動機？

- 當兒童在參與活動時有困難，應問自己以下的問題：

  1. 是否理解兒童的溝通意圖並反應在互動上？
  2. 雙向社會性例行活動是否應該建立？
  3. 在主導性及協助性的互動模式是否取得平衡？
  4. 與兒童的互動模式是否應該修正？

English Edition Copyright © 2000 by Paul H. Brookes Publishing Co., Inc.
Complex Chinese Edition Copyright © 2010 by Psychological Publishing Co., Ltd.

活動

A、非語言社會互動
社會調控 3——指向物品來作要求

※活動：成人—兒童

1. 拿一個有趣的因果玩具，吸引兒童指向該物，並以玩具回應兒童。
2. 假裝忘記將有趣的物品放置在滑稽的位置，如：你的頭上，詢問兒童「（物品名稱）在哪裡？」不管兒童指向何處，都要誇大你的回應以吸引兒童持續注意。
3. 給予兩種物品讓兒童選擇，一個是他非常喜愛的，一則是他不想要的。詢問兒童要他展現出想要的物品。
4. 與兒童一起聽喜歡的音樂錄音帶並一同跳舞，再突然將音樂關掉，讓兒童有機會指向錄音機，好讓音樂再次播放。
5. 與兒童一起坐在電腦前玩一個有趣的電腦遊戲，再提示兒童指向螢幕中他想要的物品。在回應兒童手指指示的同時，可移動滑鼠至他所指的物品。
6. 製造一個分成兩個方向的障礙路徑，突然停止讓兒童來指出他想要走的路徑。
7. 從兒童手上拿走他喜歡的物品或玩具，詢問他「你要什麼？」提示他指向他所喜歡的物品。
8. 用書本來玩「我要找」（I Spy）的互動遊戲，可利用口語提示「我想要找（物品名稱）」，並結合手勢指向該物。
9. 在社區裡乘坐小貨車或是坐在超市的手推車時，可停下讓兒童指出他所看到的，命名之後再移動。需在期待有趣的事物前停下車來，利用口語提示「看！那是（物品名稱）」或是「你看到什麼了」以便協助兒童運用手指來作指示。

※同儕的類化

1. 大人位於自閉症兒童後方（譯註：大人如同兒童的影子），非口語地協助他完成活動，支持他與同儕所有的溝通互動。
2. 指導同儕如何解讀兒童的行為，並回應兒童的主動性行為。
3. 經由互動教導同儕，示範成人與兒童間成功的互動策略。

※策略

為有助於彌補在社會互動中原有的複雜性及不可預測性，組織性和／或社會性的支持是必要的。

- 當兒童無法專注時，應問自己以下的問題：

  1. 活動是否有組織性？
  2. 兒童是否了解活動的預期性？
  3. 語言的使用是否符合兒童的理解程度？
  4. 環境中是否有容易造成分心的事物？
  5. 活動是否能引起兒童動機？

- 當兒童在參與活動時有困難，應問自己以下的問題：

  1. 是否理解兒童的溝通意圖並反應在互動上？
  2. 雙向社會性例行活動是否應該建立？
  3. 在主導性及協助性的互動模式是否取得平衡？
  4. 與兒童的互動模式是否應該修正？

English Edition Copyright © 2000 by Paul H. Brookes Publishing Co., Inc.
Complex Chinese Edition Copyright © 2010 by Psychological Publishing Co., Ltd.

活動

A、非語言社會互動
社會調控 4——結合眼神與手勢來作要求

活動：成人—兒童

1. 讓兒童在毯子裡一起玩擺盪遊戲，停止擺盪時，等待兒童與你眼神注視。用口語增強兒童的眼神注視，可詢問是否還想要繼續，並期待兒童手勢的出現來要求擺盪，提示兒童能使用手勢來持續擺盪。
2. 成人躺在地板上，兒童也斜躺在成人腿上，用腳將兒童高舉，並以肩膀來加以支撐，當兒童看著你時，就將兒童放下，再很快地將他高舉，等待眼神注視後再放下。
3. 與兒童一起玩需要同伴的互動遊戲，如追逐，讓兒童可以注視並使用手勢一起互動。
4. 在進入活動前，可讓兒童使用手勢來參與遊戲。可先將此模式變成高度有動機的互動，然後再將此互動模式類化至所有的活動。
5. 安排一個讓兒童需要提出要求來獲得喜愛物品的環境。舉例來說，將娃娃鎖在櫃子裡、將點心蓋子鎖得很緊，或將喜歡的玩具放在高處。
6. 當坐在賣場推車時，可停下來並等待兒童注視著你，然後再詢問他，讓他指向想要走的方向，一旦兒童指向某處，就依循該方向前進。
7. 與兒童玩追逐遊戲或改良版的木頭人（Freeze Tag）。兒童要人追他或要解除木頭人不能動的狀態時，要兒童朝向遊戲夥伴，並以適切的手勢告知夥伴。

同儕的類化

1. 大人位於自閉症兒童後方（譯註：大人如同兒童的影子），非口語地協助他完成活動，支持他與同儕所有的溝通互動。
2. 指導同儕如何解讀兒童的行為，並回應兒童的主動性行為。

3. 經由互動教導同儕，示範成人與兒童間成功的互動策略。

策略

為有助於彌補在社會互動中原有的複雜性及不可預測性，組織性和／或社會性的支持是必要的。

- 兒童無法專注時，應問自己以下的問題：

1. 活動是否有組織性？
2. 兒童是否了解活動的預期性？
3. 語言的使用是否符合兒童的理解程度？
4. 環境中是否有容易造成分心的事物？
5. 活動是否能引起兒童動機？

- 當兒童在參與活動時有困難，應問自己以下的問題：

1. 是否理解兒童的溝通意圖並反應在互動上？
2. 雙向社會性例行活動是否應該建立？
3. 在主導性及協助性的互動模式是否取得平衡？
4. 與兒童的互動模式是否應該修正？

English Edition Copyright © 2000 by Paul H. Brookes Publishing Co., Inc.
Complex Chinese Edition Copyright © 2010 by Psychological Publishing Co., Ltd.

範例

社會調控的範例

※喬瑟芬

喬瑟芬很喜歡著色，但通常在教室裡都獨自活動，老師試著想要打斷並與喬瑟芬互動，以給予一些成功的經驗，但喬瑟芬通常都會將老師推開，並激動地說：「完成了！」老師決定在喬瑟芬開始繪畫時就與其互動，並且將所有蠟筆放在她拿不到的地方。老師試著要誘發她提出要求，在她往畫架走去之前，就拉著喬瑟芬；當她熟練之後，老師就躺在地板上，提示喬瑟芬來拉起老師以拿取蠟筆。不久，老師會將互動時間拉長，並將過程複雜化，一旦喬瑟芬在繪畫前可建立起該互動模式，老師就可以漸進式地加入畫畫的活動；老師會生動地拿起畫筆在紙上繪畫，並模仿她的線條，以建立起輪流的模式。

※瑪姬

瑪姬是個很獨立的兒童，通常都不喜歡被人協助，她的自我照顧能力很強，而且很喜歡做這些事。老師希望透過每日的例行性活動，試著教她懂得「給我」的指示，但是瑪姬通常較少回應也會抗拒老師，因此老師希望善用瑪姬較好的自我照顧能力，鼓勵她可以拿物品給同伴。在打掃時間，老師拿著玩具箱，只要瑪姬拿玩具放進箱子，老師就會從瑪姬手上拿走玩具，自已親自將玩具放入箱中，並使用活潑的聲音表情，說：「再見（物品名稱）。」一開始瑪姬會抗拒老師將玩具拿走，老師則採忽視態度繼續打掃，最後瑪姬便可以跟上此模式，開始將玩具交給老師。

※亨利

儘管亨利很喜歡玩玩具，但他很少使用手勢或姿勢來玩玩具，當他需要協助時，他會看著玩具並且大哭，有聲音的因果玩具對亨利特別具有吸引力。亨利的老師發現，他在自由遊戲時間總是喜歡追著球跑，假如老師並沒有將開關打開或是停止搖擺時，亨利總是會踢球來使它發聲。老師試著提示他指向球來要求開啟開關，老師再次關掉來提示亨利使用指示來作要求。在亨利主動出現手勢指向球後，老師就將球拿起，再將球藏在籃子下，以便提示亨利指球來要求老師拿出球。將球藏在教室中的所有物品後，亨利就可以好好地跟隨指示。

艾略特

艾略特很喜歡玩追逐遊戲，他通常會圍繞著同伴跑，但卻不會參與其中；艾略特並不知道要去要求同儕來追他，也不會與同儕建立起參與的喜悅感。他的老師嘗試修改遊戲來鼓勵艾略特停止、與同儕一同參與，以及使用手勢持續遊戲。他的老師試著要抓他，並要求與艾略特面對面，直到他自己主動參與，並以手勢表示他要繼續跑，以此來取代讓艾略特拍打老師再追逐。一旦艾略特對此回應熟悉後，再教導他來接近老師，以「追逐」的手勢要老師追他。

活動

A、非語言社會互動

注意力分享（shared attention）1——眼神在玩具／物品與人之間作切換

☼活動：成人—兒童

1. 透過每天的例行性活動，當兒童看著環境中可吸引注意力的物品時，可搭配活潑的口語「看！」以吸引他的注意，而兒童回頭看人時，也同時說出物品名稱。
2. 給予兒童一些熟悉的物品，要求兒童將這些物品給你。將物品混合放置，讓兒童有機會搜尋。
3. 將物品藏在帽子或盒子中，要求兒童去找尋。一旦兒童熟練了此遊戲，就可以要求他去找不在盒子裡的物品，如此將能使兒童回頭看你以獲得更多的訊息，或告知你物品並沒有藏匿在盒子中。
4. 將物品放置在桶中或水槽裡，展示你要他在水中尋找的物品圖片給兒童看。當兒童試著去找出該物，讓他可以藉由參考圖片來提醒自己需要找尋的物品。
5. 給予兒童少一部件的熟悉物品，將消失的部件藏在兒童看得到的地方。當兒童在檢查該物並開始要尋找時，吸引兒童將注意力轉移到你身上；重複同樣的行為在搜尋不同的物品上，直到兒童主動會從你身上獲得訊息。
6. 一旦兒童可以參與遊戲，要觀察他的行為，並選擇一個遊戲使預期出現的行為重複數次。每次當兒童出現該行為時，就發出適當使其分心的聲音，或是符合情境的誇張語句來吸引兒童，確定兒童注意到此聲音並參與其中。最後，兒童要注意到你並預期你展示這些行為。

☼同儕的類化

1. 大人位於自閉症兒童後方（譯註：大人如同兒童的影子），非口語地協助他完成活動，支持他與同儕所有的溝通互動。
2. 指導同儕如何解讀兒童的行為，並回應兒童的主動性行為。
3. 經由互動教導同儕，示範成人與兒童間成功的互動策略。

☼策略

為有助於彌補在社會互動中原有的複雜性及不可預測性，組織性和／或社會性的支持是必要的。

- 當兒童無法專注時，應問自己以下的問題：

  1. 活動是否有組織性？
  2. 兒童是否了解活動的預期性？
  3. 語言的使用是否符合兒童的理解程度？
  4. 環境中是否有容易造成分心的事物？
  5. 活動是否能引起兒童動機？

- 當兒童在參與活動時有困難，應問自己以下的問題：

  1. 是否理解兒童的溝通意圖並反應在互動上？
  2. 雙向社會性例行活動是否應該建立？
  3. 在主導性及協助性的互動模式是否取得平衡？
  4. 與兒童的互動模式是否應該修正？

English Edition Copyright © 2000 by Paul H. Brookes Publishing Co., Inc.
Complex Chinese Edition Copyright © 2010 by Psychological Publishing Co., Ltd.

活動

A、非語言社會互動
注意力分享 2——給予玩具／物品以分享興趣

☼活動：成人—兒童

1. 在玩「展示—說出」的遊戲時，讓兒童與同儕一起圍圓圈傳遞物品。
2. 在點心時間，讓兒童與同儕分享自己的點心。
3. 在美勞活動結束後，讓兒童可以在未協助下主動告知教師其想法。
4. 創造一個簡單的尋寶遊戲讓兒童來找尋物品，當他在搜尋時，提示他可將物品交給玩伴，並示範說出「我找到（物品名稱）」讓兒童知道如何將物品交給玩伴。
5. 與兒童一起閱讀書本，讀畢可將書交給兒童以建立輪流的行為。讀了第一頁後再將書交給兒童閱讀，或要求指出下一頁的圖片，透過閱讀書本持續互動。

☼同儕的類化

1. 大人位於自閉症兒童後方（譯註：大人如同兒童的影子），非口語地協助他完成活動，支持他與同儕所有的溝通互動。
2. 指導同儕如何解讀兒童的行為，並回應兒童的主動性行為。
3. 經由互動教導同儕，示範成人與兒童間成功的互動策略。
4. 團討時間時，在團體中拿出裝滿物品的盒子或帽子，讓每個兒童伸手拿取並交給同儕，你可以示範說「看！這是（物品名稱）」，或其他相關的語詞。
5. 跟兒童一起玩熱蕃薯的遊戲，快速地將物品傳來傳去。

☼策略

為有助於彌補在社會互動中原有的複雜性及不可預測性，組織性和／或社

會性的支持是必要的。

- 當兒童無法專注時，應問自己以下的問題：

  1. 活動是否有組織性？
  2. 兒童是否了解活動的預期性？
  3. 語言的使用是否符合兒童的理解程度？
  4. 環境中是否有容易造成分心的事物？
  5. 活動是否能引起兒童動機？

- 當兒童在參與活動時有困難，應問自己以下的問題：

  1. 是否理解兒童的溝通意圖並反應在互動上？
  2. 雙向社會性例行活動是否應該建立？
  3. 在主導性及協助性的互動模式是否取得平衡？
  4. 與兒童的互動模式是否應該修正？

English Edition Copyright © 2000 by Paul H. Brookes Publishing Co., Inc.
Complex Chinese Edition Copyright © 2010 by Psychological Publishing Co., Ltd.

活動

A、非語言社會互動

注意力分享3——指向玩具／物品來分享興趣

☼活動：成人—兒童

1. 在輪流的規則下指出書上的圖片。
2. 假裝將物品放在滑稽的位置，如你的頭上，並詢問：「（物品名稱）在哪裡？」不管兒童指向何處，回應都應誇張來吸引兒童的注意。
3. 與兒童一起聽喜歡的音樂錄音帶，一同跳舞，突然停止跳舞，提示兒童指向錄音機，然後再次跳舞。幾次之後，等待兒童主動指向收音機以便再一起跳舞。
4. 在社區裡乘坐小貨車或是坐在超市的手推車時，可停下讓兒童指向他所看到的，命名之後再移動。停下來時，必須是出現有趣的事件，利用口語提示：「看！那是（物品名稱）」或是「你看到什麼了」以便協助兒童運用手指來指出他所看到的物品。

☼同儕的類化

1. 大人位於自閉症兒童後方（譯註：大人如同兒童的影子），非口語地協助他完成活動，支持他與同儕所有的溝通互動。
2. 指導同儕如何解讀兒童的行為，並回應兒童的主動性行為。
3. 經由互動教導同儕，示範成人與兒童間成功的互動策略。
4. 建造一個積木高塔，並且讓兒童拍打玩伴指向已完成的物品。假如兒童有口語，就可以結合手指與口語說：「看！」在向他人展示前，避免讓兒童將高塔弄倒。

☼策略

為有助於彌補在社會互動中原有的複雜性及不可預測性，組織性和／或社

會性的支持是必要的。

- 當兒童無法專注時，應問自己以下的問題：

  1. 活動是否有組織性？
  2. 兒童是否了解活動的預期性？
  3. 語言的使用是否符合兒童的理解程度？
  4. 環境中是否有容易造成分心的事物？
  5. 活動是否能引起兒童動機？

- 當兒童在參與活動時有困難，應問自己以下的問題：

  1. 是否理解兒童的溝通意圖並反應在互動上？
  2. 雙向社會性例行活動是否應該建立？
  3. 在主導性及協助性的互動模式是否取得平衡？
  4. 與兒童的互動模式是否應該修正？

English Edition Copyright © 2000 by Paul H. Brookes Publishing Co., Inc.
Complex Chinese Edition Copyright © 2010 by Psychological Publishing Co., Ltd.

活動

A、非語言社會互動
注意力分享 4——在分享興趣前就先獲得注意

☼活動：成人—兒童

1. 與兒童一起玩有趣的活動，如：搔癢、吹泡泡、跳躍。在幾次之後，將頭轉開，協助他來獲得你的注意（例：拍肩、叫名），好讓活動可以持續。
2. 在玩「展示—演出」遊戲時，讓兒童繞著圓圈走，在活動之前就先輕聲走、握手，或是與同儕一起擊掌。
3. 當一起合作閱讀時，可在指向圖片前時，讓兒童輕拍你的肩膀。
4. 當兒童完成一個美勞活動時，讓他按鈴或搖沙鈴以提醒未注意他的成人來看他完成的作品。
5. 在點心時間，可以圍坐在桌子旁，並讓兒童向同儕或成人展示他們所帶來的東西，協助兒童抬起頭，等待同儕或成人的回應，並練習指向他的點心。

☼同儕的類化

1. 大人位於自閉症兒童後方（譯註：大人如同兒童的影子），非口語地協助他完成活動，支持他與同儕所有的溝通互動。
2. 指導同儕如何解讀兒童的行為，並回應兒童的主動性行為。
3. 經由互動教導同儕，示範成人與兒童間成功的互動策略。

☼策略

為有助於彌補在社會互動中原有的複雜性及不可預測性，組織性和／或社會性的支持是必要的。

- 當兒童無法專注時，應問自己以下的問題：

  1. 活動是否有組織性？
  2. 兒童是否了解活動的預期性？
  3. 語言的使用是否符合兒童的理解程度？
  4. 環境中是否有容易造成分心的事物？
  5. 活動是否能引起兒童動機？

- 當兒童在參與活動時有困難，應問自己以下的問題：

  1. 是否理解兒童的溝通意圖並反應在互動上？
  2. 雙向社會性例行活動是否應該建立？
  3. 在主導性及協助性的互動模式是否取得平衡？
  4. 與兒童的互動模式是否應該修正？

English Edition Copyright © 2000 by Paul H. Brookes Publishing Co., Inc.
Complex Chinese Edition Copyright © 2010 by Psychological Publishing Co., Ltd.

範例

注意力分享的範例

※比利

一旦專注於遊戲中，比利都不會注意到自己的玩具四周，他的哥哥跟他一起玩的時候，通常都會將物品或玩具推向比利好讓比利注意到他。比利的媽媽通常和他來回交換物品進行互動，但是比利都只看著玩具，而不注意他媽媽或是哥哥。比利喜歡搔癢，媽媽就設計了一個搔癢遊戲，手指從比利的手臂、頭移動到肚子來搔癢。當比利可以跟著媽媽的手指走向，就開始將手指移動到哥哥的頭，製造一起互動的遊戲，引導比利傳遞物品或玩具，以此來建立比利與哥哥分享他喜歡的玩具。

※大衛

在幼稚園裡，大衛不喜歡玩「展示—說出」，他拒絕圍圓圈和人進行活動，通常當換他要展示玩具時他都會將物品留在背包裡，並且會偷看一眼。大衛的老師試著要從他書包拿出並展示給團體看，他都會大叫並抓住該物品。為了讓他減少抗拒，老師試著在尋寶遊戲中介紹一個新的物品，老師將該物藏在自己的背包裡，並拿出來與大家玩傳遞遊戲。每當兒童們開始傳遞時，大衛就能主動跟隨示範，自己將背包的物品拿出來。他需要在寫有「首先／然後」板子的協助下才能傳遞給同儕，像是「首先，將物品傳給朋友，然後再將物品回傳給大衛」，直到大衛可以自己完成遊戲，並類化至其他的物品。

※派屈克

在呈現要完成的作品時，派屈克總是喜歡將作品破壞，他會將紙撕掉、打散拼圖，或是將積木弄倒。老師想要讓他將完成的作品展示給老師及同儕看，但派屈克對將破壞作品更有興趣。老師試著要將破壞行為融入展示中，她給予派屈克一個深深的擁抱，並且提示他指向他完成的作品，再讓他將物品弄倒，用此擁抱行為來作增強的轉換，因此派屈克在破壞之前就開始會去找求擁抱。最後，他會主動接近老師並指向該物，再一起將該物推倒。

☼芮絲

儘管芮絲可以為自己的行為和活動發表意見，但她總是站在教室的中央，發表不適宜的意見，如：「我已經著好色了」或是「這是字母 A」。當她想要發表時，通常都不會先吸引老師的注意。芮絲的老師會跟她玩一些簡單的肢體遊戲來教導她尋求注意力的技能，之後再逐漸類化至教室裡的其他活動。芮絲喜歡泡泡，當老師吹泡泡時，會突然停住並離開她，忽略她的要求，隨後老師會示範拍肩及叫名以獲得她的注意。一旦芮絲獲得老師的注意，老師就會再次吹泡泡。當芮絲會使用要求的能力後，老師便開始玩一些互動的遊戲；她會指向芮絲有興趣的物品評論：「芮絲，這是一個（環境中的物品）」，然後為芮絲示範：「（老師的名字），這是一個（環境中的物品）。」再逐漸褪去口語的提示，只有在芮絲出現適當的要求注意行為，再提示芮絲拍肩以獲得老師的注意，直到芮絲可以適當地獲得他人的注意。透過每天的活動，當芮絲在發表意見時，老師會不定期地詢問芮絲是在對誰說話，然後要芮絲注意到說話的對象。

活動

B、模仿

動作模仿 1——模仿玩具的動作

☼活動：成人—兒童

1. 跟兒童面對面坐著拿相同的玩具，示範單一的動作，然後再提示兒童模仿玩具的動作。
2. 布置一個你可以迅速地示範單一行為後，再搭配活潑適宜的聲音表示停止的情境。如：在兒童面前快速地來回移動車子，並在停止時大叫一聲，持續重複同樣的行為，直到兒童可參與其中；將車子交給兒童並提示他模仿，持續輪流做相同的行為。
3. 對兒童做某個行為後，再拿玩具模仿相同的行為，一旦兒童可以參與其中，就給予他玩具，並提示他做出相同的動作。如：親吻兒童後再親吻娃娃，然後將娃娃交給兒童，讓他也親吻娃娃。

☼活動：小團體

1. 從熟悉的故事或歌曲中選出一個動作，給在團體中的每個兒童一種與目標動作相符的物品，讓他們在故事及歌曲進行中的適當時機進行模仿。如：給兒童一個玩具猴子，一起合唱「五隻小猴子」（Five Little Monkeys），每次當唱到「跳到床上」（Jumping On The Bed）時，就讓孩子學猴子跳上跳下。
2. 給每個兒童一個樂器，讓他們在同一時間一起敲打樂器。
3. 讓每個兒童圍圓圈坐好，拿玩具示範一動作後，再將玩具順著傳下，讓每個兒童都能模仿同樣的動作。用簡單的語詞來幫該行為命名，並以生動有趣的哼唱重複同樣的動作。

策略

當指導兒童模仿時，應該有以下的原則：

1. 建立在兒童所表現出來的行為（鷹架）。
2. 給予一個新的行為（提示）。
3. 將不適宜的行為形塑成一個具有目的性的行為（形塑）。

策略的選擇及提示的層次應該奠基於兒童本身的注意力、理解力及興趣。

假如可以應跟隨兒童的興趣，兒童若無法專注或參與有目的性的活動，可提供適當的示範來提示其目標行為。

當兒童表現的行為是符合情境的，應參考並逐漸形塑成目標行為。

假如兒童在參與及專注上有困難，應考量以下的問題：

1. 活動是否有組織？
2. 對兒童來說活動是否有意義？
3. 兒童對活動進行是否具有動機？
4. 你是否能引起兒童的注意？
5. 環境是否對兒童是舒適的？
6. 你是否能打斷兒童每天的例行活動？

English Edition Copyright © 2000 by Paul H. Brookes Publishing Co., Inc.
Complex Chinese Edition Copyright © 2010 by Psychological Publishing Co., Ltd.

活動

B、模仿

動作模仿 2——模仿簡單的肢體動作

☆活動：成人—兒童

1. 與兒童一起玩具社會性的遊戲，當兒童模仿一個簡單的動作後，就能得到他喜歡的回應，如：搔癢或緊抱。
2. 假裝是某種動物，讓兒童從看過的書上或閃示卡模仿每一種動物的動作。
3. 和兒童一起玩抓人的遊戲，一旦兒童被抓到，就要模仿一個肢體動作以獲得釋放。
4. 與兒童一起玩火車或搭車的遊戲，讓他可以模仿簡單的肢體動作來乘坐交通工具。
5. 每週挑選不同行為來訓練注意力，如：舉手、拍打桌子。每天在適當的時間（例：午餐、點心時間、團討時間），為兒童示範不同的行為，並讓他模仿以訓練其注意力。

☆活動：小團體

1. 玩改編版的「老師說」遊戲，示範單一行為並加以重複。
2. 與兒童一起唱歌並搭配肢體動作，跟著團體在適當的時機同時模仿簡單的動作。
3. 設計一連串的單一目標動作。
4. 與兒童進行輪流遊戲，每個兒童圍著圓圈輪流站起來示範一個動作，其他兒童則坐在椅子上模仿相同的動作。
5. 在團體前安靜地重複動作，讓其他成人來模仿，當兒童可以與你同時做相同的動作，就可集中你的注意在兒童身上並加以讚美。讓每個兒童專心在模仿時可獲得你的讚美及注意，不注意的兒童就加以忽略。最後，讓所有兒童都能一同參與模仿，舉例來說，不斷拍手直到團體中所有兒童都能模仿拍手的動作。

策略

當指導兒童模仿時，應該有以下的原則：

1. 建立在兒童所表現出來的行為（鷹架）。
2. 給予一個新的行為（提示）。
3. 將不適宜的行為形塑成一個具有目的性的行為（形塑）。

策略的選擇及提示的層次應該奠基於兒童本身的注意力、理解力及興趣。

假如可以應跟隨兒童的興趣，兒童若無法專注或參與有目的性的活動，可提供適當的示範來提示其目標行為。

當兒童表現的行為是符合情境的，應參考並逐漸形塑成目標行為。

假如兒童在參與及專注上有困難，應考量以下的問題：

1. 活動是否有組織？
2. 對兒童來說活動是否有意義？
3. 兒童對活動進行是否具有動機？
4. 你是否能引起兒童的注意？
5. 環境是否對兒童是舒適的？
6. 你是否能打斷兒童每天的例行活動？

English Edition Copyright © 2000 by Paul H. Brookes Publishing Co., Inc.
Complex Chinese Edition Copyright © 2010 by Psychological Publishing Co., Ltd.

活動

B、模仿

動作模仿3——模仿兩個連續動作

活動：成人—兒童

1. 拿出熟悉的玩具讓兒童參與遊戲中，一旦兒童可重複玩著熟悉的遊戲，就可以示範第二個行為。新的行為應該與第一個行為有所關聯，如：當兒童親吻了娃娃，就可以提示他在親吻完後，將娃娃放在床上。
2. 示範連續兩個步驟的行為，並搭配簡單的口語來提示兒童（例：「該去睡囉！」「跳上去跳下來」等）。在示範及提示下，以活潑、哼唱的方式來重複指示。
3. 使用「首先／然後」的板子來串連兩個熟悉的動作，或將一個新的活動加入較熟悉的，要確定新的行為是出現在喜歡的行為之後。
4. 利用閃示卡來重複示範單一肢體動作，運用兩張卡片來提示兒童做出卡片上的動作。

活動：小團體

1. 從書上挑選出兩個動作，提示每個兒童表現出目標行為，說故事時同時示範動作，提示兒童進行模仿。
2. 在地板上放置許多正方形或是安排兩個呼拉圈，在每一個正方形或圓環處示範不同的行為，讓每個兒童在經過時模仿不同的動作。

策略

當指導兒童模仿時，應該有以下的原則：

1. 建立在兒童所表現出來的行為（鷹架）。
2. 給予一個新的行為（提示）。

3. 將不適宜的行為形塑成一個具有目的性的行為（形塑）。

策略的選擇及提示的層次應該奠基於兒童本身的注意力、理解力及興趣。

假如可以應跟隨兒童的興趣，兒童若無法專注或參與有目的性的活動，可提供適當的示範來提示目標行為。

當兒童表現的行為是符合情境的，應參考並逐漸形塑成目標行為。

假如兒童在參與及專注上有困難，應考量以下的問題：

1. 活動是否有組織？
2. 對兒童來說活動是否有意義？
3. 兒童對活動進行是否具有動機？
4. 你是否能引起兒童的注意？
5. 環境是否對兒童是舒適的？
6. 你是否能打斷兒童每天的例行活動？

English Edition Copyright © 2000 by Paul H. Brookes Publishing Co., Inc.
Complex Chinese Edition Copyright © 2010 by Psychological Publishing Co., Ltd.

範例

簡單的動作模仿範例

☼傑森

傑森喜歡在水池中玩，游泳可以使他更平靜、也更專心，他的老師決定運用這項活動來當作介紹玩具的管道。老師第一次將玩偶帶到水池，並對著玩偶潑水後，再交給傑森。老師不斷重複說著「潑水」，並提示傑森模仿潑水的動作，彼此一同輪流進行潑水的模仿。

☼麥可

不管何種情境，麥可總是對模仿動作有困難，他的老師決定放棄傳統的示範，試著形塑麥可已經可獨立表現的動作。她坐在麥可前方，並且將手指逐漸往腿上爬，她使用活潑的聲音「咚、咚、咚」搭配手指的動作，手指逐漸由大腿移動到肚子搔癢。在麥可參與其中後，在到達搔癢的部位前，老師就先將自己的的手拿開。麥可試著要抓老師的手，所以用手拍打自己的膝蓋，當他的手壓在老師手上時，老師就拍打他的膝蓋，並讚美他說：「嗯！很好的拍打動作」，搔癢動作之後就緊接著拍打。當麥可已能對拍打膝蓋有適當回應時，老師就逐漸褪除手指往上搔癢的動作。

☼傑洛米

儘管傑洛米可以精熟單一肢體動作的模仿，但他卻無法一起做出兩種動作，他的老師試著要串連他已熟悉的單一動作，但傑洛米還是無法在完成第一個動作後做出第二個。傑洛米的老師想要在班上利用呼拉圈進行連續動作遊戲，將地板分成兩個圈圈，在每一個圈圈裡，每個動作都用閃示卡表示。傑洛米很快可以做出第一個動作，再做出第二個動作。老師再將遊戲修改，她先加入哼唱的方式來引導動作，再將兩個動作的閃示卡移至同一個圈圈裡；搭配著歌曲，傑洛米已可在單一圈圈裡完成兩個動作，最後，傑洛米也能夠在沒有結構的遊戲中模仿多種動作。

活動

B、模仿

動作模仿 4——模仿三至多個動作

☆活動：成人—兒童

1. 使用影帶來示範多個遊戲的動作，先讓兒童觀賞影帶後，再從遊戲中示範動作。
2. 可在每天的例行性活動，如：洗澡時間、打掃時間、搭車時間，邊唱歌邊搭配一些動作。
3. 運用計畫表條列、描繪出一些動作，在示範下一個活動前參考每一個圖片。
4. 在烹飪活動時，可以使用一些簡單的食譜，每一頁都呈現烹飪的每一個步驟。

☆活動：小團體

1. 透過一些設備，可以讓兒童參與多種困難的步驟活動，其中可結合許多動作模仿。
2. 可以模仿每日的例行性活動，並建立動作的連續性。如：假裝開著玩具車去加油。

☆策略

當指導兒童模仿時，應該有以下的原則：

1. 建立在兒童所表現出來的行為（鷹架）。
2. 給予一個新的行為（提示）。
3. 將不適宜的行為形塑成一個具有目的性的行為（形塑）。

策略的選擇及提示的層次應該奠基於兒童本身的注意力、理解力及興趣。

假如可以應跟隨兒童的興趣，兒童若無法專注或參與有目的性的活動，可提供適當的示範來提示其目標行為。

當兒童表現的行為是符合情境的，應參考並逐漸形塑成目標行為。

假如兒童在參與及專注上有困難，應考量以下的問題：

1. 活動是否有組織？
2. 對兒童來說活動是否有意義？
3. 兒童對活動進行是否具有動機？
4. 你是否能引起兒童的注意？
5. 環境是否對兒童是舒適的？
6. 你是否能打斷兒童每天的例行活動？

English Edition Copyright © 2000 by Paul H. Brookes Publishing Co., Inc.
Complex Chinese Edition Copyright © 2010 by Psychological Publishing Co., Ltd.

活動

B、模仿

動作模仿 5——在熟悉的活動中模仿新的動作

活動：成人—兒童

1. 與兒童一同進行熟悉的活動，在建立起分享的喜悅前，要先跟隨他的興趣。運用兒童已經熟悉的器材融入遊戲中，再加入新動作，不定期地重複同樣的動作，直到兒童開始觀察你，然後再開始提示他模仿新的動作。
2. 指導兒童要認識卡片所呈現諸如「改變、新事情」的概念，透過熟悉的遊戲，向兒童展現卡片並示範新的動作。在回到熟悉的活動前，提示兒童先模仿陌生的行為。
3. 參與兒童熟悉的例行性遊戲，並從中建立起輪流的概念，將活動中原有的玩具更換成新的。先使用玩具模仿熟悉的動作，一旦兒童可以接受新玩具後，就可以改變模仿的動作。

活動：小團體

1. 在熟悉的歌曲及肢體遊戲中，加入一連串新奇的動作。
2. 在團體遊戲中建立一些簡單的模仿遊戲，每一個玩具讓兒童都可以輪流表現出相關的行為，先用熟悉的玩具或物品表現動作，再納入新奇的玩具於活動中，接著用新玩具示範新動作。

策略

當指導兒童模仿時，應該有以下的原則：

1. 建立在兒童所表現出來的行為（鷹架）。
2. 給予一個新的行為（提示）。

3. 將不適宜的行為形塑成一個具有目的性的行為（形塑）。

策略的選擇及提示的層次應該奠基於兒童本身的注意力、理解力及興趣。

假如可以應跟隨兒童的興趣，兒童若無法專注或參與有目的性的活動，可提供適當的示範來提示其目標行為。

當兒童表現的行為是符合情境的，應參考並逐漸形塑成目標行為。

假如兒童在參與及專注上有困難，應考量以下的問題：

1. 活動是否有組織？
2. 對兒童來說活動是否有意義？
3. 兒童對活動進行是否具有動機？
4. 你是否能引起兒童的注意？
5. 環境是否對兒童是舒適的？
6. 你是否能打斷兒童每天的例行活動？

English Edition Copyright © 2000 by Paul H. Brookes Publishing Co., Inc.
Complex Chinese Edition Copyright © 2010 by Psychological Publishing Co., Ltd.

活動

B、模仿

動作模仿 6——在陌生的情境進行模仿

在陌生的情境中鼓勵模仿，最主要的關鍵就在於透過熟悉的線索或物品，提供兒童在舊有的架構下獲得新訊息。

※活動：成人—兒童

1. 將熟悉的玩具或物品帶入陌生的情境。
2. 在陌生情境中進行兒童熟練的肢體動作，再進展到與情境有關的新動作。
3. 將一些以視覺的形式將新情境的期望與舊情境的期望連結。以視覺的形式與兒童動作加以連結。
4. 將兒童安置在新情境中，觀察兒童的所作所為，從兒童已出現的行為開始建立，再使用熟悉的歌曲及線索，來提示兒童模仿與情境相關的新行為。
5. 錄影新情境並在活動前向兒童展示錄影帶。
6. 在到達前，先強調新環境中熟悉的部分，在到達新情境後，提示模仿新行為前，先讓兒童進行熟悉與自在的活動。

※活動：小團體

1. 使用熟悉的歌曲來開啟新的活動。
2. 讓兒童與熟悉的同儕一起活動，兒童尚未融入大團體時，讓同儕帶著兒童一起進行新活動。

※策略

當指導兒童模仿時，應該有以下的原則：

1. 建立在兒童所表現出來的行為（鷹架）。
2. 給予一個新的行為（提示）。
3. 將不適宜的行為形塑成一個具有目的性的行為（形塑）。

策略的選擇及提示的層次應該奠基於兒童本身的注意力、理解力及興趣。

假如可以應跟隨兒童的興趣，兒童若無法專注或參與有目的性的活動，可提供適當的示範來提示其目標行為。

當兒童表現的行為是符合情境的，應參考並逐漸形塑成目標行為。

假如兒童在參與及專注上有困難，應考量以下的問題：

1. 活動是否有組織？
2. 對兒童來說活動是否有意義？
3. 兒童對活動進行是否具有動機？
4. 你是否能引起兒童的注意？
5. 環境是否對兒童是舒適的？
6. 你是否能打斷兒童每天的例行活動？

English Edition Copyright © 2000 by Paul H. Brookes Publishing Co., Inc.
Complex Chinese Edition Copyright © 2010 by Psychological Publishing Co., Ltd.

活動

B、模仿

動作模仿 7——模仿先前遊戲活動中的動作（延宕模仿）

自發性不一定是可以教的能力，這是與兒童如何運用環境與情境中的線索有關。鼓勵兒童延宕模仿遊戲動作，以及他對環境和情境線索的認知。以下的例子將呈現如何指導兒童發現線索，並回憶與特定情境相關的肢體動作。

※活動：成人—兒童

1. 使用圖片或重複熟悉的語句，如：書、歌曲或影帶，運用特定的媒材，讓兒童可以依循線索進入一連串熟悉的遊戲。
2. 重現歌曲、故事書或影帶中的劇情，將劇情內容相關的動作透過布置相關的玩具、線索及材料重新展現。
3. 當兒童在閱讀書本或看影帶時，使用一些簡單的口語來命名行為，讓兒童也能使用相同的口語來模仿命名，之後觀察兒童獨立遊戲的情況。當兒童嘗試表現出與先前遊戲相似的行為，就可以運用相同的語言來為其行為命名。
4. 在指導一連串的遊戲時，要先將環境清理乾淨，只放置與劇情相關的玩具。一旦兒童熟悉後，就可隨機安排環境，並讓他獨自遊戲，玩具則是當作提示他行為的媒介。

※活動：小團體

使用一些具提示性的詞語來玩團體的社會性遊戲，如：「鬼抓人」（Duck, Duck, Goose）或是「媽媽，我可以嗎？」（Mother, May I）。提示同儕使用這些已建立的詞語來開啟遊戲的進行。

策略

當指導兒童模仿時，應該有以下的原則：

1. 建立在兒童所表現出來的行為（鷹架）。
2. 給予一個新的行為（提示）。
3. 將不適宜的行為形塑成一個具有目的性的行為（形塑）。

策略的選擇及提示的層次應該奠基於兒童本身的注意力、理解力及興趣。

假如可以應跟隨兒童的興趣，兒童若無法專注或參與有目的性的活動，可提供適當的示範來提示其目標行為。

當兒童表現的行為是符合情境的，應參考並逐漸形塑成目標行為。

假如兒童在參與及專注上有困難，應考量以下的問題：

1. 活動是否有組織？
2. 對兒童來說活動是否有意義？
3. 兒童對活動進行是否具有動機？
4. 你是否能引起兒童的注意？
5. 環境是否對兒童是舒適的？
6. 你是否能打斷兒童每天的例行活動？

English Edition Copyright © 2000 by Paul H. Brookes Publishing Co., Inc.
Complex Chinese Edition Copyright © 2010 by Psychological Publishing Co., Ltd.

範例

複雜的動作模仿範例

艾瑞克

艾瑞克需要花很長的時間才能開始模仿遊戲動作，因為他必須在很具體的情況下，才能理解所有的訊息，但大部分的遊戲動作之間都是不相關且缺乏動機的。老師開始試著將遊戲中的連續行為找出，但卻發現艾瑞克無法持續專注於工作上。老師將此情況與媽媽溝通，並希望找出他在社區或家中感興趣的活動；媽媽則告知，艾瑞克對於去雜貨店及協助家裡的家事都很喜歡。老師便寫了一個包含三個角色的簡單社會性故事，並強調買賣的三個主要行為——將食物放進推車、付錢、將物品放入包包裡。老師要媽媽先呈現社會性故事給艾瑞克看，並且在買東西時，詳細說明三種主要的行為。他的老師運用學校常用的順序板來記錄三項行為，並在自由遊戲時間假裝在廚房進行買賣行為。艾瑞克逐漸可將熟悉常見的行為跟著老師加以模仿，他也可以藉由少許的協助完成購物的劇情，並逐漸類化至其他的遊戲。

凱瑟琳

在團討時間時，凱瑟琳對熟悉的活動可以做得很好，但卻在新歌曲及活動的學習有困難。她會將以前玩過的物品帶進來並且開始表現舊有的遊戲內容；如果旁人忽略不理，凱瑟琳就會大叫直到她被帶離圈圈。老師試著希望她能在活動一開始坐上數分鐘，以增加其忍耐力。當被強迫要坐下時，凱瑟琳的脾氣就會變大，因此老師就建立了一個慣例，只要在團討時間，就會呈現一張「這是新的」概念卡片來介紹新活動。一旦凱瑟琳了解這項慣例，也可從「這是新的」卡片中獲得訊息，就可以變得平靜，且可接受模仿新的歌曲與活動了。

※葛藍特

葛藍特受邀參加他的第一個生日宴會。他的媽媽既興奮又緊張，因為這對葛藍特來說是全新的經驗。媽媽為此設計了一個生日遊戲來教他，在生日宴會上，她先以熟悉的活動：矇眼遊戲（Pin the Tail on the Donkey）、吃蛋糕、唱生日歌來引進新的活動加入，也製作了影帶來示範如何進行矇眼遊戲，媽媽安排兩位同儕一同加入遊戲。她將兒童所進行的每一個步驟都以口語加以標示，同時詳細地將此社會性劇本詳細說明遊戲的順序，在閱讀故事內容前先讓葛藍特多次觀賞影片，並且在宴會前先在家中演練矇眼遊戲。在生日宴會當天，當葛藍特狀況不佳時，媽媽就指著蛋糕開始唱歌和玩起矇眼遊戲。

※東尼

東尼很喜歡看錄影帶，當他在看「獅子王」時，總是會扮演與劇情相關的角色行為。但東尼從未自動拿起玩具來重複同樣的劇情行為；因此東尼的媽媽試著讓他在扮演活動的內容時獲得增強。在老師的建議下，她將東尼表演的行為錄下來，然後再播放給東尼看，以吸引他對角色的注意。媽媽也用相同的玩具來模仿東尼的動作，他的媽媽重複模仿他影帶的行為。最後，媽媽將影帶褪除，讓東尼可以只看到劇情中的角色就自動開始模仿出他熟悉的遊戲內容。

活動

B、模仿

口語模仿 1——模仿口腔運動／口語

※活動：成人—兒童

1. 製造簡單的口腔動作及口語的因果遊戲。如：引起兒童的注意力後，再碰觸你的頭；當你碰觸到頭時，就讓你的舌頭吐出。重複同樣的動作，再讓兒童來碰觸你的頭後，再將舌頭吐出。幾次之後，開始提示當碰觸兒童的頭時，讓他試著將舌頭吐出。
2. 模仿兒童的口語。一旦建立起輪流後，就可加入新聲音。如：兒童主動發出"ooo"的音，我們也一起模仿；一旦可以輪流後，再加入"eee"，如此兒童就可以模仿 ooo 和 eee 了。
3. 透過遊戲，在轉換時間加入一些滑稽的聲音，或用哼唱方式來為遊戲命名。
4. 使用你的手來擠壓臉部，製造出特殊的嘴部動作（例：魚臉），然後再幫助兒童擠壓自己的臉模仿你的嘴部動作。
5. 與兒童一起玩鏡子遊戲。先模仿兒童的臉部表情及嘴部動作，一旦互動的模式建立起來後，就可以示範新的嘴部運動，並提示兒童來模仿。
6. 假裝要吃不可食用的物品，聞聞兒童的腳，或是拿出令人討厭的物品來活動。做鬼臉或伸舌頭來誇大你對兒童的回應，重複同樣的動作來建立分享的興趣，然後將物品轉向兒童，讓他來模仿你之前示範的表情動作。

※活動：小團體

1. 唱簡單的動物歌曲，每樣動物都示範一種聲音，讓兒童在團體中一起模仿。
2. 玩吹泡泡、蒲公英或風車。

3. 建造一個積木塔提示兒童將其吹倒，或是讓兒童用手腳來推倒，並且在高塔倒下時搭配一個簡單的聲音。
4. 重複哼唱簡單的歌曲（例：「王老先生有塊地」）來進行聲音遊戲。
5. 呈現許多臉部情緒表情的圖片給兒童們看（例：驚訝＝嘴巴做成O型，快樂＝笑臉）。

策略

當指導兒童模仿時，應該有以下的原則：

1. 建立在兒童所表現出來的行為（鷹架）。
2. 給予一個新的行為（提示）。
3. 將不適宜的行為形塑成一個具有目的性的行為（形塑）。

策略的選擇及提示的層次應該奠基於兒童本身的注意力、理解力及興趣。

假如可以應跟隨兒童的興趣，兒童若無法專注或參與有目的性的活動，可提供適當的示範來提示其目標行為。

當兒童表現的行為是符合情境的，應參考並逐漸形塑成目標行為。

假如兒童在參與及專注上有困難，應考量以下的問題：

1. 活動是否有組織？
2. 對兒童來說活動是否有意義？
3. 兒童對活動進行是否具有動機？
4. 你是否能引起兒童的注意？
5. 環境是否對兒童是舒適的？
6. 你是否能打斷兒童每天的例行活動？

English Edition Copyright © 2000 by Paul H. Brookes Publishing Co., Inc.
Complex Chinese Edition Copyright © 2010 by Psychological Publishing Co., Ltd.

活動

B、模仿

口語模仿 2——透過歌唱、手指謠、講故事、社會性例行活動、動作活動，及各種活動中模仿口語

活動：成人—兒童

1. 將兒童喜愛的物品放在他拿不到的位置。當兒童用手指或以其他方式想獲得時，就幫助其命名。提示兒童模仿第一個字，再依語音的線索繼續模仿。
2. 使用口語來為環境中的物品命名，並輔以視覺特徵及圖卡一起呈現。當兒童已經開始模仿命名，就可以將視覺材料當作提示說話的媒介。
3. 創造一些重複性的語言結構填空活動，如：「我看到______」或是「我想要______」。將目標字詞加入整個語句後，再重複整句語句，之後再告知兒童可更換新詞，以提示兒童來模仿新詞。
4. 運用一些肢體遊戲搭配聲音口語來進行互動，以此立即增強肢體動作。

活動：小團體

1. 一旦兒童已熟悉歌曲內容，可不定期地暫停讓他們接續後面的歌詞。
2. 閱讀熟悉的故事，挑選出有重複的字句，當說到重複的段落時，就可以暫停讓兒童來完成接下來的段落。
3. 使用一些與活動開始、結束相關的歌曲當作線索，隨著歌曲告知兒童「該是______的時間了」。重複同樣的字句，並提示兒童完成空白處。
4. 在團討時間創造一些讓兒童可以一起互動的例行性活動（例：同儕、天氣）。一旦熟悉這些活動，就可以加入新詞（例：新同儕、不同的天氣），以提示兒童將新詞套入舊有結構中進行模仿。
5. 將熟悉與陌生的詞語放入袋子裡，大家圍成一圈，輪流從袋子拿出詞語，並告訴大家「這是（物品名稱）」，先加以命名再讓兒童進行模

仿。

策略

當指導兒童模仿時，應該有以下的原則：

1. 建立在兒童所表現出來的行為（鷹架）。
2. 給予一個新的行為（提示）。
3. 將不適宜的行為形塑成一個具有目的性的行為（形塑）。

策略的選擇及提示的層次應該奠基於兒童本身的注意力、理解力及興趣。

假如可以應跟隨兒童的興趣，兒童若無法專注或參與有目的性的活動，可提供適當的示範來提示其目標行為。

當兒童表現的行為是符合情境的，應參考並逐漸形塑成目標行為。

假如兒童在參與及專注上有困難，應考量以下的問題：

1. 活動是否有組織？
2. 對兒童來說活動是否有意義？
3. 兒童對活動進行是否具有動機？
4. 你是否能引起兒童的注意？
5. 環境是否對兒童是舒適的？
6. 你是否能打斷兒童每天的例行活動？

English Edition Copyright © 2000 by Paul H. Brookes Publishing Co., Inc.
Complex Chinese Edition Copyright © 2010 by Psychological Publishing Co., Ltd.

活動

B、模仿

口語模仿 3——在要求下進行口語的模仿

在自然的情境中，誘發出具需求性的語言不是一件容易成功的事。假如是有意義的，兒童才有可能模仿語言，要確定重複的口語是有直接相關且是自然的回應。兒童應該了解詞語的功能性並找出其功用。以下的活動就提供了較自然的線索來作提示。

活動：成人—兒童

1. 將兒童上下擺盪，並等待直到他扭動身體想要掙脫。指導兒童告知你相關的語詞，如：「讓我走！」當兒童模仿出類似的詞語後，就讓他走。重複活動直到兒童可以在無提示下進行模仿。
2. 使用「說出_____（目標字詞）」的圖卡來提示，可先褪除「說_____」的圖卡提示，等到兒童都理解了如何回應，就可以再褪除字的提示卡。
3. 使用暗號或手勢來呈現要重複的詞語。再逐步褪除提示目標句回應的口語提示與手勢使用。
4. 使用其他的口語結構來練習替換新詞，如：「這是________」、「看，我看到了________」或「告訴我________」。

活動：小團體

1. 讓兒童圍坐成圓圈，閱讀喜歡的書本，並讓兒童重複故事裡可預期的字詞，以提示一致性的回答。
2. 讓兒童圍坐成圓圈，哼唱熟悉的歌曲，並選擇歌曲中含有重複性的歌詞，以提示一致性的哼唱。

策略

當指導兒童模仿時，應該有以下的原則：

1. 建立在兒童所表現出來的行為（鷹架）。
2. 給予一個新的行為（提示）。
3. 將不適宜的行為形塑成一個具有目的性的行為（形塑）。

策略的選擇及提示的層次應該奠基於兒童本身的注意力、理解力及興趣。

假如可以應跟隨兒童的興趣，兒童若無法專注或參與有功能性的活動，可提供適當的示範來做為目標行為的線索。

當兒童表現的行為是符合情境的，應參考並逐漸形塑成目標行為。

假如兒童在參與及專注上有困難，應考量以下的問題：

1. 活動是否有組織？
2. 對兒童來說活動是否有意義？
3. 兒童對活動進行是否具有動機？
4. 你是否能引起兒童的注意？
5. 環境是否對兒童是舒適的？
6. 你是否能打斷兒童每天的儀式？

English Edition Copyright © 2000 by Paul H. Brookes Publishing Co., Inc.
Complex Chinese Edition Copyright © 2010 by Psychological Publishing Co., Ltd.

活動

B、模仿

口語模仿 4——在唱歌、閱讀及遊戲活動後重複語詞（延宕）

兒童通常出現延宕式的仿說，都是在自言自語及規則性行為時出現，自閉症兒童通常都不會參考情境線索，而多出現固著性的口語表達。延宕的口語模仿並不是必須指導的，但卻是鼓勵他們正確將固著性口語表達使用在正確情境下的關鍵。以下策略就是呈現如何鼓勵兒童將口語模仿使用得更具意義。

☼活動：成人—兒童

1. 當兒童固著於口語腳本上時，就應指導兒童跟隨指示來應用更具意義的語言，當開始使用一些較具意義的語言後，在回應時也應該多以相關的口語為主。
2. 當兒童在表達每天的例行性活動時，不定期打斷，讓兒童自己去回憶活動內容，再逐步描述活動內容的行為。如：兒童說著點心時間進行的團討活動，就打斷他，並提示這是點心時間，再開始談論與點心時間相關的主題。
3. 當兒童在閱讀或觀賞影帶時，使用一些簡單的口語為其行為命名。當兒童表現出與情節相關的行為，就使用相同的語言來命名，並評論書或影帶上的動作。

☼活動：小團體

1. 使用一些具提示性的詞語來玩團體的社會性遊戲，如：「標籤」（Tag）、「鬼抓人」（Duck, Duck, Goose）或「媽媽，我可以嗎？」（Mother, May I ?）。提示同儕使用這些已建立的詞語來開啟遊戲的進行。

2. 當兒童從已知影帶、書和遊戲中開始口語的模仿，就可鼓勵同儕一同討論，加入一些與內容相關的訊息當作主題。

策略

當指導兒童模仿時，應該有以下的原則：

1. 建立在兒童所表現出來的行為（鷹架）。
2. 給予一個新的行為（提示）。
3. 將不適宜的行為形塑成一個具有目的性的行為（形塑）。

策略的選擇及提示的層次應該奠基於兒童本身的注意力、理解力及興趣。

假如可以應跟隨兒童的興趣，兒童若無法專注或參與有目的性的活動，可提供適當的示範來提示其目標行為。

當兒童表現的行為是符合情境的，應參考並逐漸形塑成目標行為。

假如兒童在參與及專注上有困難，應考量以下的問題：

1. 活動是否有組織？
2. 對兒童來說活動是否有意義？
3. 兒童對活動進行是否具有動機？
4. 你是否能引起兒童的注意？
5. 環境是否對兒童是舒適的？
6. 你是否能打斷兒童每天的例行活動？

English Edition Copyright © 2000 by Paul H. Brookes Publishing Co., Inc.
Complex Chinese Edition Copyright © 2010 by Psychological Publishing Co., Ltd.

範例

口語模仿範例

☼艾迪

不管艾迪的老師如何嘗試想讓他玩聲音模仿遊戲，他總是閉起眼睛然後跑開，老師試著要抓他回來練習模仿，並傾聽他主動發出的聲音。當艾迪專心遊戲時，老師就會重複他的聲音；也不定期地坐在他面前，拿起艾迪的手放在老師嘴巴，發出他之前重複的聲音。一旦艾迪可以習慣這一對一的遊戲，老師就可開始不定期加入一些不同的聲音於輪流的遊戲中。

☼法蘭基

法蘭基對於坐在教室椅子上的結構性動作模仿活動很不感興趣，他一直想低下頭並在地板上扭動。老師一直想要拉回他的注意力，好參與模仿活動。因此他隨著法蘭基的表現，假裝要睡覺，做了誇張的打呵欠、伸懶腰且大聲地說累了，接著就躺在法蘭基身邊，閉起眼睛假裝睡著打呼。當法蘭基試著要拉她起來，老師就說「起來」搭配肢體動作。一旦法蘭基也說出「起來」，老師就馬上跳起來說「你把我叫起床了」，然後在他肚子搔癢。老師不斷重複遊戲，並且將「起床」的片語加入遊戲中。

☼山姆

儘管山姆在獨處時可以主動模仿一些嘴部運動，但老師無法讓他在提出要求時模仿語言。她使用一些閃示卡或物品來當作視覺提示，山姆開始會使用一些不相關的聲音來回應老師的提示。老師決定將山姆喜歡的肢體遊戲（例：盪鞦韆）納入，老師開始模仿他在活動中出現的聲音，建立起一些口語互動，直到突然停止並大喊「停！」；她也會告知山姆一些相關的詞句來提示，如「繼續吧！」或「推吧！」。一旦一些回答都已建立好，老師又會改變口語輪流方式來進行活動；當停止擺盪時，老師就會指向環境中的物品，說：「看！那是（物品名稱）。」習慣後就只提示第一個字來讓山姆完成整句。

☼潘

在自由遊戲時間，潘總是會面對著牆壁模仿團討時間的歌曲。她的老師試著要讓她加入遊戲，但她總是很快又回到自己的世界，當同儕接近時也會馬上離開。若試著用潘較不喜歡的遊戲來替換原本平靜的活動，她會更激烈地抗拒，並用手掩住耳朵唱得更大聲。在一次自由遊戲時間，同儕在唱歌時靠近，開始跟著她唱，並且將蜘蛛玩偶交給她；然後同儕將鱷魚玩偶拿出來，並開始唱「五隻小猴子」（Five Little Monkeys），潘安靜不唱看著他。接著，同儕拿起鱷魚將潘的蜘蛛吃掉，說：「嗯！好吃。」潘與同儕彼此互相模仿了五分鐘。後來，每當潘開始唱歌，老師便將蜘蛛和鱷魚玩偶拿給她。潘能獨自與老師玩起與同儕互動的內容。

活動

C、組織

空間1——安排好位置／材料（例：椅子、外套）來預備開始活動

策略

1. 為兒童將環境的範圍設定好：
   - 減少物品成堆的情況。
   - 限制環境中的選擇。
   - 建立好物品可預期性的位置。
   - 將大的空間畫分成小的區域。
   - 在同一時間只呈現一樣玩具或一種活動遊戲。
2. 協助兒童將其懸掛的衣物及個人物品標明清楚位置所在。
3. 在椅子上標明兒童的照片與姓名。
4. 為兒童放置衣物的抽屜使用圖片及寫好名稱的標籤，註明清楚擺放位置。
5. 在所有情境中，使用特定的墊子及符合環境的餐具，內容要與兒童的姓名與圖片有所關聯。
6. 將教室地板上的各區域用不同顏色作區隔。
7. 將地板的空間作分配，每個兒童都有其代表顏色的墊子，好讓他們可以在自己的墊子上遊戲。
8. 用明顯的標語（圖片、短語）為架子、玩具和命名，以便清楚知道玩具及物品收納的位置。
9. 依照玩具的顏色放進相關顏色的箱子內，並清楚將架子、地板、櫃子及抽屜的顏色標示清楚。
10. 將每一個區域標示不同的顏色作區隔收納。
11. 將玩具用箱子區隔開，將每一樣玩具依照玩具區及活動作分類，如：(1)

車子、用積木建造的小塔或房子，和一群人；(2)嬰兒娃娃、湯匙、盤子、杯子，及二至三樣玩具食物；(3)拼圖。將所有活動或遊戲必須用到的小部件都用箱子來整理收納。

12. 將不用的物品蓋起來，或是用提示來呈現該物將不被選擇。

English Edition Copyright © 2000 by Paul H. Brookes Publishing Co., Inc.
Complex Chinese Edition Copyright © 2010 by Psychological Publishing Co., Ltd.

活動

C、組織

空間 2——將玩具／材料放在指定的位置

策略

1. 為兒童將環境的範圍設定好：
   - 減少物品成堆的情況。
   - 限制環境中的選擇。
   - 建立好物品可預期性的位置。
   - 將大的空間畫分成小的區域。
   - 在同一時間只呈現一樣玩具或一種活動遊戲。
2. 協助兒童將其懸掛的衣物及個人物品標明清楚位置所在。
3. 為兒童放置衣物的抽屜使用圖片及寫好名稱的標籤，註明清楚擺放位置。
4. 在所有情境中，使用特定的墊子及符合環境的餐具，內容要與兒童的姓名與圖片有所關聯。
5. 將教室地板上的各區域用不同顏色作區隔。
6. 將地板的空間作分配，每個兒童都有其代表顏色的墊子，好讓他們可以在自己的墊子上遊戲。
7. 依照玩具的顏色放進相關顏色的箱子內，並清楚將架子、地板、櫃子及抽屜的顏色標示清楚。
8. 將每一個區域標示不同的顏色作區隔收納。
9. 將玩具用箱子區隔開，將每一樣玩具依照玩具區及活動作分類，如：(1)車子、用積木建造的小塔或房子，和一群人；(2)嬰兒娃娃、湯匙、盤子、杯子，及二至三樣玩具食物；(3)拼圖。將所有活動或遊戲必須用到的小部件都用箱子來整理收納。

English Edition Copyright © 2000 by Paul H. Brookes Publishing Co., Inc.
Complex Chinese Edition Copyright © 2010 by Psychological Publishing Co., Ltd.

活動

C、組織

空間 3——將材料整理歸位以完成活動

策略

1. 為兒童將環境的範圍設定好：

   - 減少物品成堆的情況。
   - 限制環境中的選擇。
   - 建立好物品可預期性的位置。
   - 將大的空間畫分成小的區域。
   - 在同一時間只呈現一樣玩具或一種活動遊戲。

2. 為兒童放置衣物的抽屜使用圖片及寫好名稱的標籤，註明清楚擺放位置。
3. 在所有情境中，使用特定的墊子及符合環境的餐具，內容要與兒童的姓名與圖片有所關聯。
4. 用明顯的標語（圖片、短語）為架子、玩具和命名，以便清楚知道玩具及物品收納的位置。
5. 依照玩具的顏色放進相關顏色的箱子內，並清楚將架子、地板、櫃子及抽屜的顏色標示清楚。
6. 將玩具用箱子區隔開，將每一樣玩具依照玩具區及活動作分類，如：(1)車子、用積木建造的小塔或房子，和一群人；(2)嬰兒娃娃、湯匙、盤子、杯子，及二至三樣玩具食物；(3)拼圖。將所有活動或遊戲必須用到上述的小部件都用箱子來整理收納。

English Edition Copyright © 2000 by Paul H. Brookes Publishing Co., Inc.
Complex Chinese Edition Copyright © 2010 by Psychological Publishing Co., Ltd.

活動

C、組織

選擇 1——在活動中做選擇

策略

1. 為兒童建立明確的選擇權：

   - 限制可選擇的選項。
   - 一旦已經呈現，就不要再增加其他的選擇。
   - 在眼前呈現的選擇要與說的一致。

2. 呈現給兒童兩樣物品，一個是喜歡的，一個是不喜歡的，詢問兒童想要A或B，提示兒童指出或碰觸他想要的物品。
3. 將兒童的遊戲選擇清楚條列在架子上，用布簾將其他玩具遮住，只讓他拿他所看見區域的玩具。
4. 使用條列的板子做選擇：條列出給兒童選擇的項目，使用圖片或字卡讓兒童看，讓他依照想要的來指出或將卡片拿下。
5. 使用畫圈來做選擇：將給兒童選擇的項目寫進圓圈裡，使用圖片或字卡讓兒童看，讓他依照想要的來指出或將卡片拿下。
6. 將選擇的板子放在房間的門、衣櫥、櫃子門、冰箱、櫥櫃、玩具箱及任何有蓋子的容器。在任何區域都呈現可選擇的板子以供選擇。

English Edition Copyright © 2000 by Paul H. Brookes Publishing Co., Inc.
Complex Chinese Edition Copyright © 2010 by Psychological Publishing Co., Ltd.

活動

C、組織

選擇 2——在兩個物品／活動中做選擇

策略

1. 為兒童建立明確的選擇權：

   - 限制可選擇的選項。
   - 一旦已經呈現，就不要再增加其他的選擇。
   - 在眼前呈現的選擇要與說的一致。

2. 呈現給兒童兩樣物品，一個是喜歡的，一個是不喜歡的，詢問兒童想要 A 或 B，提示兒童指出或碰觸他想要的物品。
3. 將兒童的遊戲選擇清楚條列在架子上，用布簾將其他玩具遮住，只讓他拿他所看見區域的玩具。
4. 使用條列的板子做選擇：條列出給兒童選擇的項目，使用圖片或字卡讓兒童看，讓他依照想要的來指出或將卡片拿下。
5. 使用畫圈來做選擇：將給兒童選擇的項目寫進圓圈裡，使用圖片或字卡讓兒童看，讓他依照想要的來指出或將卡片拿下。
6. 將選擇的板子放在房間的門、衣櫥、櫃子門、冰箱、櫥櫃、玩具箱及任何有蓋子的容器。在任何區域都呈現可選擇的板子以供選擇。
7. 在自由遊戲時間及做選擇的一開始，交給兒童上面有他的名字及圖片的鑰匙，引導他去選擇遊戲區，讓兒童自己將鑰匙掛在掛勾上，自由地從指定的區域去選擇。也可以利用鑰匙呈現可以玩的區域／活動，利用板子上的鑰匙讓兒童做選擇。或是將每一個區域的掛勾都放有鑰匙，當所有的掛勾都放滿了，就表示遊戲區已滿，無法再去選擇了。
8. 放一個禁止或「×」的指示，清楚標示是不可選擇或遊戲的區域。
9. 在教室裡設置包含所有兒童照片的板子，在轉換活動或挑選玩伴前，讓兒童從板子上挑選照片，一旦被選擇為玩伴，照片就會從板子上被拿走。

English Edition Copyright © 2000 by Paul H. Brookes Publishing Co., Inc.
Complex Chinese Edition Copyright © 2010 by Psychological Publishing Co., Ltd.

活動

C、組織

選擇 3——在多種物品／活動中做選擇

策略

1. 為兒童建立明確的選擇權：
   - 限制可選擇的選項。
   - 一旦已經呈現，就不要再增加其他的選擇。
   - 在眼前呈現的選擇要與說的一致。
2. 將兒童的遊戲選擇清楚條列在架子上，用布簾將其他玩具遮住，只讓他拿他所看見區域的玩具。
3. 使用條列的板子做選擇：條列出給兒童選擇的項目，使用圖片或字卡讓兒童看，讓他依照想要的來指出或將卡片拿下。
4. 使用畫圈來做選擇：將給兒童選擇的項目寫進圓圈裡，使用圖片或字卡讓兒童看，讓他依照想要的來指出或將卡片拿下。
5. 將選擇的板子放在房間的門、衣櫥、櫃子門、冰箱、櫥櫃、玩具箱及任何有蓋子的容器。在任何區域都呈現可選擇的板子以供選擇。
6. 在自由遊戲時間及做選擇的一開始，交給兒童上面有他的名字及圖片的鑰匙，引導他去選擇遊戲區，讓兒童自己將鑰匙掛在掛勾上，自由地從預設的區域去選擇。也可以利用鑰匙呈現可以玩的區域／活動，利用板子上的鑰匙讓兒童做選擇。或是將每一個區域的掛勾都放有鑰匙，當所有的掛勾都放滿了，就表示遊戲區已滿，無法再去選擇了。
7. 放一個禁止或「×」的指示，清楚標示是不可選擇或遊戲的區域。
8. 在教室裡設置包含所有兒童照片的板子，在轉換活動或挑選玩伴前，讓兒童從板子上挑選照片，一旦被選擇為玩伴，照片就會從板子上被拿走。

English Edition Copyright © 2000 by Paul H. Brookes Publishing Co., Inc.
Complex Chinese Edition Copyright © 2010 by Psychological Publishing Co., Ltd.

活動

C、組織

時間 1——參與活動直到結束

☼策略

1. 讓兒童清楚知道工作的時間長度，或將活動的時間用具體的事件說明，而避免使用同等的時間單位（例：分、時）。
2. 在活動一開始應該讓兒童看見時間表：
   - 使用數字（4-3-2-1）的方式：讓兒童將數字拿下，做為特定時間的代表（例：一分鐘、二分鐘）。一旦所有的數字都被拿下，就表示活動已經完成。
   - 使用姓名表：讓兒童將他的姓名字母放在板子上，以代表特定時間（例：一分鐘、二分鐘）。一旦他的名字字母都被拿下，就表示活動已經完成。
   - 使用拼圖板：讓兒童將拼圖放在放在板子上，以代表特定時間（例：一分鐘、二分鐘）。一旦每一塊拼圖都完成後，就表示活動已經完成。
   - 使用數字（1-2-3-4）的方式：讓兒童放「×」字卡在格子裡，以代表特定時間（例：一分鐘、二分鐘）。一旦格子中「×」都填滿了，就代表活動已經完成。
3. 將盒子裝滿兒童熟悉、精熟的活動及玩具，讓兒童一一將活動拿出，做完就放在旁邊，接著取下一個活動，直到盒子都空了，就代表遊戲時間已經結束。讓兒童將所有的活動再放回盒子中，將環境整理清潔後，就可以轉換到下一個活動。
4. 創造在遊戲活動中的例行性活動。讓兒童取出玩具、活動或遊戲器具，放到適合的地方遊戲，當整理好後，就再回到轉換區進行新活動。假如活動是屬靜態型的活動（例：拼圖、操作、書本），就讓兒童了解有哪些活動是需要被完成的。

5. 在活動一開始或是要求兒童等待時就拿出計時器，當計時器停止，活動就完成或是等待時間已到，代表可以轉換到下一個活動。
6. 讓兒童自己數數或唱歌，一旦兒童數完或唱完，就代表已完成等待，也可轉換到下一個活動，或可再次回到活動中。
7. 使用數字鬧鐘，用時間卡來代表活動開始，當時間卡和鬧鐘上的數字相符，就代表該是等待的活動時間了。

English Edition Copyright © 2000 by Paul H. Brookes Publishing Co., Inc.
Complex Chinese Edition Copyright © 2010 by Psychological Publishing Co., Ltd.

活動

C、組織

時間 2——在指導下能進行等待

策略

1. 讓兒童清楚知道工作的時間長度，或將活動的時間用具體的事件說明，而避免使用同等的時間單位（例：分、時）。
2. 當他在等待時，可拿出簡單的玩具及可操作的物品。
3. 放一張椅子在教室某處，在轉換時間時讓兒童坐在位子上，並給予一個等待時可玩的玩具。
4. 在公共場合當兒童被要求等待時，要指導兒童拿著一個具等待提示的物品（例：媽媽的皮包、購物卡），以便了解等待的意義。
5. 在兒童被要求等待時，可在地板放置一個圈圈（例：到臥室的路線、到外面的門、汽車旁的停車場），指導兒童要待在圈圈裡，直到輪到他或是可以轉換活動了才可離開。
6. 在活動一開始或是要求兒童等待時就拿出計時器，當計時器停止，活動就完成或是等待時間已到，代表可以轉換到下一個活動。
7. 讓兒童自己數數或唱歌，一旦兒童數完或唱完，就代表已完成等待，也可轉換到下一個活動，或可再次回到活動中。
8. 使用數字鬧鐘，用時間卡來代表活動開始，當時間卡和鬧鐘上的數字相符，就代表該是等待的活動時間了。

English Edition Copyright © 2000 by Paul H. Brookes Publishing Co., Inc.
Complex Chinese Edition Copyright © 2010 by Psychological Publishing Co., Ltd.

活動

C、組織

預期性 1——是否可獨立參與熟悉的活動？

策略

1. 讓兒童能預先清楚活動的進行內容：

   - 將活動的指示、規則及連續性都定義清楚。
   - 對於熟悉的活動要建立起一致性及可預期的例行性活動。
   - 使用熟悉的器具來作計畫，也要清楚將活動要完成的步驟視覺化；使用視覺提示來做為熟悉活動的指示。

2. 當要讓兒童遊戲時，要條列出活動需使用的物件。
3. 使用數字板（1-2-3-4）視覺提示工作的序列。板子上應該分成五個格子，前四個數字代表每一個工作的步驟，而第五個則代表完成的意思。
4. 可使用社會故事來描述活動的順序及預期性，將工作一一呈現，條列出活動要完成所必需的步驟，並且要在結束前作提示。
5. 在進行不常發生的事件前（例：假期、看醫生等），創造一些簡單的社會腳本來描述事件內容，而在事件的過程中看看兒童有何種期待。將物品及例行性事件明確敘述，並在事件發生前，預先將事件的內容做詳細的演練（例：模擬「不給糖就搗蛋」遊戲、扮演醫生）。

English Edition Copyright © 2000 by Paul H. Brookes Publishing Co., Inc.
Complex Chinese Edition Copyright © 2010 by Psychological Publishing Co., Ltd.

活動

C、組織

預期性 2——能在陌生的活動中跟隨指示

策略

1. 讓兒童能預先清楚活動的進行內容：

   - 將活動的指示、規則及連續性都定義清楚。
   - 使用熟悉的工具來作計畫，也要清楚將活動要完成的步驟視覺化；使用視覺提示來做為熟悉活動的指示。

2. 當要讓兒童遊戲時，要條列出活動所需使用的物件。
3. 使用數字板（1-2-3-4）視覺提示工作的序列。板子上應該分成五個格子，前四個數字代表每一個工作的步驟，而第五個則代表完成的意思。
4. 使用口頭提示下一個活動的進行，在進入新活動前不斷重複讓兒童知道。
5. 可使用社會故事來描述活動的順序及預期性，將工作一一呈現，條列出活動要完成所必需的步驟，並且要在結束前作提示。
6. 將每日活動的某些指示與規則加以歸納，對於每一個指示及規則，都運用圖示或字卡製作成簡單的規則卡，當呈現新活動時，就使用特定的卡片代表活動的線索，以增加兒童的預期性。卡片代表熟悉的指示與學習過的規則，可以讓兒童在陌生的活動中有舊的規則可遵循。
7. 在進行不常發生的事件前（例：假期、看醫生等），創造一些簡單的社會腳本來描述事件內容，而在事件的過程中看看兒童有何種期待。將物品及例行性事件明確敘述，並在事件發生前，預先將事件的內容做詳細的演練（例：模擬「不給糖就搗蛋」遊戲、扮演醫生）。

English Edition Copyright © 2000 by Paul H. Brookes Publishing Co., Inc.
Complex Chinese Edition Copyright © 2010 by Psychological Publishing Co., Ltd.

活動

C、組織

轉銜活動 1——在指示下能轉換到下一個活動

☆策略

1. 為即將到來的轉銜活動作準備：

   - 協助兒童詳細寫出接下來的活動。
   - 建立活動的先後順序。
   - 使用一致的線索來預先告知兒童轉銜活動。

2. 使用轉銜物：使用有增強效果、具動機、帶來舒適感的物品，讓兒童在活動及環境轉銜時可以攜帶。
3. 使用一致的聽覺刺激（例：鈴聲、歌曲、哨音），來提示前一個活動的停止，以便進入到下一個活動。
4. 將轉銜活動併入活動之間。隨著活動的結束，讓兒童回到固定的位置，並且在進入下一個活動前可以有簡單的活動（例：肢體動作模仿、歌唱、數數）。
5. 使用「首先／然後」的板子：放置兩張活動的照片，讓兒童可預知板子上兩個要完成的活動，可將具有動機的活動擺在第二位，伴隨口語提示「首先______，然後______」。
6. 為兒童準備接送他的家人的照片，使用簡單的家庭接送圖片來作視覺提示，讓兒童知道家人照片所代表的意思，家人照片要同時與地點呈現（例：爸爸＝工作、姊姊＝學校、媽媽＝家裡）。
7. 在到達目的地之前，可先在車上將常見地點照片呈現給兒童看。
8. 將兒童每天的例行性活動記錄下來。對於無法閱讀者就使用圖片，能閱讀者就使用字卡。
9. 在一天的開始及出門前，就讓兒童將行程寫在板子上。在完成每一個活動後，就可以在板子上打勾。對於比較大的兒童，就可以從固定的行程中隨機挑選加以排序。

English Edition Copyright © 2000 by Paul H. Brookes Publishing Co., Inc.
Complex Chinese Edition Copyright © 2010 by Psychological Publishing Co., Ltd.

活動

C、組織
轉銜活動2——當活動被打斷時，可接受轉換

☀策略

1. 為即將到來的轉銜活動作準備：

   - 協助兒童詳細寫出接下來的活動。
   - 使用一致的線索來預先告知兒童轉銜活動。
   - 創造一物品或提示的清單，當順序變化或日常例行性事件改變時仍可派上用場。

2. 使用轉銜物：使用有增強效果、具動機、帶來舒適感的物品，讓兒童在活動及環境轉銜時可以攜帶。
3. 使用一致的聽覺刺激（例：鈴聲、歌曲、哨音），來提示前一個活動的停止，以便進入到下一個活動。
4. 將轉銜活動併入活動之間。隨著活動的結束，讓兒童回到固定的位置，並且在進入下一個活動前可以有簡單的活動（例：肢體動作模仿、歌唱、數數）。
5. 使用「首先／然後」的板子：放置兩張活動的照片，讓兒童可預知板子上兩個要完成的活動，可將具有動機的活動擺在第二位，伴隨口語提示「首先______，然後______」。
6. 在到達目的地之前，可先在車上將常見地點照片呈現給兒童看。
7. 在一天的開始及出門前，就讓兒童將行程寫在板子上。在完成每一個活動後，就可以在板子上打勾。對於比較大的兒童，就可以從固定的行程中隨機挑選加以排序。

English Edition Copyright © 2000 by Paul H. Brookes Publishing Co., Inc.
Complex Chinese Edition Copyright © 2010 by Psychological Publishing Co., Ltd.

活動

C、組織

轉銜活動 3——當不預期的改變發生時，能接受轉變

策略

1. 為即將到來的轉銜活動作準備：
   - 協助兒童詳細寫出接下來的活動。
   - 建立活動的先後順序。
   - 創造一物品或提示的清單，當順序變化或日常例行性事件改變時仍可派上用場。
   - 使用一致的線索來預先告知兒童轉銜活動。
2. 使用轉銜物：使用有增強效果、具動機、帶來舒適感的物品，讓兒童在活動及環境轉銜時可以攜帶。
3. 使用一致的聽覺刺激（例：鈴聲、歌曲、哨音），來提示前一個活動的停止，以便進入到下一個活動。
4. 將轉銜活動併入活動之間。隨著活動的結束，讓兒童回到固定的位置，並且在進入下一個活動前可以有簡單的活動（例：肢體動作模仿、歌唱、數數）。
5. 寫出有關於可能打斷日常生活中自然發生的事件故事，如：消防演習、下雪、生病意外、車禍或電腦當機。
6. 使用一些簡短常用的詞語來代表生活中不預期性的改變（例：「噢，不」、「這是不同的」、「真意外」、「噢，天啊」）。這些詞語可以變成是進入新活動或被打斷時，兒童所熟悉、了解的線索。

English Edition Copyright © 2000 by Paul H. Brookes Publishing Co., Inc.
Complex Chinese Edition Copyright © 2010 by Psychological Publishing Co., Ltd.

活動

C、組織

所有權1——認清自己的所有物

策略

1. 協助兒童在自己與他人之間作區隔：

   - 標示兒童的空間及材料。
   - 清楚定義共有的空間及材料。
   - 標識共有的空間及材料。

2. 使用兒童的圖片與姓名，指出兒童所有物的區域（例：衣帽掛勾、椅子、壁櫥、鞋架、茶几、工作材料）。
3. 製作有兒童姓名及照片的個人標籤，來為兒童自己使用的物品命名。
4. 使用有顏色的物品代表環境中物品的所有權，如：所有紅色的圓圈都屬於兒童的，紫色的圈圈都代表同儕A，藍色圈圈是代表老師。兒童不可以亂動沒有紅色圈圈的物品。用多種顏色的圓圈來代表不同的材料。
5. 給兒童一個盒子，在自由遊戲時間之前，讓兒童裝滿他所選的玩具。兒童在盒子中所選的都是屬於他的，而其他未放入盒中的都是別人的。
6. 安排一個合作性、材料共享的桌上型活動（例：黏土、美勞活動、拼圖、簡單的建造活動）。給每個兒童一個小盒子，將兒童和其他玩伴的材料分開。假如兒童想要其他人的，就提示兒童說出物品是誰的以及應該如何提出要求。
7. 給每個兒童一個有顏色的墊子或標籤（包含兒童的照片和名字）來代表個人位置。而玩具材料則放在盒子的中央，放在自己的墊子上是屬於自己的，放在其他人的墊子上就是他人的，盒中的材料則是可一起分享使用的。
8. 使用兩種顏色的墊子來代表一起共享的遊戲區。

9. 讓兒童玩「展示—說出」的遊戲，要兒童帶屬於自己的玩具來展示，及向同儕描述。當其他人帶物品來展示時，協助兒童了解該物品的所有人是誰。

English Edition Copyright © 2000 by Paul H. Brookes Publishing Co., Inc.
Complex Chinese Edition Copyright © 2010 by Psychological Publishing Co., Ltd.

活動

C、組織
所有權 2——區分其他人的所有物（你的）

☼策略

1. 協助兒童在自己與他人之間作區隔：

   - 為兒童安排他的空間及材料。
   - 清楚定義公共的空間及材料。
   - 定義出可共享的空間及材料。

2. 使用兒童的圖片與姓名，指出兒童所有物的區域（例：衣帽掛勾、椅子、壁櫥、鞋架、茶几、工作材料）。
3. 製作有兒童姓名及照片的個人標籤，來為兒童自己使用的物品命名。
4. 使用有顏色的物品代表環境中物品的所有權，如：所有紅色的圓圈都屬於兒童的，紫色的圈圈都代表同儕 A，藍色圈圈是代表老師。兒童不可以亂動沒有紅色圈圈的物品。用多種顏色的圓圈來代表不同的材料。
5. 給兒童一個盒子，在自由遊戲時間之前，讓兒童裝滿他所選的玩具。兒童在盒子中所選的都是屬於他的，而其他未放入盒中的都是別人的。
6. 安排一個合作性、材料共享的桌上型活動（例：黏土、美勞活動、拼圖、簡單的建造活動）。給每個兒童一個小盒子，將兒童和其他玩伴的材料分開。假如兒童想要其他人的，就提示兒童說出物品是誰的以及應該如何提出請求。
7. 給每個兒童一個有顏色的墊子或標籤（包含兒童的照片和名字）來代表個人位置。而玩具材料則放在盒子的中央，放在自己的墊子上是屬於自己的，放在其他人的墊子上就是他人的，盒中的材料則是可一起分享使用的。
8. 使用兩種顏色的墊子來代表一起共享的遊戲區。

9. 讓兒童玩「展示—說出」的遊戲，要兒童帶屬於自己的玩具來展示，及向同儕描述。當其他人帶來物品展示時，協助兒童了解該物品的所有人是誰。

English Edition Copyright © 2000 by Paul H. Brookes Publishing Co., Inc.
Complex Chinese Edition Copyright © 2010 by Psychological Publishing Co., Ltd.

活動

C、組織

所有權3——認清共享的所有物（我們的）

策略

1. 協助兒童在自己與他人之間作區隔：
   - 為兒童安排他的空間及材料。
   - 清楚定義共有的空間及材料。
   - 標識共有的空間及材料。
2. 使用兒童的圖片與姓名，指出兒童所有物的區域（例：衣帽掛勾、椅子、壁櫥、鞋架、茶几、工作材料）。
3. 製作有兒童姓名及照片的個人標籤，來為兒童自己使用的物品命名。
4. 使用有顏色的物品代表環境中物品的所有權，如：所有紅色的圓圈都屬於兒童的，紫色的圈圈都代表同儕A，藍色圈圈是代表老師。兒童不可以亂動沒有紅色圈圈的物品。用多種顏色的圓圈來代表不同的材料。
5. 給兒童一個盒子，在自由遊戲時間之前，讓兒童裝滿他所選的玩具。兒童在盒子中所選的都是屬於他的，而其他未放入盒中的都是別人的。
6. 安排一個合作性、材料共享的桌上型活動（例：黏土、美勞活動、拼圖、簡單的建造活動）。給每個兒童一個小盒子，將兒童和其他玩伴的材料分開。假如兒童想要其他人的，就提示兒童說出物品是誰的以及應該如何提出請求。
7. 給每個兒童一個有顏色的墊子或標籤（包含兒童的照片和名字）來代表個人位置。而玩具材料則放在盒子的中央，放在自己的墊子上是屬於自己的，放在其他人的墊子上就是他人的，盒中的材料則是可一起分享使用的。
8. 使用兩種顏色的墊子來代表一起共享的遊戲區。

9. 讓兒童玩「展示—說出」的遊戲，要兒童帶屬於自己的玩具來展示，及向同儕描述。當其他人帶來物品展示時，就協助兒童了解該物品的所有人是誰。

English Edition Copyright © 2000 by Paul H. Brookes Publishing Co., Inc.
Complex Chinese Edition Copyright © 2010 by Psychological Publishing Co., Ltd.

活動

C、組織

舒適度 1——是否感到舒適？

※策略

1. 簡化語言和聽覺的輸入。
2. 依兒童的需求製造及維持可讓兒童放鬆的一組活動。
3. 確認兒童的動機、喜歡的活動，及可自我平靜的機制。
4. 減少環境中的刺激。
5. 限制或去除選擇權。
6. 著重放鬆活動的規律及例行活動。
7. 使用緩和、中性的顏色。避免使用螢光的燈光，及代表繁忙的牆壁圖案。
8. 使用清楚、中性的聲調。當兒童感覺刺激過大時，就可回到手勢及圖片的線索。
9. 當兒童出現沒有組織、刺激過大的問題時，就要去除選擇、將選擇作分類並停止問答問題，轉而變成簡單的評論及簡短的指示，讓兒童專注及恢復組織化。
10. 每天安排具感官刺激的粗大動作活動（例：用毯子將兒童捲起來、用枕頭擠壓、擺盪、跳躍、玩追逐遊戲）。
11. 在環境中安靜的角落安排休息處。使用枕頭、毯子、球池或帳篷，讓兒童可將自己包裹住。
12. 使用簡單的歌曲搭配動作來讓兒童參與，強調歌曲中的重複韻律。

English Edition Copyright © 2000 by Paul H. Brookes Publishing Co., Inc.
Complex Chinese Edition Copyright © 2010 by Psychological Publishing Co., Ltd.

活動

C、組織

舒適度 2——是否可以自我平靜？

※策略

1. 依兒童的需求，創造並維持一組可讓兒童放鬆的活動。
2. 確認兒童的動機、喜歡的活動，及可自我平靜的機制。
3. 教導兒童提出要求休息及使用休息的區域。
4. 著重放鬆活動的規則與規律。
5. 允許兒童聆聽無旋律、古典或喜愛的音樂。
6. 提供兒童各種材質的出氣娃娃，以便在生氣、焦慮時有可供平靜的物品。
7. 每天安排具感官刺激的粗大動作活動（例：用毯子將孩子捲起來、用枕頭擠壓、擺盪、跳躍、玩追逐遊戲）。
8. 在環境中安靜的角落安排休息處。使用枕頭、毯子、球池或帳篷，讓兒童可將自己包裹住。

English Edition Copyright © 2000 by Paul H. Brookes Publishing Co., Inc.
Complex Chinese Edition Copyright © 2010 by Psychological Publishing Co., Ltd.

附錄 A

核心技能紀錄表

口語模仿紀錄表

兒童姓名：＿＿＿＿＿＿＿＿＿＿＿＿＿＿ 日期：＿＿＿＿＿＿＿＿＿＿＿

說明：1. 記錄在自然情境下自己自發性的模仿。

2. 記錄兒童對成人（A）或同儕（P）做模仿的情況。

	口語訊息	同儕
1		A P
2		A P
3		A P
4		A P
5		A P
6		A P
7		A P
8		A P
9		A P
10		A P
11		A P
12		A P
13		A P
14		A P
15		A P
16		A P
17		A P
18		A P
19		A P
20		A P

English Edition Copyright © 2000 by Paul H. Brookes Publishing Co., Inc.
Complex Chinese Edition Copyright © 2010 by Psychological Publishing Co., Ltd.

肢體動作模仿紀錄表

兒童姓名：＿＿＿＿＿＿＿＿＿＿＿＿＿　　日期：＿＿＿＿＿＿＿＿＿＿＿

說明：1. 記錄在自然情境下自己自發性的模仿。

2. 記錄兒童對成人（A）或同儕（P）做模仿的情況。

	肢體動作	同 儕
1		A P
2		A P
3		A P
4		A P
5		A P
6		A P
7		A P
8		A P
9		A P
10		A P
11		A P
12		A P
13		A P
14		A P
15		A P
16		A P
17		A P
18		A P
19		A P
20		A P

English Edition Copyright © 2000 by Paul H. Brookes Publishing Co., Inc.
Complex Chinese Edition Copyright © 2010 by Psychological Publishing Co., Ltd.

chapter 7

社會技能課程

Maria E. Fair, Kathleen Ann Quill, and Kathleen Norton Bracken

事實上，每一個社會場合都需要具備觀察、傾聽，及與情境中的人溝通的能力，社會活動很複雜且不斷地改變。社會技能介入可幫助自閉症兒童整合不同社會場合中該做什麼、該看誰、如何傾聽、該說什麼等訊息。

本章描述的介入方法是用來提升三個主要的社會發展層面：遊戲技能、團體技能及社會技能，這些都是在社區環境中所必需的。這裡一連串的活動清單類似自閉症兒童社會與溝通技能的社會技能評量檢核表，這些活動清單為單獨遊戲、社會遊戲和團體參與提供許多建議的活動與策略；另外，也為社區中所需的社會技能提供詳細的指引。

單獨遊戲、社會遊戲、團體技能與社區活動介入設計活動，都是參考自「做・看・聽・說」的架構。我們假設兒童首先學到的是該做什麼，然後是應該看誰，之後再學習如何與人互動。舉例來說，單獨遊戲應該從一項玩具的簡單行為，逐漸發展為開放性活動中的多樣行為；社會遊戲應該讓兒童先從分享空間，學習觀察他人開始，然後再學習輪流，進而與他人一起玩；團體活動則是應先讓兒童學習與一個人互動，之後再觀察團體中的群體，最後則在結構與非結構的環境下互動；社區的計畫指引也同樣奠基於這基本的架構。

我們都知道，社會技能在每一個情境中都很需要，而每一個時機更是建立社會能力的機會。因此在自然情境下的引導就是介入的基本重點，這個想法提供了本章應著重在兒童每天社會技能活動設計的介入安排上，所建議的活動與策略則將以在結構環境下的活動，做為達到社會成功的基本手段；兒童的動機與社會認知的層次，都是藉由結構性的支持、社會性支持及視覺線索提示下，不斷被擴充及形塑。重要的是，在決定策略之前，應該先觀察、了解兒童的行為，並超越自閉症特徵，盡可能讓他們參與有動機及有意義的情境中。

選定社會技能的目標

在決定社會技能目標時，要先參考評估工具中的社會技能檢核表，以及為自閉症兒童建立的評估摘要表的先備能力目標。選擇的目標技能應包括：

- 從未被觀察到或兒童未曾表現的。
- 只有在提示下才會被觀察到的。
- 只有在與特定的人互動下才會被觀察到的。
- 只有在特殊的情境下才會表現的。
- 由於挑戰性的行為而無法觀察到的。

這些介入計畫應該包含的目標，是在社區情境中建立起單獨遊戲、社會遊戲、團體技能及特定社會技能，一旦選定了兒童的特定目標，就應參考與活動清單相關範例的活動與策略，以建立遊戲與團體的技能。這些為遊戲與團體技能設計的建議活動清單，是為了提升對活動的精熟度，而非隔離地練習。並非漫無目的地提供活動與策略，而是透過介入來加以形塑兒童的社會性發展。

參考社區計畫指引來為特定社區環境設計個別介入計畫，這些條列清楚的指引是可以幫助我們在社區中發展與實踐社會技能的介入，也特別找出並為特定兒童與特定情境組織相關的訊息。社會技能介入的目的就是為了讓兒童透過不同情境習得多樣的社會技能。

使用活動清單

每一個活動清單格式都很相似，大領域（例：遊戲）都放在活動清單的前頭，接著是一般目標（例：社會遊戲：合作性），接下來是特定技能，這些技能與附錄中的評估工具是一致的（例：分享材料）。這些特定技能要寫成效標本位的目標（範例如表 7.1 所示）。遊戲活動清單前文是選擇遊戲活動的建議標準，以及對於範例活動的描述；之後是擴充有趣遊戲的清單。要重視兒童的動機、興趣及探索風格的運用，以找出擴充遊戲的創造性點子（見表 7.2 及 7.3 的範例）。這些團體活動清單包含了選擇團體活動的標準，也提供了一連串提升團體技能的建議。團體技能指的是與成人、同儕的互動、等待、輪流及跟隨

表 7.1　效標本位目標範例

目標：在提供的機會中，在「兒童能在開放性的活動中展現功能性玩法」這項行為的達成率可達 80%
- 在特定的情境下經成人提示
- 在特定的情境下經視覺提示
- 在特定的情境下主動出現
- 在陌生的情境下主動出現

目標：在提供的機會中，在「兒童能在平行遊戲中進行分享」這項行為的達成率可達 80%
- 在特定的情境下與成人互動
- 在特定的情境下與同儕互動
- 在陌生的情境下與成人互動
- 在陌生的情境下與同儕互動

目標：在提供的機會中，在「兒童能參與結構化的團體遊戲」這項行為的達成率可達 80%
- 在特定的情境下提示
- 在特定的情境下未經提示
- 在陌生的情境下提示
- 在陌生的情境下未經提示

目標：在提供的機會中，在「兒童能在剪髮遊戲中表現出必要的技能」這項行為的達成率可達 80%
- 在特定的情境下提示
- 在特定的情境下未經提示
- 在陌生的情境下提示
- 在陌生的情境下未經提示

表 7.2 擴充遊戲興趣更多的創意方式（對旋轉有興趣的兒童）

旋轉身體有趣方式		
跳舞	體育器材	坐旋轉椅
呼拉圈	有動作的音樂錄音帶	翻筋斗
降落傘遊戲	將旋轉形塑成互動遊戲	橫翻筋斗
丟氣球	變戲法	運動錄影帶
旋轉木馬	繞著圓圈轉	風箏
乘坐遊樂場的車子	吹泡泡	
可旋轉的有趣玩具或活動		
陀螺	彈力球	錄音帶
音樂盒	透明的旋轉球	沙輪
聲光玩具	小的旋轉物	彈跳箱
有關車子的錄影帶	車輪鼓	溜溜球
有旋轉圖形的電腦遊戲	迷你道路賽車	玩具直昇機
唱片播放器	寵物鼠的旋轉輪子	玩具火車
水車	彈珠台	猶太人的陀螺玩具
立體的旋轉書	旋轉輪子	旋轉噴水車
旋轉指針遊戲	旋轉圖	齒輪
萬花筒	音樂幻想曲（迪士尼）	魔法棒
玩具車和卡車	龍捲風瓶子	食物攪拌器

團體指示等能力，這些活動清單包含了一個團體活動範例，並描述如何運用策略，我們的基本假設是團體的特性影響兒童是否成功（見第四章）。最容易是同步的團體活動、有限的玩具與材料，以及無須等待、輪流、語言理解的活動。相反的，最困難的團體涉及在非結構化的環境下觀察他人、隨機性的輪流、等待及口語討論。

使用社區計畫指引

教導自閉症兒童與家人、朋友一起參與社區活動，在介入上是一件困難的挑戰，自閉症兒童在結構化、可預期及具組織性的情境下可適應良好，但是這些因素在社區情境中卻是缺乏的。社區情境是很熱鬧、結構鬆散，且包含不可

表 7.3　擴充遊戲興趣更多的創意方式（對字母與數字有興趣的兒童）

選擇包含有數字及字母的玩具或活動，特別是那些有多種玩法的。		
磁鐵	標示有字母或數字的玩具車	跳房子
地板拼圖	用字母或數字裝飾的帽子	拼字遊戲組
洗澡用的海綿	玩數字與字母的絨布板活動	迷宮
桌上型的磁鐵字母	依排號的點唱單演奏音樂	寫字
將豆袋投入字母或數字框框中	有字幕的錄影帶	打字
有字母或數字形狀的玩具刀	可在戶外畫畫或者寫字的大枝粉筆	玩牌
窗戶上的塑膠掛	在遊戲或活動中拼字	有字母的音樂歌
字母或數字的著色本	在社會互動中拼字或數數	字母積木
樂透遊戲	貼紙	時鐘
拼字遊戲	盒狀拼圖	錢幣遊戲
尋寶遊戲	書本	名字卡片
電腦遊戲	畫數字	遊戲廚房中的食譜
字母主題卡片	文字或數字模版	在家烹飪
棋類遊戲	有數字在琴鍵上的迷你鋼琴	分類活動
有字母或數字主題的書	字母數字橡膠印章	配對活動
計算機	活動墊子	可擦拭塗鴉板
依顏色或數字型態串珠		遊戲時數數
日曆活動		

預期性行為的大團體，因此這些環境對於自閉症兒童來說是最大的挑戰。

監控進步情況

有需要監控兒童每一個目標技能的進步情況，以決定技能的精熟度。進步情況反映了兒童獨立遊戲的層次、在遊戲及其他情境中社會參與的層次，以及在社區中社會參與和自我控制的層次的改變。技能的精熟是指：

- 獲得技能：在未經提示下能表現出該技能。
- 能將該技能類化至成人、同儕及不同的社會團體。

- 能將該技能運用至多種熟悉及陌生的情境中。
- 挑戰性行為的減少。

自閉症兒童社會溝通技能的評估可用來監控遊戲與團體的技能領域的進步情形。不定期地拍攝兒童在許多社會情境的表現影帶，也能當作記錄習得具功能性的社會技能的一種方法；另外，幾個可複製的表格（附錄 A、B、C、D），也能監控兒童的進步情形。這些資料表格提供了對兒童遊戲與團體技能的額外訊息來源，更可做為系統化評估社會能力的進步情形，及做為社會技能介入計畫的參考。

附錄 A：遊戲興趣調查

遊戲興趣調查可以幫助你在觀察兒童單獨遊戲時的遊戲技能，評定兒童的興趣。藉由兒童的動機與興趣資料可以用來擴充遊戲技能，也能用來選擇合適的社會遊戲活動。這些調查是由十種遊戲活動分類組成，分別是：探索遊戲、肢體遊戲、操作性、建構性、美勞、語文、社會戲劇遊戲、競賽遊戲、音樂及社會遊戲。

附錄 B：社會遊戲工作分析

社會遊戲工作分析條列出社會遊戲中的認知（做）、社會（看）、溝通（聽和說）等四種領域。總共二十種社會遊戲活動範例，分別是從遊戲活動中的十個分類中，再各舉出兩個例子進行工作分析。這些社會遊戲工作分析用來監控兒童社會遊戲技能，而工作分析表格也使用在其他所有的社會遊戲活動。

附錄 C：社交技能進步清單

為單獨遊戲、社會遊戲及團體技能設計了三種評估進步情形的資料表格，這些表格記錄了每一段時間的觀察。單獨遊戲進步清單要求條列出兒童單獨遊戲的活動及獨立的層次；社會遊戲進步清單則是要求你條列出特定的社會遊戲活動，將兒童的看、分享、輪流，及對成人與同儕的回應等行為加以編碼；團體技能進步清單則要求你條列出特定的團體活動，將兒童的參與度、等待、輪流，及跟隨團體中的指示等能力加以編碼。

附錄 D：社區計畫指引

社區計畫指引可以幫助特定兒童、特定環境，設計與實踐社區中所需社會技能的介入。這些指引分成三個部分，第一部分是由兒童的主要照顧者調查兒童在目標社區情境中有關的社會與行為議題，一開始要找出兒童適應有問題的社區情境，再來是回答一組特定的問題，以協助介入計畫的發展。第二部分在選擇特定的目的與目標。使用調查表所得的訊息，選出在目標情境中要教的技能。第三部分則是決定介入計畫，使用調查中獲得的訊息，設計策略為兒童準備目標情境，幫助兒童彌補環境兒童中的過度刺激，並理解社會與溝通的期望。計畫中也包括社區中「意外」的介入，社區計畫指引之後附有兩份已完成的範例。

活動

A、遊戲

單獨遊戲 1——功能性：使用單一玩具做單一動作

✲活動的選擇

1. 選擇只能用約定俗成玩法的玩具。
2. 選擇可重複進行單一動作的玩具。
3. 找出與兒童探索風格相符的玩具，使用第 I 部分的評量工具來決定兒童的探索風格。
   - 假如兒童偏向視覺型，可教他玩萬花筒。
   - 假如兒童偏向聽覺型，可教他玩樂器。
   - 假如兒童偏向觸覺型，可教他玩手指畫。
   - 假如兒童偏向動覺型，可教他玩跳床。
4. 選擇當兒童出現自我刺激行為時，可提供兒童相同感官回饋的活動。
   - 假如兒童喜歡丟，可教他丟球。
   - 假如兒童喜歡旋轉物品，可教他玩陀螺玩具。
   - 假如兒童喜歡自己旋轉：可教他玩旋轉椅。
5. 選擇可配合兒童興趣的玩具。利用第 I 部分的評量工具來找出兒童有動機的事物，當兒童抗拒新活動，就將其有動機的事物納入新活動中。
   - 假如兒童喜歡迪士尼的人物，就讓他看有關迪士尼的故事書。
   - 假如兒童喜歡跑步，就讓他玩直排輪。
6. 根據已完成的遊戲興趣調查表（本章附錄 A），選出喜歡的遊戲種類介紹新活動。

範例活動：萬花筒

將萬花筒和有高度興趣的玩具或增強物一起呈現，示範或提示如何使用萬花筒，不定期將次喜歡的物品或增強物呈現，以維持兒童的注意。如：如果兒童喜歡搔癢，當你在搔癢時，就將萬花筒擺在兒童眼前，重複同樣的順序數次，再延長兒童看萬花筒的時間。

其他遊戲點子

探索遊戲：龍捲風瓶子、旋轉陀螺。

操弄遊戲：彈跳箱、投球玩具。

語文：書本、電腦。

音樂：錄影帶、錄音帶、卡拉 OK。

建構遊戲：不適用。

肢體：腳踏車、直排輪。

美勞：不適用。

戲劇：不適用。

遊戲：不適用。

社會性遊戲：不適用。

English Edition Copyright © 2000 by Paul H. Brookes Publishing Co., Inc.
Complex Chinese Edition Copyright © 2010 by Psychological Publishing Co., Ltd.

活動

A、遊戲
單獨遊戲 2——功能性：封閉性活動

活動的選擇

1. 選擇只能用約定俗成玩法的玩具。
2. 選擇包含固定步驟的玩具。
3. 找出與兒童探索風格相符的玩具，使用第 I 部分的評量工具來決定兒童的探索風格。
    - 假如兒童偏向視覺型，可教他玩電腦的顏色圖像創造遊戲。
    - 假如兒童偏向聽覺型，可教他聽錄音帶。
    - 假如兒童偏向觸覺型，可教他玩絨布板的字母排序。
    - 假如兒童偏向動覺型，可教他如何玩跳房子。
4. 選擇當兒童出現自我刺激行為時，可提供兒童相同感官回饋的活動。
    - 假如兒童喜歡丟，可教他扔球。
    - 假如兒童喜歡旋轉物品，可教他玩旋轉陀螺。
    - 假如兒童喜歡自己旋轉，可教他跟著運動影帶的動作。
5. 選擇可配合兒童興趣的玩具。利用第 I 部分的評量工具來找出有動機的事物，當兒童拒抗新活動，就將其有動機的事物納入新活動中。
    - 假如兒童喜歡湯瑪士火車，就讓他將軌道組合後放上湯瑪士火車行走。
    - 假如兒童喜歡玩釘板，就讓他拿釘板娃娃來玩。
6. 根據已完成的遊戲興趣調查表（本章附錄 A），選出喜歡的遊戲種類介紹新活動。

※範例活動：軌道火車

將盒子裡的火車和軌道組合起來，只使用兒童感興趣的部分，示範並提示兒童將軌道加以連接。不定期使用實物或社會增強來維持兒童的注意，鼓勵他讓火車沿軌道行走，慢慢增加軌道的數量，以增加兒童的參與時間。如：用關於火車的錄音帶歌曲來搭配活動，當音樂結束後才算活動完成。

※其他遊戲點子

探索遊戲：不適用。

操弄遊戲：拼圖、彈珠台、馬鈴薯先生（Mr. Potato Head）玩具。

語文：有聲書。

音樂：純音樂的錄音帶、運動影帶。

建構遊戲：串珠、火車軌道、樂高玩具。

肢體：跳房子、迷你高爾夫、扔球遊戲。

美勞：迷宮、辦家家酒、模板。

戲劇：不適用。

遊戲：樂透遊戲、套環遊戲。

社會性遊戲：不適用。

English Edition Copyright © 2000 by Paul H. Brookes Publishing Co., Inc.
Complex Chinese Edition Copyright © 2010 by Psychological Publishing Co., Ltd.

活動

A、遊戲

單獨遊戲 3——功能性：開放性活動

☼選擇的活動

1. 選擇只能用約定俗成玩法，但未包含固定步驟的玩具。
2. 找出與兒童探索風格相符的玩具，使用第一部分的評量工具來決定兒童的探索風格。
   - 假如兒童偏向視覺型，可教他玩用手控制的電腦遊戲。
   - 假如兒童偏向聽覺型，可教他玩「老師說」的遊戲。
   - 假如兒童偏向觸覺型，可教他玩沙子。
   - 假如兒童偏向動覺型，可教他使用遊戲場的器具。
3. 選擇當兒童出現自我刺激行為時，可提供兒童相同感官回饋的活動。
   - 假如兒童喜歡丟，可教他玩籃球。
   - 假如兒童喜歡旋轉物品，可教他玩旋轉藝術。
   - 假如兒童喜歡自己旋轉，可教他玩呼拉圈。
4. 選擇符合兒童興趣的玩具。當兒童反抗時，就將有動機的事物納入新的活動中。
   - 假如兒童喜歡亞瑟王，就讓他著色亞瑟王繪本。
   - 在更衣區放置喜歡的電影角色衣物。
5. 根據已完成的遊戲興趣調查表（本章附錄 A），選出喜歡的遊戲種類介紹新活動。

※範例活動：用蠟筆著色

一開始將有明顯外形的圖案著色，如：為聖誕老公公著色時，將手套、大衣、靴子所需的綠、紅、黑等顏色準備好，提示兒童跟隨指示，再逐漸減少指示來增加兒童的彈性與創造性。

※其他遊戲點子

探索遊戲：將漂浮船和塑膠魚從水桶中撈起。

操弄遊戲：(1)依顏色將釘子分類或使用釘板。(2)運用木造的積木來建造。

語文：(1)玩可使用「指一敲」等多種回應方式的電腦遊戲。(2)使用具有磁性的字母或字詞作排列。

音樂：(1)使用樂器來遊戲或唱歌。(2)使用麥克風來唱歌或跟著錄音帶一起歌唱。

建構遊戲：(1)在遊戲中用槌子釘釘子或使用螺絲起子。(2)建造積木高塔或建一座橋。

肢體：(1)將球丟進圈圈中或用球棒擊球。(2)在地板上滾動呼拉圈或跳躍進出於呼拉圈中。

美勞：(1)使用蠟筆著色、畫圖或寫名字。(2)使用壓模、刀具或滾輪來玩辦家家酒。

戲劇：使用桌子或水槽當作廚房區。

遊戲：(1)使用骨牌或用骨牌來建造房子。(2)玩拼字遊戲組，讓字母與字卡可以互相配對。

社會性遊戲：不適用。

English Edition Copyright © 2000 by Paul H. Brookes Publishing Co., Inc.
Complex Chinese Edition Copyright © 2010 by Psychological Publishing Co., Ltd.

活動

A、遊戲

單獨遊戲 4——象徵性：例行性活動內容

☼選擇的活動

1. 選擇活動是包含多樣熟悉的玩具、物品或動作，既無法用約定俗成玩法，也無法用創造性方式。
2. 選擇可包含例行性活動的遊戲——象徵性遊戲角色是與主題或可預期性的情境有關聯。
3. 找出與兒童探索風格相符的玩具，使用第 I 部分的評量工具來決定兒童的探索風格。

   - 假如兒童偏向視覺型，可教他玩數字著色。
   - 假如兒童偏向聽覺型，可教他聽錄音帶來進行閱讀。
   - 假如兒童偏向觸覺型，可教他製作辦家家酒用的餅乾。
   - 假如兒童偏向動覺型，可教他跟著做有氧運動影帶的動作。

4. 選擇當兒童出現自我刺激行為時，可提供兒童相同感官回饋的活動。

   - 假如兒童喜歡丟，可教他玩飛盤。
   - 假如兒童喜歡旋轉物品，可教他玩珠子。
   - 假如兒童喜歡自己旋轉，可教他跟著音樂錄影帶跳舞。

5. 選擇符合兒童興趣的玩具。當兒童反抗時，就將有動機的事物納入新的活動中。

   - 假如兒童喜歡芝麻街中的角色，就教他怎麼玩大鳥娃娃。

6. 根據已完成的遊戲與趣調查表（本章附錄 A），選出喜歡的遊戲種類介紹新活動。

範例活動：兒童棒球（T-ball）

使用視覺方式呈現錄影帶，將玩兒童棒球的步驟逐一介紹，示範並提示如何將球放在球座上、如何拿球棒擊球。運用視覺提示親身示範，將相同方式重複數次。一旦兒童可成功擊球後，就可以同樣的步驟重複第二和第三步驟，直到兒童可獨立完成所有的流程。

其他遊戲點子

探索遊戲：(1)跟著書上所呈現的步驟建造沙堡。(2)找出桌上的磁鐵字母以完成字母表。

操弄遊戲：(1)跟著書上所呈現的步驟使用顏色表布置場景。(2)依照範例重新將馬鈴薯先生（Mr. Potato Head）玩具的玩法改變。

語文：使用迷你模型扮演故事書中的角色，或重述喜愛的故事並加以錄音。

音樂：(1)跟隨影帶中的舞蹈。(2)跟著歌詞卡或音樂清單演奏樂器。

建構遊戲：(1)運用視覺提示步驟來建造工具台。(2)運用視覺提示步驟來建造積木。

肢體：運用視覺提示步驟來完成困難的動作。

美勞：(1)運用視覺提示來完成美術作品。(2)運用水彩描繪喜歡書籍中的角色或場景。

戲劇：可在玩換衣服遊戲時建立一套腳本：選擇角色、蒐集衣物與配件，然後穿戴上身。

遊戲：不適用。

社會性遊戲：不適用。

English Edition Copyright © 2000 by Paul H. Brookes Publishing Co., Inc.
Complex Chinese Edition Copyright © 2010 by Psychological Publishing Co., Ltd.

活動

A、遊戲

單獨遊戲 5——象徵性：創造

選擇的活動

1. 選擇活動是包含多樣熟悉的玩具、物品或動作，可用約定俗成玩法，或用創造性方式來玩。
2. 選擇可以使用其他玩具的活動，假裝是其他人物或物品，或創造一些不存在的人物、物品或屬性。
3. 找出與兒童興趣相符的玩具，根據第 I 部分的評量工具來找出兒童有動機的事物。當兒童反抗時，就將有動機的事物納入新的活動中。

   • 假如兒童喜歡皮卡丘，就可以創造一些關於皮卡丘角色的戲劇活動。

4. 根據已完成的遊戲興趣調查表（本章附錄 A），選出喜歡的遊戲種類介紹新活動。

範例活動：辦家家酒

玩辦家家酒時，將玩具和材料組合玩點心時間，將喜歡的娃娃、玩偶、盤子、刀具拿出，示範如何製作餅乾，並裝盤至點心桌，餵娃娃或玩偶吃。鼓勵兒童持續活動直到所有物品都玩過。

其他遊戲點子

探索遊戲：(1)使用積木當作沙堆裡的車子。(2)假裝在水池中釣魚。

操弄遊戲：(1)創造一些積木設計工作。(2)用珠子和緞帶製作項鍊。

語文：(1)創造個人經驗的故事。(2)使用玩偶的提示來創造新的故事。

音樂：(1)聽迪士尼音樂，並從電影情節中選擇不同的角色加以扮演。(2)唱歌的時候，將玩具或物品假裝是樂器。

建構遊戲：(1)建造不同的建築物。(2)運用樂高建造車輛。

肢體：(1)假裝摩托車模型板就是兒童在騎乘的車子。(2)假裝動物正在爬山。

美勞：(1)用黏土製造不同的「食物」。(2)用不同的創意使用拼貼材料。

戲劇：(1)在娃娃屋中重現個人的經驗。(2)使用不同的衣物及配件來演出不同的角色。

遊戲：不適用。

社會性遊戲：不適用。

English Edition Copyright © 2000 by Paul H. Brookes Publishing Co., Inc.
Complex Chinese Edition Copyright © 2010 by Psychological Publishing Co., Ltd.

活動

A、遊戲

單獨遊戲 6——可獨自遊戲達______分鐘

選擇的活動

找出與兒童興趣相符的玩具，根據遊戲興趣調查表找出可提示兒童動機的活動。

範例活動：玩沙遊戲

將兒童熟悉和有興趣的玩具放滿沙桌上，準備「時間板」，上面黏有包含四種沙桌工作的圖示及一張全部完成的圖示。帶著兒童到桌子旁，並呈現這些視覺提示，指出每一個時間板上的項目，並放在桌上。在兒童完成後移除第一個圖示，避免與兒童交談或互動。在一段時間後就將圖示移除直到四個圖示都完全移除，然後就告知並讚美兒童他完成了所有活動。當兒童開始理解圖示代表了活動的長度，就可以逐漸增加每個圖示間的時間量。一旦兒童越來越理解，就可以離開該區，只需每隔幾分鐘安靜地回去將圖示移除。

策略

1. 組織性支持（清楚將活動長度列出）

- 使用計時器來指出單獨遊戲的時間長度。
- 數到十來表示活動完成。
- 使用錄音帶來表示遊戲時間長度（遊戲直到音樂結束）。
- 將玩具的部件數量當作遊戲活動完成。
- 將完成作品當作遊戲活動完成。
- 使用視覺時間板。

2. 社會性支持

- 忽略負向行為，並安靜地指示兒童回到工作上。
- 限制口語的使用。
- 初期要求兒童完成時間較短的工作，再逐步增加時間。
- 避免依賴提示，可能的話要盡快將提示褪除。

English Edition Copyright © 2000 by Paul H. Brookes Publishing Co., Inc.
Complex Chinese Edition Copyright © 2010 by Psychological Publishing Co., Ltd.

活動

A、遊戲

社會性遊戲 1——用一組自己的玩具／材料玩平行遊戲

※選擇活動

1. 選擇可讓兒童在成人或同儕旁邊，使用自己的材料獨自遊戲的活動。
2. 選擇兒童已經在單獨遊戲中精熟的活動（做）。
3. 選擇可讓兒童觀察與模仿活動，但不強迫兒童觀察與模仿（看）。
4. 選擇對兒童有增強及有動機的活動。
5. 選擇封閉性活動。

※範例活動：樂高

選擇成人或同儕來示範與兒童的互動，兩人坐在同樣的桌子旁，放置一個顏色與兒童區域相同的墊子在兒童的前方，然後再給每個兒童一組屬於自己的樂高，在時間內在自己的墊子上建構自己的樂高。

※其他遊戲點子

美勞：每個兒童用自己的蠟筆在紙上著色。

團討時間：(1)在模仿老師的動作時，讓每個兒童有一組月曆及數字貼紙的縮小模型。(2)讓每個兒童都有自己顏色、照片或姓名的椅子或正方形毯子。

建構遊戲：(1)每個兒童都有一組自己的小地毯與車子。(2)每個兒童都有自己的彩色墊與積木。(3)每個兒童都有自己可裝火車、鐵軌的容器；自己可以在墊子上玩。

戲劇：(1)每個兒童在廚房區都有自己的籃子。(2)每個兒童都可在自己的箱子裡選擇衣物及配件。(3)在每個專屬於兒童特定顏色的地板上放置多種娃娃及配件以供選擇。(4)重演生日宴會：每個兒童都有專屬的餅乾以及各式各樣的糖霜及裝飾品進行裝飾。

探索遊戲：(1)每個兒童都在水桌上用其專屬顏色的水中玩具來玩。(2)每個兒童都有自己吹泡泡的吹具與容器。(3)每個兒童都有其專屬自己顏色的沙堆玩具。

語文：(1)每個兒童都有在書寫時必要的專屬鉛筆盒。(2)每個兒童都專屬於自己顏色、照片或名字的椅子或墊子。(3)在個別的容器中，每個兒童都專屬於自己的一組絨布玩具。

操弄遊戲：(1)每個兒童在桌上都有專屬自己顏色的墊子及相同顏色的容器。(2)在數學活動區每個兒童都有自己的數學操作用具。

音樂：每個兒童都有自己的一組耳機及附有代表自己顏色、照片或名字的箱子。

肢體：(1)在籃球遊戲中，每個兒童都專屬於自己的球。(2)腳踏車與直排輪都有寫上兒童的名字。(3)每個兒童都有自己的跳房子方式。

English Edition Copyright © 2000 by Paul H. Brookes Publishing Co., Inc.
Complex Chinese Edition Copyright © 2010 by Psychological Publishing Co., Ltd.

活動

A、遊戲

社會性遊戲 2——用有組織性的玩具／材料玩平行遊戲

選擇活動

1. 選擇可以讓兒童獨自坐在成人或同儕旁邊玩的遊戲。
2. 當要進行分享時，選擇已清楚分類及組織的材料與玩具的活動。
3. 選擇兒童已經在單獨遊戲中精熟的活動（做）。
4. 選擇可讓兒童觀察與模仿活動，但不強迫兒童觀察與模仿（看）。
5. 選擇對兒童可增強及有動機的活動。
6. 選擇封閉性活動。

範例活動：戲劇性遊戲

選擇可以與兒童一起互動的成人或同儕示範，讓同伴一起在美勞桌前玩辦家家酒遊戲，指示每個兒童一起裝飾盤子裡的「生日餅乾」，在桌子中央放上所有的配件，讓參與者可以一起分享，共同使用。

其他遊戲點子

美勞：使用色筆來繪畫。在桌子中央放上筆架，上面放筆蓋插入要風乾黏土上，一旦黏土變硬了，兒童就可以選擇並將不可拆裝的筆蓋套上色筆。每個兒童都有自己的紙張以供製作美勞作品，並將團體一起共用的色筆、剪刀、貼紙和飾品有組織地放在盒子中。

建構遊戲：(1)讓兒童成對的來玩積木，為每個兒童安排一種顏色，運用各種雙色形式來安排墊子，讓每個兒童都可以在包含他顏色的墊子上放上積木。(2)每個兒童都可在其專屬的彩色墊子上組合積木；而積木大家都可以用。(3)在大盒子中裝有所有的火車鐵軌和火車，讓兒童在自己的區域上來建造鐵軌。(4)提供可共享的一組鐵軌，但兒童有自己專屬的盒子，內裝有火車。

戲劇：(1)每個兒童都有自己的娃娃，而盒子裡的衣物都可共同使用。(2)每個兒童都有自己的一組農場動物玩具，而農場穀倉是共用的。

探索遊戲：(1)每個兒童都有自己的水中玩具。(2)每個兒童都有自己的吹泡泡用具，而泡泡水則是可以一起使用的。

語文：(1)每個兒童都有自己專屬的閱讀角落，而書架上的書則是可以一起使用的。(2)每個兒童都有自己專屬的耳機，而有聲書則是可以一起使用的。

操弄遊戲：(1)每個兒童都有自己的馬鈴薯先生（Mr. Potato Head）玩具，而所有配件都放在可共享的桌上。(2)每個兒童都有自己的拼圖區，而盒子裡的所有拼圖則是可以一起使用的。

肢體：(1)兒童可以一起在球池中玩。(2)兒童可以一起玩盪鞦韆。(3)兒童可以一起搭乘交通工具。

English Edition Copyright © 2000 by Paul H. Brookes Publishing Co., Inc.
Complex Chinese Edition Copyright © 2010 by Psychological Publishing Co., Ltd.

活動

A、遊戲

社會性遊戲 3——參與合唱／同步行動的團體活動

☼選擇活動

1. 選擇可以讓兒童在同一時間可做或說相同的事的活動。
2. 選擇不需要等待、輪流或分享的活動。
3. 選擇兒童已經在一對一情境中精熟的活動（做）。
4. 選擇可讓兒童觀察與模仿活動，但不強迫兒童觀察與模仿（看）。
5. 選擇對兒童可增強及有動機的活動。

☼範例活動：使用指揮木棒的音樂活動

讓兒童圍著你坐成半圓形，讓每個兒童都可以清楚看到你，而且有空間可以移動；讓助手坐在兒童後面，準備好安靜地協助不模仿的兒童。戴上「做」的圖卡你可不說話用手指向圖卡，將指揮棒舉到頭上說：「棒子舉起。」重複同樣的動作，直到所有的兒童都可以共同做出動作；而當停止時，兒童也可以立刻跟上，再繼續重複同樣或新的動作。持續到你原本預設的停止段落（例：鐘聲響、五個動作然後結束），再從靜態的轉成動態的動作以增加複雜性；如果兒童已可以跟上，就可以從簡單的單一動作變成一連串的序列動作。

☼其他遊戲點子

美勞：在沒有等待、輪流或分享的情況下，讓兒童都能有機會拿自己的美勞用具參與團體活動。

遊戲：團體同步玩類似炒蘿蔔或同步模仿的遊戲。

團討時間：(1)同步回答相同的答案或同步背誦相同的詩句。(2)團體同步玩手指遊戲。

語文：(1)每個兒童都有自己的書，以跟隨錄音帶。(2)在閱讀時間一起朗讀或閱讀。

音樂：(1)同時唱歌或使用樂器。(2)一起聽錄音帶或看音樂錄影帶。

肢體：(1)一起玩跟隨領袖（Follow the Leader）的遊戲。(2)參與團體活動，如：游泳、溜冰或室內直排輪。(3)在運動館慢跑或一起做有氧運動。

English Edition Copyright © 2000 by Paul H. Brookes Publishing Co., Inc.
Complex Chinese Edition Copyright © 2010 by Psychological Publishing Co., Ltd.

活動

A、遊戲

社會性遊戲 4——與一位同伴進行可預期的輪流

選擇活動

1. 選擇封閉性的活動。
2. 在共同的目標下，選擇兒童可以一起共享的活動或工作。
3. 選擇有共同焦點的遊戲與材料。
4. 選擇兒童已經在一對一情境中精熟的活動（做）。
5. 選擇對兒童可增強及有動機的活動。
6. 選擇可讓兒童觀察與模仿活動，但不強迫兒童觀察與模仿（看）。
7. 選擇強調兒童使用非口語方式與人做回應的活動，限制使用口語做互動的必要性。

範例活動：玩電腦遊戲

準備兩張椅子及兩個不同顏色滑鼠墊可供兒童參與電腦遊戲，下載電腦遊戲後，將第一個先玩兒童的滑鼠拿出來，並且拿等待圖卡給另一個兒童，將計時器放在兩個兒童都看得到的地方。讓兒童坐在他們的彩色滑鼠墊前，告訴他們各有五分鐘的時間可玩，一旦開始計時，第一個兒童就可以開始。假如另一個「兒童」在等待上有困難，就使用簡單的提示來提醒他：「該○○玩，你必須等待。」並重複呈現圖卡或計時器。當鈴響了，就可以跟他說：「○○結束了，輪到你了。」讓兩個兒童位置交換，再重新設定計時器五分鐘。一旦兒童已經熟悉，就可以離開直到要重新設定。有些兒童可以讓他獨自設定計時器，可根據兒童的能力層次決定時間的長短。記得應該有預先設定的標準，運用不同的方法呈現活動的停止時間。

其他遊戲點子

美勞：讓兩個兒童輪流玩泥土，當一個兒童的板子壓好後，就可以交給另一個兒童。使用視覺提示讓活動具有結構也能具預測性。

建構遊戲：(1)兩個兒童共用一箱積木，輪流在一個有色墊子上用積木建高塔。使用視覺提示讓活動具有結構也能具預測性，持續遊戲直到箱子空了為止。(2)讓兩個兒童一起拿一台火車玩火車軌道，分別站桌子的兩邊。第一個兒童將火車放著繞圈直到到達另一個兒童處（必要時使用視覺提示），再換第二個兒童將火車推向他的同伴，持續直到預計的活動結束。(3)兩個兒童輪流互相推車。

探索遊戲：(1)兒童吹泡泡後，再將吹棒與泡泡水交給他的同伴。持續玩遊戲直到預計的活動結束。(2)讓兒童轉動機械玩具，再交給同伴轉，持續進行直到預計的活動結束。

語文：(1)兩個兒童在傾聽區輪流選書和錄音帶。(2)兩個兒童一起坐在書桌前看書，坐右邊的說或指書的右邊頁數，坐左邊的就說或指書的左邊頁數並翻頁。持續直到書本看完，必要時也可使用視覺提示。(3)兩個兒童可以一起輪流依序地玩故事書裡絨布玩具，再使用絨布板來重述故事內容。(4)兩個兒童可以輪流玩「老師說」的遊戲，在其中一人犯錯或亂掉時，就交換角色。(5)兒童可以使用麥克風跟著錄音帶一起唱歌，再將麥克風交給另一個人。

肢體：(1)兒童可以和同伴一起玩盪鞦韆遊戲，彼此幫忙推直到預定的時間結束，再行交換。(2)兩個兒童可以輪流投籃。(3)兩個兒童可以互相抓人。(4)兩個兒童可以輪流玩溜滑梯。

English Edition Copyright © 2000 by Paul H. Brookes Publishing Co., Inc.
Complex Chinese Edition Copyright © 2010 by Psychological Publishing Co., Ltd.

活動

A、遊戲

社會性遊戲5——在輪流的團體遊戲中進行可預期的輪流

選擇活動

1. 選擇封閉性的活動。
2. 在共同的目標下，選擇兒童可以一起共享的活動或工作。
3. 選擇有共同焦點的遊戲與材料。
4. 選擇兒童已經在一對一情境中精熟的活動（做）。
5. 選擇對兒童有增強及有動機的活動。
6. 選擇可讓兒童觀察與模仿活動，但不強迫兒童觀察與模仿（看）。
7. 選擇強調兒童使用非口語方式與人做回應的活動，限制使用口語做互動的必要性。

範例活動：糖果島

安排四張椅子於小桌子旁，並遠離任何分心的事物，做三張「等待」的圖片及一張「換我」的圖片，將圖片放在桌上前方，使用遊戲說明的視覺提示卡以提醒兒童。安排好遊戲，召集兒童並分派每人一種顏色，手上有「輪到我」圖片者先開始玩，依視覺說明按步驟翻牌走格子，然後再將「輪到我」的圖片與坐在他旁邊的人交換「等待」圖片。持續玩遊戲直到有人到達糖果城堡。

其他遊戲點子

美勞：放一個聖誕樹的圖案，和美勞活動時要用到的裝飾材料，每個兒童眼前都有製作的流程圖，知道何時應該裝飾什麼。

團討時間：(1)放一張視覺提示順序卡來提示每個兒童的展示時間。(2)兒童們圍著圈使用麥克風，並在交出麥克風前輪流說出自己的名字。

建構遊戲：(1)兒童們分別將車子互相推給別人，直到活動時間結束。(2)兒童們輪流將彈珠一顆顆放入彈珠台。

遊戲：(1)四個兒童坐在桌前玩桌上Kerplunk（拔棒子使球掉落的玩具）。有需要時，兒童可看視覺提示卡，大家輪流推棒子，直到每個彈珠將目標物射倒。(2)玩推冰磚玩具、Ants in the Pants（將螞蟻彈入目標物）、疊疊樂、骨牌、紙牌遊戲。

語文：(1)在說故事時間，兒童輪流描述熟悉的故事內容。(2)用紙牌或棒子代表兒童的名字，或簡單地依順序安排座位。(3)玩買賣遊戲（像雜貨店裡的櫃台），每個兒童都有一個號碼牌，依序到電腦前操作一段時間，直到所有兒童都玩過才結束活動。(4)交給每個兒童一個絨布玩偶，兒童要依照聽到的故事內容依序地將玩偶放在絨布板上。

音樂：當播放音樂時，讓兒童們可以圍著圈傳球。

肢體：(1)將四張椅子擺成障礙賽通道，以視覺提示卡要兒童依序走過障礙通道，一旦第一個兒童完成最後一關，就換下一個兒童，持續直到預定的遊戲時間結束。(2)讓兒童在降落傘降下前，輪流穿過降落傘下。

English Edition Copyright © 2000 by Paul H. Brookes Publishing Co., Inc.
Complex Chinese Edition Copyright © 2010 by Psychological Publishing Co., Ltd.

活動

A、遊戲

社會性遊戲 6——分享材料

選擇活動

1. 選擇材料可以讓所有兒童共享的活動。
2. 選擇兒童已經在一對一情境中精熟的活動（做）。
3. 選擇兒童在平行遊戲中可分享材料的活動。
4. 選擇對兒童可增強及有動機的活動。
5. 選擇可讓兒童表現能觀察他人能力的活動（看）。
6. 選擇強調兒童使用非口語方式與人做回應的活動，限制使用口語做互動的必要性。

範例活動：戲劇性遊戲；廚房區

完整地布置廚房區後，將所有玩具食物放在清楚標示的箱子裡，將器皿、盤子、玻璃杯分別放在另一個箱子，並將盆子和瓶子放好。確認每個兒童都可拿到所有材料，限制進入廚房區的人數，兒童可以使用需要的器具，當完成時能將器具歸位放好。限量的水槽、冰箱、爐子和配件都要共用。

其他遊戲點子

美勞：將不同顏色的扮家家酒材料放在標示清楚的箱子裡，兒童可以共享所有的材料，並在完成時將所有器具歸回正確的箱子。

建構遊戲：(1)將不同形狀積木放在不同架子並貼上清楚的標示，兒童在使用完積木時，應將屬於自己的部分放在正確的架子上。(2)將樂高按顏色放在已命名的架子裡，兒童們可以一起使用所有的樂高，並在完成後歸位。(3)將車子放在小地毯旁邊，並放入標示清楚的箱子。當使用小地毯時，所有兒童都可一起使用車子，並在完成後歸位。

戲劇：(1)將四個恐龍玩具用數字卡「4」提示，藉以提醒兒童最多只能同時使用四隻。當完成後，兒童們要將恐龍歸位到原本的箱子，以供下一個人使用。(2)只用一個箱子放置玩變裝的衣物，讓兒童可一起分享所有的衣物。(3)將玩具雜貨店的東西都收納整齊，讓兒童可以自行拿取所有的材料。當完成後，也能自己收好供下一個兒童使用。(4)將兩個娃娃用數字卡「2」提示，藉以提醒兒童只能一次拿出兩個在娃娃家玩。(5)將玩具動物和農場放在相同的位子，兒童必須各自分配動物再一起使用農場。

探索遊戲：將所有水中玩具用顏色或名字命名，如此一起在桌上玩時，就可以讓兒童清楚知道何者是屬於自己的。

English Edition Copyright © 2000 by Paul H. Brookes Publishing Co., Inc.
Complex Chinese Edition Copyright © 2010 by Psychological Publishing Co., Ltd.

活動

A、遊戲

社會性遊戲 7——與一個同伴玩合作性遊戲

選擇活動

1. 選擇的活動是可讓兒童了解做什麼（做）、要看誰（看）及如何回應他人（聽）。
2. 選擇兒童已經在一對一情境中精熟的活動（做）。
3. 選擇材料可以讓所有兒童共享的活動。
4. 選擇強調兒童使用非口語方式與人做回應的活動，限制使用口語做互動的必要性。
5. 在共同的目標下，選擇兒童可以一起共享的活動或工作。
6. 選擇對兒童可增強及有動機的活動。

範例活動：拼圖

將椅子放在小桌子兩邊，將兩個拼圖框放在同一張椅子前，另一張椅子前則放所有的拼圖。提示兒童選擇玩伴，指示兒童和同伴走到桌子邊，鼓勵兒童一人坐一邊，逐次將拼圖交給同伴。當第一個拼圖完成後，兩個人角色可以互換，以完成第二個拼圖。

其他遊戲點子

美勞：讓兩個兒童使用一大張紙和多種美勞材料一起玩拼貼。

建構遊戲：(1)使用視覺圖卡讓兩個兒童來造樂高，每個兒童各拿一半。(2)兩個兒童從標示清楚的架子上拿積木來蓋在標示有顏色或名字的盤子上。(3)兩個兒童將許多不同的鐵軌接在一起。(4)兩個兒童一起將彈珠台堆疊起來。

戲劇：(1)一個兒童擔任雜貨店的店員，另一個擔任購物者（可使用先前已精熟的劇本）。(2)一個兒童擔任醫生，另一個擔任病人（可使用先前已精熟的劇本）。

探索遊戲：將水車放在水槽裡，以六個水瓶為一組，一個兒童站在水槽邊將水瓶傳給另一位，讓他將水瓶丟到水裡，持續直到六個水瓶都丟進為止。兒童可以改變地點或使用額外的瓶子。

遊戲：(1)兩個兒童可一起玩四連線（Connect Four）。(2)兩個兒童可一起玩井字遊戲（tic-tac-toe）。

操弄遊戲：(1)兩個兒童可一起玩裝飾房子的遊戲。(2)兩個兒童可一起玩大片的拼圖。(3)兩個兒童可一起使用卡拉 OK 和鍵盤來錄音。

肢體：(1)兩個兒童互踢足球。(2)兩個兒童可一起玩蹺蹺板。

其他機會：(1)可以安排兩個兒童對全班做一個簡短的報告。(2)讓一個兒童到速食店點餐，另一位負責付錢。(3)兩個兒童可一起操作數學用具，共同將題目完成。(4)兩個兒童可使用他們的照片寫出屬於自己經驗的故事。(5)每天早上可以讓兩個兒童一起將出席表拿到辦公室，一週所有的表格則可讓每個兒童交換攜帶。(6)一個兒童負責到福利社唸出所有要購買的清單，另一位負責拿。

English Edition Copyright © 2000 by Paul H. Brookes Publishing Co., Inc.
Complex Chinese Edition Copyright © 2010 by Psychological Publishing Co., Ltd.

活動

A、遊戲

社會性遊戲 8——在結構性的團體中進行合作性遊戲

選擇活動

1. 選擇的活動是可讓兒童了解做些什麼（做）、該看誰（看）及如何回應他人（聽）。
2. 選擇兒童已經在一對一情境中精熟的活動（做）。
3. 選擇材料可以讓所有兒童共享的活動。
4. 選擇強調兒童使用非口語方式與人做回應的活動，限制使用口語做互動的必要性。
5. 選擇封閉式的遊戲與活動。
6. 選擇兒童有共同目標，可以一起共享的活動。
7. 選擇有共同焦點的遊戲和材料的活動。
8. 選擇對兒童可增強及有動機的活動。

範例活動：老師說（變化版）

讓兒童圍站成一圈，你和助理人員可以站在模仿能力較弱的兒童或需要幫助參與活動的兒童旁。領導者戴上「做」的圖卡，以方便靜靜的指向圖卡。要模仿的兒童站在圓圈中央，為兒童解釋關於你正要說的話和表演的動作，讓他們來模仿你，更進一步讓其他的兒童為中間模仿良好的兒童喝采鼓掌。將「老師」說的名稱改成你的名字，當兒童表現出正確動作，就為兒童鼓掌喝采。持續重複或新的動作，可以讓中間的兒童與他人互換，做出下一個新動作，持續直到遊戲結束（例：鈴響、進行五個動作後停止）。你可以變換不同的姿勢，增加活動的複雜度，也可以從單一動作變為連續動作，讓兒童輪流玩變化版的「老師說」。

☆其他遊戲點子

團討時間：(1)讓兒童圍坐著玩「鬼抓人」（Duck, Duck, Goose），一旦當鬼的兒童說"Duck"就可以去拍每個人的頭；如果當鬼的兒童說"Goose"，他就要被拍頭的人追著跑，不論哪個兒童離開沒有位子就要變成「鬼」。(2)將團討時間活動使用的部件用來玩捉迷藏遊戲，如：出席表、日曆、行程表，將物件藏起來讓兒童去尋找。

建構遊戲：(1)讓兒童從許多部件中將彈珠台加以組合。(2)讓兒童玩建造高塔的遊戲。

探索遊戲：(1)在沙堆裡玩打獵遊戲，兒童們拿著藏寶圖來找尋藏起來的物件。(2)讓兒童「釣」水中玩具。

肢體：(1)讓兒童玩踢球遊戲。(2)讓兒童玩接力賽。

遊戲：讓兒童玩牌。

音樂：(1)讓兒童一起玩搶座位遊戲。(2)讓兒童用袋子玩熱馬鈴薯遊戲。

語文：讓兒童玩拼字遊戲組或堆字遊戲。

English Edition Copyright © 2000 by Paul H. Brookes Publishing Co., Inc.
Complex Chinese Edition Copyright © 2010 by Psychological Publishing Co., Ltd.

活動

A、遊戲
社會性遊戲 9——在非結構性的團體中進行合作性遊戲

選擇活動

1. 選擇的活動是可讓兒童了解做什麼（做）、該看誰（看）及如何回應他人（聽）。
2. 選擇兒童已經在一對一情境中精熟的活動（做）。
3. 選擇材料可以讓所有兒童共享的活動。
4. 選擇強調兒童使用非口語方式與人做回應的活動，限制使用口語做互動的必要性。
5. 選擇對兒童可增強及有動機的活動。

範例活動：製作教室裡的壁畫

將大片壁紙貼在桌上，放上許多材料，如：畫筆、刷子、麥克筆、膠水、閃亮飾品、模板及棉紙。將需要分享和輪流的材料收起來，將碗裝滿溫水及準備用來擦拭的紙張，讓兒童整理弄亂的環境，並發給每個兒童工作服。告訴兒童布置的主題，並給予一些想法，兒童必須共同使用材料完成壁紙，持續活動直到活動結束（例：鈴響、材料用光、壁紙已畫滿）。最後兒童要一起將材料收拾好，並將環境收拾乾淨。

其他遊戲點子

美勞：兒童們一起玩扮家家酒，為了披薩宴會製作「食物」。

建構遊戲：(1)讓兒童在工作枱一同為班上的寵物製作籠子。(2)兒童一起用積木為迷你動物模型製作動物園。

戲劇：(1)兒童使用模型玩具重現故事內容。(2)讓兒童一起打扮成熟悉故事內容中喜愛的角色。(3)兒童一起玩木偶秀。

探索遊戲：在水槽四周放置水桶，並將水槽裝滿塑膠魚，每個兒童都可以用自己的網子將塑膠魚撈進水桶中。

遊戲：玩問答遊戲。

語文：(1)讓兒童使用絨布部件說自己的故事。(2)讓兒童一起編輯班上的相本。

操作遊戲：(1)讓兒童一同完成巨幅拼圖。(2)讓兒童依照視覺提示共同完成「電腦顏色圖像製造遊戲」。

音樂：讓每個兒童拿樂器擔任樂隊的一員。

肢體：(1)兒童一起搖動降落傘，讓球放在上面滾動。(2)讓兒童一起玩接力賽跑。

其他機會：讓兒童一起看食譜以完成食物。

English Edition Copyright © 2000 by Paul H. Brookes Publishing Co., Inc.
Complex Chinese Edition Copyright © 2010 by Psychological Publishing Co., Ltd.

活動

B、團體技能

參與 1——能參與用餐時間

選擇活動

當準備讓兒童進入團體活動時，有以下幾項注意事項：

- 兒童是否已經精熟一對一情境下的團體活動？
- 兒童能否理解在團體活動中能做什麼，或進行多久時間？
- 兒童能否模仿團體中的同儕？
- 兒童能否理解團體中使用的語言？

範例活動：學校午餐

運用具體的用餐時間來為午餐時間長度作澄清，以增加兒童參與團體直到結束的能力。應包括可移除數字的計時板、時間到會響的有色計時器，或是其他較有組織性的支持來澄清時間。

策略

1. 組織性支持

   - 讓環境組織化，使兒童清楚知道哪個位置是他應該坐的。
   - 讓材料組織化，讓兒童清楚知道哪個是他應該使用的。
   - 用餐組織化，讓兒童知道何時應該結束。

2. 社會性支持

   - 指定一個同儕教練讓兒童觀察，以利於記住要做的事情。

3. 視覺支持

- 提供一連串團體活動的視覺提示。
- 製作團體規則的清單：觀察、等待、傾聽、舉手、輪流。

English Edition Copyright © 2000 by Paul H. Brookes Publishing Co., Inc.
Complex Chinese Edition Copyright © 2010 by Psychological Publishing Co., Ltd.

活動

B、團體技能

參與 2——參與結構性的活動

☼選擇活動

當準備讓兒童進入團體活動時，有以下幾項注意事項：

- 兒童是否已經精熟一對一情境下的團體活動？
- 兒童能否理解在團體活動中能做什麼，或進行多久時間？
- 兒童能否模仿團體中的同儕？
- 兒童能否理解團體中使用的語言？

☼範例活動：美術活動

藉由將活動組織化，以增加兒童在結構化活動中的參與度，讓兒童清楚知道該做什麼以及會持續多久。將美術計畫中所需的材料組織化，區分何者為個人使用，何者為共享的材料，也一併將每一個特定的相關活動材料組織化。在兒童附近放置活動步驟的視覺提示，並在教室前方放置相同的活動行程，以利於老師指向（例：使用閃示燈筆）給予團體的相關訊息。

☼策略

1. 組織性支持

- 為兒童安排方便看見發號施令者的位置。
- 讓環境組織化，使兒童清楚知道哪個位置是他應該坐的。
- 讓材料組織化，讓兒童清楚知道哪個是他應該使用的。
- 讓活動組織化，讓兒童清楚知道何時應該結束。

2. 社會性支持

- 使用非語言可吸引注意力的用具協助聚焦（例：哨子、滑稽的聲音）。
- 說話時使用誇張的臉部表情和押韻的字詞。
- 指定一個同儕教練讓兒童觀察，以利於記住要做的事情。
- 允許兒童成為團體中主動的參與者（例：交作業、蒐集紙張）。

3. 視覺支持

- 提供一連串團體活動的視覺提示。
- 製作團體規則的清單：觀察、等待、傾聽、舉手、輪流。
- 指導兒童看向有綁彩色緞帶的人。
- 使用提示物來維持注意力（例：有趣的帽子、小丑的鼻子）。
- 使用閃示燈筆來使兒童注意力放在圖表、圖片或文字上。

English Edition Copyright © 2000 by Paul H. Brookes Publishing Co., Inc.
Complex Chinese Edition Copyright © 2010 by Psychological Publishing Co., Ltd.

活動

B、團體技能

參與 3——能參與傾聽活動

☆選擇活動

當準備讓兒童進入團體活動時，有以下幾項注意事項：

- 兒童是否已經精熟一對一情境下的團體活動？
- 兒童能否理解在團體活動中能做什麼，或進行多久時間？
- 兒童能否模仿團體中的同儕？
- 兒童能否理解團體中使用的語言？

☆範例活動：聽故事時間

確定活動中使用的語言是否符合兒童的理解能力，可增加兒童參與聽故事團體的參與度。假如需要，可呈現所有會用到的語言，並運用圖片、美勞作品和絨布板來強調故事中的訊息。使用常用的團體指令（即：「各位，……」）來獲得大家的注意，並在故事的開頭與結尾建立一些可預期的例行事件。提供故事書選擇的檢核表，檢核表上可準備一些特殊的新標籤來代表不熟悉的故事，假如有需要，可在故事開始討論前讓兒童暫時離開團體。

☆策略

1. 組織性支持

- 為兒童安排方便看見發號施令者的位置。
- 讓環境組織化，使兒童清楚知道哪個位置是他應該坐的。
- 讓材料組織化，讓兒童清楚知道哪個是他應該使用的。

- 讓活動組織化，讓兒童清楚知道何時應該結束。

2. 社會性支持

- 使用非語言可吸引注意力的用具協助聚焦（例：哨子、滑稽的聲音）。
- 說話時使用誇張的臉部表情和押韻的字詞。
- 指定一個同儕教練讓兒童觀察，以利於記住要做的事情。

3. 視覺支持

- 提供一連串團體活動的視覺提示事件。
- 製作團體規則的清單：觀察、等待、傾聽、舉手、輪流。
- 指導兒童看向有綁彩色緞帶的人。
- 指導兒童看向拿有發言棒的人。
- 指導兒童看向握有麥克風的人。
- 使用提示物來維持注意力（例：有趣的帽子、小丑的鼻子）。
- 使用閃示燈筆來使兒童注意力放在圖表、圖片或文字上。

English Edition Copyright © 2000 by Paul H. Brookes Publishing Co., Inc.
Complex Chinese Edition Copyright © 2010 by Psychological Publishing Co., Ltd.

活動

B、團體技能

參與 4——能參與結構性遊戲

☆選擇活動

當準備讓兒童進入團體活動時，有以下幾項注意事項：

- 兒童是否已經精熟一對一情境下的團體活動？
- 兒童能否理解在團體活動中能做什麼，或進行多久時間？
- 兒童能否模仿團體中的同儕？
- 兒童能否理解團體中使用的語言？

☆範例活動：抓驢尾巴遊戲

製作兩個同儕扮演「抓驢尾巴遊戲」（Pin the Tail on the Donkey）的錄影帶。運用錄影帶來讓兒童預習活動，使用視覺提示每個步驟，並搭配相關的社會故事（例：先拿尾巴、戴上眼罩、走向驢子的圖片前），在團體扮演之前讓兒童先看數次錄影帶內容。當團體扮演時，要確實使用影帶中的語言和發音。

☆策略

1. 組織性支持

- 為兒童安排方便看見發號施令者的位置。
- 讓環境組織化，使兒童清楚知道哪個位置是他應該坐的。
- 讓材料組織化，讓兒童清楚知道哪個是他應該使用的。
- 讓活動組織化，讓兒童清楚知道何時應該結束。

2. 社會性支持

- 使用非語言可吸引注意力的用具協助聚焦（例：哨子、滑稽的聲音）。
- 說話時使用誇張的臉部表情和押韻的字詞。
- 指定一個同儕教練讓兒童觀察，以利於記住要做的事情。
- 允許兒童成為團體中主動的參與者（例：安排兒童擔任協助者）。

3. 視覺支持

- 提供一連串團體活動的視覺提示事件。
- 製作團體規則的清單：觀察、等待、傾聽、舉手、輪流。
- 指導兒童看向有綁彩色緞帶的人。
- 指導兒童看向拿有發言棒的人。
- 使用提示物來維持注意力（例：有趣的帽子、小丑的鼻子）。
- 使用閃示燈筆來使兒童注意力放在圖表、圖片或文字上。

English Edition Copyright © 2000 by Paul H. Brookes Publishing Co., Inc.
Complex Chinese Edition Copyright © 2010 by Psychological Publishing Co., Ltd.

活動

B、團體技能

參與 5——能參與遊戲活動

選擇活動

當準備讓兒童進入團體活動時，有以下幾項注意事項：

- 兒童是否已經精熟一對一情境下的團體活動？
- 兒童能否理解在團體活動中能做什麼，或進行多久時間？
- 兒童能否模仿團體中的同儕？
- 兒童能否理解團體中使用的語言？

範例活動：下課時間

選擇二至三位同儕擔任夥伴角色，以增加兒童在遊戲時的觀察力，每個夥伴在衣服綁上有色的緞帶，提示兒童看向有緞帶的人並加入他們。假如兒童需要額外的協助，成人也可以綁上緞帶，在下課時間擔任示範角色。

策略

1. 組織性支持

- 讓環境組織化，使兒童清楚知道哪個位置是他應該坐的。
- 讓玩具和材料組織化，讓兒童清楚知道哪個是他應該使用的。
- 讓活動組織化，讓兒童清楚知道何時應該結束。

2. 社會性支持

- 指定一個同儕教練讓兒童觀察，以利於記住要做的事情。
- 允許兒童在參與活動前先觀察同儕。

3. 視覺支持

- 提供一連串團體活動的視覺提示。
- 製作團體規則的清單：觀察、等待、傾聽、舉手、輪流。
- 指導兒童看向有綁彩色緞帶的人。
- 使用提示物來維持注意力（例：有趣的帽子、小丑的鼻子）。
- 使用錄影帶來預習遊戲活動。

English Edition Copyright © 2000 by Paul H. Brookes Publishing Co., Inc.
Complex Chinese Edition Copyright © 2010 by Psychological Publishing Co., Ltd.

活動

B、團體技能

參與 6——能參與討論活動

選擇活動

當準備讓兒童進入團體活動時，有以下幾項注意事項：

- 兒童是否已經精熟一對一情境下的團體活動？
- 兒童能否理解在團體活動中能做什麼，或進行多久時間？
- 兒童能否模仿團體中的同儕？
- 兒童能否理解團體中使用的語言？

範例活動：展示—說出

在參與討論時，對自閉症的兒童來說是一大挑戰，也需要藉助多項具組織性、社會性及視覺的提示。如：讓兒童選擇喜愛的玩具來當作展示和說故事的物品，為兒童製作文字或圖片提示卡，以便呈現他將要說明關於玩具的內容。在一對一的情境中練習展示與說話。製作兒童要分享內容的圖卡，在加入團體前先給兒童看過圖卡，輪到分享時讓兒童戴上緞帶，提示他們看向發言的人。持續使用圖卡來幫助兒童準備，並在輪到他時，運用提示卡來方便他的發言。

策略

1. 組織性支持

- 為兒童安排方便看見發號施令者的位置。
- 讓環境組織化，使兒童清楚知道哪個位置是他應該坐的。
- 讓材料組織化，讓兒童清楚知道哪個是他應該使用的。
- 讓活動組織化，讓兒童清楚知道何時應該結束。

2. 社會性支持

- 使用非語言可吸引注意力的用具協助聚焦（例：哨子、滑稽的聲音）。
- 說話時使用誇張的臉部表情和押韻的字詞。
- 指定一個同儕教練讓兒童觀察，以利於記住要做的事情。
- 允許兒童成為團體中主動的參與者（例：交作業、蒐集紙張）。

3. 視覺支持

- 提供一連串團體活動的視覺提示事件。
- 製作團體規則的清單：觀察、等待、傾聽、舉手、輪流。
- 指導兒童看向有綁彩色緞帶的人。
- 指導兒童看向拿有發言棒的人。
- 指導兒童看向握有麥克風的人。
- 使用提示物來維持注意力（例：有趣的帽子、小丑的鼻子）。
- 使用閃示燈筆來使兒童注意力放在圖表、圖片或文字上。

English Edition Copyright © 2000 by Paul H. Brookes Publishing Co., Inc.
Complex Chinese Edition Copyright © 2010 by Psychological Publishing Co., Ltd.

活動

B、團體技能

等待1——能在團體中安坐

※選擇活動

當準備讓兒童進入團體活動時，有以下幾項注意事項：

- 兒童是否已經精熟一對一情境下的團體活動？
- 兒童能否理解在團體活動中能做什麼，或進行多久時間？
- 兒童能否模仿團體中的同儕？
- 兒童能否理解團體中使用的語言？

※範例活動：晨光時間

使用圖示的時間板，上面有用魔鬼氈貼有五個代表坐著和一個代表完成的符號，將板子朝向兒童並指著說：「坐，坐，坐，坐，坐，完成。」當兒童進入團體時，就將板子放在他面前，在完成第一階段後，移除第一個提示，並指著說：「坐，坐，坐，坐，完成。」接著重複同樣的動作，直到所有「坐」的卡片都移除，然後兒童才可離開團體。一開始讓移除圖卡的時間變得短暫，當兒童已經理解就可以將時間拉長，在時間內他必須能坐在團體中。

※策略

組織性支持

- 讓兒童拿著特定的物品提示他必須等待。
- 使用計時器來提示等待的時間長度。
- 在等待時播放音樂錄音帶。
- 在等待時讓兒童拿著小玩具。

- 在等待時放置椅子讓兒童坐。
- 使用攜帶型的視覺卡來提示「首先要坐著，再來是……」。

English Edition Copyright © 2000 by Paul H. Brookes Publishing Co., Inc.
Complex Chinese Edition Copyright © 2010 by Psychological Publishing Co., Ltd.

活動

B、團體技能

等待 2——在輪流時能舉手

選擇活動

當準備讓兒童進入團體活動時，有以下幾項注意事項：

- 兒童能否觀察團體中的同儕？
- 兒童能否模仿團體中的同儕？
- 兒童能否理解團體中使用的語言？
- 兒童能否跟隨團體提示注意力的指示？

範例活動：團討時間

使用「舉手等待」的視覺提示，在需要使用規則的情境戴上圖卡，只有在兒童舉手時叫他。每當叫名時，讚美有舉手的兒童，並指著圖卡；不叫沒有舉手的兒童，但還是要指示圖卡提示兒童。必要時，讓另一位成人坐在兒童後面提示他舉手。當指向圖卡時，立即叫兒童並讚美他。

策略

視覺支持

- 使用提示卡強調「首先要舉手，然後等待叫名」。
- 製作團體規則的清單：觀察、等待、傾聽、舉手、輪流。
- 預習和複習關於團體規範的社會故事。

English Edition Copyright © 2000 by Paul H. Brookes Publishing Co., Inc.
Complex Chinese Edition Copyright © 2010 by Psychological Publishing Co., Ltd.

活動

B、團體技能

等待 3——能在隊伍中站好

※選擇活動

當準備讓兒童進入團體活動時，有以下幾項注意事項：

- 兒童能否理解在團體活動中能做什麼，或進行多久時間？
- 兒童能否觀察團體中的同儕？
- 兒童能否模仿團體中的同儕？
- 兒童能否理解團體中使用的語言？
- 兒童能否跟隨團體提示注意力的指示？

※範例活動：去圖書館

當兒童聽到「跟隨領袖」，就告知兒童該是到門口排隊的時候了。將音樂錄下，並使用錄音帶來提示排隊時間，然後逐步將錄音帶褪除，並且當排隊時讓團體一起唱歌，輕聲提示兒童走向門口。必要時，持續使用安靜、肢體的動作加以提示。

※策略

1. 組織性支持

    - 在排隊時給兒童拿一個特定的物品。
    - 在教室門口地板上放置腳印、數字和名字。
    - 讓兒童擔任看門的角色。
    - 讓團體每個人拉住一條繩子。

2. 社會性支持

- 允許兒童站在隊伍的第一個或最後一個。
- 讓兒童與同伴牽手。
- 安排同儕協助者帶領兒童排隊。
- 指示兒童排隊，並將手搭在前一個人的肩膀上。
- 使用例行性的詞語或歌曲提示排隊。
- 使用一致的詞語要求團體的注意準備排隊。

English Edition Copyright © 2000 by Paul H. Brookes Publishing Co., Inc.
Complex Chinese Edition Copyright © 2010 by Psychological Publishing Co., Ltd.

活動

B、團體技能

輪流 1——結構性的活動

選擇活動

當準備讓兒童進入團體活動時，有以下幾項注意事項：

- 活動是否具有組織性的順序或是預期性的步驟？
- 兒童能否與大人進行輪流？
- 兒童能否看著他人進行活動？
- 兒童能否理解團體中使用的語言？
- 兒童能否理解在團體活動中能做什麼，或進行多久時間？

範例活動：烹飪活動

要讓兒童成功地進行輪流，最重要的要素就是澄清兒童何時會被輪到。使用文字或圖卡將步驟條列下來，將每一個步驟編號，將兒童的名字寫在步驟旁，並特別強調輪到每一個兒童時的步驟，讓每個兒童能跟著活動進行。

策略

1. 組織性支持

   - 將團體活動組織化以便兒童可以事先被安排。
   - 按照兒童的位置進行輪流。
   - 藉由視覺提示或聽覺計時器來界定輪流時間的長度。

2. 視覺支持

   - 提供每個兒童的順序清單。

- 使用視覺圖卡提示下一個輪到誰。
- 當不是輪到他時，讓兒童拿著「等待」的圖卡。
- 當輪到他時，讓兒童拿著「換我了」的圖卡。

English Edition Copyright © 2000 by Paul H. Brookes Publishing Co., Inc.
Complex Chinese Edition Copyright © 2010 by Psychological Publishing Co., Ltd.

活動

B、團體技能

輪流 2—— 非結構性的活動

選擇活動

當準備讓兒童進入團體活動時，有以下幾項注意事項：

- 兒童能否與成人進行輪流？
- 兒童能否看著他人進行活動？
- 兒童能否理解團體中使用的語言？
- 兒童能否理解在團體活動中能做什麼，或進行多久時間？
- 如何安排活動使其更具組織與結構？

範例活動：下課時間

運用三個重要的策略以協助兒童在非結構活動時進行輪流。第一，所有等待的策略都可以在非結構性活動中指導兒童輪流時使用；第二，所有組織的時間策略也可用來指導輪流（見第六章）；第三，在非結構活動中，運用同儕來擔任指導的角色。如：在出外活動前，先預習關於下課時間規則的社會性劇本，一共有四個簡單的步驟：(1)停止；(2)看；(3)等待；(4)行動。這些步驟可以寫在提示卡上，以便兒童帶著，並使用視覺選擇板讓他決定要去哪裡玩。使用計時器來限制玩單一器材的時間，並提示有多久時間要等待，最後在必要時運用同儕示範。

策略

1. 組織性支持

- 利用完成作品代表輪替的結束（例：在討論團體中分享兩個想法；或是團體共同大聲地朗讀一段文章；或是下課時間大家輪流數到五

十）。

- 運用倒數方式表示輪替（即：「10、9、8……」）。
- 在等待時提供兒童一個簡單的玩具。

2. 社會性支持

- 在非結構化的活動安排一個同儕和兒童一起活動。
- 提供如何與朋友進行輪流的提示卡，讓同儕進行示範。

3. 視覺支持

- 寫下有關輪流的社會性故事。
- 使用有提示「首先……然後換我了」的提示卡。

English Edition Copyright © 2000 by Paul H. Brookes Publishing Co., Inc.
Complex Chinese Edition Copyright © 2010 by Psychological Publishing Co., Ltd.

活動

B、團體技能
跟隨團體指示 1——非語言指示

選擇活動

當準備讓兒童進入團體活動時，有以下幾項注意事項：

- 兒童能否注意到團體中的成人？
- 兒童能否在一對一的情境中跟隨非口語的指示？
- 兒童能否理解團體中使用的非語言指示？
- 兒童能否在困惑時跟隨同儕？

範例活動：團體指示

設計有關團體指示的社會性故事，內容是敘述一或多種類型的非語言指示，以及解釋如何遵守。如：當閃燈時，就該是停止要看老師的時候了。一天中可以在課堂上閱讀幾次，當要給予指示時就開始閃燈，在給予任何口語指示前，等待所有兒童停止手邊的工作並看向你。假如兒童還未停止，就讓另一個成人輕聲提示停止，並要求他們聽從指示。如果可以，就逐步褪除輕聲、肢體的提示。

策略

1. 組織性支持

   - 將電燈打開、關掉。
   - 使用計時器。
   - 使用鈴聲。
   - 敲打。
   - 讓兒童能舉起手將手指放至嘴唇上。

- 按節奏拍手。

2. 社會性支持

- 使用簡單的非口語團體指示。
- 使用誇張的手勢。
- 指定一個同儕教練讓兒童觀察，以利於記住要做的事情。
- 安排同儕來協助兒童。

3. 視覺支持

- 製作團體規則的視覺清單：觀察、等待、傾聽，必要時可提示兒童。
- 提供個人的提示卡來強調團體的規則。
- 預習和複習關於團體規則的社會故事。

English Edition Copyright © 2000 by Paul H. Brookes Publishing Co., Inc.
Complex Chinese Edition Copyright © 2010 by Psychological Publishing Co., Ltd.

活動

B、團體技能
跟隨團體指示 2——吸引注意力的指示

選擇活動

當準備讓兒童進入團體活動時，有以下幾項注意事項：

- 兒童能否注意到團體中的成人？
- 兒童能否在一對一的情境中跟隨指示？
- 兒童能否理解團體中使用的語言指示？
- 兒童能否在困惑時跟隨同儕？

範例活動：老師說

使用一致性套用詞語（carrier phrases）對協助兒童跟隨團體指示很有效，包含「每一個人……」或是「大家……」。可運用有趣的「老師說」遊戲來指導用語，可由結構性小型的團體遊戲，如：「老師說」開始教。隨機利用課堂時間說「老師說把手放在頭上」，讚美有跟隨指示的人，並提示沒有跟著做的人。一旦兒童可以跟上，就可以使用「老師說」來當作自然情境下吸引注意力的方法，如：「老師說到閱讀區」。必要時，也可請另一位成人安靜地協助提示。

策略

1. 組織性支持

- 使用一致性的套用詞語。
- 使用一致性的套用詞語「每一個人」。
- 使用一致性的套用詞語「準備好」。
- 使用一致性的套用詞語「老師說」。

- 使用一致性的套用詞語「各位」。
- 使用一致性的套用詞語「好了，看這裡」。
- 使用一致性的套用詞語「該是注意聽的時候了」。
- 數數準備使用一致性的套用詞（例：在給予指示前數到三）。

2. 社會性支持

- 今天都使用類似的可引起其注意的團體指示行為。
- 使用誇張的手勢。
- 指定一個同儕教練讓兒童觀察，以利於記住要做的事情。
- 安排同儕來協助兒童。
- 讓兒童在一至二個夥伴團體練習回應團體指示語。

3. 視覺支持

- 製作團體規則的視覺清單：觀察、等待、傾聽。
- 提供個人的提示卡來強調團體的規則。
- 預習和複習關於團體規則的社會故事。

English Edition Copyright © 2000 by Paul H. Brookes Publishing Co., Inc.
Complex Chinese Edition Copyright © 2010 by Psychological Publishing Co., Ltd.

活動

B、團體技能
跟隨團體指示 3——例行性的口語指示

選擇活動

當準備讓兒童進入團體活動時，有以下幾項注意事項：

- 兒童能否注意到團體中的成人？
- 兒童能否在一對一的情境中跟隨指示？
- 兒童能否理解團體中使用的語言指示？
- 兒童能否在困惑時跟隨同儕？

範例活動：體育館

運用兒童在一對一時可以理解之可預期性、例行性用語，以增加兒童在體育館跟隨團體的指示。在團體活動使用一致性的用語，如：「該是排隊的時候」、「各位站好了」、「過來這裡」。經常在一開始就利用清楚的用語來吸引大家的注意，常用的口語指示可以搭配非口語提示（例：拍手）或視覺線索（例：紅旗子）。

策略

1. 組織性支持

   - 創造在特定團體中使用的用語，如：「該是_____的時候了」、「看這裡」、「整理乾淨」。

2. 社會性支持

   - 使用簡單、一致性的用語。
   - 在給予指示前使用一致性的套用詞語。

- 運用誇張的手勢搭配一般用語的使用。
- 指定一個同儕教練讓兒童觀察，以利於記住要做的事情。
- 安排同儕來協助兒童。
- 讓兒童在一至二個同伴團體中，練習回應活動中的套用詞語。

3. 視覺支持

- 製作團體規則的視覺清單：觀察、等待、傾聽。
- 提供個人的提示卡來強調團體的規則。
- 預習和複習關於團體規則的社會故事。

English Edition Copyright © 2000 by Paul H. Brookes Publishing Co., Inc.
Complex Chinese Edition Copyright © 2010 by Psychological Publishing Co., Ltd.

活動

B、團體技能
跟隨團體指示 4——在熟悉情境中的口語指示

選擇活動

當準備讓兒童進入團體活動時，有以下幾項注意事項：

- 兒童能否在團體中展現專心的技能？
- 兒童能否在一對一的情境中跟隨指示？
- 兒童能否理解團體中使用的語言指示？
- 兒童能否在困惑時跟隨同儕？

範例活動：美勞活動

藉由圖表描述應完成步驟的方式，讓兒童在熟悉的美勞活動增加跟隨口語指示的能力。將活動行程放在教室前方，並給予每個兒童一張相同的行程表，提示兒童在不清楚老師的指示時，可參考手邊的行程表。

策略

1. 組織性支持

   - 使用活動行程表來敘述事件的順序。
   - 將材料組織化以澄清活動每一步驟所需的東西。

2. 社會性支持

   - 在給予指示前使用一致性的前置語。
   - 限制口語指示的複雜度。
   - 在重複指示前等待幾秒鐘。
   - 指定一個同儕教練讓兒童觀察，以利於記住要做的事情。

- 安排同儕來協助兒童。
- 讓兒童在一至二個同伴團體中，練習回應活動中的套用詞語。

3. 視覺支持

- 製作團體規則的視覺清單：觀察、等待、傾聽。
- 提供個人的提示卡來強調團體的規則。
- 預習和複習關於團體規則的社會故事。

English Edition Copyright © 2000 by Paul H. Brookes Publishing Co., Inc.
Complex Chinese Edition Copyright © 2010 by Psychological Publishing Co., Ltd.

活動

B、團體技能
跟隨團體指示 5——在陌生情境中的口語指示

✲選擇活動

當準備讓兒童進入團體活動時，有以下幾項注意事項：

- 兒童能否在團體中展現專心的技能？
- 兒童能否在一對一的情境中跟隨指示？
- 兒童能否理解團體中使用的語言指示？
- 兒童能否在困惑時跟隨同儕？
- 兒童在新的環境中是否感到自在？

✲範例活動：全校性集會

陌生的團體活動對自閉症的兒童來說是一大挑戰，也需要藉助多項組織性、社會性及視覺的提示。如：在集會活動時，安排綁有緞帶的同儕協助他，以增加其跟隨口語指示的能力，指導兒童要模仿並看向同儕，提示兒童表現出與同儕一樣的動作。第二，當兒童在新的情境時，使用熟悉的口語提示，在給予團體指示時使用一致性前置語，像是「大家」、「各位」。要確定兒童已經在熟悉的情境充分練習聽過這些用語。另外，使用非口語的線索卡列出團體的規範，以跟隨用語和模仿同儕。在每次的陌生活動都使用線索卡來做協助。

✲策略

1. 組織性支持

 - 判斷兒童在團體中是否感到舒適。
 - 使用活動行程表來敘述事件的順序。

- 將材料組織化，以澄清活動每一步驟所需的東西。
- 允許兒童攜帶可感覺舒適的玩具或物品。

2. 社會性支持

- 在給予指示前使用一致性的前置語。
- 限制口語指示的複雜度。
- 增加明確的非語言手勢線索的使用。
- 在重複指示前等待幾秒鐘。
- 指定一個同儕教練讓兒童觀察，以利於記住要做的事情。
- 安排同儕來協助兒童。
- 讓兒童在一至二個同伴團體練習回應團體指示語。

3. 視覺支持

- 製作團體規則的視覺清單：觀察、等待、傾聽。
- 提供個人的提示卡來強調團體的規則。
- 預習和複習關於團體規則的社會故事。
- 使用錄影帶來預習陌生的情境。

English Edition Copyright © 2000 by Paul H. Brookes Publishing Co., Inc.
Complex Chinese Edition Copyright © 2010 by Psychological Publishing Co., Ltd.

社區計畫指引：範例一

兒童姓名：昆恩　　日期：1月20日

☼指示

1. 第一部分：讓主要照顧者完成這項調查，並回答所有的問題。
2. 第二部分：確認特定的目標和目的。
3. 第三部分：運用策略和支持設計一介入性計畫。

☼第一部分：社區調查

A.描述環境：

雜貨店

B.用簡短的敘述，寫出兒童在環境中常做的事：

我們到達雜貨店時，昆恩就立刻說他想要書。他馬上從車上急衝進雜貨店裡，我抓著他並指示他要推著推車。我讓他選擇要用走的，還是坐在推車上，他說他想要坐推車，但當我要抱他上去時，他卻大叫說他要用走的。但當我一抱他下來，他便立刻衝到書本區，我在後方追他至書本區，當我抓到他，想讓他坐回推車時，他就開始大笑。我不斷告訴他要先至別處逛逛，再到書本區，然後就牽著他的手，並在他表現出生氣的行為時，試著拉他要推推車。他從頭到尾都在哭，直到我們到達熟食區，到了這裡，他吃起平日常吃的起司。我告訴他：「你做的很棒，等我們吃完後就可以去看書了。」他又再次衝往書本區，我要求他待在書本區一直到等我結束購物。當我準備排隊付錢時，我告訴他，我們好了，可以離開了！他便大叫說他要去書本區，當我告訴他，書已經看完了，他便賴在地上，因此我告訴他，要他待在原處直到我付完帳。當我走回去找他時，他又開始生氣，因此我告訴他：「該是離開的時候了，如果你表現好，我們就可以去麥當勞！」有時這樣對他有效，但其他時間都還是必須買書或提供其他東西給他，才可能結束。

C.確認問題的原因及兒童應學習的技能，問題如下：

1. 在活動開始前，應先讓兒童具備什麼？

   a. 兒童是否知道他要去哪裡？

   是的，我們在每個星期四放學後都會去。

   b. 兒童是否已經準備好要在環境中表現出哪些預期的行為？

   是的，我有告訴他要先逛逛，然後再去看書。

   c. 兒童是否知道何時活動會結束？

   是的，我們通常在他到書本區後才離開。

2. 兒童是否對某些環境過於敏感，而該環境容易讓他感到挫折？

   a. 你是否知道環境中有什麼會使兒童害怕或不舒服的因素嗎？

   不，沒有什麼會干擾他。

   b. 環境中是否有任何因素會使兒童分心？

   書本區。

3. 兒童是否了解環境中他被預期出現的行為？

   a. 兒童是否理解在環境中他應該要待的位置？

   是的，他需要跟在推車旁邊和我一起走。

   b. 兒童是否理解在環境中他應該做的事？

   先逛街再看書。

   c. 兒童是否理解在環境中應該對誰說話？

   是的，他會要求熟食區店員給他起司，並告知我他要想要看書。

   d. 兒童是否理解在環境中他應該如何等待？

   不知道。

4. 兒童是否具備必要的溝通技能？

   a. 兒童在需要時，是否具備引起他人注意的技能？

   會，他會大叫我的名字。

   b. 兒童是否有要求的技能？

   是的，他會；他會清楚地告訴我他要書。

   c. 兒童在需要時，是否具有尋求協助的技能？

他可以，但是在此情境下他並不需要。

d. 兒童是否能跟隨與情境相關的簡單指示？

是的，他清楚知道我在說什麼，但他只想按照他的做法。

5. 在環境中是否有任何非預期性的計畫？

我從沒想過，我們每次去都做同樣的事，到了書本區後，我們就會離開，並沒有太多問題。

6. 兒童是否在情境中有辦法讓自己冷靜下來？

書本和起司可以讓他冷靜下來。

D.在目標活動中，兒童能做到：

	是	否	順序
1.等待		✓	2
2.直到結束前都能參與活動		✓	4
3.能依指示轉換至下一個活動	?		6
4.接受中斷或不預期性的改變		✓	5
5.跟隨指示		✓	1
6.必要時可以選擇	✓		
7.使自己冷靜下來	✓		
8.運用適當的態度來做要求		✓	3

第二部分：目標與目的

A. 從調查中找出相關訊息，並在目標情境中定義出技能：

1. 列出目標情境中需要被教導學會的技能：

跟隨指示

等待

以適當的方式表達自己的需求

2. 找出情境中會造成過度刺激的因素：

環境中並沒有造成過度刺激的因素，只有書會使他分心。

※第三部分：介入計畫

A. 為了在社區中幫助兒童，應在以下的環境設計一些指導策略：

1. 在進行目標活動前需要事先讓兒童了解：

a. 設計策略使兒童理解要去的地點：

一旦進入車子，就讓昆恩看雜貨店的圖片。

b. 設計策略讓兒童知道在情境中預期做哪些事：

在未離開車子前，讓昆恩閱讀關於去雜貨店的社會劇本，事先預備好畫有圖片的行程表：「先陪媽媽逛、再去吃起司，然後看書，等媽媽付錢後就結束」。在車上就將圖片交給昆恩，並且不斷用口語提示：「昆恩，我們進入雜貨店後就要推推車。」

c. 設計策略是讓兒童分辨何時活動該結束

口語增強社會劇本中的購物流程：

先陪媽媽逛、再去吃起司，然後看書，等媽媽付錢後就結束。

2. 設計策略補償環境中的過度刺激：

a. 策略是可以使兒童減低對恐懼及不舒服刺激的敏感：

不適用

b. 策略是可以讓兒童參與目標活動：

參考視覺提示流程，並用簡單的口語提醒在購物過程中出現的事件。如：假如到了熟食區，就可以告訴他：「還沒有要去看書，要先吃起司才能去看書。」隨時讓昆恩注意他的購物流程表。

3. 設計策略幫助兒童理解在目標活動中應做的事情：

a. 策略是幫助兒童理解他身處在哪一個情境：

使用簡單的口語提醒他：「昆恩，我們在進入商店後要抓好推車。」如果昆恩選擇不推推車，則可以直接用手協助他抓住，並重複把話說一遍，提醒他必須抓好推車。

b. 策略幫助兒童理解他在目標活動中預期要做的事

在抵達商店前，就根據商店的走道順序，安排他購物清單上你準備採買的項目。布置完成後，便讓昆恩可在每一個走道上看到每一個項目，一旦他可以專注在每個項目時，便可以讓他將這些項目一一放進車子裡，並從清單中將圖片移除，推著推車等待媽媽。這樣的順序可以詳細地在社會劇本中呈現。

c. 策略幫助兒童了解在情境中他應該對他人說什麼：

在雜貨店中的目標情境，可讓昆恩預期他將會與人進行口語上的互動，劇本上可以寫出他在每個情境中應該說的話；如：在賣起司的櫃台，他就應該說：「請給我起司。」或是不同的要求方式。

d. 策略幫助兒童在情境中有必要時學習等待：

在雜貨店中的目標情境，可讓昆恩預期他將要等待。設計自然的等待機會。如：可在結帳櫃台時，設計有趣的命名遊戲，並持續增強他適當的等待行為。

4. 設計策略提供兒童在目標活動中所需的必要性溝通技能：

a. 在需要時，設計策略指導兒童學習如何獲得他人注意：

當兒童大叫時不加以回應，直到他使用正確的態度方法引起你的注意，如：用平和的聲音說：「對不起，媽媽。」直到他使用適當的方式吸引你的注意力，才與他做眼神的接觸。

b. 設計指導兒童應如何正確提出要求的策略：

不要回應兒童的尖叫及大叫，但是可提示他持續使用哼唱方式表達「想要」的意願，假如是合適的要求就應加以回應、尊重。但當出現不適切的要求方式時，則應使用簡單的語言告知：「現在不是該______的時候。」

c. 在需要時，提供兒童尋求協助的指導策略：

不要回應兒童的尖叫及大叫，但是可提示他持續使用哼唱方式表達「求救」。

d. 設計可協助兒童跟隨情境中簡單指示的策略：

參考社會性劇本。

使用視覺線索（手指指示、圖片、歌唱）來輔助口語提示。

將規則卡貼在你的手腕上。

B.為了不預期性活動的出現，以下設計了一些補救的介入策略：

1. 設計可以幫助兒童在目標活動中有不預期性事件發生時，仍然保持平靜的策略：

   使用"uh-oh"策略。

2. 設計在目標活動中可提供兒童安靜下來的方式：

   利用一些可放鬆的技能，如：數到十或深呼吸。

   帶一些喜歡、具安撫性的玩具。

   讓兒童帶耳機聽一些喜愛的故事及歌曲。

English Edition Copyright © 2000 by Paul H. Brookes Publishing Co., Inc.
Complex Chinese Edition Copyright © 2010 by Psychological Publishing Co., Ltd.

社區計畫指引：範例二

兒童姓名：克蕾兒　　日期：6月10日

※指示

1. 第一部分：讓主要照顧者完成這項調查，並回答所有的問題。
2. 第二部分：確認特定的目標和目的。
3. 第三部分：運用策略和支持設計一個介入性計畫。

※第一部分：社區調查

A. 描述環境：

電影院

B. 用簡短的敘述，寫出兒童在環境中常做的事：

我們最近第一次試著帶克蕾兒去電影院看電影「巨猩喬揚」。我們猜想這將會是很好的選擇。第一，她在家最喜歡看的影片是迪士尼卡通「歡樂滿人間」，她非常喜歡看動畫類的影片。第二，她很喜歡猩猩和猴子，書本也都是與猩猩、猴子相關的；另外，不管何時去動物園，她都可以看上好幾個小時。我們很早就到電影院了，克蕾兒喜歡拿著票和爆米花。在電影院人潮出現時，我們就已經在位子上坐好了，因此她並沒有因為人潮而受到影響。她可以安坐著聽我們使用她的溝通板談論有關電影的內容，她將看到像動物園裡的猩猩。當預告片開始時，她開始變得很激動並且摀住耳朵，我們試著要讓她安撫下來，並提醒她，我們將會看到猩猩，她能安靜一段時間但她仍將耳朵摀住。當第二段預告片出現時，她便使用溝通板告知我們，她想要看到猩猩，我們告訴她要再等一下，這讓她覺得非常沮喪也開始哭叫，我們告訴她應該要安靜，但這卻讓她更加沮喪。就在此時，我們想要使用爆米花來轉移注意力，也提醒她應該要安靜，否則電影就會結束，她無法被安撫下來，因此我們只好離開。

C. 確認問題的原因及兒童應學習的技能，問題如下：

1. 在活動開始前，應先讓兒童具備什麼？

a. 兒童是否知道他要去哪裡？

我們使用溝通板告知她將要去電影院看猩猩，我們猜想她了解，因為她知道家裡電視中播放的影片。

b. 兒童是否已經準備好要在環境中表現出哪些預期的行為？

我們使用溝通板告知她必須要坐好，並且安靜地看電影。

c. 兒童是否知道何時活動會結束？

當電影結束後，我們就應該回家，在家裡她通常知道當影片結束就不能再做任何事了。

2. 兒童是否對某些環境過於敏感，而該環境容易讓他感到挫折？

a. 你是否知道環境中有什麼會使兒童害怕或不舒服的因素嗎？

我們知道人群的聲音吵雜、不預期的噪音會使她驚嚇。我們不知道電影的聲音對她是否會過於大聲，燈光也會使她驚訝讓我們很訝異，因為她從不會害怕黑暗。

b. 環境中是否有任何因素會使兒童分心？

沒有，影片是她最大的增強活動。

3. 兒童是否了解環境中他被預期出現的行為？

a. 兒童是否理解在環境中他應該要待的位置？

可以，她知道要坐在我旁邊。

b. 兒童是否理解在環境中他應該做的事？

是可以安靜地觀賞。

c. 兒童是否理解在環境中應該對誰說話？

她可以使用溝通板向人表達她的基本需求，但是當看影片時，並不會預期她使用。

d. 兒童是否理解在環境中他應該如何等待？

可以，通常可以在指示下等待，也可以在影片開始前被要求等待。

4. 兒童是否具備必要的溝通技能？

a. 兒童在需要時，是否具備引起他人注意的技能？

經常，但是有時她會忘記，需要我們使用板子讓她理解。

b. 兒童是否有要求的技能？

如上所述是可以的。

c. 兒童在需要時，是否具有尋求協助的技能？

如上所述是可以的。

d. 兒童是否能跟隨與情境相關的簡單指示？

可以，她可以坐著等待。

5. 在環境中是否有任何非預期性的計畫？

不，我們沒有想過。

6. 兒童是否在情境中有辦法讓自己冷靜下來？

不，只有在家看影片才會是可冷靜下來的活動。

D.在目標活動中，兒童能做到：

	是	否	順序
1. 等待	✓		
2. 直到結束前都能參與活動	在家		
3. 能依指示轉換至下一個活動	✓		
4. 接受中斷或不預期性的改變		✓	2
5. 跟隨指示	✓		
6. 必要時可以選擇	✓		
7. 使自己冷靜下來		✓	1
8. 運用適當的態度來做要求		✓	3

第二部分：目標與目的

A. 從調查中找出相關訊息，並在目標情境中定義出技能：

1. 列出目標情境中需要被教導學會的技能：

接受被中斷。

使用適切的態度來表達需求。

2. 找出情境中會造成過度刺激的因素：

大聲的噪音及燈光明暗的不預期性改變。

※第三部分：介入計畫

A. 為了在社區中幫助兒童，應在以下的環境設計一些指導策略：

1. 在進行目標活動前需要事先讓兒童了解：

a. 設計策略使兒童理解要去的地點：

社會性故事。

順序圖卡。

安排參觀電影院。

b. 設計策略讓兒童知道在情境中預期做哪些事：

社會性故事。

提示卡。

c. 設計策略讓兒童分辨何時活動該結束：

社會性故事。

「首先……然後」的卡片（電燈會先亮，然後就代表電影結束了）。

2. 設計策略補償環境中的過度刺激：

a. 策略是可以使兒童減低對恐懼及不舒服刺激的敏感：

提早到以避免人群的擁擠。

戴耳罩、耳機或是帽子以減低聲音。

在電影播放時為兒童準備燈光。

b. 策略是可以讓兒童參與目標活動：

不適用

3. 設計策略幫助兒童理解在目標活動中應做的事情：

a. 策略是幫助兒童理解他身處在哪一個情境：

不適用

b. 策略幫助兒童理解他在目標活動中預期要做的事：

社會性劇本和提示卡。

c. 策略幫助兒童了解在情境中他應該對他人說什麼：

不適用

d. 策略幫助兒童在情境中有必要時學習等待：

必要時可使用提示卡。

用手勢提醒她要等待。

4. 設計策略提供兒童在目標活動中所需的必要性溝通技能：

a. 在需要時，設計策略指導兒童學習如何獲得他人注意：

在使用溝通板之前會先輕拍大人。

b. 設計指導兒童正確提出要求的策略：

她有要求的技能，但因過度刺激，所以無法在情境下做得很好。因此要了解兒童溝通的意圖而不是她的行為，將她的行為塑造成熟悉且適合的溝通方法。

c. 在需要時，提供指導兒童尋求協助的策略：

如上所述。

d. 設計可協助兒童跟隨情境中簡單指示的策略：

提示卡。

B. 為了不預期性活動的出現，在以下設計了一些補救的介入策略：

1. 設計可以幫助兒童在目標活動中有不預期性事件發生時，仍然保持平靜的策略：

教導她使用一些語詞來表達生活事件的不預期改變（例：uh-oh, oh well）。

社會性劇本。

2. 設計在目標活動中可提供兒童安靜下來的方式：

帶一些可安撫的玩具或轉銜用的玩具。

聽有噪音的耳機。

利用她的感官偏好（例：擁抱、重壓等）。

教她可平靜的腳本或歌曲。

教她深呼吸。

English Edition Copyright © 2000 by Paul H. Brookes Publishing Co., Inc.
Complex Chinese Edition Copyright © 2010 by Psychological Publishing Co., Ltd.

附錄 A

遊戲興趣調查

遊戲興趣調查

兒童姓名：＿＿＿＿＿＿＿＿＿＿＿＿＿＿＿　日期：＿＿＿＿＿＿＿＿＿＿＿＿

指示：1. 將兒童的遊戲興趣依照 1-3 來評分：
1 ＝不喜歡　2 ＝有一點興趣　3 ＝非常喜歡
如果沒有機會觀察到就讓評分欄空白。
2. 可觀察每一項玩具或遊戲是否為適齡的單獨遊戲。
3. 可觀察每一項玩具或遊戲是否為適齡的社會性遊戲。

探索遊戲	評分	單獨遊戲	社會性遊戲
吹泡泡			
彈跳球			
珠子迷宮			
因果玩具			
掌上遊戲機			
萬花筒			
裝滿通心粉的箱子			
鏡子			
彩繪袋			
遙控汽車			
沙箱			
陀螺			
旋轉瓶子			
水桌			
發條玩具			

肢體遊戲	評分	單獨遊戲	社會性遊戲
球			
投籃			
沙包遊戲			
腳踏車			
保齡球			
運動器材			
跳房子			
呼拉圈			
跳繩			
遊戲場器材			
溜冰			
翹翹板			
旋轉椅			
盪鞦韆			
跳床			

操作性遊戲	評分	單獨遊戲	社會性遊戲
串珠項鍊遊戲			
建築組			
顏色形狀組			
電腦的顏色圖像遊戲			
開鎖上鎖玩具板			
磁鐵迷宮			
彈珠台			
馬鈴薯先生玩具			
俄羅斯娃娃			
鑲嵌板			
釘板			
拼圖			
穿線卡			
形狀配對			
立體鏡			

建構性遊戲	評分	單獨遊戲	社會性遊戲
刺毛塊積木			
建造積木			
幼兒積木			
模型組			
齒輪建造組			
樂高模型			
樂高積木			
林肯原木小屋			
磁性積木			
流行音樂小珠			
Snap 積木			
修補玩具組			
工作台與工具組			
火車及軌道組			
車輛與道路組			

English Edition Copyright © 2000 by Paul H. Brookes Publishing Co., Inc.
Complex Chinese Edition Copyright © 2010 by Psychological Publishing Co., Ltd.

美勞			
	評分	單獨遊戲	社會性遊戲
賓果塗鴉遊戲			
粉筆畫			
拼貼材料			
著色本			
剪貼			
連連看遊戲			
著色材料			
手指畫			
可擦拭塗鴉板			
迷宮			
數字畫			
繪畫材料			
黏土			
郵票			
模板			

語文			
	評分	單獨遊戲	社會性遊戲
ABC 貼紙			
活動手冊			
書本			
附有錄音帶的書			
電腦遊戲			
絨布板故事			
與語言經驗相關的故事			
雜誌			
磁鐵字母			
猜字迷宮			
相片本			
順序卡			
配對活動			
有聲書			
找字遊戲			

社會戲劇遊戲			
	評分	單獨遊戲	社會性遊戲
農場與動物			
生日宴會			
車子和修車廠			
醫生			
娃娃家和模型組			
打扮遊戲			
餵食娃娃			
雜貨店			
美髮店			
廚房玩具			
迷你娃娃和動物			
木偶			
絨毛娃娃			
電話			
露營			

競賽遊戲			
	評分	單獨遊戲	社會性遊戲
農場賓果遊戲機			
拼字遊戲組			
糖果島遊戲組			
滑道和梯子遊戲			
連接四遊戲			
骨牌			
「我要找」遊戲			
足壘球			
樂透遊戲機			
記憶遊戲			
圓環拋			
拼字玩具			
珠子賓果玩具			
Uno 遊戲			

English Edition Copyright © 2000 by Paul H. Brookes Publishing Co., Inc.
Complex Chinese Edition Copyright © 2010 by Psychological Publishing Co., Ltd.

音樂

	評分	單獨遊戲	社會性遊戲
跳舞			
運動影帶			
手指謠			
卡拉 OK 機器			
鍵盤			
行進樂隊			
麥克風			
樂器			
音樂玩具			
南美祈雨筒			
節奏棍子			
獨唱影帶			
歌曲			
錄音機			
錄音帶和 CD			

社會遊戲

	評分	單獨遊戲	社會性遊戲
抓人			
尋找			
狗狗，我的骨頭不見了			
鬼抓人			
捉迷藏			
倫敦鐵橋			
媽媽，我可以嗎？			
音樂椅			
降落傘遊戲			
躲貓貓			
紅綠燈			
追逐遊戲			
老師說			
搔癢遊戲			
二十個問題			

其他喜好

	評分	單獨遊戲	社會性遊戲
旋轉物品			
丟東西			
讓物品從手指間灑下			
看落下的球			
搖晃有聲音的物品			
聞東西			

其他興趣

	評分	單獨遊戲	社會性遊戲

喜愛的單獨活動

喜愛的社會性活動

English Edition Copyright © 2000 by Paul H. Brookes Publishing Co., Inc.
Complex Chinese Edition Copyright © 2010 by Psychological Publishing Co., Ltd.

附錄 B

社會遊戲工作分析

社會遊戲工作分析就是社會遊戲活動各種獨立的次技能的清單，這些次技能分成四大領域：

- 團體活動（G）
- 玩具的使用（T）
- 社會技能（S）
- 溝通技能（C）

工作分析決定了在本書提供多樣的社會遊戲活動中，是否能與成人或同儕進行遊戲（G）、功能性或象徵性的玩具使用（T）、社會技能（S）和溝通技能（C）。它們可以將社會遊戲分成四個領域，並幫助計畫的擬定，也能觀察技能的獲得情況。更多有關兒童使用玩具的訊息，和社會技能、溝通技能的類化，及與成人及同儕的社會遊戲，都可透過工作分析來了解。然而，由於社會遊戲的複雜度，要將每一個領域下所列的技能視為範例，而不建議一成不變教導這些技能。

English Edition Copyright © 2000 by Paul H. Brookes Publishing Co., Inc.
Complex Chinese Edition Copyright © 2010 by Psychological Publishing Co., Ltd.

社會遊戲工作分析

※說明

1. 在特定的活動中觀察兒童的社會遊戲。
2. 檢核觀察的四個項目中所有次技能。

※探索遊戲：沙箱

____G.1 與成人互動。

____G.2 與一個同儕互動。

____G.3 與多個同儕互動。

____T.1 在沙堆遊戲中重複將容器填滿。

____T.2 會將容器裡的東西裝滿和倒出，並／或埋人，及／或能使用沙輪。

____T.3 使用鏟子將桶子填滿，再將桶子裡的沙倒出，然後蓋成一座沙堡。

____T.4 想像沙堆是一座房子，並將迷你模型人物放入。

____S.1 與他人一起在沙子堆玩但沒有互動。

____S.2 輪流將沙子倒進沙輪。

____S.3 與他人分享有限的玩具。

____S.4 與他人一起建造沙子建築。

____C.1 在遊戲中回應同伴。

____C.2 要求特定的沙堆玩具。

____C.3 評論他人的遊戲表現。

____C.4 在遊戲中維持對話。

English Edition Copyright © 2000 by Paul H. Brookes Publishing Co., Inc.
Complex Chinese Edition Copyright © 2010 by Psychological Publishing Co., Ltd.

※探索遊戲：吹泡泡

____G.1 與成人互動。

____G.2 與一個同儕互動。

____G.3 與多個同儕互動。

____T.1 拍泡泡。

____T.2 揮動棒子、抓泡泡，並／或將棒子放入泡泡罐中。

____T.3 將棒子放進罐中並吹起泡泡。

____T.4 想像嘴巴是個大的吹氣裝置，能使用棒子製造出泡泡。

____S.1 可與多人同時吹泡泡，但彼此並沒有互動。

____S.2 輪流將棒子放入泡泡罐子中。

____S.3 與他人一起分享泡泡水。

____S.4 吹泡泡讓同伴去拍。

____C.1 在遊戲中回應同伴。

____C.2 輪流使用吹泡泡棒子。

____C.3 評論他人的遊戲表現。

____C.4 在遊戲中維持對話。

※建構性遊戲：積木

____G.1 與成人互動。

____G.2 與一個同儕互動。

____G.3 與多個同儕互動。

____T.1 能在遊戲中重複將積木堆疊。

____T.2 能為車子建造一座可行走的橋、建造高塔，並／或能將積木推倒。

____T.3 能建造高塔並將積木推倒。

____T.4 能想像積木是車子，並開上積木建造的橋。

English Edition Copyright © 2000 by Paul H. Brookes Publishing Co., Inc.
Complex Chinese Edition Copyright © 2010 by Psychological Publishing Co., Ltd.

____S.1 能與他人一起玩積木，但彼此沒有互動各蓋各的。
____S.2 能輪流推倒高塔。
____S.3 能與他人分享數量有限的積木。
____S.4 能與同伴一起建造建築。

____C.1 在遊戲中回應同伴。
____C.2 能要求想要的積木。
____C.3 評論他人的遊戲表現。
____C.4 在遊戲中維持對話。

建構性遊戲：火車

____G.1 與成人互動。
____G.2 與一個同儕互動。
____G.3 與多個同儕互動。

____T.1 會推火車。
____T.2 會將人放在火車上、建造鐵軌，並／或讓火車沿著鐵軌走。
____T.3 會將人放在火車上並沿著鐵軌推。
____T.4 會使用火車從某處運送材料至另一處。

____S.1 會與他人在同一張桌子玩火車，但彼此沒有互動。
____S.2 輪流推鐵軌繞圈走。
____S.3 能與同伴分享火車。
____S.4 能與同伴一起設計、建造火車及鐵軌軌道。

____C.1 在遊戲中回應同伴。
____C.2 能要求擔任推火車的角色。
____C.3 評論他人的遊戲表現。
____C.4 在遊戲中維持對話。

English Edition Copyright © 2000 by Paul H. Brookes Publishing Co., Inc.
Complex Chinese Edition Copyright © 2010 by Psychological Publishing Co., Ltd.

※語文：閱讀《棕熊》（*Brown Bear, Brown Bear*）故事書

____G.1 與成人互動。

____G.2 與一個同儕互動。

____G.3 與多個同儕互動。

____T.1 能翻頁。

____T.2 能指出圖片，並在閱讀時能回答問題，並／或使用道具說故事。

____T.3 能「閱讀」故事，並能使用道具按順序扮演角色。

____T.4 使用對話類型來命名不同的物品。

____S.1 當他人在扮演故事內容時，能看著自己的書。

____S.2 能在閱讀故事時與他人輪流回答問題。

____S.3 與同伴一起共享道具。

____S.4 能與同伴扮演故事內容。

____C.1 在遊戲中回應同伴。

____C.2 能要求想要的道具。

____C.3 評論他人的遊戲表現。

____C.4 在遊戲中維持對話。

※語文：ABC 貼紙

____G.1 與成人互動。

____G.2 與一個同儕互動。

____G.3 與多個同儕互動。

____T.1 命名字母。

____T.2 依字母順序排序，將貼紙貼在紙上，並／或排出與字母相關的單字。

____T.3 能依序唸出紙上的字母名稱。

____T.4 想像從故事書中拿出字母並加以閱讀。

English Edition Copyright © 2000 by Paul H. Brookes Publishing Co., Inc.
Complex Chinese Edition Copyright © 2010 by Psychological Publishing Co., Ltd.

____S.1 與同伴一起在書寫角遊戲，但彼此沒有互動。

____S.2 輪流將貼紙貼在紙上。

____S.3 與同伴一同分享貼紙。

____S.4 與同伴玩寫故事的遊戲。

____C.1 在遊戲中回應同伴。

____C.2 要求特定的貼紙。

____C.3 評論他人的遊戲表現。

____C.4 在遊戲中維持對話。

肢體遊戲：玩球

____G.1 與成人互動。

____G.2 與一個同儕互動。

____G.3 與多個同儕互動。

____T.1 能重複玩彈跳球。

____T.2 能打球、將球丟進球框，並／或用球棒揮擊。

____T.3 能與同伴互相丟接球。

____T.4 能想像是玩棒球遊戲規則，並加以遵守。

____S.1 能在他人附近玩球，但彼此沒有互動。

____S.2 能輪流將球投進球框。

____S.3 能與人分享球。

____S.4 能與人玩接球。

____C.1 在遊戲中回應同伴。

____C.2 能要求擔任丟球的角色。

____C.3 評論他人的遊戲表現。

____C.4 在遊戲中維持對話。

English Edition Copyright © 2000 by Paul H. Brookes Publishing Co., Inc.
Complex Chinese Edition Copyright © 2010 by Psychological Publishing Co., Ltd.

※肢體遊戲：滑板

____G.1 與成人互動。

____G.2 與一個同儕互動。

____G.3 與多個同儕互動。

____T.1 坐在滑板上並用腳前進。

____T.2 能趴在滑板上爬行、坐在滑板上，並／或使用滑板穿越障礙物。

____T.3 能趴在滑板上，並用腳使自己前進穿越障礙物。

____T.4 能想像滑板是車子。

____S.1 能與人在體育館使用滑板，但彼此沒有互動。

____S.2 能輪流推滑板。

____S.3 與他人共享滑板。

____S.4 能抓住同伴的腳，將滑板一一串連成火車的樣子來移動。

____C.1 在遊戲中回應同伴。

____C.2 能要求使用滑板。

____C.3 評論他人的遊戲表現。

____C.4 在遊戲中維持對話。

※美勞：玩黏土

____G.1 與成人互動。

____G.2 與一個同儕互動。

____G.3 與多個同儕互動。

____T.1 能重複將黏土壓平。

____T.2 能用手滾動黏土、使用刀子，並／或使用按壓器。

____T.3 將黏土製作成披薩。

____T.4 能想像黏土是披薩。

English Edition Copyright © 2000 by Paul H. Brookes Publishing Co., Inc.
Complex Chinese Edition Copyright © 2010 by Psychological Publishing Co., Ltd.

____S.1 能與人一起在桌上玩黏土，但彼此沒有互動。

____S.2 能與人輪流將黏土放進按壓器中。

____S.3 能與人分享滾動及按壓器具。

____S.4 能與同伴一同將黏土做成「餅乾」。

____C.1 在遊戲中回應同伴。

____C.2 會要求特定的餅乾切刀。

____C.3 評論他人的遊戲表現。

____C.4 在遊戲中維持對話。

※美勞：黏貼

____G.1 與成人互動。

____G.2 與一個同儕互動。

____G.3 與多個同儕互動。

____T.1 會使用刷子將膠水塗滿整張紙。

____T.2 能將物品放在膠上、擠壓膠水瓶，並／或將兩物加以黏著。

____T.3 擠壓膠水至紙上，並將裝飾品灑在膠上。

____T.4 想像將棉花球黏在一起變成一隻兔子。

____S.1 能與他人一起在美勞桌上活動，但彼此沒有互動。

____S.2 能輪流將裝飾品灑在膠上。

____S.3 能與他人分享膠水。

____S.4 能使用不同物品共同在牆上進行壁畫拼貼。

____C.1 在遊戲中回應同伴。

____C.2 能要求使用材料。

____C.3 評論他人的遊戲表現。

____C.4 在遊戲中維持對話。

English Edition Copyright © 2000 by Paul H. Brookes Publishing Co., Inc.
Complex Chinese Edition Copyright © 2010 by Psychological Publishing Co., Ltd.

☆音樂：麥克風

____G.1 與成人互動。

____G.2 與一個同儕互動。

____G.3 與多個同儕互動。

____T.1 會使用麥克風唱歌。

____T.2 會跟著錄音帶唱歌、跳舞，並／或帶上耳機大聲歌唱。

____T.3 會將麥克風打開，然後播放錄音帶，並隨之跳舞。

____T.4 能想像梳子是麥克風，並使用它來歌唱。

____S.1 與他人一起在舞台上使用麥克風，但彼此沒有互動。

____S.2 會輪流使用麥克風叫名。

____S.3 能與他人一起分享麥克風。

____S.4 能與他人一起使用麥克風合唱。

____C.1 在遊戲中回應同伴。

____C.2 能要求將獨唱錄下來。

____C.3 評論他人的遊戲表現。

____C.4 在遊戲中維持對話。

☆音樂：歌曲

____G.1 與成人互動。

____G.2 與一個同儕互動。

____G.3 與多個同儕互動。

____T.1 能唱出一首歌。

____T.2 能指出歌詞，然後唱歌時使用道具，並／或在唱歌時用手做動作。

____T.3 拿出歌曲道具，並運用至歌唱中，再將其道具收拾好。

____T.4 想像是迪士尼歌曲中的角色，並在演唱中扮演。

English Edition Copyright © 2000 by Paul H. Brookes Publishing Co., Inc.
Complex Chinese Edition Copyright © 2010 by Psychological Publishing Co., Ltd.

____S.1 能一起在音樂時間唱歌，但彼此沒有互動。

____S.2 能輪流選自己喜愛的歌曲來唱。

____S.3 能與人輪流使用歌唱道具。

____S.4 能共同扮演迪士尼歌曲的角色。

____C.1 在遊戲中回應同伴。

____C.2 能要求特定的歌曲演唱。

____C.3 評論他人的遊戲表現。

____C.4 在遊戲中維持對話。

操作遊戲：馬鈴薯先生（Mr. Potato Head）玩具

____G.1 與成人互動。

____G.2 與一個同儕互動。

____G.3 與多個同儕互動。

____T.1 能將臉部配件放進洞裡。

____T.2 將拼出及打散完整的臉，並／或組織多個馬鈴薯先生。

____T.3 能運用自己的馬鈴薯先生做出與示範模型一樣的臉。

____T.4 能將馬鈴薯先生當作娃娃家的一員。

____S.1 能與他人一起製作馬鈴薯先生，但彼此沒有互動。

____S.2 能輪流製作馬鈴薯先生的臉部表情。

____S.3 能與他人分享臉部配件。

____S.4 能與同伴一同製作馬鈴薯先生。

____C.1 在遊戲中回應同伴。

____C.2 能要求特定的臉部特徵。

____C.3 評論他人的遊戲表現。

____C.4 在遊戲中維持對話。

English Edition Copyright © 2000 by Paul H. Brookes Publishing Co., Inc.
Complex Chinese Edition Copyright © 2010 by Psychological Publishing Co., Ltd.

※操作性遊戲：彈珠遊戲

____G.1 與成人互動。

____G.2 與一個同儕互動。

____G.3 與多個同儕互動。

____T.1 能將彈珠放好。

____T.2 能將彈珠放入台子、建造彈珠台，並／或是看著彈珠往下落。

____T.3 建造彈珠台，並將彈珠丟下。

____T.4 想像在玩溜滑梯，或使用迷你模型人物和車子來溜滑梯。

____S.1 與人同時或在同地使用彈珠台，但彼此沒有互動。

____S.2 輪流將彈珠放入彈珠台。

____S.3 能與同伴分享彈珠。

____S.4 能與同伴一起建造彈珠台。

____C.1 在遊戲中回應同伴。

____C.2 能要求使用彈珠。

____C.3 評論他人的遊戲表現。

____C.4 在遊戲中維持對話。

※競賽遊戲：糖果島

____G.1 與成人互動。

____G.2 與一個同儕互動。

____G.3 與多個同儕互動。

____T.1 能將紙牌著色。

____T.2 能將板子上的彩色方塊與卡片配對、移動配件，並／或將彩色配件分類。

____T.3 將卡片著色並與相同的方塊配對。

____T.4 想像卡片是道路的配件，並將它們平放以建立新的遊戲。

English Edition Copyright © 2000 by Paul H. Brookes Publishing Co., Inc.
Complex Chinese Edition Copyright © 2010 by Psychological Publishing Co., Ltd.

____S.1 能使用自己的糖果島玩具，但彼此沒有互動。

____S.2 輪流將卡片著色，並移動配件。

____S.3 與同伴分享玩具配件。

____S.4 與同伴一同競賽。

____C.1 在遊戲中回應同伴。

____C.2 能要求特定的配件顏色。

____C.3 評論他人的遊戲表現。

____C.4 在遊戲中維持對話。

✲競賽遊戲：樂透遊戲機

____G.1 與成人互動。

____G.2 與一個同儕互動。

____G.3 與多個同儕互動。

____T.1 能將卡片命名。

____T.2 能將卡片與板子配對。

____T.3 能將卡片著色，並加以配對。

____T.4 能使用卡片當作新樂透板子。

____S.1 同時與他人各自使用自己的樂透板，但彼此沒有互動。

____S.2 能輪流將卡片著色並配對。

____S.3 能與同伴分享樂透卡片。

____S.4 與同伴一起比賽玩樂透遊戲。

____C.1 在遊戲中回應同伴。

____C.2 能要求先將卡片著色。

____C.3 評論他人的遊戲表現。

____C.4 在遊戲中維持對話。

English Edition Copyright © 2000 by Paul H. Brookes Publishing Co., Inc.
Complex Chinese Edition Copyright © 2010 by Psychological Publishing Co., Ltd.

社會戲劇遊戲：娃娃家

____G.1 與成人互動。

____G.2 與一個同儕互動。

____G.3 與多個同儕互動。

____T.1 能使娃娃爬樓梯。

____T.2 會將娃娃放進車子裡、玩溜滑梯，並／或坐在餐桌前。

____T.3 將娃娃從餐桌前拿起放進車子裡，並開車四處移動。

____T.4 想像積木是椅子，並讓娃娃坐在椅子上。

____S.1 與他人一起在娃娃家玩，但彼此沒有互動。

____S.2 輪流讓娃娃玩溜滑梯。

____S.3 與同伴分享娃娃。

____S.4 與同伴扮演遊戲劇本，彼此有不同的娃娃。

____C.1 在遊戲中回應同伴。

____C.2 能要求特定的娃娃。

____C.3 評論他人的遊戲表現。

____C.4 在遊戲中維持對話。

社會戲劇遊戲：廚房

____G.1 與成人互動。

____G.2 與一個同儕互動。

____G.3 與多個同儕互動。

____T.1 能假裝將食物放入嘴巴。

____T.2 會將食物放進冰箱、洗餐具，並／或將食物放在爐子上。

____T.3 會從冰箱裡拿出食物，放在盤子中然後吃掉。

____T.4 想像湯匙是冰淇淋下方的甜筒，並將冰淇淋放在上面，變成一支冰淇淋甜筒。

English Edition Copyright © 2000 by Paul H. Brookes Publishing Co., Inc.
Complex Chinese Edition Copyright © 2010 by Psychological Publishing Co., Ltd.

____S.1 與他人一起在廚房區遊戲，但彼此沒有互動。
____S.2 輪流洗餐具。
____S.3 與同伴一起分享食物。
____S.4 能與同伴共同扮演烹飪遊戲劇本。

____C.1 在遊戲中回應同伴。
____C.2 能要求特定的食物。
____C.3 評論他人的遊戲表現。
____C.4 在遊戲中維持對話。

社會遊戲：抓人遊戲

____G.1 與成人互動。
____G.2 與一個同儕互動。
____G.3 與多個同儕互動。

____T.1 不適用

____S.1 輪流擔任被抓及抓人的角色。
____S.2 玩競賽式的抓人遊戲。

____C.1 在遊戲中回應同伴。
____C.2 要求擔任抓人的角色。
____C.3 評論他人的遊戲表現。
____C.4 在遊戲中維持對話。

社會遊戲：降落傘

____G.1 與成人互動。
____G.2 與一個同儕互動。
____G.3 與多個同儕互動。

English Edition Copyright © 2000 by Paul H. Brookes Publishing Co., Inc.
Complex Chinese Edition Copyright © 2010 by Psychological Publishing Co., Ltd.

____T.1 持續不間斷。
____T.2 使用彈跳球於降落傘遊戲中。
____T.3 拿著降落傘、圍成圓圈，將降落傘上下搖動。
____T.4 想像降落傘是帳篷，可以藏到傘底下。

____S.1 輪流當降落傘下的人。
____S.2 與同伴一起分享降落傘中的狹窄位置。
____S.3 玩競賽式的降落傘遊戲。

____C.1 在遊戲中回應同伴。
____C.2 要求玩特定的遊戲。
____C.3 評論他人的遊戲表現。
____C.4 在遊戲中維持對話。

English Edition Copyright © 2000 by Paul H. Brookes Publishing Co., Inc.
Complex Chinese Edition Copyright © 2010 by Psychological Publishing Co., Ltd.

社會遊戲工作分析摘要清單

說明

1. 選擇一個特定的遊戲活動。
2. 蒐集社會遊戲次技能的清單，包括玩具的使用、社會技能和溝通技能。
3. 觀察兒童在特定活動中玩的社會遊戲。
4. 檢核四個領域的次技能：團體活動、玩具的使用、社會技能和溝通技能。

遊戲活動____

團體活動內容

____G.1 與成人互動。

____G.2 與一個同儕互動。

____G.3 與多個同儕互動。

玩具的使用

____T.1____

____T.2____

____T.3____

____T.4____

社會技能

____S.1____

____S.2____

____S.3____

____S.4____

English Edition Copyright © 2000 by Paul H. Brookes Publishing Co., Inc.
Complex Chinese Edition Copyright © 2010 by Psychological Publishing Co., Ltd.

溝通技能

____C.1 ____________________________________

____C.2 ____________________________________

____C.3 ____________________________________

____C.4 ____________________________________

English Edition Copyright © 2000 by Paul H. Brookes Publishing Co., Inc.
Complex Chinese Edition Copyright © 2010 by Psychological Publishing Co., Ltd.

附錄 C

社會技能進展清單

單獨遊戲進展清單

兒童姓名：＿＿＿＿＿＿＿＿＿＿＿＿ 日期：＿＿＿＿＿＿＿＿＿＿

說明：1. 條列出兒童單獨遊戲的活動。

2. 不論兒童是否能獨立遊戲或是需要提示，都要加以說明。

3. 假如需要提示，請圈出提示的層次：

P＝肢體協助

V＝視覺提示

S＝口語提示

	活動	獨立完成	提示層次
1			P V S
2			P V S
3			P V S
4			P V S
5			P V S
6			P V S
7			P V S
8			P V S
9			P V S
10			P V S
11			P V S
12			P V S
13			P V S
14			P V S
15			P V S
16			P V S
17			P V S
18			P V S
19			P V S
20			P V S

English Edition Copyright © 2000 by Paul H. Brookes Publishing Co., Inc.
Complex Chinese Edition Copyright © 2010 by Psychological Publishing Co., Ltd.

社會遊戲進步清單

兒童姓名：____________________ 日期：________________

指示：1. 條列出兒童會與人一起遊戲的特定活動。

2. 圈選出兒童與成人一起遊戲表現的所有行為。

3. 圈選出兒童與同儕一起遊戲表現的所有行為。

W＝觀看　　S＝分享

T＝輪流　　R＝回應

	活動	成人	同儕
1		W S T R	W S T R
2		W S T R	W S T R
3		W S T R	W S T R
4		W S T R	W S T R
5		W S T R	W S T R
6		W S T R	W S T R
7		W S T R	W S T R
8		W S T R	W S T R
9		W S T R	W S T R
10		W S T R	W S T R
11		W S T R	W S T R
12		W S T R	W S T R
13		W S T R	W S T R
14		W S T R	W S T R
15		W S T R	W S T R
16		W S T R	W S T R
17		W S T R	W S T R
18		W S T R	W S T R
19		W S T R	W S T R
20		W S T R	W S T R

English Edition Copyright © 2000 by Paul H. Brookes Publishing Co., Inc.
Complex Chinese Edition Copyright © 2010 by Psychological Publishing Co., Ltd.

團體技能進步清單

兒童姓名：＿＿＿＿＿＿＿＿＿＿＿＿　　日期：＿＿＿＿＿＿＿＿＿＿

指示：1. 列出特定的團體活動。

2. 檢核兒童是否能在團體活動中獨立參與、等待、輪流及跟隨指示。

	團體活動	參與	等待	輪流	跟隨指示
1					
2					
3					
4					
5					
6					
7					
8					
9					
10					
11					
12					
13					
14					
15					
16					
17					
18					
19					
20					

English Edition Copyright © 2000 by Paul H. Brookes Publishing Co., Inc.
Complex Chinese Edition Copyright © 2010 by Psychological Publishing Co., Ltd.

附錄 D

社區計畫指引

社區計畫指引

兒童姓名：＿＿＿＿＿＿＿＿＿＿＿＿＿＿ 日期：＿＿＿＿＿＿＿＿＿＿＿

說明

1. 第一部分：讓主要照顧者完成這項調查，並回答所有的問題。
2. 第二部分：確認特定的目標和目的。
3. 第三部分：運用策略和支持設計一個介入性計畫。

第一部分：社區調查

A. 描述環境：

B. 用簡短的敘述，寫出兒童在環境中常做的事：

C. 確認問題的原因及兒童應學習的技能，問題如下：

1. 在活動開始前，應先讓兒童具備什麼？

   a. 兒童是否知道他要去哪裡？

   b. 兒童是否已經準備好要在環境中表現出哪些預期的行為？

   c. 兒童是否知道何時活動會結束？

English Edition Copyright © 2000 by Paul H. Brookes Publishing Co., Inc.
Complex Chinese Edition Copyright © 2010 by Psychological Publishing Co., Ltd.

2. 兒童是否對某些環境過於敏感，而該環境容易讓他感到挫折？
   a. 你是否知道環境中有什麼會使兒童害怕或不舒服的因素嗎（例：噪音、人群、明亮的燈光）？

   b. 環境中是否有任何因素會使兒童分心？

3. 兒童是否了解環境中他被預期出現的行為？
   a. 兒童是否理解在環境中他應該要待的位置？

   b. 兒童是否理解在環境中他應該做的事？

   c. 兒童是否理解在環境中應該對誰說話？

   d. 兒童是否理解在環境中他應該如何等待？

4. 兒童是否具備必要的溝通技能？
   a. 兒童在需要時，是否具備引起他人注意的技能？

   b. 兒童是否有要求的技能？

English Edition Copyright © 2000 by Paul H. Brookes Publishing Co., Inc.
Complex Chinese Edition Copyright © 2010 by Psychological Publishing Co., Ltd.

c.兒童在需要時，是否具有尋求協助的技能？

d.兒童是否能跟隨與情境相關的簡單指示？

5. 在環境中是否有任何非預期性的計畫（例：消防演習、商店打烊、到達時沒有自己想要的東西、陌生人、計畫改變）？

6. 兒童是否在情境中有辦法讓自己冷靜下來（例：裝喜愛玩具的背包、呼吸運動、安撫劇本、感官玩具）？

D. 在目標活動中，兒童能做到：

	是	否	順序
1. 等待			
2. 直到結束前都能參與活動			
3. 能依指示轉換至下一個活動			
4. 接受中斷或不預期性的改變			
5. 跟隨指示			
6. 必要時可以選擇			
7. 使自己冷靜下來			
8. 運用適當的態度來做要求			

☼第二部分：目標與目的

A.從調查中找出相關訊息，並在目標情境中定義出技能：

1. 列出目標情境中需要教導學會的技能：

English Edition Copyright © 2000 by Paul H. Brookes Publishing Co., Inc.
Complex Chinese Edition Copyright © 2010 by Psychological Publishing Co., Ltd.

2. 找出情境中會造成過度刺激的因素：

※第三部分：介入計畫

A. 為了在社區中幫助兒童，應在以下的環境設計一些指導策略：

1. 在進行目標活動前需要事先讓兒童了解：

a. 設計策略使兒童理解要去的地點：

b. 設計策略讓兒童知道在情境中預期要做哪些事：

c. 設計策略讓兒童分辨何時活動該結束：

2. 設計策略補償環境中的過度刺激：

a. 策略可以使兒童減低對恐懼及不舒服刺激的敏感：

b. 策略可以讓兒童參與目標活動：

3. 設計策略幫助兒童理解在目標活動中應做的事情：

a. 策略是幫助兒童理解他身處在哪一個情境：

b. 策略幫助兒童理解他在目標活動中預期要做的事：

English Edition Copyright © 2000 by Paul H. Brookes Publishing Co., Inc.
Complex Chinese Edition Copyright © 2010 by Psychological Publishing Co., Ltd.

c. 策略幫助兒童了解在情境中他應該對他人說什麼：

d. 策略幫助兒童在情境中有必要時學習等待：

4. 設計策略提供兒童在目標活動中所需的必要性溝通技能：
   a. 在需要時，設計策略指導兒童學習如何獲得他人注意：

   b. 設計指導兒童應如何正確提出要求的策略：

   c. 在需要時，提供兒童尋求協助的指導策略：

   d. 設計可協助兒童跟隨情境中簡單指示的策略：

B. 為了不預期性活動的出現，以下設計了一些補救的介入策略：
   1. 設計可以幫助兒童在目標活動中有不預期性事件發生時，仍然保持平靜的策略：

   2. 設計在目標活動中可提供兒童安靜下來的方式：

English Edition Copyright © 2000 by Paul H. Brookes Publishing Co., Inc.
Complex Chinese Edition Copyright © 2010 by Psychological Publishing Co., Ltd.

chapter 8

溝通技能課程

Kathleen Norton Bracken

溝通不但複雜，在社交上也相當具有變化性，它需要彼此間的動態互動。要做為一個有效的溝通者，兒童必須具有社會動機，也要懂得溝通的工具，更要知道溝通的理由。溝通（例：該說什麼）大部分都發生在社會情境中，在互動中兒童要知道說什麼、應該看誰及如何傾聽。

儘管有許多介入資源可以教導語言的習得，但大部分都假設功能性的溝通都是自然發生的。由於自閉症的本質，溝通技能需要被系統地處理。

本章著重在提升三種溝通領域的介入：基本的溝通功能、社會情緒技能，及基本對話技巧。活動的清單是與自閉症兒童社會與溝通技能的檢核表項目相對應，並且提供了許多建議性活動與介入策略來提升這些技能，一般就我們所了解的社會溝通互動會持續不斷地發生，也會隨時建立起溝通的機會。因此，自然的情境正是介入的重點，這樣的想法提供本章在兒童整天的活動中，設計溝通介入時的起始點，建議的介入也聚焦在結構性的互動，以此當作是達成溝通技能的基本工具。在溝通不斷被擴展和形塑時，兒童的動機是受到尊重的，成人的角色就是以兒童有動機且能參與的方式提示互動。重要的是，在決定策略或介入風格前，要多觀察和了解兒童，要記得超越自閉症的標記，兒童只有在他發現互動有趣時，才會與人溝通。

選定溝通技能的目標

在決定溝通目標時，要先參考評估工具中的溝通技能檢核表，以及為自閉症兒童建立的評估摘要表的先備能力目標。選擇目標技能應包括：

- 從未被觀察到或兒童未曾表現的。
- 只有在提示下才會被觀察到的。
- 只會出現在特定的情境中。
- 只有在與成人互動下才會出現。

活動清單中，並未呈現出如同習得技能的線性階段發展，而是希望兒童要能同時建立起要求、評論、表達情感、利社會技能和基本對話技能。

一旦選定了兒童的特定目標，就可以參考策略及互動遊戲相關的活動清單。這些建議活動是為了提升對活動的精熟度，而非隔離的練習。兒童而非活動，應決定互動的方式。彈性地使用活動與想法，並採用適合兒童的活動。在計畫採行介入活動時，就應尊重兒童的喜好、動機及興趣。

使用活動清單

每一個活動清單格式都很相似，一般的活動領域（例：基本的溝通功能）都放在活動清單的前頭，接著是一般的目標（例：要求需求），及與評量工具項目中相似的特定技能（例：會喜愛他人給予的選擇物）。這些特定技能要能寫成效標本位的目標（範例如表 8.1 所示）。這些活動清單包括具建議性的訊息，例如，兒童必須能表現目標技能，同時使用手勢與語言兩種工具。這些訊息依類型可分成三個層次：

- 溝通姿勢（例：推、用手指出、拉他人的手）。

表 8.1　效標本位目標範例

目標：在提供的機會中，在「兒童能理解喚名而以點頭、『嗯』或『什麼』來做回應」這項行為的達成率可達 80%
　在特定的情境下提示
　在特定的情境下未經提示
　在陌生的情境下提示
　在陌生的情境下未經提示
目標：在提供的機會中，在「兒童能在出現選擇機會時指出喜愛的物品」這項行為的達成率可達 80%
　物品
　照片
　圖片
　口語選擇
目標：在提供的機會中，在「兒童能使用片語如：『走開』、『這是我的』，來表達出肯定、自信的態度」這項行為的達成率可達 80%
　在特定的情境下提示
　在特定的情境下未經提示
　在陌生的情境下提示
　在陌生的情境下未經提示
目標：在提供的機會中，在「兒童能自行調整為適切的聲音音調以進行溝通」這項行為的達成率可達 80%
　在特定的情境下提示
　在特定的情境下未經提示
　在陌生的情境下提示
　在陌生的情境下未經提示

- 提示（即：單字的訊息）。
- 口語（即：多種字詞的訊息）。

半口語與口語訊息可以包括語言、手勢、照片、圖片和語音輸出系統，或書寫文字。

每個清單也包含了兩個詳細的活動描述。一是成人與兒童的互動範例，第二是描述小團體的活動。要記得，溝通技能是比在溝通情境中還優先發生於成人—兒童的互動。活動清單分別包含：

- 情境的類化（即：互動遊戲的清單）。
- 策略（即：協助提升彼此間的互動方式）。

只強調要增加兒童基本溝通功能、社會情緒技能和基本對話能力的活動清單是不夠的，應該讓兒童在單字階段擁有多重的溝通功能及對話的交替，而非只是為了單一功能或單一交替而擴充句子的結構。換句話說，能說出單字的兒童是要當個能做出要求、評論、表達感受和回應他人的成功溝通者，比起會說許多句型和溝通但只有一種功能來的好。

監控進步情況

有需要監控每一個目標技能兒童的進步情況，以決定技能的精熟度。進步情況反映了兒童的動機、溝通意願的次數及溝通功能的多樣化、彈性及溝通夥伴的數量。技能的精熟是指：

- 獲得技能：在未經提示下能表現出該技能。
- 能將該技能類化至成人、同儕及不同的社交團體。
- 能將該技能運用至多種熟悉及陌生的情境中。

自閉症兒童社會溝通技能的評估可用來監控基本的溝通功能、社會情緒技能，及對話技能的各領域的進步情形。本章附錄A提供了三種監控兒童進步情形的範例形式。一個是記錄兒童的溝通範例，該訊息是由成人或同儕所主導，以及訊息的功能性。第二種是記錄被觀察的技能在不同社會情境中的類化表現。第三種則是將兒童與另一同伴之間的特定對話記錄下來。不定期地拍攝兒童也能當作是功能性溝通技能獲得的額外記錄工具。

活動

A、基本的溝通功能
需求要求 1——還要

範例的呈現

溝通姿勢：注視著對方、移動他人的手、伸手、拉他人的手、給物品、移動物品、近距離或遠距離用手指出。

提示：語言、手勢、照片、圖片、語音輸出系統，或是透過文字書寫表達想要的意思或語音。

口語：語言、手勢、照片、圖片、語音輸出系統，或是透過文字書寫表達多重語詞的訊息，如：請再給我彈珠。

活動：成人與兒童

情境：積木區。

材料：彈珠台或相似的玩具，配合適當的視覺提示。

過程：與兒童一起玩彈珠台，若兒童在進行時有困難，可在兒童參與前減少等待時間，並建立起彈珠的遊戲。將彈珠擺放在台子上並注視該物，使用誇張的臉部表情、聲音及活潑生動的行為來引導互動，並在每一次要放下彈珠前，指導兒童說「還要」、「再多一點彈珠」。一旦兒童可以參與其中，就將彈珠移到與視線同高度、等待、注視兒童、等待溝通「想要」的意願。假如兒童沒有回應，就應適當地提示，保持快速的互動速度，以同樣的方式重複相同的次序，並逐次減少提示的次數。

活動：小團體

情境：遊戲。

材料：準備任何玩具是能提供有趣、不預期性的結果，並伴隨適當的視覺協助。

過程：多次呈現玩具，藉由數到三的預期結果，及誇張的臉部表情與興奮的聲音保持活動的趣味。當玩具在活動時，每一次都大喊「砰」，使用手勢、姿勢或相片搭配語言一起出現。一旦兒童可以參與其中，就可以準備玩具但不進行互動，等待及注視著兒童來做要求，將玩具拿至兒童的眼神高度，或將玩具拉近吸引注意。假如兒童沒有回應，則可以適時提示。保持快速的互動速度，以同樣的方式重複相同的次序，並逐次減少提示的次數。

情境的類化

- 在遊戲區要求繼續玩投球玩具。
- 在感官動作區要求繼續使用水槍，或將沙子到入水中。
- 要求多一點喜歡吃的食物。
- 在遊戲時要求再多一點推車，以方便在斜坡玩。
- 在下課時間要求繼續推鞦韆。
- 要求繼續玩有趣的電腦因果遊戲。
- 在戲劇遊戲區要求繼續玩被玩偶搔癢的動作。
- 在體育館裡要求繼續坐在輪胎鞦韆上旋轉。
- 在操作區要求再多一些珠子來完成串珠。
- 在音樂區時因為突然的停止下，會要求音樂繼續。
- 在所有有動機的社會情境下做要求。

English Edition Copyright © 2000 by Paul H. Brookes Publishing Co., Inc.
Complex Chinese Edition Copyright © 2010 by Psychological Publishing Co., Ltd.

活 動

A、基本的溝通功能
需求要求 2——能選出自己喜歡的

※範例的呈現

溝通姿勢：移動他人的手、伸手、移動物品、近距離或遠距離用手指示。

提示：語言、手勢、照片、圖片、語音輸出系統，或是透過文字書寫表達想要的物品名稱，如：糖果。

口語：語言、手勢、照片、圖片、語音輸出系統，或是透過文字書寫表達多重語詞的訊息，如：我想要……。

※活動：成人與兒童

情境：音樂。

材料：選擇板或喜歡與不喜歡的錄音帶，需要時搭配使用視覺提示。

過程：在兒童面前擺放兒童非常喜歡與不喜歡的錄音帶，將這樣的選擇移到兒童的視線高度。使用簡單的口語，讓兒童知道他需要做選擇。必要時，使用手勢、姿勢或照片搭配語言一起出現，等待並注視兒童選擇出喜愛的。假如兒童沒有回應，則可以讓他碰一碰選擇物或桌子；假如依然沒有回應，則可以使用肢體協助他做選擇，給兒童選擇的項目，即使是不喜歡的物件。假如兒童變得失望，可以引導他選擇喜歡的物品，並迅速交到他手中，並使用口語命名他所選擇的物品，確實保持選擇物的呈現，以同樣的方式重複相同的次序。

※活動：小團體

情境：點心時間。

材料：呈現一個非常喜歡和不喜歡的食物，選擇物的數量和方法的呈現（例：口語、畫線、照片、物品）是彼此獨立的，必要時使用視覺提示。

過程：每次當兒童要用餐或吃點心時，就給予選擇機會，跟隨前項成人與兒童相同的過程。每次提供一點食物，以便讓兒童有多次做選擇的機會，在呈現選擇時要能一致。

策略

- 在兒童的視線高度處呈現選擇物。
- 嘗試找出最合適的尺寸和大小的照片對比。
- 在某一角落區呈現選擇（藉由清楚的塑膠玻璃框）。
- 維持與兒童的近距離。
- 簡化語言的複雜度。
- 只強調你希望兒童學習的單字（例：說「球」來取代「那顆球」）。
- 給兒童時間來做回應。
- 運用每一次可能的自然互動機會。
- 運用兒童的視覺注意力來決定提示的時機。
- 將環境結構化，以便空間與材料都能清楚地被定義。
- 提供兒童最大的協助以確保成功。

English Edition Copyright © 2000 by Paul H. Brookes Publishing Co., Inc.
Complex Chinese Edition Copyright © 2010 by Psychological Publishing Co., Ltd.

活動

A、基本的溝通功能
需求要求 3——食物／飲料

※範例的呈現

溝通姿勢：近距離的肢體協助、注視他人、移動他人的手、伸手、拉他人的手、給物品、移動物品、近距離或遠距離用手指出。

提示：語言、手勢、照片、圖片、語音輸出系統，或是透過文字書寫表達想要的物品名稱或任何聲音。

口語：語言、手勢、照片、圖片、語音輸出系統，或是透過文字書寫表達多重語詞的訊息，如：我想要吃……。

※活動：成人與兒童

情境：戲劇遊戲區。

材料：購物清單、購物袋、裝食物、餅乾、糖果、飲料空瓶、其他的提示物，必要時加入視覺提示。

過程：將兒童喜歡的食物放在看得到卻拿不到的架子上，示範購物的行程，並在將物品放入袋中時為兒童命名，使用誇張生動的表情互動，並使用口語伴隨手勢、姿勢或圖片線索。再來則鼓勵兒童購物，等待與注視兒童要求拿拿不到的物品；假如兒童並未做出要求，必要時可協助提示，以同樣的方式重複相同的次序，並減少提示的次數。

※活動：小團體

情境：任何活動。

材料：將方便拿取喜愛的糖果與食物分裝成小部分，必要時提供視覺提示。

過程：給兒童些許食物，並在同一時間緩慢且清楚地叫名，將食物拿在兒童看得到的地方，等待並注視兒童進行要求。只要兒童在能說出食物名稱後，立即有出現任何溝通意圖的反應，就給予讚美與些許食物；假如兒童沒有回應，就給予適時的提示。假如兒童使用照片或圖卡，可以貼在背包上或是在兒童的背心貼上小板子（用電話線鑰匙鍊），將這些圖片與照片讓兒童整天攜帶，以相同的方式重複數次，並逐步減低提示的次數。

情境的類化

- 在點心時間要求一樣食物／飲料的名稱。
- 在午餐時間要求一樣食物／飲料的名稱。
- 在烹飪活動能要求一樣食物名稱。
- 能要求食物／飲料來餵食喜歡的角色或玩偶。
- 在閱讀區能要求某物件或需要的物品來扮演故事書中的角色。
- 能在雜貨店的購物時要求食物／飲料。
- 能在餐廳用餐時要求食物／飲料。
- 能在玩廚房遊戲時要求食物／飲料。
- 能在所有具有動機的社會情境中做要求。

English Edition Copyright © 2000 by Paul H. Brookes Publishing Co., Inc.
Complex Chinese Edition Copyright © 2010 by Psychological Publishing Co., Ltd.

活動

A、基本的溝通功能
需求要求 4——物品／玩具

※範例的呈現

溝通姿勢：肢體靠近、注視對方、移動他人的手、伸手拿取、給物品、移動物品、近距離或遠距離用手指出、張開手心做要求。

提示：聲音或口語、手勢、照片、圖片、語音輸出系統，或書寫文字，如：泡泡或裝豆子的袋子。

口語：口語、手勢、照片、圖片、語音輸出系統，或透過文字書寫表達多重語詞的訊息，如：我想要玩泡泡或吹泡泡。

※活動：成人與兒童

情境：體育館。

材料：裝豆子的袋子和鈴鐺，或其他有趣可敲擊的物品，必要時伴隨視覺提示。

過程：將袋子置於兒童的視線高度，並搖晃著說「豆子袋子」，或其他合適的字詞。丟袋子並配合出現一個有趣的結果（例：鈴鐺響），嘗試哪種是兒童喜歡的，再持續丟袋子。誇大與兒童間的活潑互動方式，一旦兒童可以參與，就等待並看著他拿袋子來做要求。只要兒童一丟袋子，就立即以任何具溝通性的方式加以回應，假如兒童不回應，就適時地提示，以相同的態度重複數次，並適時減低提示次數。

※活動：小團體

情境：感官區。

材料：泡泡，必要時伴隨視覺提示。

過程：對著兒童吹泡泡，清晰並緩慢地說著「泡泡」，持續不斷地吹泡泡和拍泡泡，嘗試哪種是兒童喜歡的，誇大與兒童間的活潑互動方式。口語搭配手勢、姿勢或圖卡提示，一旦兒童可以參與其中，就拿著棒子但不吹氣球，等待並看著兒童來要求氣球。只要兒童做出任何要求就立即吹泡泡加以回應，一旦兒童不回應，就適時提示，以相同的態度重複數次，並適時減低提示次數。

情境的類化

- 要求拿取音樂區中架子上拿不到的錄音帶。
- 要求從緊閉的罐子中拿喜歡的點心吃。
- 要求從緊閉的書包裡拿出喜愛的書。
- 在美勞時間要求拿畫架上需要使用的畫刷。
- 在廁所中要求拿取紙巾來擦乾雙手。
- 在書寫區要求拿取寫字用具。
- 要求拿取數量不足的串珠以便依序串好。
- 要求控制滑鼠以便完成喜愛的電腦遊戲。
- 在午餐時間要求拿取不見的器具。
- 在任何具有動機的社會情境中做要求。

English Edition Copyright © 2000 by Paul H. Brookes Publishing Co., Inc.
Complex Chinese Edition Copyright © 2010 by Psychological Publishing Co., Ltd.

活動

A、基本的溝通功能
需求要求 5——喜愛的活動

範例的呈現

溝通姿勢：肢體靠近、注視他人、拉他人的手、給物品、移動物品。

提示：口語、手勢、照片、圖片、語音輸出系統，或書寫文字來表達喜歡活動的名稱或聲響。

口語：口語、手勢、照片、圖片、語音輸出系統，或透過文字書寫表達多重語詞的訊息，如：我想要玩……。

活動：成人與兒童

情境：感官區。

材料：必要時伴隨視覺提示。

過程：將厚軟墊放置在一張矮椅子下。讓兒童坐在椅子上不停地上下彈起，張開你的腳，以便兒童可以在倒落時躺下，在同時間緩慢且清楚地說「搭橋」，然後再次讓兒童上下彈；這時候也可突然讓兒童傾斜滑下，並說出「瀑布」。將兩種活動不停變換且不停為活動命名，嘗試找出兒童喜歡的，並運用誇大活潑的聲音來互動。需要時口語可搭配手勢、姿勢或圖片提示。讓兒童上下不停彈起再突然停止，等待並注視兒童來要求要「搭橋」或是「瀑布」，只要兒童有出現任何溝通意圖就可加以增強，假如兒童沒有回應則可適時提示。以同樣的態度持續相同的順序，並適時減少提示的次數。

活動：小團體

情境：團討時間。

材料：裝豆子的袋子、音樂，必要時使用視覺提示。

過程：在團討時間邊說「傳袋子」或任何合適的字詞，邊讓袋子繞圓圈傳遞，並搭配音樂的播放。當音樂停止就停止傳遞，等待並注視兒童來要求繼續活動，假如兒童沒有回應，就可以適時的提示。以同樣的方式不斷重複，並逐步減低提示的次數。這樣的活動也可以加入多樣的動作，包含豆子袋（例：丟、搖），嘗試找出哪一種最能引起兒童動機。

情境的類化

- 在桌上與兒童玩字母的捉迷藏。
- 在下課時間玩繞著圓圈轉的遊戲。
- 在團討時間將氣球吹起再迅速地放氣。
- 在音樂區跳舞。
- 在體育館玩隧道遊戲。
- 在下課時間玩輪胎鞦韆。
- 玩雙人交叉拍手（Pat-a-cake）。
- 唱 Itsy Bitsy Spider。
- 在任何具有動機的社會情境中要求活動的進行。

English Edition Copyright © 2000 by Paul H. Brookes Publishing Co., Inc.
Complex Chinese Edition Copyright © 2010 by Psychological Publishing Co., Ltd.

活動

A、基本的溝通功能
需求要求 6——完成了

☼範例的呈現

溝通姿勢：肢體靠近、移動他人的手、移動物品、搖晃。

提示：聲音或口語、手勢、照片、圖片、語音輸出系統，或書寫文字來表示「完成了」。

口語：口語、手勢、照片、圖片、語音輸出系統，或透過文字書寫表達多重語詞的訊息，如：我想要結束××活動，或是我已經玩完××遊戲了。

☼活動：成人與兒童

情境：操作區。

材料：不同的豆子、串繩，必要時給予視覺提示。

過程：與兒童一起串珠，大人將兒童眼睛遮住，當串珠完成時大聲說「我完成了」，大人在打開她的眼睛，說「哇」或是「太棒了」，提供兒童有動機的任何增強。不斷重複、停止，並等待兒童在完成串珠時說：我完成了。增強兒童所有出現的溝通方法。假如兒童沒有回應，就適時提供提示，以同樣的方式重複多次，並逐步減低提示次數。

☼活動：小團體

情境：下課時間。

材料：必要時提供視覺提示。

過程：玩「跟隨領袖」的遊戲。由兒童或大人站在隊伍的前方，嘗試找出兒童喜愛的方式，約十到十五秒後說出「結束了」，或任何相關的字詞，以誇張活潑的互動方式，必要時使用口語搭配手勢、姿勢或圖片。開始另一個活動然後再停止活動，等待兒童提出「結束」的溝通意圖，藉由立刻停止活動來回應兒童任何的溝通方式，以同樣的方式不斷重複數次，並逐步減低提示的次數。

策略

- 將一天中每個活動的完成訂為目標。
- 將預期活動予以分類。
- 可能的話，運用每一次自然的互動機會。
- 直到兒童表達出「結束」的意思，才允許兒童離開或去做其他活動。
- 在可預期的時間重複相同的訊息。
- 盡量與兒童保持近距離。
- 給予兒童回應的時間。
- 增加口語示範的使用。

English Edition Copyright © 2000 by Paul H. Brookes Publishing Co., Inc.
Complex Chinese Edition Copyright © 2010 by Psychological Publishing Co., Ltd.

活動

A、基本的溝通功能
需求要求 7——求救

範例呈現

溝通姿勢：肢體靠近、注視他人、移動對方的手或臉、伸手拿取、拉他人的手。

提示：聲音或口語、手勢、照片、圖片、語音輸出系統，或書寫文字來表示「求救」。

口語：口語、手勢、照片、圖片、語音輸出系統，或透過文字書寫表達多重語詞的訊息，如：我需要協助，或在××活動我需要協助。

活動：成人與兒童

情境：美勞時間。

材料：畫畫用具、海綿。

過程：拿著海綿作畫，將海綿放進乾淨並蓋緊密封的容器中，將容器放在兒童前方，等待兒童提出協助。假如兒童沒有回應，就適時地加以提示。以同樣的方式重複數次，並逐步減低提示的次數。

活動：小團體

情境：團討時間。

材料：無。

過程：以成人為中心圍成圓圈，周圍的人往前移動去抱住中間的人，每個人可以哼唱某首與「幫忙」有關的歌。成人可以在被抱住的時候大喊「我需要幫忙」，然後其他人就要立刻將中間的人放開，讓兒童進到中央然後持續遊戲，等待兒童提出協助的要求。假如兒童沒有回應，就適時給予協助，以同樣的方式重複數次，並逐步減低提示的次數。

情境的類化

- 在點心時間或午餐時提出要求，將打不開的罐子打開。
- 要求協助穿上鞋子或夾克。
- 要求協助將拼圖放進框框中。
- 在書本區要求協助拿拿不到的書本。
- 在要離開房間時，要求協助將上鎖的門打開。
- 在下課時間要求協助推動鞦韆。
- 在音樂時間要求協助打開收音機。
- 要求將未插電的電腦打開。
- 在廁所要求拿衛生紙。
- 在任何具有動機的社會情境學習求救。

English Edition Copyright © 2000 by Paul H. Brookes Publishing Co., Inc.
Complex Chinese Edition Copyright © 2010 by Psychological Publishing Co., Ltd.

活動

A、基本的溝通功能

回應他人 1——回應叫名

※範例的呈現

溝通姿勢：肢體靠近、注視他人、揮手、搖頭／點頭。

提示：聲音或口語、手勢、照片、圖片、語音輸出系統，或書寫文字來表示「嗯」或「是」。

口語：語言、手勢、照片、圖片、語音輸出系統，或透過文字書寫表達多重語詞的訊息，如：什麼事？

※活動：成人與兒童

情境：打招呼。

材料：必要時可搭配視覺提示。

過程：在公車前方等並叫兒童的名字，必要時運用口語搭配手勢、姿勢或圖片，等待兒童回應。如果兒童對叫名沒有回應，則適時地提示；一旦兒童對叫名有回應，就以逗趣的方式協助兒童下車。以相同的方式重複數次，並逐步減低提示次數。

※活動：小團體

情境：點心時間。

材料：具有動機的點心，必要時搭配視覺提示。

過程：坐在桌子旁，桌上放能被吸引注意的點心。叫同伴的名字後，等待回應再給予食物。必要時，運用口語並搭配手勢、姿勢或圖片提示。叫名後等待每個兒童做回應，假如兒童沒有回應，就請桌子旁邊的另一位同伴提示。每次只給予少量的點心，且以同樣的方式重複相同的次序並逐步減低提示的次數。

策略

- 善用一天中每個機會做為目標。
- 給兒童時間做回應。
- 試著使用押韻的語言。
- 運用兒童的視覺注意力以決定何時給予提示。
- 盡量與兒童保持近距離。
- 多著眼於兒童具有動機願意溝通的情境中。
- 假如兒童有小名，要確定家庭和所有成員都使用同一個名字。
- 假如兒童可以模仿，就可運用成人／同儕做示範。
- 運用兩位成人：一位幫助兒童，另一位則負責接收訊息。
- 假如兒童有困難，就要評估環境並再次嘗試進入較安靜或較不易分心的環境。

English Edition Copyright © 2000 by Paul H. Brookes Publishing Co., Inc.
Complex Chinese Edition Copyright © 2010 by Psychological Publishing Co., Ltd.

活動

A、基本的溝通功能

回應他人 2——拒絕物品

※範例的呈現

溝通姿勢：移動他人的手、移動物品、近距離手指指示、搖頭。

提示：聲音或口語、手勢、照片、圖片、語音輸出系統，或書寫文字來表示「不」。

口語：語言、手勢、照片、圖片、語音輸出系統，或透過文字書寫表達多重語詞的訊息，如：我不想要這個。

※活動：成人與兒童

情境：書本。

材料：喜愛的書本放在看得到卻拿不到的地方，必要時伴隨視覺提示。

過程：將兒童喜愛的書本放在看得到卻拿不到的書架上，等待兒童來做要求。必要時，使用口語並搭配手勢、姿勢或圖卡提示，要能立即回應要求，但交給兒童不相干且不喜歡的書本，等待兒童拒絕書本。假如兒童沒有回應，就要適時提示他拒絕書本，使用誇張的臉部表情和聲音語調來表示拒絕，立刻將喜愛的書本給兒童。以同樣的方式重複數次，並逐步減低提示的次數。

※活動：小團體

情境：遊戲。

材料：樂透板，必要時給予視覺提示。

過程：玩樂透板，使用非常能吸引兒童動機的板子，交給兒童完全不相干的圖，等待兒童拒絕卡片。假如兒童沒有回應就加以提示，將不相關的圖片拿走，並立刻給予正確的圖片。使用誇張的臉部表情及聲調以維持遊戲的趣味性，隨時監控兒童的挫折容忍度，並確認要替換不正確的卡片。以相同的方式重複數次，並逐步減低提示的次數。

情境的類化

- 當在等待畫刷時給兒童一本書。
- 在自助餐廳給兒童不正確的餐點。
- 給兒童錯誤的夾克或背包。
- 將兒童喜歡的積木藏起來，並交給他與積木不相干的物品。
- 當兒童要求音樂時，播放他不喜歡的音樂。
- 當兒童在串珠時給他不相關的物品。
- 給兒童他不喜歡的電腦遊戲。
- 在寫字區將器具藏起來，交給兒童一根羽毛。
- 在不適當的時間告訴兒童該睡覺了。
- 在所有具動機性的社會情境皆可提示。

English Edition Copyright © 2000 by Paul H. Brookes Publishing Co., Inc.
Complex Chinese Edition Copyright © 2010 by Psychological Publishing Co., Ltd.

活動

A、基本的溝通功能

回應他人 3——拒絕活動

※範例的呈現

溝通姿勢：肢體靠近、將與活動相關的物品推開、搖頭。

提示：聲音或口語、手勢、照片、圖片、語音輸出系統，或書寫文字來表示「不」。

口語：語言、手勢、照片、圖片、語音輸出系統，或透過文字書寫表達多重語詞的訊息，如：我不想要做。

※活動：成人與兒童

情境：美勞活動。

材料：兒童每天的行程表，必要時給予視覺提示。

過程：將兒童每天的行程表排好（活動是兒童有印象且非常熟悉的），在兒童檢查過自己的行程後，介紹錯誤的活動，等待兒童來拒絕活動。假如兒童沒有回應，就加以提示並立刻介紹正確的活動。在互動過程中誇大臉部表情及聲調，以同樣的方式重複數次，並逐步減低提示的次數。

※活動：小團體

情境：遊戲。

材料：選擇板，必要時給予視覺提示。

過程：在遊戲區給兒童做選擇，選擇的項目則依每個兒童有所不同。必要時，運用口語並搭配手勢、姿勢或圖卡提示。一旦兒童做了選擇，就要立即回應，並提供兒童不喜歡的活動，等待兒童拒絕活動，假如兒童沒有回應就適時提示。一旦兒童拒絕活動，就立即給予正確的活動，在互動時誇大臉部表情及聲調。以相同的方式重複數次，並逐步減低提示次數。

☼策略

- 善用一天中每個機會做為目標。
- 多著眼於兒童具有動機願意溝通的情境中。
- 在預期的時間裡重複相同的訊息。
- 在互動時待在兒童身邊，以適當的層次協助他。
- 給兒童時間回應。
- 假如兒童可以模仿，就可運用成人／同儕做示範。
- 運用兩位成人：一個給予肢體協助，另一個負責接收訊息。
- 簡化複雜的語言。
- 必要時使用 AAC 做協助。

English Edition Copyright © 2000 by Paul H. Brookes Publishing Co., Inc.
Complex Chinese Edition Copyright © 2010 by Psychological Publishing Co., Ltd.

活動

A、基本的溝通功能
回應他人 4——回應打招呼

範例的呈現

溝通姿勢：肢體靠近、注視他人、移動他人的臉、揮手。

提示：聲音或口語、手勢、照片、圖片、語音輸出系統，或書寫文字來表示「嗨」。

口語：語言、手勢、照片、圖片、語音輸出系統，或透過文字書寫表達多重語詞的訊息，如：「嗨，什麼事？」

活動：成人與兒童

情境：戲劇遊戲區。

材料：細繩袋子、手指偶（或其他小的有吸引力的物品），必要時搭配視覺提示。

過程：將手指偶放在細繩袋中，盡可能使互動生動活潑。從袋中移動手偶並說「嗨，××（兒童姓名）」，等待兒童回應問候語。假如兒童沒有回應就可適時提示，以相同的方式重複數次，並逐步減低提示次數。

活動：小團體

情境：團討時間。

材料：熟悉的玩偶，必要時給予視覺提示。

過程：在團討時間向每個兒童問候，使用玩偶可協助兒童更加參與其中。必要時，口語搭配手勢、姿勢或圖卡圖示，等待兒童回應問候語。假如兒童沒有回應就適時提示，以相同的方式重複數次，並逐步減低提示次數。

情境的類化

- 能回應團討時間的問候。
- 閱讀立體活動書，並在每一個頁面角色出現時問候。
- 在上下公車時提示。
- 與餐廳人員解釋介入目標，並尋求協助。
- 在玩電腦遊戲時予以提示。
- 問候電視裡或影片中的角色。
- 將感官區中的角色藏起來，一旦找到就可以予以問候。
- 在任何轉銜階段，只要遇見新成員或同儕就要問候。
- 在遊戲時間使用玩具電話練習問候。
- 在所有具動機性的社會情境皆可提示。

English Edition Copyright © 2000 by Paul H. Brookes Publishing Co., Inc.
Complex Chinese Edition Copyright © 2010 by Psychological Publishing Co., Ltd.

活動

A、基本的溝通功能

回應他人 5——回應遊戲的邀請

※範例的呈現

溝通姿勢：肢體靠近、注視他人、伸手拉／推他人的手、給物品、搖頭／點頭。

提示：聲音或口語、手勢、照片、圖片、語音輸出系統，或書寫文字來表示「是」或「當然」。

口語：語言、手勢、照片、圖片、語音輸出系統，或透過文字書寫表達多重語詞的訊息，如：讓我們開始玩××或是我想要玩××。

※活動：成人與兒童

情境：感官區。

材料：搖擺玩具、娃娃，必要時伴隨視覺提示。

過程：將兒童和娃娃放進搖搖船裡，持續搖船然後再突然停止，讓娃娃對著兒童說「讓我們再玩一次吧」，等待兒童做回應。如果兒童沒有回應，就適時提示遊戲的邀請活動，並立刻持續遊戲。以相同的方式重複數次，再逐步減低提示的次數。

※活動：小團體

情境：音樂。

材料：適時伴隨視覺提示。

過程：當兒童圍著圓圈坐時一起哼唱「山谷裡的農夫」（The Farmer in the Dell），讓歌曲唱得盡可能活潑有趣，必要時使用語言並搭配手勢、姿勢或圖片提示。當兒童做選擇時，就等待他的回應。假如兒童沒有回應，就適時提示他接受邀請活動，以相同的方式重複數次，再逐步減低提示的次數。

☼情境的類化

- 能回應玩樂透遊戲時的邀請。
- 能回應與同儕一起繪畫的邀請。
- 在下課時間能回應玩球的邀請。
- 能回應朋友的邀請參與學校課程的打獵活動。
- 能回應朋友的邀請一起坐在自助餐廳裡的位子。
- 在玩「鬼抓人」遊戲時能做回應。
- 在玩蹺蹺板或搖搖船時能回應他人的邀請。
- 在玩雙人交叉拍手（Pat-a-cake）時能回應他人的邀請。
- 在所有具有動機性的社會情境能予以回應。

English Edition Copyright © 2000 by Paul H. Brookes Publishing Co., Inc.
Complex Chinese Edition Copyright © 2010 by Psychological Publishing Co., Ltd.

活動

A、基本的溝通功能
回應他人 6——堅定的同意／接受

※範例的呈現

溝通姿勢：肢體靠近、注視他人、移動他人的頭／臉、搖頭／點頭。

提示：聲音或口語、手勢、照片、圖片、語音輸出系統，或書寫文字來表示「是」或「好的」。

口語：語言、手勢、照片、圖片、語音輸出系統，或透過文字書寫表達多重語詞的訊息，如：是，我想要那個。

※活動：成人與兒童

情境：體育館。

材料：一般的體育器材，並適時伴隨視覺提示。

過程：選擇兒童喜歡的活動（例：盪鞦韆），允許兒童參與活動，並希望從中得到樂趣。一旦兒童能參與其中，就停止活動，並問：「你還想玩嗎？」或任何合適的字詞。等待兒童表示同意，假如兒童沒有回應，就可適時提示，以相同的方式重複數次，並逐步減低提示次數。

※活動：小團體

情境：積木區。

材料：積木，並適時伴隨視覺提示。

過程：建一個小的積木塔或將積木排成一列，同時將積木交給每個兒童，以便他們可以輪流搭建高塔或橋，並誇大活動的互動方式。可突然將積木停住，並問：「你還想要積木嗎？」等待兒童回應。假如兒童沒有回應，就可適時提示來接受積木，以相同的方式重複數次，並逐步減低提示次數。

☼情境的類化

- 將教室裡必備的物件藏起來，如：兒童的椅子。當他看起來很疑惑時，可提示他是什麼東西不見了。
- 在點心時間提供他一個很喜歡的食物，如：糖果。
- 將進行活動時必要的物件拿走（如：畫圖時要用的刷子），並在兒童提出要求時就立刻提供給他。
- 提供兒童喜歡的活動。
- 詢問兒童是否想玩他喜歡的感官活動（如：搔癢）。
- 在當天要結束活動時，詢問兒童是否想要回家。
- 詢問兒童是否想吃午餐。
- 將兒童很依戀的物件（如：可帶來安全感的毯子）藏起來，並詢問他是否想要。
- 在所有具動機性的社會情境皆可提示。

English Edition Copyright © 2000 by Paul H. Brookes Publishing Co., Inc.
Complex Chinese Edition Copyright © 2010 by Psychological Publishing Co., Ltd.

活動

A、基本的溝通功能
回應他人 7——回應私人的問題

※範例的呈現

溝通姿勢：無。

提示：聲音或口語、手勢、照片、圖片、語音輸出系統，或書寫文字來回答問題。

口語：語言、手勢、照片、圖片、語音輸出系統，或透過文字書寫表達多重語詞的訊息，如：我住在××街上。

※活動：成人與兒童

情境：工作時間。

材料：使用卡片提出私人問題，如：「你叫什麼名字？」及「你住在哪裡？」；為兒童準備卡片提示正確答案（將卡片中的答案問題依顏色互相配對），並適時伴隨視覺提示。

過程：選擇兒童喜歡的增強方式，並準備「1-2-3-4」完成板，讓兒童知道他應該要回答三個問題後，才能得到增強（視兒童狀況增減板子上的數字），詢問兒童問題，並適時以口語伴隨姿勢、手勢或圖卡提示。等待兒童回應，假如兒童沒有回應，則適時提示他回答私人問題，以同樣的方式重複數次，並逐步減低提示次數。要注意兒童的分心程度，並且確認休息時間帶來的增強。

※活動：小團體

情境：戲劇遊戲區。

材料：一般的影片介紹、假的麥克風、任何兒童喜歡的配件，並適時給予視覺提示。

過程：先觀賞影片介紹，並要求一個兒童問問題，另一個兒童來回答。根據具體的特徵（兒童的頭髮顏色、眼睛顏色、衣服、喜歡和不喜歡的物品）來做問題顏色卡片，也將答案製作成相關的卡片，給兒童一張問題卡片及另一張正確的答案卡讓同儕來問兒童問題，並等待兒童回答。假如兒童沒有回應，則適時提示他回答問題，以同樣的方式重複數次，並逐步減低提示次數。將兒童間的互動情形拍攝下來觀賞，讓活動變得有趣些，並盡可能多做幾次。

策略

- 盡可能多運用自然的機會做互動。
- 熟記有意義的活動是社交和溝通成功的關鍵。
- 將預期性活動加以分類。
- 多著眼於兒童具有動機願意溝通的情境中。
- 在初期只詢問問題以確定兒童能正確答出答案。
- 在同一時間介紹相同類型的問題。
- 與兒童保持近距離。
- 給兒童時間做回應。
- 簡化語言的複雜度。
- 運用兩個成人：一個使用肢體協助，另一個負責接收訊息。

English Edition Copyright © 2000 by Paul H. Brookes Publishing Co., Inc.
Complex Chinese Edition Copyright © 2010 by Psychological Publishing Co., Ltd.

活動

A、基本的溝通功能
回應他人8——回應他人的評論

範例的呈現

溝通姿勢：無。

提示：聲音或口語、手勢、照片、圖片、語音輸出系統，或書寫文字來回應他人的評論。

口語：語言、手勢、照片、圖片、語音輸出系統，或透過文字書寫表達多重語詞的訊息，如：我有××（物品名稱）。

活動：成人與兒童

情境：電腦。

材料：多媒體教材，適時伴隨視覺提示。

過程：讓兒童玩很喜歡的多媒體教材，如：「祖母與我」（Grandma and Me），並允許兒童往下一頁看。當螢幕上有物品做動作時，大人就可以立刻為物品與動作命名。重複兒童喜愛的活動數次，持續這樣的互動，並只對物品做一次評論，看著兒童並等待他回應評論。假如兒童沒有回應，就適時予以提示，並以相同的方式重複數次，再逐步減低提示的次數。

活動：小團體

情境：美勞活動。

材料：將褐色紙或白紙做成麵包形狀、黃色紙做成起司形狀、綠色紙做成萵苣形狀、紅色紙做成蕃茄形狀、棕色紙做成肉、膠水當成美乃滋。讓三明治裡的每個部分放在小容器裡，且清楚命名，再適時使用視覺提示。

過程：先示範運用每一種紙製作三明治，過程中運用生動、活動的聲調來示範。在兒童開始拿紙一一製作他的三明治，他必須自己為其命名：「我的三明治有蕃茄」或是「蕃茄」。必要時，使用口語並搭配姿勢、手勢或圖卡提示。下一個兒童要能依照他自己加的物件做評論，一直持續讓每個兒童能說出他加了什麼在他的三明治裡。假如兒童沒有回應，就適時加以提示他評論，以相同的方式重複數次，再逐步減低提示的次數。

策略

- 在最自然的情境來提示目標技能的習得。
- 熟記有意義的活動是社交和溝通成功的關鍵。
- 讓社交活動的精熟變為自然的增強物。
- 與兒童保持近距離。
- 簡化語言的複雜度。
- 給兒童時間做回應。
- 將以成人為主導的互動與以兒童為主導的互動做平均分配。
- 針對問題的形式限制口語的使用。
- 在不同的情境中示範相同的語言。

English Edition Copyright © 2000 by Paul H. Brookes Publishing Co., Inc.
Complex Chinese Edition Copyright © 2010 by Psychological Publishing Co., Ltd.

活動

A、基本的溝通功能
評論 1——非預期性的評論

範例的呈現

溝通姿勢：注視他人、移動他人的手／臉、伸手拿取、給物品、搖頭點頭、聳肩。

提示：聲音或口語、手勢、照片、圖卡、語音輸出系統，或書寫文字來說「哎呦」或「喔」（Uh-oh）。

口語：語言、手勢、照片、圖片、語音輸出系統，或透過書寫文字表達多重詞語的訊息，如：「喔，積木倒了！」

活動：成人與兒童

情境：美術活動。

材料：在教室裡的每個活動區放置多個「喔」大型卡片，每個成人也帶著「喔」卡片，兒童則可攜帶或配戴（卡片可以與鈴鐺一起放置也可黏在腰帶）、環繞著手腕或環繞脖子。

過程：在每一次不預期性的改變或事件時，說出「喔」或任何合適的字詞。選擇兒童喜愛的活動，如：推倒積木或將帽子戴在腳上，誇大彼此間互動並活潑化，讓兒童理解出現不預期性改變時可觀察臉部表情，等待兒童出現評論。假如兒童沒有回應，則可適時提示，以同樣的方式重複數次，並逐步減低提示次數。

活動：小團體

情境：裝飾衣物時間。

材料：每個兒童的外套、帽子、手套、背包等，視情況搭配視覺提示。

過程：給兒童錯誤的外套、背包或其他物件，當發現錯誤時突然暫停，然後說「喔」或「哎呦」，再持續製造錯誤，並誇大互動時的表情，運用口語並適時搭配手勢、姿勢或圖片提示。製造錯誤，等待再讓兒童做評論。假如兒童沒有回應，則適時予以提示，以同樣的方式重複數次，並逐步減低提示次數。你可以將裝飾品穿戴在身體的錯誤部位來擴展這樣的互動，如：將外套穿在頭上，或將靴子放在鼻子上。

情境的類化

- 在打掃時，將玩具從遊戲區移到書本區。
- 在積木區將高塔推倒。
- 在團討時間叫錯兒童的名字。
- 在下公車時走向錯誤的地方。
- 給每個兒童錯誤的午餐。
- 在點心時間給兒童空的點心盒。
- 提供兒童與日常生活行程不同的活動。
- 在遊戲時製造錯誤，如：將火車往後推。
- 唱不搭調的歌曲，如：將「王老先生有塊地」（Old MacDonald）唱成 The cow says neith。
- 閱讀非預期性的書本，如：《藍色帽子》（*Blue Hat*）、《綠色帽子》（*Green Hat*）。

English Edition Copyright © 2000 by Paul H. Brookes Publishing Co., Inc.
Complex Chinese Edition Copyright © 2010 by Psychological Publishing Co., Ltd.

活動

A、基本的溝通功能
評論 2——為物品／人物命名

※範例的呈現

溝通姿勢：注視物品、將他人的手推往物品／某人、近距離或遠距離指示。

提示：聲音或口語、手勢、照片、圖卡、語音輸出系統，或書寫文字來說物品或人物的名稱。

口語：語言、手勢、照片、圖片、語音輸出系統，或書寫文字來傳達多重訊息，如：「喔，我看到亞瑟了！」

※活動：成人與兒童

情境：書本。

材料：書本中有兒童喜歡的人物，並適時伴隨視覺提示。

過程：分享熟悉有興趣的書本，在閱讀每一頁時，指著常出現的角色說「我看到××（人物名）了」或任何合適的字詞。運用誇大活潑的互動方式，必要時運用口語搭配手勢、姿勢或圖卡提示。繼續閱讀並指向書中人物，等待兒童命名。假如兒童沒有回應，就要適時提示以相同的方式重複數次，並逐步減低提示的次數。

※活動：小團體

情境：戲劇遊戲區。

材料：大的盤子、湯匙、多種玩具食物，適時伴隨視覺提示。

過程：將不同食物配件放進袋中，一次拿出一種玩具呈現在與兒童視線同高處，清楚地為其命名後，再丟進盤子裡假裝喝湯，以誇張活潑的方式攪拌，再持續拿出物件放入盤子。一旦兒童可以參與，就將食物拿著等待他來命名，假如兒童能為物品命名，就將它丟進盤子裡。假如兒童沒有回應，就要適時提示。以相同的方式重複數次，並逐步減低提示的次數。

☼情境的類化

- 為熟悉的電腦遊戲角色命名。
- 在每一個工作清單或顏色清單上方放置兒童熟悉的人物圖片。
- 為馬鈴薯先生的各配件命名。
- 在教室牆上掛上熟悉人物的海報來讓兒童命名。
- 命名顏色板或絨布板中的物件。
- 將雜誌中不同的熟悉物品剪下、黏貼並命名。
- 逐次將熟悉的物品藏進袋中、拿出並命名。
- 進行尋找熟悉物品的遊戲。
- 閱讀熟悉的書本，如：《我的第一個字》（*My First Word Book*），並為物品命名。
- 在用餐時間，在給予點心時搭配說出「一個給××（兒童名）」。
- 在所有具有動機的社會情境中命名物品或人物。

English Edition Copyright © 2000 by Paul H. Brookes Publishing Co., Inc.
Complex Chinese Edition Copyright © 2010 by Psychological Publishing Co., Ltd.

活動

A、基本的溝通功能
評論 3——說明屬於自己的物品

※範例的呈現

溝通姿勢：伸手拿取、移動物品、碰觸自己。

提示：聲音或口語、手勢、照片、圖卡、語音輸出系統，或書寫文字來說明「這是我的」。

口語：語言、手勢、照片、圖片、語音輸出系統，或書寫文字來傳達多重訊息，如：「這是我的」或是「輪到我了」。

※活動：成人與兒童

情境：電腦。

材料：立體活動書、「輪到我」的卡片，適時給予視覺提示。

過程：輪流控制滑鼠，拿到「輪到我」卡片的人可以控制滑鼠，不順每次當拿到卡片時說「輪到我了」，或是任何適當的字詞。必要時，運用口語搭配手勢、姿勢或圖片提示，交給兒童「輪到我」的卡片，並等待兒童表示這是他自己的。假如兒童沒有回應，則應適時提示他說出「輪到我了」，以相同的方式重複數次，並逐步減低提示的次數。

※活動：小團體

情境：任何活動。

材料：為每個兒童與大人準備椅子，並清楚為其命名後，再適時給予視覺提示。

過程：讓每個兒童去尋找屬於自己的椅子，找到後就示範使用手指出，再坐下說「這是我的」，或任何合適的字詞。當兒童找到他的椅子，就等待兒童來指出是屬於自己的。假如兒童在為椅子命名上沒有回應，就可適時提示。以相同的方式重複數次，並逐步減低提示的次數。

※情境的類化

- 給每個兒童工作，是讓他可以予以命名的（例：我的工作）。
- 在閱讀到自己製作的書本時，可為自己的所有物命名。
- 當午餐被混合放置時，可為自己的所有物命名。
- 當兒童的外套、背包和午餐被混合放置時，可為自己的所有物命名。
- 在玩樂透板時，可為自己的所有物命名。
- 當美勞作品完成後要帶回家時，可詢問：「這是誰的？」來練習為自己的所有物命名。
- 在「泰迪熊郊遊去」的活動時，練習為自己的所有物命名：讓每個兒童帶著自己喜歡的泰迪熊去野餐，再將所有的熊混合以致熊「不見了」，再詢問：「這是誰的熊？」
- 可運用大的「展示—說出」的盒子練習為自己的所有物命名。
- 當在看熟悉的圖片時，可詢問：「這是誰的媽媽？」來練習為自己的所有物命名。
- 在所有具動機性的社會情境中，練習為自己的所有物命名。

English Edition Copyright © 2000 by Paul H. Brookes Publishing Co., Inc.
Complex Chinese Edition Copyright © 2010 by Psychological Publishing Co., Ltd.

活動

A、基本的溝通功能
評論 4——能命名熟悉的人

※範例的呈現

溝通姿勢：肢體協助、注視他人、移動他人的手／臉、伸手拿取、拉手、遠距離手指指示。

提示：聲音或口語、手勢、照片、圖卡、語音輸出系統，或書寫文字來說出他人的名字。

口語：語言、手勢、照片、圖片、語音輸出系統，或書寫文字來傳達多重訊息，如：「看！這是×××（他人姓名）」。

※活動：成人與兒童

情境：工作時間。

材料：將熟悉的人物照片（家裡或學校）掛在套環上或書上，適時伴隨視覺提示。

過程：看著每一張圖片說「××在家裡（或學校）」，需要時運用口語搭配手勢、姿勢或圖片提示。一旦兒童熟悉每張照片也能參與活動後，就在拿起時突然停止，等待兒童為照片中的人命名。假如兒童沒有回應，適時給予提示，以相同的方式重複數次，並逐步減低提示次數。

※活動：小團體

情境：點心時間。

材料：為教室中所有兒童的照片綁上套環，適時給予視覺提示。

過程：每週安排不同的兒童來當點心時間助手，選擇一個具有動機性的工作來讓助手做（例：發餐巾紙、倒果汁），對助手展示同儕的照片，並說「這是×××」或是「將餐巾紙給×××」。在教室裡讓每個兒童重複練習，必要時運用口語並搭配手勢、姿勢或圖片。一旦助手熟悉了其他兒童的名字，就在展示圖片時停止動作，等待兒童對著同儕叫名，假如兒童沒有回應，就適時提示，以相同的方式重複數次，並逐步減低提示次數。這樣的互動過程可以放入一天中的其他活動，如：書寫、發給美勞材料或午餐用具、掛外套和背包時。

情境的類化

- 在看同儕和同伴的照片時為其命名，並在團討時間說「嗨」和「再見」。
- 為工作清單上方熟悉同儕的個人照片命名。
- 在玩追逐遊戲時藉由說「我快要捉到×××了」來練習為熟悉的人命名。
- 在玩躲貓貓時藉由說「×××藏起來了」來練習為熟悉的人命名。
- 藉由閱讀同儕製作的手工書中出現的滑稽事件來練習為熟悉的人命名。
- 在進入或離開教室時，來練習為熟悉的人命名。
- 在玩圖片拼圖時，練習為熟悉的人命名：將熟悉的人的大照片製作成薄板，並將它剪成小張的拼圖部件。
- 在玩遊戲時利用照片來練習為熟悉的人命名：將照片用色紙覆蓋於上並在移開後，讓兒童來猜下方照片的主人。
- 觀賞家裡或學校影片時來練習為熟悉的人命名：將音量關掉學習命名人物。
- 在所有具有動機性的社交情境中，來練習為熟悉的人命名。

English Edition Copyright © 2000 by Paul H. Brookes Publishing Co., Inc.
Complex Chinese Edition Copyright © 2010 by Psychological Publishing Co., Ltd.

活動

A、基本的溝通功能
評論 5——描述行為

範例的呈現

溝通姿勢：注視他人／向他人做手勢表現某項行為、遠距離用手指出、揮手、表演看到的行為。

提示：聲音或口語、手勢、照片、圖卡、語音輸出系統，或書寫文字來說明擦、跳。

口語：語言、手勢、照片、圖片、語音輸出系統，或書寫文字來傳達多重訊息，如：「幫我的手臂擦乳液」或是「×××正在跳跳床」。

活動：成人與兒童

情境：感官區。

材料：乳液，適時給予視覺提示。

過程：將乳液擦在兒童的手、手臂和臉上，且邊說「擦擦擦」、「擦乳液」，或任何適當的字詞。運用活潑生動方式使互動誇張化，必要時，運用口語時搭配手勢、姿勢和圖片提示。一旦兒童可以參與，就在他視線同高處將乳液舉起，然後停止動作，等待兒童說出「擦」。一旦兒童沒有回應就適時予以提示，以相同的方式重複數次，並逐步減低提示的次數。

活動：小團體

情境：團討時間。

材料：攝影機、影片、VCR、電視，適時給予視覺提示。

過程：將兒童拍攝下來，捕捉不同的活動，如：吃午餐、看書、唱歌、跳躍、盪鞦韆、吹泡泡和蓋積木。讓不只一個兒童表現同樣的行為，在觀賞影片時，用清楚的聲音說：「×××（兒童姓名）在做○○○（行為名稱）」，必要時，運用口語搭配手勢、姿勢或圖片圖示。觀賞數次直到兒童熟悉為止，在下一回播放時將音量關掉，等待兒童為行為做描述。一旦兒童沒有回應就適時予以提示，以相同的方式重複數次，並逐步減低提示的次數。

情境的類化

- 閱讀有動作的書本，如：《遊戲》（*Playing*）或是《爸爸和我》（*Daddy and Me*）。
- 在體育館玩「老師說」。
- 使用 Laureate First Verbs 或相似的電腦遊戲。
- 唱有動作表現的熟悉歌曲，如：「五隻小猴子」（Five Little Monkeys）或「公車上的輪胎」（Wheels on the Bus）。
- 為下課時間的活動命名，如：盪鞦韆、溜滑梯或跑步。
- 將兒童喜愛的活動作成手工書。
- 將一個美術活動製作程序列性圖片（例：先塗顏色、剪開再塗膠水）。
- 使用多種不同的發條玩具（例：會走、爬、跳、游泳）。
- 玩包含很多動作的樂透板。
- 在所有具有動機性的社交情境下練習描述行為。

English Edition Copyright © 2000 by Paul H. Brookes Publishing Co., Inc.
Complex Chinese Edition Copyright © 2010 by Psychological Publishing Co., Ltd.

活動

A、基本的溝通功能
評論 6——描述地點

※範例的呈現

溝通姿勢：遠距離手指指示。

提示：聲音或口語、手勢、照片、圖卡、語音輸出系統，或書寫文字來說明地點，如：在裡面。

口語：語言、手勢、照片、圖片、語音輸出系統，或書寫文字來傳達多重訊息，如：「×××（物品名）在盒子裡」。

※活動：成人與兒童

情境：電腦。

材料：「貝利的書屋」（Bailey's Book House）或任何其他的電腦遊戲是會將物品或人物隱藏起來，適時給予視覺提示。

過程：玩「貝利的書屋」（Bailey's Book House），並特別使用“Edmo”和“Houdini”的部分（包含狗、小丑和狗屋），將音量關掉。假如兒童能書寫，可讓他用紙蓋住內容，為行為命名，如：「Edmo 在樹屋裡」或「在裡面」。運用活潑的方式使互動方式誇張化，持續進行遊戲但未將地點命名，等待兒童描述地點。一旦兒童沒有回應就適時予以提示，以相同的方式重複數次，並逐步減低提示的次數。

※活動：小團體

情境：下課時間。

材料：大盒子，適時搭配視覺提示。

過程：鼓勵兒童爬上、爬進、往下爬或圍繞著盒子，並搭配著說「×××

在盒子下」、「在後方」，或任何合適的字詞，看看哪一個活動是兒童喜愛的。運用活潑的方式使互動方式誇張化，必要時運用口語時搭配手勢、姿勢和圖片提示。持續不斷地遊戲，一旦兒童移動往新的位置就停止，並等待兒童描述地點。假如兒童沒有回應就適時予以提示，以相同的方式重複數次，並逐步減低提示的次數。

情境的類化

- 閱讀書本，如：《小波在哪裡？》（*Where's Spot?*）。
- 閱讀描述兒童位於不同位置的手工書。
- 拿玩偶或填充絨毛娃娃玩。
- 拿內容有關描述位置的電腦遊戲玩。
- 玩尋寶遊戲。
- 玩躲貓貓。
- 將有趣的物品藏進沙盒中或米裡。
- 彩繪隱藏式圖畫。
- 玩彈跳玩具箱。
- 在所有具有動機性的社交情境中練習描述位置。

English Edition Copyright © 2000 by Paul H. Brookes Publishing Co., Inc.
Complex Chinese Edition Copyright © 2010 by Psychological Publishing Co., Ltd.

活動

A、基本的溝通功能

評論 7——描述物品屬性

☼範例的呈現

溝通姿勢：不適用。

提示：聲音或口語、手勢、照片、圖卡、語音輸出系統，或書寫文字來說明紅色或小的。

口語：語言、手勢、照片、圖片、語音輸出系統，或書寫文字來傳達多重訊息，如：「這是紅色的鳥」或是「我看到小車子」。

☼活動：成人與兒童

情境：美勞活動。

材料：繪畫、畫刷、紙，適時搭配視覺提示。

過程：準備一張寫有 123 順序的紙，將大的數字註明在圖畫的各個位置，並提供代號給兒童（如：1 是藍色、2 是黑色、3 是紅色），在兒童著色時，邊說湯瑪士是藍色的、輪子是黑色的，或其他適當的字詞。當兒童持續畫畫時，突然碰觸該顏色然後停止，等待兒童來為顏色命名。假如兒童沒有回應就適時予以提示，以相同的方式重複數次，並逐步減低提示的次數。

☼活動：小團體

情境：書本。

材料：書本內容是重複敘述屬性的，如：《瑪麗穿著她的紅裙子》（*Mary Wore Her Red Dress*），和《亨利穿上他綠色的運動鞋》（*Henry Wore His Green Sneakers*）或《棕熊》（*Brown Bear, Brown Bear*）、絨布板配件，適時搭配視覺提示。

過程：閱讀書本，當每個屬性被逐一描述時，就將相關的部件放在絨布板上。一旦兒童熟悉後，就重複相同語句，如：瑪麗穿著她的______或我看見______然後停止動作，等待兒童來描述屬性。假如兒童沒有回應就適時予以提示，以相同的方式重複數次，並逐步減低提示的次數。在故事完成後，就將絨布板上的物件移開，並在移開時一一為其命名，指向其中一個，並提供機會讓兒童在移開前能再次敘述屬性。

情境的類化

- 在團討時間運用顏色代號代表每個兒童的姓名。
- 將大大小小的物品藏進沙盒中。
- 使用食物顏色來變化感官物件的顏色，如：雪、冰和米。
- 當在玩電腦遊戲時關掉音量。
- 在教室四周將顏色形狀或其他物件藏起來，並使用手電筒來尋找。
- 蒐集可用來玩扮家家酒的大小不同的餅乾刀子、桿麵棍和其他器具。
- 用有顏色的積木蓋房子。
- 為每個兒童製作圖表或書本，可用來描述屬性。
- 使用不同顏色和大小的珠子來串珠。
- 在所有具有動機性的社交情境中練習描述屬性。

English Edition Copyright © 2000 by Paul H. Brookes Publishing Co., Inc.
Complex Chinese Edition Copyright © 2010 by Psychological Publishing Co., Ltd.

活動

A、基本的溝通功能
評論8——描述過去的事件

※範例的呈現

溝通姿勢：不適用。

提示：聲音或口語、手勢、照片、圖卡、語音輸出系統，或書寫文字來說事件名稱。

口語：語言、手勢、照片、圖片、語音輸出系統，或書寫文字來傳達多重訊息，如：「我在玩積木遊戲」或是「我和爸爸一起吃早餐」。

※活動：成人與兒童

情境：工作時間。

材料：將一天中的所有活動條列在紙上，在每個活動旁附上「是」、「否」欄位，並預留書寫空間。

過程：兒童在每一天即將結束時完成該清單，能將每個活動定義清楚，並指出他是否有參與其中（圈選是或否）。假如答案是「是」，兒童就必須描述該活動或事件（例：跟誰玩或做了什麼），適時給予提示。在每天回家時，也要讓他帶一張回家，以便兒童可對著家庭成員練習描述一天的事件。以相同的方式每天重複，並逐步減低提示次數。

※活動：小團體

情境：遊戲。

材料：不同的遊戲，適時搭配視覺提示。

過程：使用拍立得相機拍下每個兒童活動的照片，並在遊戲結束時讓兒童圍坐成一圈，接著詢問兒童：「剛剛玩了什麼？」等待兒童來描述事件。假如兒童沒有回應，就適時以圖片予以提示，以相同的方式重複數次，並逐步減低提示的次數。

情境的類化

- 在月曆上使用符號標示出過去的事件，以告知兒童關於事件的發生。
- 在團討時間讓兒童分享在家發生的事。
- 使用手工書來描述旅行的事，並讓兒童們都能看見。
- 運用遊戲，如：立體書，使兒童能描述出事件發生的經過。
- 在每個活動完成後要求兒童敘述給大人聽。
- 將熟悉的家庭活動（例：去公園）照片放置在相簿中。
- 閱讀有關於每個兒童個別的回憶書。
- 將每個活動製成連環圖畫，以便描述剛才發生的事件。
- 提供一本描述點心時間如何製備的食譜。
- 在所有具有動機性的社交情境中練習描述過去的事件。

English Edition Copyright © 2000 by Paul H. Brookes Publishing Co., Inc.
Complex Chinese Edition Copyright © 2010 by Psychological Publishing Co., Ltd.

活動

A、基本的溝通功能
評論 9——描述未來的事件

範例的呈現

溝通姿勢：不適用。

提示：聲音或口語、手勢、照片、圖卡、語音輸出系統，或書寫文字來說一事件名稱（例：體育館）。

口語：語言、手勢、照片、圖片、語音輸出系統，或書寫文字來傳達多重訊息，如：「今天我們要去體育館喔！」

活動：成人與兒童

情境：團討時間。

材料：每日的行程表。

過程：在到達學校時複習兒童的行程表，並為將發生的活動描述「今天我們將要○○○（活動名稱）」，或任何合適的字詞。指著兒童一天的行程但不使用口語，等待兒童來描述當天即將發生的事件。假如兒童沒有回應，就適時以圖片予以提示，以相同的方式重複數次，並逐步減低提示的次數。

活動：小團體

情境：烹飪時間。

材料：任何可以完成烹飪活動所需的東西、活動的圖片。

過程：經常烹煮相同的食譜讓兒童對流程熟悉，使用照片、圖片或文字來代表烹飪活動內容，告知兒童該煮什麼，並詢問他們接下來的順序。假如兒童沒有回應，就適時以圖片予以提示，以相同的方式重複數次，並逐步減低提示的次數。

☼情境的類化

- 在轉銜時就說明下一個活動為何。
- 運用月曆說明未來的事件及假期。
- 在參與活動前就做選擇。
- 在早上時就告知兒童午餐要吃什麼。
- 在上公車前就指示兒童將要去哪裡，以及會看到誰。
- 在旅行前就蒐集相關的圖片在班上展示。
- 計畫一週的點心菜單。
- 計畫一週的烹飪活動菜單。
- 在週五時描述週末的計畫。
- 在所有具有動機性的社交情境中練習描述未來的事件。

English Edition Copyright © 2000 by Paul H. Brookes Publishing Co., Inc.
Complex Chinese Edition Copyright © 2010 by Psychological Publishing Co., Ltd.

活動

A、基本的溝通功能

要求訊息 1——注意力

※範例的呈現

溝通姿勢：肢體協助、注視他人、拉他人的手。

提示：聲音或口語、手勢、照片、圖卡、語音輸出系統，或書寫文字來說他人的名字。

口語：語言、手勢、照片、圖片、語音輸出系統，或書寫文字來傳達多重訊息，如：對不起，×××（同儕姓名），我可以玩嗎？

※活動：成人與兒童

情境：任何活動。

材料：所有成人／同儕多樣的小照片，適時搭配視覺提示。

過程：將照片貼在教室裡可拿到的溝通板上，並製作一些只包含照片的板子，確定他們隨時可在教室中拿到。任何時間只要兒童有溝通意願，就可引導他們去拿想要與之溝通的人的圖片，並說出名字。每天持續相同的過程，並在拿到照片後突然停止，等待兒童藉由叫他人的名字要求注意。假如兒童沒有回應就適時予以提示，以相同的方式重複數次，並逐步減低提示的次數。

※活動：小團體

情境：任何活動。

材料：黏貼標籤，適時搭配視覺提示。

過程：將教室裡的所有成人與同儕名字寫在黏貼標籤上，並將標籤貼在每個人的前臂或其他位置。每當兒童有溝通意圖時，就示範讓他知道，可輕輕拍打該溝通夥伴的前臂，並說出標籤上的名字。藉由兩位成人經常持續同樣的過程示範是很有幫助的。一旦兒童熟悉這樣的過程，就可等待任何溝通的機會，及留意其溝通的工具。假如兒童在第一次注意力的吸引沒有回應，就適時予以提示，以相同的方式重複數次，並逐步減低提示的次數。

策略

- 在兒童有動機的所有社交情境下，要求兒童的注意力。
- 運用兩位成人：一位運用肢體協助兒童，另一位負責接收訊息。
- 將預期性事件予以分類。
- 與兒童維持近距離的互動。
- 需要時使用 AAC 協助。
- 使用更清楚的非語言提示。
- 給兒童時間回應。
- 在兒童注意前刻意忽略。
- 指導有意義與合適的方法來吸引注意力，以取代不合適的參與行為。
- 在預期的時間裡重複相同的訊息。
- 假如兒童能模仿，就運用合適的成人與同儕示範。

English Edition Copyright © 2000 by Paul H. Brookes Publishing Co., Inc.
Complex Chinese Edition Copyright © 2010 by Psychological Publishing Co., Ltd.

活動

A、基本的溝通功能
要求訊息 2——關於物品的訊息

※範例的呈現

溝通姿勢：不適用。

提示：聲音或口語、手勢、照片、圖卡、語音輸出系統，或書寫文字來說：「什麼？」

口語：語言、手勢、照片、圖片、語音輸出系統，或書寫文字來傳達多重訊息，如：「這是什麼？」

※活動：成人與兒童

情境：感官區。

材料：大的毯子、不同的物品，適時搭配視覺提示。

過程：將物品藏在毯子下，並說：「毯子下面有什麼？」或其他合適的字詞。運用活潑的聲調將互動誇張化，持續藏東西但沒有說話，等待兒童提出要求獲得訊息。假如兒童沒有回應，就適時予以提示來詢問：「那是什麼？」以相同的方式重複數次，並逐步減低提示的次數。

※活動：小團體

情境：美術區。

材料：不同材質與大小不同的物品、袋子，適時搭配視覺提示。

過程：將物品放進袋子裡，在看不到的情況下將手伸進袋子裡，在拿到物品時，可描述該物品的感覺然後問：「這是什麼？」等待兒童為其命名然後再伸手進袋子裡。運用活潑的聲調將互動誇張化，讓每個兒童輪流玩「神秘袋」。假如兒童沒有詢問：「這是什麼？」就適時予以提示，以相同的方式重複數次，並逐步減低提示的次數。

情境的類化

- 在玩樂透遊戲時詢問：「這是什麼？」
- 將所有物品藏起來，並在下午茶時間詢問：「我們需要什麼？」
- 詢問同儕他們中午想吃什麼？
- 玩「什麼不見了」的遊戲。
- 閱讀《我要找》（*I Spy*）的書籍。
- 在戶外教學時指向有趣的物件，並詢問：「這是什麼？」
- 和兩個兒童一起玩障礙遊戲，其中一個來詢問另一個：「這是什麼？」
- 在所有具有動機的社交情境中詢問關於物品的訊息。

English Edition Copyright © 2000 by Paul H. Brookes Publishing Co., Inc.
Complex Chinese Edition Copyright © 2010 by Psychological Publishing Co., Ltd.

活動

A、基本的溝通功能
要求訊息 3——關於人物的訊息

☼範例的呈現

溝通姿勢：不適用。

提示：聲音或口語、手勢、照片、圖卡、語音輸出系統，或書寫文字來說：「是誰？」

口語：語言、手勢、照片、圖片、語音輸出系統，或書寫文字來傳達多重訊息，如：「是誰藏起來了？」

☼活動：成人與兒童

情境：遊戲區。

材料：無線電對講機、另一位成人，適時搭配視覺提示。

過程：使用無線電對講機讓兒童了解他們應如何工作，將兒童的眼睛矇上，或將他們放到無法看到成人的位置，使用無線電對講機，並等待他們來問：「你是誰？」假如兒童沒有回應就適時予以提示，以相同的方式重複數次，並逐步減低提示的次數。

☼活動：小團體

情境：音樂區。

材料：大瓶子、假的餅乾或其他有趣的物品，適時搭配視覺提示。

過程：給每個兒童假的餅乾，其中一個兒童被矇眼坐在圓圈中間，另一個兒童則在他後方拿著餅乾，並且拿走被矇眼兒童的餅乾，然後將餅乾藏進瓶子裡，大家就一起唱「是誰將餅乾放進餅乾罐裡？」讓中間的兒童來猜是誰拿走餅乾，注意中間的兒童是否詢問：「是誰將餅乾放進餅乾罐裡？」假如兒童沒有回應就適時予以提示，以相同的方式重複數次，並逐步減低提示的次數。

情境的類化

- 與他人或不同角色人物玩樂透遊戲。
- 玩音樂椅子或鬼抓人遊戲，並詢問：「誰出局了？」
- 將玩偶藏進袋子裡，並詢問：「是誰在袋子裡呢？」
- 閱讀如：《你看到我的鴨寶寶嗎？》（*Have You Seen My Duckling*？）的書，讓兒童來猜猜敘述的人是誰。
- 在團討時間討論早上誰不見了。
- 閱讀有關於兒童的家庭故事，並詢問是「誰」的問題。
- 玩有關「是誰穿著紅運動鞋？」的遊戲。
- 閱讀如：《瑪麗穿著她的紅洋裝》（*Mary Wore Her Red Dress*）的書籍。
- 在所有具有動機的社交情境中詢問關於人物的訊息。

English Edition Copyright © 2000 by Paul H. Brookes Publishing Co., Inc.
Complex Chinese Edition Copyright © 2010 by Psychological Publishing Co., Ltd.

活動

A、基本的溝通功能
要求訊息 4——關於動作的訊息

※範例的呈現

溝通姿勢：不適用。

提示：聲音或口語、手勢、照片、圖卡、語音輸出系統，或書寫文字來說××（同儕姓名）在做什麼？

口語：語言、手勢、照片、圖片、語音輸出系統，或書寫文字來傳達多重訊息，如：××（同儕姓名）在積木區做什麼呢？

※活動：成人與兒童

情境：書本區。

材料：在教室中準備兒童製作的手工書，內容是關於表現多種有趣、滑稽的動作／活動，適時搭配視覺提示。

過程：與兒童一同閱讀書籍，在每一頁重複詢問「××在做什麼？」或任何合適的字詞，每天持續閱讀書本，並在指向第一張圖片後停止動作，等待兒童詢問關於該動作的訊息。假如兒童沒有回應，就適時予以提示來詢問「××在做什麼？」的問題，以相同的方式重複數次，並逐步減低提示的次數。

※活動：小團體

情境：音樂區。

材料：適時搭配視覺提示。

過程：哼唱「如果你快樂」（If You're Happy and You Know It）的歌曲，讓一個兒童出來表演動作，而另一個兒童閉上眼睛詢問：「他在做什麼？」之後則讓所有的兒童持續表現動作，看看兒童喜歡的是哪一種。持續遊戲、等待、觀察閉眼的兒童是否有對動作提出詢問。假如兒童沒有回應，就適時予以提示來詢問：「他在做什麼？」以相同的方式重複數次，並逐步減低提示的次數。

情境的變化

在以下的活動中詢問「他在做什麼」的問題：

- 安靜地觀賞教室活動的影片。
- 在工作時間使用行動卡。
- 在戲劇遊戲中運用有趣的玩偶表現不同的行為。
- 讓一個兒童擔任體育館的報告者，並攜帶記有全班活動的紀錄。
- 閱讀關於描述行為的書籍（例：《動物動作 ABC》（*Animal Action ABC*）、《跳》（*Jump*）、《拍拍手》（*Clap Your Hands*）。
- 將積木推倒。
- 玩多種聲光玩具。
- 在所有具動機性的社交情境中詢問關於動作的訊息。

English Edition Copyright © 2000 by Paul H. Brookes Publishing Co., Inc.
Complex Chinese Edition Copyright © 2010 by Psychological Publishing Co., Ltd.

活動

A、基本的溝通功能
要求訊息 5——是／否問題的訊息

※範例的呈現

溝通姿勢：不適用。

提示：聲音或口語、手勢、照片、圖卡、語音輸出系統，或書寫文字來詢問簡單的問題。

口語：語言、手勢、照片、圖片、語音輸出系統，或書寫文字來傳達多重訊息，如：我可以拿××（物品名稱）嗎？

※活動：成人與兒童

情境：遊戲。

材料：玩具角色、細繩袋子，適時搭配視覺提示。

過程：將所有角色放進袋子裡，拿出熟悉的角色，並由另一位成人詢問：「這是大鳥嗎？」在有人回應後增強問問題的人，嘗試找出什麼是兒童喜愛的方式（例：讓某一角色跳出來）。運用活潑的聲調將互動誇張化，必要時運用口語，並適時搭配手勢、姿勢或圖片提示。持續玩著遊戲，讓兒童可從袋子中拿出各種角色，等待兒童來要求得到訊息。假如兒童沒有回應，就適時予以提示來詢問：「這是××嗎？」以相同的方式重複數次，並逐步減低提示的次數。

※活動：小團體

情境：團討時間。

材料：為每個兒童準備有趣的帽子、魔鬼粘及多組配對的圖卡，適時搭配視覺提示。

過程：讓每個兒童戴上附有圖片的帽子，與自己圖片的配對圖應要出現在另一個兒童的帽子上，讓每個兒童輪流將他們帽子上的圖片移走，並尋找可與其他同儕配對的，當他們發現有可配對的，就必須詢問該同儕：「我可以拿走○○圖片嗎？」或是任何合適的字詞。運用活潑的聲調將互動誇張化，並在必要時運用口語搭配手勢、姿勢或圖片提示。假如兒童沒有回應，就適時藉由詢問是／否問題予以提示，以相同的方式重複數次，並逐步減低提示的次數。

情境的類化

- 在用餐時間，讓教室裡的助手詢問每個兒童：「你想要吃什麼？」
- 玩撲克牌的釣魚遊戲。
- 玩抽鬼牌遊戲。
- 在活動完成前要求兒童徵求同意。
- 請午餐助手詢問兒童是否想要吃午餐。
- 將戲劇遊戲區布置成像餐廳一樣的遊戲，來鼓勵兒童使用是否問題。
- 閱讀相關書籍，如：《你的媽媽是駱馬嗎？》（*Is Your Mama a Llama?*）或是《你有看到我的鴨寶寶嗎？》（*Have You Seen My Duckling?*）
- 為了玩遙控汽車，將控制器交給另一成人，使得兒童必須去做要求。
- 在所有具有動機性的社交情境中練習提出是／否的問題以尋求訊息。

English Edition Copyright © 2000 by Paul H. Brookes Publishing Co., Inc.
Complex Chinese Edition Copyright © 2010 by Psychological Publishing Co., Ltd.

活動

A、基本的溝通功能
要求訊息 6——關於地點的訊息

範例的呈現

溝通姿勢：不適用。

提示：聲音或口語、手勢、照片、圖卡、語音輸出系統，或書寫文字來表示在哪裡？

口語：語言、手勢、照片、圖片、語音輸出系統，或書寫文字來傳達多重訊息，如：今天○○（物品名稱）在哪裡？

活動：成人與兒童

情境：體育館。

材料：喜歡的物品，適時搭配視覺提示。

過程：將喜歡的物品（例：湯瑪士火車）藏在不同的地方，從藏在衣物（例：口袋中）開始，逐步將藏匿的地點距離拉大，以增加遊戲的困難度，並說「車子在哪裡？」或任何適當的字詞。持續不斷地玩遊戲，然後突然將物品藏起來再停止動作，等待兒童是否詢問：「××在哪裡？」假如兒童沒有回應，就適時提示詢問物品所在位置，以相同的方式重複數次，並逐步減低提示的次數。

活動：小團體

情境：任何活動。

材料：兩個相同的盒子、有趣角色玩偶，如：芝麻街的大鳥或Elmo，適時搭配視覺提示。

過程：圍坐著圓圈展示給兒童看兩個相同的盒子，將玩偶放進其中一個盒子裡，再將盒子繞著圓圈傳下去，並以「兩隻老虎」（Frère Jacgues）的音調唱著「大鳥在哪裡？」（Where is Big Bird？），並在音樂結束時讓拿到盒子的兒童打開。運用活潑的聲調將互動誇張化，並在必要時運用口語，搭配手勢、姿勢或圖片提示，持續進行遊戲；在傳遞時突然停止，等待兒童是否提出尋找物品所在位置的問題。假如兒童沒有回應，就適時詢問「大鳥在哪裡」的問題予以提示，以相同的方式重複數次，並逐步減低提示的次數。

情境的類化

- 將物品藏起來並使用手電筒尋找。
- 玩電腦遊戲裡某種躲貓貓遊戲，如：JumpStart Toddler。
- 閱讀有關於隱藏折疊板的書，如：《小波在哪裡？》（*Where's Spot?*）。
- 在音樂時間唱類似「大姆哥」（Where is Thumpkin?）的手指謠。
- 在戲劇遊戲時間躲進娃娃家裡。
- 將操作區裡的一兩片拼圖藏起來。
- 在早晨的團討時間詢問每一個出席的人的位置。
- 將物品藏在感官桌。
- 在習作單上將線條畫上色。
- 在所有具有動機的社交情境中詢問關於地點的訊息。

English Edition Copyright © 2000 by Paul H. Brookes Publishing Co., Inc.
Complex Chinese Edition Copyright © 2010 by Psychological Publishing Co., Ltd.

活動

A、基本的溝通功能
要求訊息 7——關於時間的訊息

※範例的呈現

溝通姿勢：不適用。

提示：聲音或口語、手勢、照片、圖卡、語音輸出系統，或書寫文字來表示什麼時候？

口語：語言、手勢、照片、圖片、語音輸出系統，或書寫文字來傳達多重訊息，如：什麼時候才要回家？

※活動：成人與兒童

情境：到達某處。

材料：尚未依順序放好的行程表圖片，適時搭配視覺提示。

過程：在同一時間將兒童自己的行程表交給他，將圖卡呈現在與視線同高處，並詢問：「什麼時候吃午餐？」或其他合適的字詞，並將午餐的圖卡放進行程表中。在必要時運用口語，搭配手勢、姿勢或圖片提示，多重複幾次相關的行程表圖片練習，直到兒童熟悉所有的過程，然後再突然將圖片拿著不動，等待兒童是否有出現任何溝通意圖。假如兒童沒有回應，就適時詢問「什麼時候？」的問題予以提示，以相同的方式重複數次後，逐步減低提示的次數，並在每天重複相同的活動。

※活動：小團體

情境：團討時間。

材料：日曆、符號／圖片代表當月重要節日的意思，適時搭配視覺提示。

過程：每個月討論月曆內容，在一個月的第一天，將代表生日的代號拿出來，並詢問：「這是誰的生日？」在必要時運用口語，搭配手勢、姿勢或圖片提示，並在之後重複相同的過程，再詢問有關該月中另一特別的日子，在重複數天之後，要求兒童擔任月曆幫手，將代號交給兒童，並等待看他是否會詢問有關於時間的問題。假如兒童沒有回應，就適時提出「什麼時候？」的問題予以提示，以相同的方式重複數次，並逐步減低提示的次數。

情境的變化

- 一起玩月份與假日的樂透遊戲板。
- 在團討時間詢問兒童關於生日的問題。
- 條列出完整的烹飪過程。
- 與兒童討論有關活動完成前後的問題。
- 閱讀一本書，並討論故事發生的前後順序。
- 玩有關衣物與季節的樂透遊戲。
- 玩有關假期的樂透遊戲。
- 閱讀有關季節的書籍，如：《媽媽我愛你》（*I love You, Mama*）、《一年當中的任何時刻》（*Any Time of the Year*）。
- 在所有具有動機的社交情境中詢問有關於時間的訊息。

English Edition Copyright © 2000 by Paul H. Brookes Publishing Co., Inc.
Complex Chinese Edition Copyright © 2010 by Psychological Publishing Co., Ltd.

活動

A、基本的溝通功能
要求訊息 8——關於原因的訊息

※範例的呈現

溝通姿勢：不適用。

提示：聲音或口語、手勢、照片、圖卡、語音輸出系統，或書寫文字來表示為什麼？或是怎麼會？

口語：語言、手勢、照片、圖片、語音輸出系統，或書寫文字來傳達多重訊息，如：為什麼會這樣做？

※活動：成人與兒童

情境：遊戲。

材料：拿出具因果關係的樂透板，適時搭配視覺提示。

過程：玩樂透板時將圖片拿起來，如：雨傘，並詢問：「我們什麼時候要拿雨傘啊？」而兒童必須從板子上去找「下雨」的圖卡使兩者配對。持續相同的過程，直到兒童理解並能參與其中，再突然將圖片拿起後停止，等待看兒童是否能詢問原因。假如兒童沒有回應，就適時詢問「為什麼」的問題予以提示，以相同的方式重複數次，並逐步減低提示的次數。

※活動：小團體

情境：感官／科學區。

材料：各種兒童可以實驗的材料，如：鹽、糖、醋、小蘇打、玉米粉、水和食用色素（要確定每一樣都是無毒的），適時搭配視覺提示。

過程：設立一個是可以讓兒童實驗不同部分的平台，他們將學習有關為什麼有些東西會溶解有些則不會的原則，讓兒童去實驗，並在第一天讓兒童對該活動大致熟悉。一旦活動熟悉後，就可讓兒童練習，並示範提出他們所觀察到是什麼的問題。在必要時運用口語，搭配手勢、姿勢或圖片提示，重複直到全班都經驗過，等待並注意兒童是否會依照他們的經驗提出「為什麼」的問題。假如兒童沒有回應，就適時藉由詢問原因的問題予以提示，以相同的方式重複數次，並逐步減低提示的次數。

策略

- 製作一個具體的連結，說明一個行動＋因為＋前事。
- 熟記有意義的活動是達到社交與溝通成功的關鍵。
- 在可預期時間裡重複相同的訊息。
- 大人主導的活動與由兒童主導的活動要達到平衡。
- 將複雜的語言簡化。
- 給兒童回應的時間。
- 運用兩個成人：一是以肢體協助兒童，另一個則負責接收訊息。
- 假如兒童可以模仿，則運用合適的成人／同儕進行示範。
- 在所有具有動機性的社交情境中練習詢問關於原因的問題。

English Edition Copyright © 2000 by Paul H. Brookes Publishing Co., Inc.
Complex Chinese Edition Copyright © 2010 by Psychological Publishing Co., Ltd.

活動

B、社會情緒技能
表達情感 1——在沮喪時會要求要休息

※範例的呈現

溝通姿勢：移動他人的手、伸手拿取、拉他人的手。

提示：聲音或口語、手勢、照片、圖卡、語音輸出系統，或書寫文字來表示休息或其他合適的字。

口語：語言、手勢、照片、圖片、語音輸出系統，或書寫文字來傳達多重訊息，如：我需要休息一下。

※學習運用目標性訊息來代替行為

情境：所有會讓兒童感到高度不舒服或分心的情境。

材料：準備一個實物（例：物品、照片、圖片、文字書寫）給兒童代表休息的意思——對自閉症兒童來說，通常都缺乏用語言表達出任何代替問題行為的溝通方式，因此有實際的物品可作代表，甚至對有口語的兒童來說都是很有效的。

過程：在一個對兒童有挑戰的情境中與其一起工作，等待兒童表現出某種程度的不安時，就呈現出休息的代號並安靜地引導他到休息區。休息對兒童來說是要能冷靜下來而非增強他，要維持中性的影響力，並避免讓兒童參與任何討論，包含讓兒童坐在椅子上或是在走廊走動的方式，這些休息必須能有明確的結束點，並能讓兒童能回到活動中，對休息的要求並不等同於結束工作的要求。持續預期兒童的分心狀況，並拿起符號牌引導他接近，以期最後兒童能自行完成所有過程。最後目標希望兒童能在無任何提示下自動要求休息，以相同的方式重複數次，直到兒童的所有溝通意圖都能被了解，甚至可以充分使用這項能力。逐漸限制原本可預期的休息次數，一旦兒童能向不同成人提出休息的請求，就可以開始鼓勵他對同儕提出要求了。

策略

- 指導兒童有意義的社交和溝通的行為，以替代兒童當下表現的不適當行為。
- 提供兒童最大的協助來達到成功。
- 避免在每個時間使用相同的方式提示。
- 在出現不同的問題類型時避免使用口語提示。
- 簡化語言的複雜度。
- 使用 AAC 的輔助，使兒童在不同的情境下能使用一致。
- 維持休息時間長度的一致性，並使用計時器或時鐘清楚獲知何時結束。
- 觀察什麼情境會造成兒童分心。
- 忽視任何兒童的溝通意圖；盡可能保持中立。
- 將預期性事件加以分類。
- 使用非口語增強方式來反映兒童的情緒狀態。

English Edition Copyright © 2000 by Paul H. Brookes Publishing Co., Inc.
Complex Chinese Edition Copyright © 2010 by Psychological Publishing Co., Ltd.

活動

B、社會情緒技能

表達情感 2——當沮喪時能要求進行冷靜活動

範例的呈現

溝通姿勢：移動他人的手、伸手／拉他人的手、將物品往前移。

提示：聲音或口語、手勢、照片、圖卡、語音輸出系統，或書寫文字來表示乳液或重壓。

口語：語言、手勢、照片、圖片、語音輸出系統，或書寫文字來傳達多重訊息，如：我需要壓壓球。

學習運用目標性訊息來代替行為

情境：所有會讓兒童感到高度不舒服或分心的情境。

材料：使用自閉症兒童的社交與溝通評估表中條列的探討行為目錄，來決定兒童喜歡的感官形式，至少找出五種可冷靜下來的感官活動，如：擠壓小球、有重量的毯子、拿喜歡的小東西等，使用具體的符號代表（例：物品、照片、圖卡、文字書寫）來描述每一個感官活動。自閉症兒童通常都缺乏用語言表達出任何代替問題行為的溝通方式，因此有實際的物品可作代表，甚至對有口語的兒童來說都是很有效的。依兒童能力，製作一個同時包含兩種以上的選擇板。

過程：在同一個情境中與兒童們工作是很具挑戰的，等待兒童表現出某種程度的不安時，給予他選擇板並等待他做出選擇。假如兒童沒有做選擇，則使用肢體協助來引導他做出選擇。冷靜活動（例：蓋上毯子、吸吮手指）可重複使用在任何活動中，但要特別注意假如活動會妨礙或使兒童分心，就必須將選擇板移開，最後的目標是希望兒童能主動去尋找冷靜活動。以相同的方式重複數次，在每天的任何時間兒童都能要求冷靜。

☼策略

- 指導兒童有意義的社交和溝通的行為，以替代兒童當下表現的不適當行為。
- 提供兒童最大的協助來達到成功。
- 避免在每個時間使用相同的方式提示。
- 在出現不同的問題類型時避免使用口語提示。
- 簡化語言的複雜度。
- 使用 AAC 的輔助，使兒童在不同的情境下能使用一致。
- 將預期性事件加以分類。
- 了解和協助兒童為情緒命名（例：「你很生氣因為克里斯拿走你的卡車」）。
- 移除任何會使兒童過度分心或妨礙兒童專注於活動的物件。

English Edition Copyright © 2000 by Paul H. Brookes Publishing Co., Inc.
Complex Chinese Edition Copyright © 2010 by Psychological Publishing Co., Ltd.

活動

B、社會情緒技能
表達情感 3——要求需要有休息的緩衝期

範例的呈現

溝通姿勢：移動他人的手、伸手／拉他人的手。

提示：聲音或口語、手勢、照片、圖卡、語音輸出系統，或書寫文字來表示放鬆或呼吸。

口語：語言、手勢、照片、圖片、語音輸出系統，或書寫文字來傳達多重訊息，如：我需要深呼吸。

學習運用目標性訊息來代替行為

情境：所有會讓兒童感到高度不舒服或分心的情境。

材料：為特殊兒童安排放鬆的過程，如：想像、深呼吸、數數或伸展，製作提示卡來表示放鬆過程。

過程：將放鬆時間納入兒童每天的行程表，該放鬆時間最好是在當兒童處於冷靜階段時教導，再讓其類化到沮喪的時候。使用提示卡提示兒童在特定的時間放鬆，並為每個兒童準備有關壓力的書本內容，搭配提示卡表示應該放鬆。以簡單的語言搭配圖案，如：這樣的工作使我沮喪，我應該甩甩手並深呼吸。並安排在一天內多次讓兒童閱讀，確定在兒童沮喪時出現在書本中使用的相同語言；而視覺表象對於放鬆也很合適，視覺表象技巧的主要功能主要是教導兒童自我控制的策略。壓力情境是被描述成包含簡單口語劇本的連續圖片，指導兒童可利用視覺表象來重複壓力的情境。任何過程都可藉由預設行為與正向結果來推斷，該過程也應該在兒童一天中複習數次。一旦過程讓兒童覺得熟悉，就應該在真實壓力情境發生的前中後時段來演練，主要目標是希望藉由視覺和口語表象提示，使兒童在真實情境中表現出預期性的行為。

策略

- 使用 AAC 的輔助，使兒童在不同的情境下能使用一致。
- 指導兒童有意義的社交和溝通的行為，以替代兒童當下表現的不適當行為。
- 提供兒童最大的協助來達到成功。
- 避免在每個時間使用相同的方式提示。
- 在出現不同的問題類型時避免使用口語提示。
- 簡化語言的複雜度。
- 將預期性事件加以分類。
- 了解和協助兒童為情緒命名（例：「你很沮喪因為很困難」）。
- 在最自然的情境下提示目標技能的習得。
- 移除任何會使兒童過度分心或妨礙兒童專注於活動的物件。

English Edition Copyright © 2000 by Paul H. Brookes Publishing Co., Inc.
Complex Chinese Edition Copyright © 2010 by Psychological Publishing Co., Ltd.

活動

B、社會情緒技能
表達情感 4——喜歡／不喜歡

※範例的呈現

溝通姿勢：不適用。

提示：聲音或口語、手勢、照片、圖卡、語音輸出系統，或書寫文字來表示喜歡或噁心。

口語：語言、手勢、照片、圖片、語音輸出系統，或書寫文字來傳達多重訊息，如：我喜歡體育館或我不喜歡工作。

※活動：成人與兒童

情境：遊戲。

材料：準備兒童表現不同活動（同時包含喜歡和不喜歡）的照片，適時搭配視覺提示。

過程：與兒童一起玩樂透板，拿著圖片說「我喜歡盪鞦韆」或「我不喜歡工作」，持續呈現照片，並搭配合適的片語提示，直到兒童熟悉該遊戲。持續遊戲、呈現照片然後停止，等待兒童表達他是否喜歡。假如兒童沒有回應，就適時表達「我喜歡______」予以提示，以相同的方式重複數次，並逐步減低提示的次數。

※活動：小團體

情境：點心時間。

材料：準備喜歡與不喜歡的點心、圖表、色筆，適時搭配視覺提示。

過程：製作以顏色為代表的符號表示喜歡（例：黃色）和不喜歡（例：紅色）。將圖表貼在點心桌前，一旦有出現新點心，就可以畫顏色來代表兒童是否喜歡。每天的點心時間，可以呈現喜歡與不喜歡的食物，並說出「我喜歡餅乾」或「我不喜歡這個」。以活潑的方式誇大互動，並於某天在呈現點心後突然停止，等待兒童是否有表達喜歡或不喜歡。假如兒童沒有回應，就適時予以提示，以相同的方式重複數次，並逐步減低提示的次數。

策略

- 了解情緒（例：「因為你不喜歡所以將東西推走」）。
- 指出同儕間的情緒（例：「因為凱倫喜歡玩公車，所以她笑了」）。
- 指導兒童有意義的社交和溝通的行為，以替代兒童當下表現的不適當行為。
- 與兒童保持近距離。
- 必要時使用 AAC 的輔助。
- 明確地使用非口語提示。
- 給兒童回應的時間。
- 使用戲劇化的臉部表達。
- 在最自然的情境下提示目標技能的習得。
- 使用非口語增強方式來反映兒童的情緒狀態。

English Edition Copyright © 2000 by Paul H. Brookes Publishing Co., Inc.
Complex Chinese Edition Copyright © 2010 by Psychological Publishing Co., Ltd.

活動

B、社會情緒技能
表達情感 5——生氣／發怒

※範例的呈現

溝通姿勢：不適用。

提示：聲音或口語、手勢、照片、圖卡、語音輸出系統，或書寫文字來表示生氣。

口語：語言、手勢、照片、圖片、語音輸出系統，或書寫文字來傳達多重訊息，如：改變行程表讓我覺得很生氣。

※活動：成人與兒童

（可運用五到十種可表達情感的物品來進行活動。）

情境：感官區。

材料：鏡子，適時搭配視覺提示。

過程：鼓勵兒童在鏡子前做出不同的表情，站在兒童前方解釋你將要玩鏡子遊戲。表演一個生氣的表情並說「我在生氣」，與兒童輪流，且允許他決定要表現哪種表情，等待兒童表達情緒。假如兒童沒有回應，就適時予以提示，以相同的方式重複數次，並逐步減低提示的次數。

※活動：小團體

（可運用五到十種可表達情感的物品來進行活動。）

情境：遊戲。

材料：包含多種情緒圖片文字說明的樂透板，或市面上可買到的情緒圖片，適時搭配視覺提示。

過程：與兩個兒童一起玩樂透板，拿起一張圖片，並命名「他很得意」或是「她很高興」，必要時運用口語，搭配手勢、姿勢或圖卡提示。讓兒童彼此輪流，等待兒童看是否會自行命名情緒。假如兒童沒有回應，就適時予以提示，鼓勵兒童對於每一種情緒都能說出他們的感覺，以相同的方式重複數次，並逐步減低提示的次數。

策略

- 了解情緒（例：「因為你不喜歡所以將東西推走」）。
- 指出同儕間的情緒（例：「克蕾拉因為高興看見媽媽所以笑了」）。
- 指出同儕的社交行為（例：「瑪麗難過是因為她的膝蓋受傷」）。
- 提示如何回應同儕的行為（例：「麥特正在傷心，也許你可以給他他的毯子」）。
- 鼓勵觀點取替行為（例：「看看喬的臉；他不喜歡」）。
- 指導兒童有意義的社交和溝通的行為，以替代兒童當下表現的不適當行為。
- 在不同的情境使用 AAC 的輔助以保持一致性。
- 明確地使用非口語提示。
- 使用戲劇化的臉部表達。
- 在最自然的情境下提示目標技能的習得。
- 使用非口語增強方式來反映兒童的情緒狀態。

English Edition Copyright © 2000 by Paul H. Brookes Publishing Co., Inc.
Complex Chinese Edition Copyright © 2010 by Psychological Publishing Co., Ltd.

活動

B、社會情緒技能
表達情感6——快樂／傷心

✲範例的呈現

溝通姿勢：不適用。

提示：聲音或口語、手勢、照片、圖卡、語音輸出系統，或書寫文字來表示傷心。

口語：語言、手勢、照片、圖片、語音輸出系統，或書寫文字來傳達多重訊息，如：下課讓我覺得開心。

✲活動：成人與兒童

（可運用五到十種可表達情感的物品來進行活動。）

情境：工作時間。

材料：彩色筆，適時搭配視覺提示。

過程：利用色筆在行程表上做記號，以提醒兒童對情緒的記憶，顏色代表喜歡的活動，如：點心時間和休息時間用黃色，表示它們使我感到快樂。顏色代表不同活動，如：工作時間或轉換時間用紅色，表示它們使我感到生氣；在公車上的轉銜，可以使用藍色來代表離開大家使我感到傷心（兒童也可以將行程表中的活動，逐一運用笑臉與哭臉貼紙來代表情緒）。每次兒童檢查行程表時，會說：「午餐時間使我感到快樂。」持續直到兒童對這例行性活動熟悉為止，等待兒童是否能在檢查行程表時表達情緒。假如兒童沒有回應，就適時予以提示，以相同的方式重複數次，並逐步減低提示的次數。

✲活動：小團體

（可運用五到十種可表達情感的物品來進行活動。）

情境：戲劇遊戲區。

材料：《開心怪獸、生氣怪獸》（*Glad Monster, Sad Monster*）的書、美勞用品，適時搭配視覺提示。

過程：經常閱讀該書，將書本上的圖片剪下製作成薄板，並將其製作成手工貼紙。在閱讀時使用面具來強調故事中的情緒，讓兒童可以運用自己的情緒面具來表達情緒，並練習說出自己的感覺。等待兒童是否能在這樣的內容架構下表達情緒，假如兒童沒有回應，就適時予以提示，以相同的方式重複數次，並逐步減低提示的次數。

策略

- 了解情緒（例：「因為你不喜歡所以將東西推走」）。
- 指出同儕間的情緒（例：「克蕾拉因為高興看見媽媽所以笑了」）。
- 指出同儕的社交行為（例：「瑪麗難過是因為她的膝蓋受傷」）。
- 提示如何回應同儕的行為（例：「麥特正在傷心，也許你可以給他他的毯子」）。
- 鼓勵觀點取替行為（例：「看看喬的臉；他不喜歡」）。
- 指導兒童有意義的社交和溝通的行為，以替代兒童當下表現的不適當行為。
- 在不同的情境使用 AAC 的輔助以保持一致性。
- 明確地使用非口語提示。
- 使用戲劇化的臉部表達。
- 在最自然的情境下提示目標技能的習得。
- 使用非口語增強方式來反映兒童的情緒狀態。

English Edition Copyright © 2000 by Paul H. Brookes Publishing Co., Inc.
Complex Chinese Edition Copyright © 2010 by Psychological Publishing Co., Ltd.

活動

B、社會情緒技能
表達情感 7——冷靜／放鬆

範例的呈現

溝通姿勢：不適用。

提示：聲音或口語、手勢、照片、圖卡、語音輸出系統，或書寫文字來表示冷靜。

口語：語言、手勢、照片、圖片、語音輸出系統，或書寫文字來傳達多重訊息，如：我覺得平靜。

活動：成人與兒童

（可運用五到十種可表達情感的物品來進行活動。）

情境：任何活動。

材料：選擇板、色筆，適時搭配視覺提示。

過程：以顏色代表活動選擇：粉紅色代表冷靜活動，紫色代表困難但在完成時可讓兒童感到成就的活動，橘色代表滑稽的活動。以實驗來決定哪些活動可以誘發兒童的情緒，每次做出一個選擇，並說出「盪鞦韆使你感到平靜」、「聽錄音帶可以使你感覺好笑」，或其他合適的字詞。持續呈現選擇但保持安靜，等待兒童表達情緒。假如兒童沒有回應，就適時給予選擇，並表達情緒予以提示，以相同的方式重複數次，並逐步減低提示的次數。

活動：小團體

（可運用五到十種可表達情感的物品來進行活動。）

情境：團討時間。

材料：包含兒童與所有成員姓名的手工製圖表，代表不同情緒的顏色卡片

（例：藍色是傷心、黃色是開心、紅色是生氣），適時搭配視覺提示。

過程：每天早上的團討時間閱讀有關情緒的書籍，並詢問每個兒童如何定義情緒，如何命名自己的感受，再將相符的圖片放到圖表上。必要時運用口語，搭配手勢、姿勢或圖片提示。假如兒童沒有表達出他的感覺，就適時予以提示，以相同的方式重複數次，並逐步減低提示的次數。

策略

- 了解情緒（例：「因為你不喜歡所以將東西推走」）。
- 指出同儕間的情緒（例：「克蕾拉因為高興看見媽媽所以笑了」）。
- 指出同儕的社交行為（例：「瑪麗難過是因為她的膝蓋受傷」）。
- 提示如何回應同儕的行為（例：「麥特正在傷心，也許你可以給他他的毯子」）。
- 鼓勵觀點取替行為（例：「看看喬的臉；他不喜歡」）。
- 指導兒童有意義的社交和溝通的行為，以替代兒童當下表現的不適當行為。
- 在不同的情境使用 AAC 的輔助以保持一致性。
- 明確地使用非口語提示。
- 使用戲劇化的臉部表達。
- 在最自然的情境下提示目標技能的習得。
- 使用非口語增強方式來反映兒童的情緒狀態。

English Edition Copyright © 2000 by Paul H. Brookes Publishing Co., Inc.
Complex Chinese Edition Copyright © 2010 by Psychological Publishing Co., Ltd.

活動

B、社會情緒技能
表達情感 8——受傷／生病／疲倦

範例的呈現

溝通姿勢：不適用。

提示：聲音或口語、手勢、照片、圖卡、語音輸出系統，或書寫文字來表示想睡覺。

口語：語言、手勢、照片、圖片、語音輸出系統，或書寫文字來傳達多重訊息，如：我肚子痛。

活動：成人與兒童

（可運用五到十種可表達情感的物品來進行活動。）

情境：操作區。

材料：呈現人們表達不同情緒的照片或圖片，適時搭配視覺提示。

過程：將圖片製成薄板並剪成像拼圖狀，鼓勵兒童完成拼圖，在完成拼圖後為其命名「滑稽」、「她生病了」或任何合適的字詞。討論兒童當下的感覺，必要時運用口語，搭配手勢、姿勢或圖片提示。一旦兒童熟悉後，就讓他完成拼圖，並等待兒童為情緒命名。假如兒童沒有回應，就適時予以提示，以相同的方式重複數次，並逐步減低提示的次數。（市面上可買到的情緒拼圖也可以同樣的方式使用。）

活動：小團體

情境：團討時間。

（可運用五到十種可表達情感的物品來進行活動。）

材料：呈現不同的人在不同情境下表現的不同行為，適時搭配視覺提示。

過程：製作兒童在教室裡出現的不同情緒之影帶，在觀賞影片時將音量關掉，並為情緒命名。停止命名後等待兒童自行命名，假如兒童沒有回應就適時予以提示，以相同的方式重複數次，並逐步減低提示的次數。

策略

- 了解情緒（例：「因為你不喜歡所以將東西推走」）。
- 指出同儕間的情緒（例：「克蕾拉因為高興看見媽媽所以笑了」）。
- 指出同儕的社交行為（例：「瑪麗難過是因為她的膝蓋受傷」）。
- 提示如何回應同儕的行為（例：「麥特正在傷心，也許你可以給他他的毯子」）。
- 鼓勵觀點取替行為（例：「看看喬的臉；他不喜歡」）。
- 指導兒童有意義的社交和溝通的行為，以替代兒童當下表現的不適當行為。
- 在不同的情境使用 AAC 的輔助以保持一致性。
- 明確地使用非口語提示。
- 使用戲劇化的臉部表達。
- 在最自然的情境下提示目標技能的習得。
- 使用非口語增強方式來反映兒童的情緒狀態。

English Edition Copyright © 2000 by Paul H. Brookes Publishing Co., Inc.
Complex Chinese Edition Copyright © 2010 by Psychological Publishing Co., Ltd.

活動

B、社會情緒技能
表達情感 9——感到得意的

※範例的呈現

溝通姿勢：不適用。

提示：聲音或口語、手勢、照片、圖卡、語音輸出系統，或書寫文字來表示得意。

口語：語言、手勢、照片、圖片、語音輸出系統，或書寫文字來傳達多重訊息，如：我自己完成了，我覺得很得意。

※活動：成人與兒童

（可運用五到十種可表達情感的物品來進行活動。）

情境：書本區。

材料：有關兒童完成活動或其他成功的照片、建築紙、聯絡單、夾子扣環、任何可製作書本的材料，適時搭配視覺提示。

過程：製作一個你設定各種情緒的社會性故事，使用由兒童表現出的各種情緒的照片，一一將照片貼上再寫出：「當我完成________活動讓我感到很得意」，持續製作每一頁並寫上新標題，盡可能經常製作相關的書本，必要時運用口語，搭配手勢、姿勢或圖片提示。在觸摸圖片時突然停止，等待兒童是否能自行表達情緒。假如兒童沒有回應就適時予以提示，以相同的方式重複數次，並逐步減低提示的次數。

※活動：小團體

（可運用五到十種可表達情感的物品來進行活動。）

情境：音樂時間。

材料：適時搭配視覺提示。

過程：哼唱有關情緒的歌曲，如“Barney”主題曲的旋律：「我很傷心、我很傷心；當我說拜拜就表示我傷心」，或「我很得意；當我完成工作我覺得很得意」。經常哼唱這首歌，並讓兒童參與決定帶給他特定感覺的事物，在兒童表達情緒的同時哼唱這首歌，要確定可以幫兒童做正確的連結（例：「鞦韆盪完了，所以你很生氣」）。在情緒發生時，可等待兒童是否可表達自己的情緒，假如兒童沒有回應，就適時予以提示。

策略

- 了解情緒（例：「因為你不喜歡所以將東西推走」）。
- 指出同儕間的情緒（例：「克蕾拉因為高興看見媽媽所以笑了」）。
- 指出同儕的社交行為（例：「瑪麗難過是因為她的膝蓋受傷」）。
- 提示如何回應同儕的行為（例：「麥特正在傷心，也許你可以給他他的毯子」）。
- 鼓勵觀點取替行為（例：「看看喬的臉；他不喜歡」）。
- 指導兒童有意義的社交和溝通的行為，以替代兒童當下表現的不適當行為。
- 在不同的情境使用 AAC 的輔助以保持一致性。
- 明確地使用非口語提示。
- 使用戲劇化的臉部表達。
- 在最自然的情境下提示目標技能的習得。
- 使用非口語增強方式來反映兒童的情緒狀態。

English Edition Copyright © 2000 by Paul H. Brookes Publishing Co., Inc.
Complex Chinese Edition Copyright © 2010 by Psychological Publishing Co., Ltd.

活動

B、社會情緒技能
表達情感10——覺得好笑的

範例的呈現

溝通姿勢：不適用。

提示：聲音或口語、手勢、照片、圖卡、語音輸出系統，或書寫文字來表示好笑。

口語：語言、手勢、照片、圖片、語音輸出系統，或書寫文字來傳達多重訊息，如：搔癢好好笑。

活動：成人與兒童

（可運用五到十種可表達情感的物品來進行活動。）

情境：美勞。

材料：色筆、蠟筆、鉛筆、不同表情的連連看，適時搭配視覺提示。

過程：提供不同情緒的連連看紙，在完成時指出來並為其命名，如：「喔，他好好笑」。持續完成連連看然後停止，等待兒童是否能在完成連連看時命名情緒。假如兒童沒有回應，就適時予以提示，以相同的方式重複數次，並逐步減低提示的次數。

活動：小團體

（可運用五到十種可表達情感的物品來進行活動。）

情境：戲劇扮演區。

材料：棕色紙、午餐袋、短襪或其他可製作玩偶的物件，美勞器材，如：紗線、眼睛、色筆、毛線裝飾品，適時搭配視覺提示。

過程：將玩偶製作成有不同情緒的表達，當玩偶完成時，就說「它很好笑」或是「我的玩偶很生氣」，或其他合適的字詞。使用玩偶來做互動，並持續為呈現的玩偶命名情緒，等待兒童使用玩偶來表達情緒。如果兒童沒有回應，就適時予以提示，以相同的方式重複數次，並逐步減低提示的次數。將玩偶留在戲劇遊戲區可供之後遊戲玩。

策略

- 了解情緒（例：「因為你不喜歡所以將東西推走」）。
- 指出同儕間的情緒（例：「克蕾拉因為高興看見媽媽所以笑了」）。
- 指出同儕的社交行為（例：「瑪麗難過是因為她的膝蓋受傷」）。
- 提示如何回應同儕的行為（例：「麥特正在傷心，也許你可以給他他的毯子」）。
- 鼓勵觀點取替行為（例：「看看喬的臉；他不喜歡」）。
- 指導兒童有意義的社交和溝通的行為，以替代兒童當下表現的不適當行為。
- 在不同的情境使用 AAC 的輔助以保持一致性。
- 明確地使用非口語提示。
- 使用戲劇化的臉部表達。
- 在最自然的情境下提示目標技能的習得。
- 使用非口語增強方式來反映兒童的情緒狀態。

English Edition Copyright © 2000 by Paul H. Brookes Publishing Co., Inc.
Complex Chinese Edition Copyright © 2010 by Psychological Publishing Co., Ltd.

活動

B、社會情緒技能
表達情感 11——害怕／緊張

※範例的呈現

溝通姿勢：不適用。

提示：聲音或口語、手勢、照片、圖卡、語音輸出系統，或書寫文字來表示害怕。

口語：語言、手勢、照片、圖片、語音輸出系統，或書寫文字來傳達多重訊息，如：這噪音讓我覺得很緊張。

※活動：成人與兒童

情境：音樂。

材料：準備有關於雷聲、吸塵器聲，或其他會使兒童害怕聲音的錄音帶，適時搭配視覺提示。

過程：播放會使兒童害怕的噪音，讓兒童知道如何操作音量使其大小聲，也讓他有機會擔任控制錄音機的人。每當兒童將音量關小，就讓他說出「我很害怕」或任何合適的字詞，必要時運用口語，搭配手勢、姿勢或圖片提示。下一次當兒童關掉音量時，就等待他是否會表達恐懼。假如兒童沒有回應，就適時予以提示讓他說出恐懼或緊張的情緒，以相同的方式重複數次，並逐步減低提示的次數。

※活動：小團體

情境：戲劇扮演區。

材料：關於怪獸或鬼怪的恐怖書本、手電筒、毯子，或任何適合的提示物，適時搭配視覺提示。

過程：將電燈關掉，製造一些陰影使房間感覺黑暗再行閱讀書本，使用手電筒與毯子使活動更加有趣，說出「我很害怕」或其他合適的字詞。持續說故事，並談論會使人害怕或緊張的事件，等待看兒童是否會表達害怕或緊張的情緒。假如兒童沒有回應，就適時予以提示，以相同的方式重複數次，並逐步減低提示的次數。

策略

- 了解情緒（例：「聲音很大聲，所以你很害怕」）。
- 指出同儕間的情緒（例：「他抓著泰迪熊，因為他很害怕」）。
- 指出同儕的社交行為（例：「安在丟東西，因為她媽媽離開了，她很緊張」）。
- 提示如何回應同儕的行為（例：「傑夫很害怕，或許你可以告訴他沒事了」）。
- 鼓勵觀點取替行為（例：「艾爾很怕噪音，所以他哭了」）。
- 指導兒童有意義的社交和溝通的行為，以替代兒童當下表現的不適當行為。
- 在不同的情境使用 AAC 的輔助以保持一致性。
- 明確地使用非口語提示。
- 使用戲劇化的臉部表達。
- 在最自然的情境下提示目標技能的習得。
- 使用非口語增強方式來反映兒童的情緒狀態。

English Edition Copyright © 2000 by Paul H. Brookes Publishing Co., Inc.
Complex Chinese Edition Copyright © 2010 by Psychological Publishing Co., Ltd.

活動

B、社會情緒技能
表達情感 12——感覺困惑

※範例的呈現

溝通姿勢：不適用。

提示：聲音或口語、手勢、照片、圖卡、語音輸出系統，或書寫文字來表示不知道。

口語：語言、手勢、照片、圖片、語音輸出系統，或書寫文字來傳達多重訊息，如：我不知道答案是什麼。

※活動：成人與兒童

情境：工作時間。

材料：兒童熟悉或不熟悉的各種圖片、兩個標示有「我知道」和「我不知道」的盒子，適時搭配視覺提示。

過程：一次向兒童展示一張熟悉的圖片，允許兒童為每張圖片命名，並放進合適的盒子。然後再展示不熟悉的圖片給兒童看，並說「我不知道」，再將圖片放進相關的盒子中。接著，將所有圖片混合後，展示一張給兒童看，並等待兒童表現出困惑。假如兒童沒有回應，就適時指示「我不知道」予以提示，以相同的方式重複數次，並逐步減低提示的次數。

※活動：小團體

情境：遊戲。

材料：顏色圖片組。

過程：將許多操作部件製成圖片，給兒童簡單可遵循的指示，然後再給予無法從材料中完成的指示，等待兒童感覺困惑說出「我不知道」。

持續給兒童簡單的提示，再給予不可能完成的指示，等待並看兒童是否能表達困惑。假如兒童沒有回應，就適時予以提示，以相同的方式重複數次，並逐步減低提示的次數。

策略

- 了解情緒（例：「你很困惑，因為這個不太一樣」）。
- 指出同儕間的情緒（例：「他很困惑，因為他不知道答案」）。
- 提示如何回應同儕的行為（例：「大衛很困惑；你可以幫助他完成他的數學作業嗎？」）。
- 在不同的情境使用 AAC 的輔助以保持一致性。
- 明確地使用非口語提示。
- 使用戲劇化的臉部表達。
- 在最自然的情境下提示目標技能的習得。
- 使用非口語增強方式來反映兒童的情緒狀態。
- 在當下回應與兒童水準相符的有意義行為。

English Edition Copyright © 2000 by Paul H. Brookes Publishing Co., Inc.
Complex Chinese Edition Copyright © 2010 by Psychological Publishing Co., Ltd.

活動

B、社會情緒技能
正向的社交敘述 1——尋求更多社交遊戲／互動

※範例的呈現

溝通姿勢：肢體靠近、注視他人、移動他人的手／臉、伸手拿取、拉他人的手、給物或將物品往前推／推開。

提示：聲音或口語、手勢、照片、圖卡、語音輸出系統，或書寫文字來表示再多一點。

口語：語言、手勢、照片、圖片、語音輸出系統，或書寫文字來傳達多重訊息，如：我想要再多些搔癢。

※活動：成人與兒童

情境：感官區。

材料：適時搭配視覺提示。

過程：與兒童面對面坐著並牽手，前後搖動唱著「搖、搖、搖動你的船」（Row, Row, Row Your Boat），嘗試哪種速度是兒童所喜愛的，突然停止搖動，等待兒童來要求繼續遊戲。假如兒童沒有回應，就適時予以提示，以相同的方式重複數次。

※活動：小團體

情境：團討時間。

材料：響板或手指偶（隨意的），適時搭配視覺提示。

過程：讓兒童盤腿坐在地板上，假裝你的手是老鼠（你可以使用老鼠手指偶或加入響板的不同效果），然後再將大塊的「起司」放在兒童的腳趾前好讓老鼠吃，緩慢地將你的手指往下走向兒童的腿，或鼓勵他們做一樣的動作，並說著「老鼠慢慢爬過來」或其他合適的字詞。一旦你的手拿到「起司」，就假裝好像有一隻貓經過你的手快速跑開。將互動的表情聲音誇張化，嘗試看何種速度、搔癢是兒童喜歡的，必要時運用口語，搭配手勢、姿勢或圖片提示。一旦兒童能參與遊戲，手指就可以往兒童的腿走去再突然停止，等待兒童要求繼續遊戲。假如兒童沒有回應，就適時予以提示，以相同的方式重複數次，並逐步減低提示的次數。

策略

- 要謹記有意義的活動是達成社會溝通成功的關鍵。
- 與兒童維持近距離。
- 建立分享式注意力。
- 需要時使用 AAC 來協助。
- 給兒童回應的時間。
- 盡可能運用自然的機會進行互動。
- 運用自然、有意義、具有動機性、適齡和有組織的活動。
- 依照兒童的視覺注意力來決定何時可進行提示。
- 在出現不同的問題類型時，避免使用口語提示。

English Edition Copyright © 2000 by Paul H. Brookes Publishing Co., Inc.
Complex Chinese Edition Copyright © 2010 by Psychological Publishing Co., Ltd.

活動

B、社會情緒技能
正向的社交敘述 2——尋求情感依附

※範例的呈現

溝通姿勢：肢體靠近、注視他人、移動他人的手／臉、伸手拿取、拉他人的手。

提示：聲音或口語、手勢、照片、圖卡、語音輸出系統，或書寫文字來表示擁抱或擊掌。

口語：語言、手勢、照片、圖片、語音輸出系統，或書寫文字來傳達多重訊息，如：我需要一個擁抱。

※活動：成人與兒童

情境：抵達某處。

材料：準備代表擁抱符號或文字，可加入兒童每日的行程，適時搭配視覺提示。

過程：建立起一致性的早晨例行性活動，可製作是否需要擁抱的提示在每個兒童的行程表中，對於特定的兒童則要將此提示放在具有高度動機性的活動之後，仔細檢查每個兒童的行程表，並提示他對老師或同儕提出擁抱的要求。每天都要持續相同的活動，直到某天讓兒童能獨立檢查他的行程表，等待兒童是否會提出擁抱的要求。假如兒童沒有回應，就適時予以提示，以相同的方式重複數次。

※活動：小團體

情境：戲劇扮演區。

材料：有吸引力的玩偶，適時搭配視覺提示。

過程：假裝將玩偶放在床上，建立一個固定的睡覺習慣，在將玩具放在床上前，先給兒童一個擁抱和親吻，運用不同的玩偶持續示範相同的過程。當兒童對過程熟悉後，就可在將玩具放在床上時停止動作，等待兒童是否會尋求情感依附。假如兒童沒有回應，就適時予以提示，以相同的方式重複數次，並逐步減低提示的次數。

策略

- 了解情緒（例：「你很難過；我可以給你一個擁抱」）。
- 指出同儕的社交行為（例：「他給他媽媽一個擁抱」）。
- 在不同的情境使用 AAC 的輔助以保持一致性。
- 明確地使用非口語提示。
- 使用非口語增強方式來反映兒童的情緒狀態。
- 要謹記有意義的活動是達成社會溝通成功的關鍵。
- 了解兒童的溝通成果以做為自然的增強。
- 盡可能運用自然的機會進行互動。
- 依照兒童的視覺注意力來決定何時可進行提示。
- 在出現不同的問題類型時，避免使用口語提示。

English Edition Copyright © 2000 by Paul H. Brookes Publishing Co., Inc.
Complex Chinese Edition Copyright © 2010 by Psychological Publishing Co., Ltd.

活動

B、社會情緒技能
正向的社交敘述3——詢問他人是否一同遊戲

※範例的呈現

溝通姿勢：肢體靠近、注視他人、移動他人的手／臉、伸手拿取、拉他人的手、給物。

提示：聲音或口語、手勢、照片、圖卡、語音輸出系統，或書寫文字來表示遊戲。

口語：語言、手勢、照片、圖片、語音輸出系統，或書寫文字來傳達多重訊息，如：你願意跟我一起玩球嗎？

※活動：成人與兒童

情境：遊戲時間。

材料：適時搭配視覺提示。

過程：讓兒童進到另一個兒童喜愛的區域，當自閉症兒童要做選擇時，就可以說「×××在這邊；你可以邀請他一起玩」，等待兒童是否能邀請同儕。假如自閉症兒童沒有回應就適時予以提示，持續建立相同的邀請情境，以相同的方式重複數次，並逐步減低提示的次數。

※活動：小團體

情境：下課時間。

材料：適時搭配視覺提示。

過程：玩類似「農夫在山谷裡」（The Farmer in the Dell）或「鬼抓人」（Duck, Duck, Goose）的遊戲，指導兒童說：「你要抓我嗎？」或是「你要跟我一起進來圓圈裡嗎？」必要時運用口語，並搭配手勢、姿勢或圖片提示，等待看看兒童是否能邀請同儕一起玩。假如兒童沒有回應，就適時予以提示，以相同的方式重複數次，並逐步減低提示的次數。

情境的類化

- 假如兒童拿給成人玩具，就可指示他拿給同儕。
- 要求兒童邀請同儕一起玩樂透遊戲。
- 拒絕幫兒童推鞦韆；要求他去尋找同儕。
- 讓兒童無法吃午餐或點心，直到他去尋求同儕協助。
- 讓兒童無法在下課時間到外面玩，直到他去尋求同儕協助。
- 要求兒童邀請同儕一起玩丟球的遊戲。
- 要求兒童邀請同儕一起玩丟沙包的遊戲。
- 鼓勵兒童詢問同儕可否一起玩蹺蹺板、搖擺玩具，或其他需要兩人共同完成的活動。
- 在任何具有動機性的社交情境中詢問他人是否一起遊戲。

English Edition Copyright © 2000 by Paul H. Brookes Publishing Co., Inc.
Complex Chinese Edition Copyright © 2010 by Psychological Publishing Co., Ltd.

活動

B、社會情緒技能
正向的社交敘述 4——有禮貌的行為

範例的呈現

溝通姿勢：不適用。

提示：聲音或口語、手勢、照片、圖卡、語音輸出系統，或書寫文字來表示「請」。

口語：語言、手勢、照片、圖片、語音輸出系統，或書寫文字來傳達多重訊息，如：請問我可以拿餅乾嗎？

活動：成人與兒童

情境：戲劇遊戲區。

材料：任何有關禮貌的書本〔例：《注意禮貌》（*Mind Your Manners*）或《班・邦尼》（*Ben Bunny*）〕，可扮演書本內容的角色，適時搭配視覺提示。

過程：與兒童一起閱讀書本，使其對內容熟悉，在戲劇遊戲區扮演書本的內容，等待兒童是否能使用有禮貌的語詞。假如兒童沒有回應，就適時予以提示，以相同的方式重複數次，並逐步減低提示的次數。

活動：小團體

情境：團討時間。

材料：簡單的影片包含兒童表現有禮貌和沒有禮貌的情境，和兩種情境的結果（例：兒童跑向老師並撞倒老師，然後被要求坐在隔離區；同一個兒童對老師說對不起而得到口頭讚美），適時搭配視覺提示。

過程：多觀賞有關禮貌的影片數次，製造具體相關的情境，使用的語言盡量保持簡單且一致。必要時運用口語，搭配手勢、姿勢或圖片提示，從影片中進行角色扮演，等待兒童是否能使用禮貌性的語詞。假如兒童沒有使用禮貌性語詞，就適時予以提示，以相同的方式重複數次，並逐步減低提示的次數。

策略

- 必要時使用 AAC 協助。
- 使用誇張的臉部表情和姿勢。
- 必要時使用押韻的口語。
- 給兒童時間回應。
- 盡可能運用自然的機會進行互動。
- 將預期性行為做分類。
- 在出現不同的問題類型時，避免使用口語提示。
- 指導兒童有意義的社交和溝通的行為，以替代兒童當下表現的不適當行為。
- 了解兒童的溝通成果以做為自然的增強。
- 聚焦在兒童有高度動機表現溝通的情境。
- 為兒童做示範，並提供劇本讓兒童知道該對同儕說什麼。

English Edition Copyright © 2000 by Paul H. Brookes Publishing Co., Inc.
Complex Chinese Edition Copyright © 2010 by Psychological Publishing Co., Ltd.

活動

B、社會情緒技能
正向的社交敘述 5——分享

※範例的呈現

溝通姿勢：移動他人的手／臉、拉他人的手、給物或將物品推向另一個人。

提示：聲音或口語、手勢、照片、圖卡、語音輸出系統，或書寫文字來表示給你或一起享用。

口語：語言、手勢、照片、圖片、語音輸出系統，或書寫文字來傳達多重訊息，如：你想要一些糖果嗎？

※活動：成人與兒童

情境：點心時間。

材料：有吸引力的點心、三明治袋子或小的容器，適時搭配視覺提示。

過程：安排自閉症兒童為小幫手，給他一個特別的王冠和徽章，或任何具有動機性的物件。互動過程將表情聲音誇張化，給兒童糖果進行點數，並要求他為教室裡的每位兒童準備袋子。大聲說出「開始分享糖果」、「一起享用」，或任何合適的字詞，每天持續進行，並等待兒童是否能與人分享糖果。假如兒童沒有回應，就適時予以提示，以相同的方式重複數次，並逐步減低提示的次數。

※活動：小團體

情境：音樂。

材料：準備被包裹好幾層的禮物或盒子，適時搭配視覺提示。

過程：圍圈一起玩傳禮物的遊戲，當音樂停止，拿著包裹的兒童必須撕下第一層包裝，當音樂再度開始就繼續往下傳，不斷重複並說著「把包裹傳給×××」、「一起分享」，或任何合適的字詞。持續傳遞包裹但必須保持安靜，等待兒童是否能進行分享遊戲。假如兒童沒有回應，就適時予以提示，以相同的方式重複數次，並逐步減低提示的次數。

情境的類化

- 在下課時間玩「變調球歌」（Wonder Ball）。
- 為找尋不見的美勞作品進行尋寶遊戲，找到盒子的兒童必須與人分享內容物。
- 在用餐時間發飲料／點心。
- 讓兒童與朋友分享點心，如：香蕉或葡萄。
- 點用披薩並與他人共享。
- 為所有兒童製作裝滿為特別場合準備的禮物袋，讓兒童來幫忙發送。
- 給某位兒童許多卡車，並要另一位兒童與之在車庫一起玩，以便第一位兒童進行分享。
- 在任何具有動機性的社交情境中，分享食物／飲料／物品。

English Edition Copyright © 2000 by Paul H. Brookes Publishing Co., Inc.
Complex Chinese Edition Copyright © 2010 by Psychological Publishing Co., Ltd.

活動

B、社會情緒技能
正向的社交敘述 6——堅定的態度

※範例的呈現

溝通姿勢：肢體靠近、注視他人、移動他人的手／臉、伸手拿取、拉他人的手、將物品推開或搖頭／點頭。

提示：聲音或口語、手勢、照片、圖卡、語音輸出系統，或書寫文字來表示不是或我的。

口語：語言、手勢、照片、圖片、語音輸出系統，或書寫文字來傳達多重訊息，如：還給我；這是我的。

※活動：成人與兒童

情境：任何活動。

材料：喜愛的活動所需的材料，適時搭配視覺提示。

過程：允許兒童參與喜歡的活動（例：玩積木）。一旦介入已讓兒童可提高參與後，突然移走兒童正在玩的積木，另一個成人就提示兒童說「這是我的」、「還給我」，或任何合適的字詞。必要時運用口語搭配手勢、姿勢或圖卡提示。持續讓兒童進入遊戲並定期將玩具拿走，等待兒童表現堅定的態度。假如兒童沒有回應，就適時予以提示，以相同的方式重複數次，並逐步減低提示的次數。

※活動：小團體

情境：體育館。

材料：椅子、音樂，適時搭配視覺提示。

過程：玩音樂椅子，指定其中一個兒童在每一圈時擔任發號施令者，該兒童可以戴上特別的帽子和徽章。當音樂停止後，就讓其中一個兒童沒有椅子坐，發號施令者必須說：「你應該要離開了。」讓每個兒童輪流擔任發號施令者，並持續語言使用的一致性，必要時搭配口語、手勢、姿勢或圖卡的提示。持續遊戲，等待兒童表達出堅定的態度。假如兒童沒有回應，就適時予以提示，以相同的方式重複數次，並逐步減低提示的次數。

策略

- 必要時使用 AAC 協助。
- 為兒童做示範，並提供劇本讓兒童知道該對同儕說什麼。
- 給兒童時間反應。
- 盡可能使用最自然的互動機會。
- 指導兒童有意義的社交和溝通的行為，以替代兒童當下表現的不適當行為。
- 了解情緒（例：「當他推你的時候你不喜歡；要告訴他不要這樣」）。
- 指出同儕的社交行為（例：「你告訴卡拉將東西歸還，而她也做到了」）。
- 明確地使用非口語提示。

English Edition Copyright © 2000 by Paul H. Brookes Publishing Co., Inc.
Complex Chinese Edition Copyright © 2010 by Psychological Publishing Co., Ltd.

活動

B、社會情緒技能
正向的社交敘述 7——表達情感

範例的呈現

溝通姿勢：肢體靠近、注視他人、移動他人的手／臉、伸手拿取、拉他人的手、給物品。

提示：聲音或口語、手勢、照片、圖卡、語音輸出系統，或書寫文字來表示擁抱。

口語：語言、手勢、照片、圖片、語音輸出系統，或書寫文字來傳達多重訊息，如：你需要擁抱一下嗎？

活動：成人與兒童

情境：書本。

材料：紙、色筆、硬紙板、鈴鐺、照片，和任何可製作社會故事的材料，適時搭配視覺提示。

過程：寫一個描述有關兒童與父母表達情感、父母的感受為何，以及他是如何與人分享情感的社會故事。複雜度必須要能反應兒童的語言理解度。此故事可以錄下來，或包含圖例說明，並使用具體而簡單的語言，例如：寫下「×××抱著他的媽媽，他的媽媽抱著×××，擁抱的感覺真好」。利用一天中的固定時間來閱讀故事內容，再將故事複製回家，鼓勵家長每天也一同閱讀，將故事中的語言使用在任何自然發生的情境中。

活動：小團體

情境：音樂。

材料：兒童喜歡的依戀物（例：泰迪熊），適時搭配視覺提示。

過程：一起唱"Barney"的主題歌曲，擁抱並親吻依戀物，並邊說「抱泰迪熊」、「親親」，或任何合適的字詞。需要時搭配手勢、姿勢或圖片圖示。持續唱歌但突然停止，等待兒童表達情感。假如兒童沒有回應，就適時予以提示，以相同的方式重複數次，並逐步減低提示的次數。

策略

- 必要時使用 AAC 協助。
- 為兒童做示範，並提供劇本讓兒童知道該對同儕說什麼。
- 盡可能使用最自然的互動機會。
- 了解情緒（例：「夏恩很難過；你可以給他一個擁抱」）。
- 指出同儕的社交行為（例：「布莉安娜跌倒了；所以她告訴史密斯老師想要擁抱」）。
- 明確地使用非口語提示。
- 將成人主導的互動與兒童主導的互動加以平衡。
- 在當下回應與兒童水準相符的有意義行為。

English Edition Copyright © 2000 by Paul H. Brookes Publishing Co., Inc.
Complex Chinese Edition Copyright © 2010 by Psychological Publishing Co., Ltd.

活動

B、社會情緒技能
正向的社交敘述 8——給予協助

※範例的呈現

溝通姿勢：肢體協助、注視他人、移動他人的手／臉、伸手拿取、拉他人的手、給物或將物品往前推／移開。

提示：聲音或口語、手勢、照片、圖卡、語音輸出系統，或書寫文字來表示請幫忙。

口語：語言、手勢、照片、圖片、語音輸出系統，或書寫文字來傳達多重訊息，如：你需要幫忙嗎？

※活動：成人與兒童

情境：點心時間或午餐時間。

材料：在緊閉的容器中放具有吸引力的食物，適時搭配視覺提示。

過程：假裝午餐容器打不開，並說「我需要幫忙」或任何合適的字詞，注視著兒童並將容器交給他。必要時搭配手勢、姿勢或圖卡提示，並等待兒童提出協助的要求。假如兒童沒有回應，就適時予以提示，以相同的方式重複數次，並逐步減低提示的次數。

※活動：小團體

情境：音樂。

材料：錄音機，適時搭配視覺提示。

過程：在音樂時間建立常規，如：練習將椅子排好再打開錄音機或調整音量，每天重複強調這些步驟，然後開始進行常規時，突然遺漏某一個步驟（例：「糟糕，我忘了椅子，我需要幫忙」），再等待兒童主動提出要求。假如兒童沒有回應，就適時予以提示，以相同的方式重複數次，並逐步減低提示的次數。

策略

- 必要時使用 AAC 協助。
- 為兒童做示範，並提供劇本讓兒童知道該對同儕說什麼。
- 盡可能使用最自然的互動機會。
- 了解同儕的情緒（例：「麥可不能完成拼圖；你可以幫忙他拿那片拼圖」）。
- 指出同儕的社交行為（例：「荷西拿不到他的背包，所以他要求瑪麗幫忙」）。
- 擔任他人的翻譯者。
- 將預期性行為做分類。
- 將成人主導的互動與兒童主導的互動加以平衡。
- 在當下回應與兒童水準相符的有意義行為。

English Edition Copyright © 2000 by Paul H. Brookes Publishing Co., Inc.
Complex Chinese Edition Copyright © 2010 by Psychological Publishing Co., Ltd.

活動

B、社會情緒技能
正向的社交敘述 9——提供選擇

✲範例的呈現

溝通姿勢：給物品、移動物品，或者近距離或遠距離手指指示。

提示：聲音或口語、手勢、照片、圖卡、語音輸出系統，或書寫文字來表示選擇、這個或那個。

口語：語言、手勢、照片、圖片、語音輸出系統，或書寫文字來傳達多重訊息，如：你想要果汁還是餅乾？

✲活動：成人與兒童

情境：電腦。

材料：任何具有動機的電腦遊戲，提示卡。

過程：在電腦前，由成人與兒童從一連串的活潑逗趣的軟體中交互挑選，如：由成人示範「你想要看到＿＿＿或＿＿＿？」和允許兒童來做選擇；接著，再由兒童透過提示卡協助讓成人做選擇。成人和兒童可持續交互讓對方做選擇，以相同的方式重複數次，並逐步減低提示的次數。

✲活動：小團體

情境：點心時間。

材料：兩種喜愛的點心種類，適時伴隨視覺提示。

過程：事先要求點心協助者詢問兒童有關「你要吃脆餅還是洋芋片？」在班上要求協助者詢問每個兒童，並且每天持續要求協助者給予兩種點心的選擇。假如兒童沒有回應，就適時予以提示，以相同的方式重複數次，並逐步減低提示的次數。假如需要的話，再讓同樣的協助者持續幾天。

策略

- 擔任他人的表達者。
- 將預期性行為做分類。
- 將成人主導的互動與兒童主導的互動加以平衡。
- 在當下回應與兒童水準相符的有意義行為。
- 能與兒童保持近距離。
- 給兒童時間做回應。
- 盡可能使用最自然的互動機會。
- 將環境結構化，以便空間和材料能清楚被定義。
- 提供兒童達到成功的最大協助，再逐漸退去協助的程度。
- 必要時使用 AAC 協助。
- 為兒童做示範，並提供劇本讓兒童知道該對同儕說什麼。

English Edition Copyright © 2000 by Paul H. Brookes Publishing Co., Inc.
Complex Chinese Edition Copyright © 2010 by Psychological Publishing Co., Ltd.

活動

B、社會情緒技能
正向的社交敘述 10——給予安慰

※範例的呈現

溝通姿勢：肢體協助、注視他人或伸手／擁抱他人。

提示：聲音或口語、手勢、照片、圖卡、語音輸出系統，或書寫文字來表示抱歉或你還好嗎？

口語：語言、手勢、照片、圖片、語音輸出系統，或書寫文字來傳達多重訊息，如：你還好嗎或你覺得還好嗎？

※活動：成人與兒童

情境：任何活動。

材料：紙、色筆、硬紙板、鈴鐺，和任何可用來製作社會故事的用品；適時搭配視覺提示。

過程：寫一個內容是關於給予安慰的數種圖片及簡單的片語的故事，如：「她受傷了，去問問她是否還好」或是「他很難過，問問他需要擁抱一下嗎？」依狀況調整故事的複雜度，並重複讓兒童閱讀，使用書中相同的語詞，並且在自然發生的情境下做評論。在這些情境中，等待兒童給予安慰。假如兒童沒有回應，就適時予以提示，以相同的方式重複數次，並逐步減低提示的次數。

※活動：小團體

情境：戲劇扮演區。

材料：會哭泣的娃娃（或市售需要照顧的電子寵物），適時搭配視覺提示。

過程：鼓勵兒童玩洋娃娃，並且不論娃娃是否有哭，都可以說「喔，你需要一個擁抱」，或任何合適的字詞。將互動方式誇張化，等下一次娃娃哭了，等待兒童給予安慰。假如兒童沒有回應，適時予以提示，以相同的方式重複數次，並逐步減低提示的次數。

策略

- 擔任他人的表達者。
- 將預期性行為做分類。
- 將成人主導的互動與兒童主導的互動加以平衡。
- 在當下回應與兒童水準相符的有意義行為。
- 能與兒童保持近距離。
- 給兒童時間做回應。
- 盡可能使用最自然的互動機會。
- 提供兒童達到成功的最大協助，再逐漸褪去協助的程度。
- 必要時使用 AAC 協助。
- 為兒童做示範，並提供劇本讓兒童知道該對同儕說什麼。
- 理解同儕的情緒（例：「尚恩很傷心，因為他的媽媽受傷了；你可以給他一個擁抱」）。

English Edition Copyright © 2000 by Paul H. Brookes Publishing Co., Inc.
Complex Chinese Edition Copyright © 2010 by Psychological Publishing Co., Ltd.

活動

C、基本會話技巧

口語 1——藉由獲得他人的注意／叫名而開始動作

※範例的呈現

溝通姿勢：肢體靠近、注視他人、移動他人的臉或伸手／拉他人的手。

提示：聲音或口語、手勢、照片、圖卡、語音輸出系統，或書寫文字來表示「嘿」或是「他人的名字」。

口語：語言、手勢、照片、圖片、語音輸出系統，或書寫文字來傳達多重訊息，如：「嘿！×××（人名）」。

※活動：成人與兒童

情境：工作時間。

材料：喜歡的玩具、書本或依戀物件；適時搭配視覺提示。

過程：將可引起兒童動機的物品拿走，並在兒童注視時交給其他人。提示兒童走向他人，並吸引他人注意力，以重新取回他想要的物品。必要時運用口語，並搭配手勢、姿勢或圖卡提示。以相同的方式重複數次，並逐步減低提示的次數。

※活動：小團體

情境：任何活動。

材料：綠色系的提示卡。

過程：製作代表開始對話的提示卡，如：「先說出你朋友的名字」、「嗨」或「怎麼了？」並為每位兒童個別設計照片、圖片或文字書寫內容。使用提示卡提示兒童該說什麼，或提供他可變換的溝通工具。要類化到團體活動前，在成人與兒童間的互動使用提示卡來預習和練習。

※策略

- 提供可幫助兒童達到成功的最大協助。
- 要熟記有意義的活動是達到社交和溝通成功的關鍵。
- 聚焦在可引起兒童有動機進行溝通的情境。
- 當要提示時，會以兒童的視覺注意力為主。
- 必要時使用 AAC 協助。
- 能與兒童保持近距離。
- 給兒童時間做回應。
- 增加口語示範的使用。
- 為兒童做示範，並提供劇本讓兒童知道該對同儕說什麼。

English Edition Copyright © 2000 by Paul H. Brookes Publishing Co., Inc.
Complex Chinese Edition Copyright © 2010 by Psychological Publishing Co., Ltd.

活動

C、基本會話技巧

口語 2——藉由例行性事件的腳本來中止對話

範例的呈現

溝通姿勢：不適用。

提示：聲音或口語、手勢、照片、圖卡、語音輸出系統，或書寫文字來表示「再見」或「下次見」。

口語：語言、手勢、照片、圖片、語音輸出系統，或書寫文字來傳達多重訊息，如：「我現在要走了，下次見」或「再見」。

活動：成人與兒童

情境：任何活動。

材料：紅色系的提示卡。

過程：製作代表停止對話的訊息提示卡，如：「再見」、「我現在要走了」或「待會兒見」，並為兒童個別製作照片、圖片，或有文字說明的提示。使用提示卡來提示兒童該說什麼，以及提供兒童變換不同的溝通工具。要類化到團體活動前，在成人與兒童間的互動使用提示卡來預習和練習。

活動：小團體

情境：書本。

材料：社會故事。

過程：創造一個包含教室裡所有的兒童的社會故事，在每一頁都提供了範例，如：「凱蒂對所有的朋友說『我現在要走了』；約翰正對著店員說『再見』；艾力克斯對著他媽媽說『待會兒見』。」每天大聲地對團體中的兒童說故事，在相似的情境中使用的語言，最好能相似於故事中所用的。也可以加入玩偶、娃娃和角色一起來扮演故事。

策略

- 提供可幫助兒童達到成功的最大協助。
- 要熟記有意義的活動是達到社交和溝通成功的關鍵。
- 聚焦在可引起兒童有動機進行溝通的情境。
- 當要提示時，會以兒童的視覺注意力為主。
- 必要時使用 AAC 協助。
- 能與兒童保持近距離。
- 給兒童時間做回應。
- 增加口語示範的使用。
- 為兒童做示範，並提供劇本讓兒童知道該對同儕說什麼。

English Edition Copyright © 2000 by Paul H. Brookes Publishing Co., Inc.
Complex Chinese Edition Copyright © 2010 by Psychological Publishing Co., Ltd.

活動

C、基本會話技巧

口語 3——藉由例行性事件腳本的訊息分享來維持對話

※範例的呈現

溝通姿勢：不適用。

提示：聲音或口語、手勢、照片、圖卡、語音輸出系統，或書寫文字來表示________（在熟悉書本中的任何一物）。

口語：語言、手勢、照片、圖片、語音輸出系統，或書寫文字來傳達多重訊息，如：我看到○○（物品名稱）或昨天我去游泳。

※活動：成人與兒童

情境：書本。

材料：會引起動機的書本，並適時搭配視覺提示。

過程：閱讀書本，並在閱讀每一頁時，用手指指向不同的圖片說：「我看到○○（頁中的物件名稱）。」透過書本每天重複做。一旦兒童對活動熟悉後，就可以突然暫停手指指示，並等待兒童填入目標字詞；接著用手指指示，再等待兒童來完成完整的片語。假如兒童沒有回應，就適時提示他完成片語，並輪流先由你做出評論，再讓兒童發表評論。以相同的方式重複數次，並逐步減低提示的次數。

※活動：小團體

情境：工作時間。

材料：為兒童蒐集相關期刊，單張內容結構如下：

今天我________，昨天我________，明天我想要________。

過程：為兒童各自準備日記，使用圖片、照片或文字書寫。提供給回答開放性問題有困難的兒童有限的選擇，挑選一天中的某一時間讓兒童可完成他的日記（假如必要可有人協助）。一旦完成日記後，就可以請兩位能力相仿的兒童來分享他們的日記，提示兒童輪流分享日記中的訊息。一旦兒童熟悉日記的內容，就可以讓他們在沒有閱讀的情況下進行分享，以便有更多對話上的交流。舉例來說：

兒童 1 說：今天我搭公車去學校。

兒童 2 說：今天是我媽媽帶我來學校。

兒童 1 說：昨天我去游泳。

兒童 2 說：昨天我去公園。

兒童 1 說：明天我想要玩電腦。

兒童 2 說：明天我想去麥當勞。

策略

- 運用兩位成人：一位以肢體協助兒童，另一位則負責接受訊息。
- 為兒童做示範，並提供劇本讓兒童知道該對同儕說什麼。
- 要熟記有意義的活動是達到社交和溝通成功的關鍵。
- 增加口語示範的使用。
- 在兒童的成功起始活動進行模仿和擴充。
- 平衡成人主導與兒童主導的互動。

English Edition Copyright © 2000 by Paul H. Brookes Publishing Co., Inc.
Complex Chinese Edition Copyright © 2010 by Psychological Publishing Co., Ltd.

活動

C、基本會話技巧

口語 4——根據重複的訊息來澄清或維持

※範例的呈現

溝通姿勢：不適用。

提示：聲音或口語、手勢、照片、圖卡、語音輸出系統，或書寫文字來表示重複的訊息。

口語：語言、手勢、照片、圖片、語音輸出系統，或書寫文字來傳達重複訊息。

※活動：成人與兒童

情境：任何活動。

材料：適時搭配視覺提示。

過程：給予兒童一些非他所要求的物件，並在你拿錯誤物件給他時說：「你想要○○（物品名稱）。」等待兒童來重複他的訊息。假如兒童沒有回應，就適時予以提示，以相同的方式重複數次，並逐步減低提示的次數。

※活動：小團體

情境：體育館。

材料：適時搭配視覺提示。

過程：玩「鬼抓人」（Duck, Duck, Goose）遊戲，當兒童拍你的頭時說「我抓到你了」，然後站起來變成抓人的鬼；讓另一位成人提示兒童來重複當鬼的訊息，在坐著時說「喔，我不是鬼」。必要時運用口語，並搭配手勢、姿勢或圖卡提示。以相同的方式重複數次，並逐步減低提示的次數。

策略

- 在當下回應與兒童水準相符的有意義行為。
- 在可預期的時間內重複相同的訊息。
- 將口語增強與兒童所表現的行為相連結。
- 必要時使用 AAC 協助。
- 給兒童時間做回應。
- 擔任他人的表達者。
- 將預期性行為做分類。
- 當要提示時，會以兒童的視覺注意力為主。

English Edition Copyright © 2000 by Paul H. Brookes Publishing Co., Inc.
Complex Chinese Edition Copyright © 2010 by Psychological Publishing Co., Ltd.

活動

C、基本會話技巧

口語 5——當互動對象將彼此的互動結構化時，可維持對話

範例的呈現

溝通姿勢：不適用。

提示：聲音或口語、手勢、照片、圖卡、語音輸出系統，或書寫文字來使用單字做對話上的交流。

口語：語言、手勢、照片、圖片、語音輸出系統或書寫文字，透過對話上的交流來傳達多重訊息。

活動：成人與兒童

情境：電話。

材料：電話，視覺呈現。

過程：與一名熟悉的人製造電話對談腳本，如下：

奶奶：嗨，萊恩，我是奶奶。

萊恩：嗨，奶奶，你好嗎？

奶奶：我很好，你呢？

萊恩：很好。

奶奶：告訴我今天你在學校做的一件事。

萊恩：我吃了午餐。

給奶奶相同的腳本，以便在家中有人可以在電話中與之對話。讓奶奶每天晚上都打電話給萊恩。假如萊恩沒有回應，就適時予以提示，以相同的方式重複數次，並逐步減低提示的次數。

☼活動：小團體

情境：烹飪。

材料：卡片（分別有照片、圖片或文字說明）詳細將熟悉的烹飪活動中每個步驟交代清楚。

過程：在烹飪活動完成後，給每個兒童上面記有完成的烹飪活動之詳細步驟，並在烤餅乾時，使用卡片來使對話結構化，讓兒童說出他們所做的。如：一個兒童說「我打蛋進去」，另一個則說「我用大湯匙攪拌」。假如兒童沒有回應，就提示他在活動中說出每個完成的步驟，以相同的方式重複數次。

☼策略

- 要熟記有意義的活動是達到社交和溝通成功的關鍵。
- 聚焦在可引起兒童有動機進行溝通的情境。
- 當要提示時，會以兒童的視覺注意力為主。
- 必要時使用 AAC 協助。
- 增加口語示範的使用。
- 為兒童做示範，並提供劇本讓兒童知道該對同儕說什麼。
- 在兒童的成功起始活動進行模仿和擴充。
- 將由成人主導的互動與兒童主導的互動相互平衡。

English Edition Copyright © 2000 by Paul H. Brookes Publishing Co., Inc.
Complex Chinese Edition Copyright © 2010 by Psychological Publishing Co., Ltd.

活動

C、基本會話技巧

口語 6——依照例行性腳本來開啟對話

範例的呈現

溝通姿勢：不適用。

提示：聲音或口語、手勢、照片、圖卡、語音輸出系統，或書寫文字來表示「讓我們來談談吧」。

口語：語言、手勢、照片、圖片、語音輸出系統，或書寫文字來傳達多重訊息，如：「嗨，我是凱瑟琳，你在做什麼？」

活動：成人與兒童

情境：電話。

材料：電話，視覺呈現。

過程：為兒童製作電話腳本的提示卡，如：「嗨，我是傑森，請稍等一下」，必要時運用圖卡提示。在每個電話旁將提示卡貼在絨布板上，當電話響時，提示兒童去拿提示卡、拿起電話，並跟著腳本做。適時予以提示，以相同的方式重複數次。

活動：小團體

情境：工作。

材料：影帶，適時搭配視覺提示。

過程：呈現熟悉的成人和同儕使用社交情境內的目標單一訊息影帶，範例包含：「嗨，我是×××（人名），你是誰？」或「我正在玩○○（活動名稱），你在做什麼？」表現影帶中最明顯部分的溝通訊息。藉由每天呈現影帶或假如兒童有興趣彈性調整播放頻率，來進行影帶示範教學，在進入真實的社交情境時先行預習影帶，並在真實情境中使用提示卡來做教學引導，並逐步消褪影帶的播放頻率，直到技能精熟為止。

策略

- 提供可幫助兒童達到成功的最大協助。
- 要熟記有意義的活動是達到社交和溝通成功的關鍵。
- 聚焦在可引起兒童有動機進行溝通的情境。
- 當要提示時，會以兒童的視覺注意力為主。
- 必要時使用 AAC 協助。
- 能與兒童保持近距離。
- 給兒童時間做回應。
- 增加口語示範的使用。
- 為兒童做示範，並提供劇本讓兒童知道該對同儕說什麼。

English Edition Copyright © 2000 by Paul H. Brookes Publishing Co., Inc.
Complex Chinese Edition Copyright © 2010 by Psychological Publishing Co., Ltd.

活動

C、基本會話技巧

口語 7——藉提供回饋來維持對話

範例的呈現

溝通姿勢：不適用。

提示：聲音或口語、手勢、照片、圖卡、語音輸出系統，或書寫文字來表示「嗯，我知道」或「好的」。

口語：語言、手勢、照片、圖片、語音輸出系統，或書寫文字來傳達多重訊息，如：「真的嗎？哇！」

活動：成人與兒童

情境：任何活動。

材料：社會性故事。

過程：書寫關於傾聽及給予回饋的社會性故事，使用簡單的語言，如：「當我朋友在說話時，我會說嗯或點頭」，故事的複雜度應該能反映出兒童的程度，也應該隨時為兒童準備照片、圖片或文字說明。每天閱讀社會性故事，並在自然的情境中使用與故事內相同的片語。

活動：小團體

情境：遊戲。

材料：兩組可完成活動的材料，提示卡。

過程：給兩個兒童相同的材料（例：積木、插棒），設立障礙使兒童不能看到彼此的工作區，每個兒童輪流提供指導，如：將圓圈黏在紙的中間，或將三角形放在玩圓圈的上面，目標是要讓兩組看起來是相似的。給每個兒童一張「嗯」或「好」的提示卡，讓兒童在接收到能理解的指導性訊息做回應。假如兒童沒有回應，就使用提示卡提示他說「嗯」或「好的」，以相同的方式重複數次。

策略

- 在互動和活動的預設時間內建立一套訊息模式。
- 要熟記有意義的活動是達到社交和溝通成功的關鍵。
- 聚焦在可引起兒童有動機進行溝通的情境。
- 當要提示時，會以兒童的視覺注意力為主。
- 必要時使用 AAC 協助。
- 能與兒童保持近距離。
- 給兒童時間做回應。
- 增加口語示範的使用。
- 為兒童做示範，並提供劇本讓兒童知道該對同儕說什麼。

English Edition Copyright © 2000 by Paul H. Brookes Publishing Co., Inc.
Complex Chinese Edition Copyright © 2010 by Psychological Publishing Co., Ltd.

活動

C、基本會話技巧

口語 8——在陌生的情境中維持對話

範例的呈現

溝通姿勢：不適用。

提示：單字。

口語：傳達多重訊息。

活動：成人與兒童

情境：工作時間。

材料：可描述出一般教室中對話的文字／圖片，絨布板或有磁性的板子。

過程：將絨布板或磁性板放在夾板或畫架上，兒童能容易操作及重新安排這些文字，藉由使用板子上的字來開啟教室中新發生事件的對話，給予兒童時間做回應。假如兒童沒有回應，就適時予以提示，使用圖表來呈現一些特別的方式，簡單的範例如下所示：

人	做	什麼
凱西	玩	積木
媽媽	玩	彈珠
爸爸	吹	泡泡

人	地點	做	說
凱西	遊戲場	盪鞦韆	真好玩
媽媽	商店	買披薩	晚餐要吃
爸爸	學校	玩電腦	哇

活動：小團體

情境：遊戲。

材料：遊戲板上面有旋轉指針會指出字／圖片代表什麼、哪裡、為什麼、何時、誰和如何；適時搭配視覺提示。

過程：製造一連串有趣的主題，將每個主題寫在紙張上方，輪流轉動指針。兒童可藉由指針指示的題目來問問題，並將答案寫在合適的主題清單中，藉由提供兒童與主題相關的細節，主題清單是能幫助引導對話。

策略

- 提供可幫助兒童達到成功的最大協助。
- 了解兒童的溝通表現可當作自然的增強。
- 重複兒童的訊息並加入相關新的訊息。
- 將訊息加以組織，以便將成人所說或所做的，變成在相同情境中適合兒童說或做的。
- 將由成人主導的互動與兒童主導的互動相互平衡。
- 必要時使用 AAC 協助。
- 能與兒童保持近距離。
- 給兒童時間做回應。
- 增加口語示範的使用。
- 為兒童做示範，並提供劇本讓兒童知道該對同儕說什麼。

English Edition Copyright © 2000 by Paul H. Brookes Publishing Co., Inc.
Complex Chinese Edition Copyright © 2010 by Psychological Publishing Co., Ltd.

活動

C、基本會話技巧

口語 9——善用適宜的主題來維持對話

※範例的呈現

溝通姿勢：不適用。

提示：單字。

口語：傳達多重訊息。

※活動：成人與兒童

情境：任何活動。

材料：可製作對話書本的材料（例：紙和鉛筆）。

過程：將包含兒童理解的相關主題內容製作成書，分別使用照片、圖片或文字呈現在對話書中，並使用兒童了解的訊息（理想上可讓兒童腦力激盪提供主題）條列出主題，也可列出特定情境的主題（例：在圖書館或餐廳該說什麼）及特定人物的主題（例：該對部長、商店店員或醫生說什麼）。這樣的對話書可製作成皮包、小書，或任何可輕便攜帶的形式，在進入社交情境前，可先讓兒童預習小書，並在必要時提示他來維持主題。

※活動：小團體

情境：任何活動。

材料：可製作對話書本的材料（例：紙和鉛筆）。

過程：與夥伴一同製作對話主題的書，使用照片、圖片或文字將書本個別化。兒童可與兩個朋友針對喜歡的主題進行更詳細陳述（例：電視、運動、食物），書中的頁面可呈現如下：

兒童：

我喜歡＿＿＿＿＿＿＿＿＿＿＿＿＿＿＿＿

因為＿＿＿＿＿＿＿＿＿＿＿＿＿＿＿＿＿

朋友 1：

我喜歡＿＿＿＿＿＿＿＿＿＿＿＿＿＿＿＿

因為＿＿＿＿＿＿＿＿＿＿＿＿＿＿＿＿＿

朋友 2：

我喜歡＿＿＿＿＿＿＿＿＿＿＿＿＿＿＿＿

因為＿＿＿＿＿＿＿＿＿＿＿＿＿＿＿＿＿

在進入社交情境中時，兒童可以使用這本書來複習朋友的興趣，這本書可幫助兒童在與同儕互動時，有條理地將對話主題組織化，例如：

我會問（朋友 1）有關＿＿＿＿＿＿＿＿＿＿

（朋友 1）和我會談論＿＿＿＿＿＿＿＿＿＿

我會問（朋友 2）有關＿＿＿＿＿＿＿＿＿＿

（朋友 2）和我會談論＿＿＿＿＿＿＿＿＿＿

策略

- 提供可幫助兒童達到成功的最大協助。
- 重複兒童的訊息，並加入相關新的訊息。
- 將由成人主導的互動與兒童主導的互動相互平衡。
- 必要時使用 AAC 協助。
- 能與兒童保持近距離。
- 給兒童時間做回應。
- 增加口語示範的使用。
- 為兒童做示範，並提供劇本讓兒童知道該對同儕說什麼。

English Edition Copyright © 2000 by Paul H. Brookes Publishing Co., Inc.
Complex Chinese Edition Copyright © 2010 by Psychological Publishing Co., Ltd.

活動

C、基本會話技巧
非口語 1——參與／對說話者能表現社會性行為

範例的呈現

溝通姿勢：不適用。

提示：單字。

口語：多種文字訊息。

活動：成人與兒童及／或小團體

（可應用在非口語 1～5 的活動。）

情境：任何活動。

材料：社會行為的呈現，要能澄清預期出現的社會行為；適時搭配視覺提示。

過程：將照片、圖卡或文字內容單獨呈現，在社交情境中使用這些物件吸引兒童的注意力。這些呈現是必須清楚讓預期出現的社會行為維持正向、具體和簡短的方式，如：

- 我在說話時要看著對方。
- 我可以輕輕碰觸他人的手臂。
- 我會說出我內在的聲音。
- 首先我會開始話題，然後看著他人，假如他想跟我說話，他會看著我然後對我笑、點頭，或是做出其他正向的姿勢。假如他人表示他想說話，我也會繼續談論。

策略

- 必要時使用 AAC 協助。
- 使用非口語的增強方式同理兒童的情緒狀態。

- 擔任他人的表達者。
- 為兒童做示範，並提供劇本讓兒童知道在社交互動時該做什麼。
- 目標技能的習得要在最自然的情境下提示。
- 清楚地使用非語言提示。
- 使用戲劇化的臉部表情、誇張姿勢及動態的表現。
- 當要提示時，會以兒童的視覺注意力為主。

English Edition Copyright © 2000 by Paul H. Brookes Publishing Co., Inc.
Complex Chinese Edition Copyright © 2010 by Psychological Publishing Co., Ltd.

活動

C、基本會話技巧
非口語 2——維持與說話者自然的距離

範例的呈現

溝通姿勢：不適用。

提示：單字。

口語：多種文字訊息。

活動：成人與兒童及／或小團體

（可應用在非口語目標 1～5 的活動。）

情境：任何活動。

材料：適時搭配視覺提示。

過程：錄影帶中熟悉的成人和同儕使用誇張的非口語提示（例：肢體語言）表現適切與不適切的行為，可每天觀賞影帶，或只要兒童有興趣都可以觀賞。協助兒童定義這些非口語技能，並製作社交活動全集，來協助兒童能想像許多社交行為的關係。在看錄影帶前可事先進行社交互動，並使用提示卡當作教學的提示。

策略

- 必要時使用 AAC 協助。
- 使用非口語的增強方式同理兒童的情緒狀態。
- 擔任他人的表達者。
- 為兒童做示範，並提供劇本讓兒童知道在社交互動時該做什麼。
- 目標技能的習得要在最自然的情境下提示。
- 清楚地使用非語言提示。
- 使用戲劇化的臉部表情、誇張姿勢及動態的表現。

- 當要提示時，會以兒童的視覺注意力為主。

English Edition Copyright © 2000 by Paul H. Brookes Publishing Co., Inc.
Complex Chinese Edition Copyright © 2010 by Psychological Publishing Co., Ltd.

活動

C、基本會話技巧
非口語 3——在對話中能分辨適切與不適切碰觸

☆範例的呈現

溝通姿勢：不適用。

提示：單字。

口語：多種文字訊息。

☆活動：成人與兒童及／或小團體

（可應用在非口語 1～5 的活動。）

情境：戲劇扮演區。

材料：日常生活一般大小的娃娃或絨毛動物；適時搭配視覺提示。

過程：在對話中嘗試角色扮演，找出何種碰觸方式是可接受的，將互動模式誇張化並使之有趣，也鼓勵兒童參與情境中的角色扮演，提示兒童描述碰觸的程度（例：「輕輕碰我的肩膀是可以的」）。以相同的方式重複數次，再逐步減低提示次數。

☆策略

- 必要時使用 AAC 協助。
- 使用非口語的增強方式同理兒童的情緒狀態。
- 擔任他人的表達者。
- 為兒童做示範，並提供劇本讓兒童知道在社交互動時該做什麼。
- 目標技能的習得要在最自然的情境下提示。
- 清楚地使用非語言提示。
- 使用戲劇化的臉部表情、誇張姿勢及動態的表現。
- 當要提示時，會以兒童的視覺注意力為主。

English Edition Copyright © 2000 by Paul H. Brookes Publishing Co., Inc.
Complex Chinese Edition Copyright © 2010 by Psychological Publishing Co., Ltd.

活動

C、基本會話技巧
非口語 4——在情境中調整聲音的音量

範例的呈現

溝通姿勢：不適用。

提示：單字。

口語：多種文字訊息。

活動：成人與兒童及／或小團體

（可應用在非口語 1～5 的活動。）

情境：工作時間。

材料：錄音機、線索卡。

過程：製作線索提示卡：

1＝私語

2＝適中

3＝太大聲

放錄音帶給兒童聽，並同時搭配私語、適中、大聲的音量出現，不論他的聲音在錄音帶中是否合宜，一旦兒童能清楚定義，就可在自然情境中使用線索卡，來提示調整適當的聲音。

策略

- 必要時使用 AAC 協助。
- 使用非口語的增強方式同理兒童的情緒狀態。
- 擔任他人的表達者。
- 為兒童做示範，並提供劇本讓兒童知道在社交互動時該做什麼。
- 目標技能的習得要在最自然的情境下提示。

- 清楚地使用非語言提示。
- 使用戲劇化的臉部表情、誇張姿勢及動態的表現。
- 當要提示時，會以兒童的視覺注意力為主。

English Edition Copyright © 2000 by Paul H. Brookes Publishing Co., Inc.
Complex Chinese Edition Copyright © 2010 by Psychological Publishing Co., Ltd.

活動

C、基本會話技巧
非口語 5——在繼續給訊息前，能注視／等待傾聽者的確認

☼範例的呈現

溝通姿勢：不適用。

提示：單字。

口語：多種文字訊息。

☼活動：成人與兒童或小團體

（可應用在非口語 1～5 的活動。）

情境：任何活動。

材料：書寫材料和筆記本。

過程：將期刊中的每一種社交互動記錄下來，欄位中應該包含以下資訊：情境、問題和解決方式。將情境和問題的欄位填好，將相似的問題塗色，也將兒童可獨立解決的任何情境加以記錄，再適當地增強兒童，並在即將結束一天的活動前，與兒童一同複習這些紀錄。一起為問題腦力激盪想出解決之道，並提醒兒童解決方式與可自行解決問題。

☼策略

- 必要時使用 AAC 協助。
- 使用非口語的增強方式同理兒童的情緒狀態。
- 擔任他人的表達者。
- 為兒童做示範，並提供劇本讓兒童知道在社交互動時該做什麼。
- 目標技能的習得要在最自然的情境下提示。
- 清楚地使用非語言提示。

- 使用戲劇化的臉部表情、誇張姿勢及動態的表現。
- 當要提示時，會以兒童的視覺注意力為主。

English Edition Copyright © 2000 by Paul H. Brookes Publishing Co., Inc.
Complex Chinese Edition Copyright © 2010 by Psychological Publishing Co., Ltd.

附錄 A

溝通技能進步清單

溝通範例

兒童姓名：＿＿＿＿＿＿＿＿＿＿＿＿＿＿日期：＿＿＿＿＿＿＿＿

指示：1. 記錄兒童自發性的訊息。

2. 指出這些訊息是由成人（A）或是同儕（P）所提示。

3. 圈出訊息的溝通功能：

R＝為自己要求　Q＝為要求資訊　C＝評論

F＝表達情感　P＝利社會性技能

	訊息	同伴	功能
1		A P	R Q C F P
2		A P	R Q C F P
3		A P	R Q C F P
4		A P	R Q C F P
5		A P	R Q C F P
6		A P	R Q C F P
7		A P	R Q C F P
8		A P	R Q C F P
9		A P	R Q C F P
10		A P	R Q C F P
11		A P	R Q C F P
12		A P	R Q C F P
13		A P	R Q C F P
14		A P	R Q C F P
15		A P	R Q C F P
16		A P	R Q C F P
17		A P	R Q C F P
18		A P	R Q C F P
19		A P	R Q C F P
20		A P	R Q C F P

English Edition Copyright © 2000 by Paul H. Brookes Publishing Co., Inc.
Complex Chinese Edition Copyright © 2010 by Psychological Publishing Co., Ltd.

溝通：類化

兒童姓名：＿＿＿＿＿＿＿＿＿＿＿＿日期：＿＿＿＿＿＿

指示：1. 選擇一特定的溝通功能（例：要求協助）。

2. 列出不同情境中會發生的溝通功能。

3. 具體說明使用的方式（姿勢、手勢、口語或其他）。

4. 指出這些訊息是由成人（A）或是同儕（P）所提示。

溝通目標：＿＿＿＿＿＿＿＿＿＿＿＿＿＿＿＿＿＿

	情境	方式	同伴
1			A　P
2			A　P
3			A　P
4			A　P
5			A　P
6			A　P
7			A　P
8			A　P
9			A　P
10			A　P

English Edition Copyright © 2000 by Paul H. Brookes Publishing Co., Inc.
Complex Chinese Edition Copyright © 2010 by Psychological Publishing Co., Ltd.

對話範例

兒童姓名：________________________ 日期：__________

指示：抄寫出對話間的互動。

次數	兒童	同伴
1		
2		
3		
4		
5		
6		
7		
8		
9		
10		
11		
12		

English Edition Copyright © 2000 by Paul H. Brookes Publishing Co., Inc.
Complex Chinese Edition Copyright © 2010 by Psychological Publishing Co., Ltd.

參考文獻

American Psychiatric Association. (1994). *Diagnostic and statistical manual of mental disorders* (4th ed.). Washington, DC: Author.

Attwood, T. (1998). *Asperger's syndrome: A guide for parents and professionals.* London: Jessica Kingsley Publishers.

Baron-Cohen, S. (1987). Autism and symbolic play. *British Journal of Developmental Psychology,* 5, 113-125.

Baron-Cohen, S. (1988). Social and pragmatic deficits in autism: Cognitive or affective? Journal of Autism and Developmental Disorders, 18, 379-402.

Baron-Cohen, S. (1993). From attention-goal psy-chology to belief-desire psychology: The develop-ment of a 'theory of mind' and its dysfunction. In S. Baron-Cohen, H. Tager-Flusberg, & D. Cohen (Eds.), *Understanding other minds: Perspectives from autism* (pp. 59-82). Oxford, United Kingdom: Oxford Uni-versity Press.

Baron-Cohen, S. (1995). *Mindblindness.* Cambridge, MA: The MIT Press.

Baron-Cohen, S., Allen, J., & Gillberg, C. (1992). Can autism be detected at 18 months? The needle, the haystack, and the CHAT. *British Journal of Psychology, 161,* 839-842.

Baron-Cohen, S., Leslie, A.M., & Frith, U. (1985). Does the autistic child have a "theory of mind"? *Cognition,* 21, 37-46.

Baron-Cohen, S., Tager-Flusberg, H., & Cohen, D. (Eds.). (1993). *Understanding other minds: Perspectives from autism.* Oxford, United Kingdom: Oxford Uni-versity Press.

Barron, J., & Barron, S. (1992). *There's a boy in here.* New York: Simon & Schuster.

Bates, E. (1976). *Language in context: The acquisition of pragmatics.* San Diego: Academic Press.

Bates, E., Benigni, L., Bretherton, I., Camaioni, L., & Volterra, V. (1979). *The emergence of symbols: Cognition and communication in infancy.* San Diego: Academic Press.

Bayley, N. (1993). *Bayley Scales of Infant Development* (2nd ed.). San Antonio, TX: The Psychological Corp.

Berko-Gleason, J. (Ed.). (1985). *The development of language.* Columbus, OH: Merrill.

Bernard-Opitz, V. (1982). Pragmatic analysis of the communicative behavior of an autistic child. *Journal of Speech and Hearing Disorders, 47,* 99-109.

Beukelman, D.R., & Mirenda, P. (1998). *Augmentative and alternative communication: Management of severe communication disorders in children and adults* (2nd ed.). Baltimore: Paul H. Brookes Publishing Co.

Bondy, A., & Frost, L. (1994). The Picture Exchange Communication System (PECS). *Focus on Autistic Be-havior, 9,* 1-19.

Boucher, J. (1981). Memory for recent events in autistic children. *Journal of Autism and Developmental Disorders, 11,* 293-301.

Boucher, J., & Lewis, V. (1988). Memory impairments and communication in relatively able autistic children. *Journal of Child Psychology and Psychiatry,* 30, 99-122.

Boucher, J., & Warrington, E. (1976). Memory deficits in early infantile autism: Some similarities to the am-nesic syndrome. *British Journal of Psychology, 67,* 73-87.

Bowers, L., Huisingh, R., Barrett, M., Orman, J., & LoGiudice, C. (1994). *Test of Problem Solving* (Rev. ed.). East Moline, IL: LinguiSystems.

Brazelton, T. (1994). *Touchpoints: Your child's emotional and behavioral development.* Reading, MA: Addison Wesley Longman.

Brigance, A.H. (1983). *Brigance Inventory of Early Devel-opment.* North Billerica, MA: Curriculum Associates.

Bristol, M., Cohen, D., Costello, E., Denckla, M., Eckberg, T., Kallen, R., Kraemer, H., Lord, C., Maurer, R., McIlvane, W., Minshew, N., Sigman, M., & Spence, M. (1996). State of the science in autism: Report to the National Institutes of Health. *Journal of Autism and Developmental Disorders, 26,* 121-154.

Brockett, S. (1998, July). *How to develop successful play*

activities for the child with autism. Paper presented at the annual conference of the Autism Society of America, Reno, NV.

Bruner, J. (1975). The ontogenesis of speech acts. *Journal of Child Language, 2,* 1-19.

Bruner, J. (1981). The social context of language ac-quisition. *Language and Communication, 1,* 155-178.

Capps, L., Kehres, J., & Sigman, M. (1998). Conversa-tional abilities among children with autism and children with developmental delays. *Autism, 2,* 325-344.

Carr, E.G., Levin, L., McConnachie, G., Carlson, J.I., Kemp, D.C., & Smith, C.E. (1994). *Communication-based intervention for problem behavior: A user's guide for producing positive change.* Baltimore: Paul H. Brookes Publishing Co.

Cesaroni, L., & Garber, M. (1991). Exploring the expe-rience of autism through firsthand accounts. *Journal of Autism and Developmental Disorders, 21,* 303-313.

Charlop, M. (1986). Setting effects of echolalia acqui-sition and generalization of receptive labeling in autistic children. *Journal of Applied Behavior Analysis, 16,* 111-126.

Charman, T. (1997). The relationship between joint attention and pretend play in autism. *Development and Psychopathology, 9,* 1-16.

Charman, T., & Baron-Cohen, S. (1994). Another look at imitation in autism. *Development and Psychopathology, 6,* 403-413.

Charman, T., Swettenham, J., Baron-Cohen, S., Cox, A., Baird, G., & Drew, A. (1997). Infants with au-tism: An investigation of empathy, pretend play, joint attention and imitation. *Developmental Psychol-ogy, 33,* 781-789.

Ciesielski, K., Courchesne, E., & Elmasian, R. (1990). Effects of focused, selective attention tasks on event-related potentials in autistic and normal individuals. *Electroencephalography and Clinical Neurophysiology, 7,* 207-220.

Courchesne, E. (1991, July). *A new model of brain and behavior development in infantile autism.* Paper presented at the Autism Society of America National Conference, 25.

Curcio, F. (1978). Sensorimotor functioning and communication in mute autistic children. *Journal of Autism and Childhood Schizophrenia, 8,* 281-292.

Curcio, F., & Paccia, J. (1987). Conversations with autistic children: Contingent relationships between features of adult input and children's response ade-quacy. *Journal of Autism and Developmental Disorders, 17,* 81-93.

Dalrymple, N. (1995). Environmental supports to de-velop flexibility and independence. In K. Quill (Ed.), *Teaching children with autism: Strategies to en-hance communication and socialization* (pp. 243-264). Albany, NY: Delmar Publishers.

Dawson, G., & Adams, A. (1984). Imitation and social responsiveness in autistic children. *Journal of Abnormal Child Psychology,* 12, 209-226.

Dawson, G., & Galpert, L. (1986). A developmental model for facilitating the social behavior of autistic children. In E. Schopler & G. Mesibov (Eds.), *Social behavior in autism* (pp. 237-261). New York: Kluwer Academic/Plenum Publishers.

Dawson, G., Hill, D., Spencer, A., Galpert, L, & Wat-son, L. (1990). Affective exchanges between young autistic children and their mothers. *Journal of Ab-normal Child Psychology, 18,* 335-345.

Dawson, G., & Osterling, J. (1997). Early intervention in autism. In. M.J. Guralnick (Ed.), *The effectiveness of early intervention* (pp. 307-326). Baltimore: Paul H. Brookes Publishing Co.

DeMyer, M.K. (1975). The nature of neuropsychological disability in autistic children. *Journal of Autism and Childhood Schizophrenia, 5,* 109-128.

DiGennaro, F., & McDonald, M. (1998, May). *Effects of video modeling on spontaneous play initiations and con-versational speech in children with autism.* Poster pre-sented at the annual conference of the Association for Behavior Analysis, Orlando, FL.

DiLavore, P., Lord, C., & Rutter, M. (1995). The Pre-Linguistic Autism Diagnostic Observation Schedule. *Journal of Autism and Developmental Disorders, 25,* 355-379.

Durand, V.M. (1990). *Severe behavior problems: A functional communication training program.* New York: The Guilford Press.

Eckerman, C.O., & Stein, M.R. (1982). The toddler's emerging interactive skills. In K.H. Rubin & H.S. Ross (Eds.), *Peer relationships and social skills in childhood* (pp. 41-71). New York: Springer-Verlag New York.

Eisenmajer, R., & Prior, M. (1991). Cognitive linguis-tic correlates of 'theory of mind' ability in autistic children. *British Journal of Developmental Psychology, 9,* 351-364.

Fein, G.G. (1981). Pretend play in childhood: An integrative review. *Child Development, 52,* 1095-1118.

Ferrara, C., & Hill, S. (1980). The responsiveness of autistic children to the predictability of social and nonsocial toys. *Journal of Autism and Developmental Disorders,* 10, 51-57.

Freeman, S., & Dake, L. (1996). *Teach me language: A language manual for children with autism, Asperger's syndrome and related developmental disorders.* Langley, Canada: SKF Books.

Frith, U. (1989). *Autism: Explaining the enigma.* Oxford, England: Blackwell.

Frith, U., & Baron-Cohen, S. (1987). Perception in autistic children. In D.J. Cohen & A.M. Donnellan (Eds.), *Handbook of autism and pervasive developmental disorders* (pp. 85-102). New York: John Wiley & Sons.

Frith, U., Happe, F., & Siddons, F. (1994). Autism and theory of mind in everyday life. *Social Development, 3,* 108-124.

Frost, L., & Bondy, A. (1994). *The Picture Exchange Com-munication System (PECS) Training Manual.* Cherry Hill, NJ: PECS.

Garretson, H., Fein, D., & Waterhouse, L. (1990). Sus-tained attention in autistic children. *Journal of Autism and Developmental Disorders, 20,* 101-114.

Garvey, C. (1977). *Play.* Cambridge, MA: Harvard University Press.

Glennen, S., & DeCosta, D. (1997). *Handbook of augmentative and alternative communication.* San Diego: Singular Publishing Group.

Goldstein, H., & Strain, P. (1988). Peers as communication intervention agents: Some new strategies and re-s earch findings. *Topics in Language Disorders, 9,* 44-57.

Goosens', C., Crain, S.S., & Elder, P.S (1992). *Engineering the preschool environment for interactive symbolic com-munication.* Birmingham, AL: Southeast Augmenta-tive Communication Conference Publications.

Grandin, T. (1995a). The learning style of people with autism: An autobiography. In K. Quill (Ed.), *Teach-ing children with autism: Strategies to enhance communication and socialization* (pp. 33-52). Albany, NY: Delmar Publishers.

Grandin, T. (1995b). *Thinking in pictures and other reports from my life with autism.* New York: Doubleday.

Grandin, T. (1998, March). Thinking in autism: *A personal account.* Paper presented to the Institute on Autism and Pervasive Developmental Disorders, Emerson College, Boston.

Gray, C. (Ed.). (1993). *The social story book.* Jenison, MI: Jenison Public Schools.

Gray, C. (1995). Teaching children with autism to read social situations. In K. Quill (Ed.), *Teaching chil-dren with autism: Strategies to enhance communication and socialization* (pp. 219-242). Albany, NY: Delmar Publishers.

Gray, C., & Garand, J. (1993). Social stories: Improv-ing responses of students with autism with accurate social information. *Focus on Autistic Behavior, 8,* 1-10.

Greenspan, S. (1992). *Infancy and early childhood: The practice of clinical assessment and intervention with emo-tional and developmental challenges.* Madison, CT: In-ternational Universities Press.

Greenspan, S. (1995). *The challenging child: Under-stand-ing, raising, and enjoying the five difficult types of chil-dren.* Reading, MA: Addison Wesley Longman.

Greenspan, S., & Wieder, S. (1998). *The child with special needs: Encouraging intellectual and emotional growth.* Reading, MA: Addison Wesley Longman.

Groden, J., Cautela, J.R., & Groden, G. (1989). *Breaking the barriers: The use of relaxation for people with special needs* [Videotape]. Champaign, IL: Research Press.

Groden, J., & LeVasseur, P. (1995). Cognitive Picture Rehearsal: A system to teach self-control. In K. Quill (Ed.), *Teaching children with autism: Strategies to enhance communication and socialization* (pp. 287-306). Albany, NY: Delmar Publishers.

Hadwin, J., Baron-Cohen, S., Howlin, P., & Hill, K. (1997). Does teaching 'theory of mind' have an effect on the ability to develop conversation in chil-dren with autism? *Journal of Autism and Developmen-tal Disorders, 27,* 519-538.

Hanschu, B. (1998, April). *Evaluation and treatment of sensory processing disorders.* Paper presented to the Sensory Integration Consortium, Boston.

Harris, S., & Handleman, J. (1994). (Eds.). *Preschool education programs for children with autism.* Austin, TX: PRO-ED.

Harris, S., Handleman, J., & Burton, J. (1990). The Stanford-Binet profiles of young children with autism. *Special Services in the School, 6,* 135-143.

Hart, B., & Risley, T. (1982). *How to use incidental teach-ing for elaborating language.* Austin, TX: PRO-ED.

Hart, B., & Risley, T.R. (1999). *The social world of children learning to talk.* Baltimore: Paul H. Brookes Publishing Co.

Hartup, W. (1983). Peer relations. In P.H. Mussen (Series Ed.) & E.M. Hetherington (Vol. Ed.), *Socialization, Personality, and Social Development: Vol. 4.*

Hand-book of child psychology (4th ed.). New York: John Wiley & Sons.

Hauck, M., Fein, D., Waterhouse, L., & Feinstein, C. (1995). Social initiations by autistic children to adults and other children. *Journal of Autism and De-velopmental Disorders, 25,* 579-596.

Hermelin, B., & O'Connor, N. (1970). *Psychological ex-per-iments with autistic children.* London: Pergamon Press.

Hobson, R.P. (1989). Beyond cognition. In G. Dawson (Ed.), *Autism: Nature, diagnosis, and treatment* (pp. 22- 48). New York: The Guilford Press.

Hobson, R.P. (1996). *Autism and the development of the mind.* Mahwah, NJ: Lawrence Erlbaum Associates.

Hodgdon, L. (1995). *Visual strategies for improving com-munication.* Troy, MI: Quirk Roberts Publishing.

Howes, C. (1987). Peer interactions in young children. *Monographs of the Society for Research in Child De-velop-ment, 53* (1, Serial No. 217).

Hunt, P., Alwell, M., & Goetz, L. (1993). *Teaching con-versational skills to individuals with severe disabilities with a communication book adaptation: Instructional hand-book.* San Francisco: San Francisco State Uni-versity.

Janzen, J. (1996). *Understanding the nature of autism: A practical guide.* San Antonio, TX: Therapy Skill Build-ers.

Jarrold, C., Boucher, J., & Smith, P. (1993). Symbolic play in autism: A review. *Journal of Autism and De-velopmental Disorders, 23,* 281-309.

Jarrold, C., Smith, P., Boucher, J., & Harris, P. (1994). Children with autism's comprehension of pretence. *Journal of Autism and Developmental Disorders, 24,* 433-456.

Johnson-Martin, N.M., Attermeier, S.M., & Hacker, B. (1990). *The Carolina Curriculum for Preschoolers with Spe-cial Needs.* Baltimore: Paul H. Brookes Pub-lishing Co.

Johnson-Martin, N.M., Jens, K.G., Attermeier, S.M., & Hacker, B.J. (1991). *The Carolina Curriculum for In-fants and Toddlers with Special Needs* (2nd ed.). Balti-more: Paul H. Brookes Publishing Co.

Kagan, J. (1994). *Nature of the child.* New York: Basic Books.

Kleiman, L. (1994). *Functional Communication Profile.* East Moline, IL: LinguiSystems.

Koegel, R., & Johnson, J. (1989). Motivating language use in autistic children. In G. Dawson (Ed.), *Autism: New perspectives on diagnosis, nature, and treatment.* New York: The Guilford Press.

Koegel, L.K., & Koegel, R.L. (1995a). Motivating com-munication in children with autism. In E. Schopler & G. Mesibov (Eds.), *Learning and cognition in autism* (pp. 73-87). New York: Kluwer Academic/Plenum Publishers.

Koegel, L.K., Koegel, R.L., & Dunlap, G. (1996). *Posi-tive behavioral support: Including people with difficult be-havior in the community.* Baltimore: Paul H. Bro-okes Publishing Co.

Koegel, R.L., & Koegel, L.K. (Eds.). (1995b). *Teaching children with autism: Strategies for initiating positive in-teractions and improving learning opportunities.* Balti-more: Paul H. Brookes Publishing Co.

Konstantareas, M., Webster, C., & Oxman, J. (1980). An alternative to speech training: Simultaneous communi-cation. In C. Webster, M. Konstantareas,

J. Oxman, & J. Mack (Eds.), *Autism: New directions in research and education.* New York: Pergamon.

Krantz, P., & McClannahan, L. (1993). Teaching chil-dren with autism to initiate to peers: Effects of a script-fading procedure. *Journal of Applied Behavior Analy-sis, 26,* 121-132.

Krug, D., Arick, J., & Almond, P. (1980). *Autism Screening Instrument for Educational Planning (AS-IEP).* Portland, OR: ASIEP.

LaVigna, G., & Donnellan, A. (1986). *Alternatives to punishment: Solving behavior problems with nonaver-sive strategies.* New York: Irvington Publishers.

Layton, T. (1987). Manual communication. In T. Lay-ton (Ed.), *Language and treatment of autistic and devel-opmentally disordered children* (pp. 189-213). Spring-field, IL: Charles C Thomas Publisher.

Layton, T. (1988). Language training with autistic child-ren using four different modes of presentation. *Journal of Communication Disorders, 21,* 333-350.

Layton, T., & Watson, L. (1995). Enhancing commu-nic-ation in nonverbal children with autism. In K. Quill (Ed.), *Teaching children with autism: Strategies to en-hance communication and socialization* (pp. 73-104). Albany, NY: Delmar Publishers.

Leslie, A.M. (1987). Pretense and representation: The origins of 'theory of mind'. *Psychological Review, 94,* 412-426.

Leslie, A., & Frith, U. (1988). Autistic children's un-der-standing of seeing, knowing and believing. *British Journal of Developmental Psychology, 6,* 315- 324.

Lewy, A., & Dawson, G. (1992). Social stimulation and joint attention in young autistic children. *Jour-nal of Abnormal Child Psychology, 20,* 555-566.

Libby, S., Powell, S., Messer, D., & Jordan, R. (1998). Spontaneous play in children with autism: A reappraisal. *Journal of Autism and Developmental Disorders, 28,* 487-497.

Light, J.C., & Binger, C. (1998). *Building communicative competence with individuals who use augmentative and alternative communication.* Baltimore: Paul H. Brookes Publishing Co.

Lincoln, A., Couurchesne, E., Kilman, B., Elmasian, R., & Allen, M. (1988). A study of intellectual abili-ties in high-functioning people with autism. *Journal of Autism and Developmental Disorders, 18,* 505-523.

Linder, T.W. (1993). *Transdisciplinary Play-Based Ases-sment (TPBA): A functional approach to working with young children* (Rev. ed.). Baltimore: Paul H. Brookes Publishing Co.

Lord, C. (1996). Diagnosis. State of the science in autism: Report to the National Institutes of Health. *Journal of Autism and Developmental Disorders, 26,* 122-126.

Lord, C., Rutter, M., DiLavore, P., & Risi, S. (1999). *Autism Diagnostic Observation Schedule (ADOS).* Los Angeles, CA: Western Psychological Services.

Lord, C., Rutter, M., & LeCourteur, A. (1994). Autism Diagnostic Interview-Revised (ADI-R): A revised version of a diagnostic interview for caregivers of individuals with possible pervasive developmental disorder. *Journal of Autism and Developmental Disorders, 24,* 659-685.

Lovaas, I. (1977). *The autistic child: Language development through behavior modification.* New York: Irving-ton Publishers.

Lovaas, O.I. (1981). *Teaching developmentally disabled chil-dren: The ME book.* Baltimore: University Park Press.

Lovaas, I. (1987). Behavioral treatment and normal educational and intellectual functioning in young autistic children. *Journal of Consulting and Clinical Psychology, 55,* 3-9.

Lovaas, O.I. (1998, July). *Strengths and weaknesses in early and intensive intervention.* Paper presented at the Autism Society of America National Conference, Reno, NV.

Lovaas, O.I., Koegel, R.L., & Schreibman, L.E. (1979). Stimulus overselectivity in autism: A review of research. *Psychological Bulletin, 86,* 1236-1254.

Lowe, M., & Costello, A. (1976). *Symbolic Play Test.* Slough, England: National Foundation for Educa-tional Research.

Maurer, R.G., & Damasio, A.R. (1982). Childhood autism from the point of view of behavioral neurol-ogy. *Journal of Autism and Developmental Disorders, 12,* 195-205.

Maurice, C., Green, G., & Luce, S. (1996). *Behavioral intervention for young children with autism.* Austin, TX: PRO-ED.

Mayer-Johnson, R. (1981). *The Picture Communication Symbols book.* Solana Beach, CA: Mayer-Johnson Co.

McBride, J., & Panksepp, J. (1995). An examination of the phenomenology and the reliability of ratings of compulsive behavior in autism. *Journal of Autism and Developmental Disorders, 25,* 381-396.

McClannahan, L., & Krantz, P. (1999). *Activity schedules for children with autism: Teaching independent be-havior.* Bethesda, MD: Woodbine House.

McCune-Nicolich, L. (1981). Toward symbolic functioning: Structure of early pretend games and potential parallels with language. *Child Development, 3,* 785-797.

McDougle, C.J., Price, L.H., & Goodman, W.K. (1990). Fluvoxamine treatment of autistic disorder and ob-ses-sive-compulsive disorder: A case report. *Journal of Autism and Developmental Disorders, 20,* 537-543.

McEvoy, R., Rogers, S., & Pennington, B. (1993). Executive function and social communication deficits in young autistic children. *Journal of Child Psychology and Psychiatry, 34,* 563-578.

McGee, G., Feldman, R., & Morrier, M. (1997). Benchmarks of social treatment for children with autism. *Journal of Autism and Developmental Disorders, 27,* 353-364.

McLean, J., & Snyder-McLean, L. (1978). *A transac-tional approach to early language training: Derivation of a model system.* Columbus, OH: Merrill.

Mercer, J.R., & Lewis, J.F. (1978). *Adaptive Behavior Inventory for Children.* San Antonio, TX: The Psychological Corp.

Michaels, A. (1998, November). *Understanding 'theory of mind': A personal account.* Workshop at the Autism Support Center, Danvers, MA.

Minshew, N., Goldstein, G., Muenz, L., & Payton, J. (1992). Neuropsychological functioning of nonmentally retarded autistic individuals. *Journal of Clinical and Experimental Neuropsychology, 14,* 749-761.

Mueller, E., & Brenner, J. (1977). The origin of social skills and interaction among playgroup toddlers. *Child Development, 48,* 854-861.

Mundy, P. (1995). Joint attention, social-emotional approach in children with autism. *Development and Psychopathology, 7,* 63-82.

Mundy, P., & Crowson, M. (1997). Joint attention and early social communication: Implications for re-search on intervention with autism. *Journal of Autism and Developmental Disorders, 27,* 653-676.

Mundy, P., & Sigman, M. (1989a). Specifying the nature of the social impairment in autism. In G. Dawson (Ed.), *Autism: Nature, diagnosis, and treat-ment* (pp. 3-21). New York: The Guilford Press.

Mundy, P., & Sigman, M. (1989b). The theoretical implications of joint attention deficits in autism. *Development and Psychopathology,* 1, 173-183.

Mundy, P., Sigman, M., & Kasari, C. (1993). Joint at-tention, developmental level, and symptom presen-tation in young children with autism. *Development and Psychopathology, 6,* 389-401.

Mundy, P., Sigman, M., Ungerer, J., & Sherman, T. (1986). Defining the social deficits of autism: The contribution of nonverbal communication measures. *Journal of Child Psychology and Psychiatry, 27,* 657-669.

Mundy, P., Sigman, M., Ungerer, J., & Sherman, T. (1987). Nonverbal communication and pay corre-lates of language development in autistic children. *Journal of Autism and Developmental Disorders, 17,* 349-364.

Muris, J. (1998). Anxiety disorders in children with pervasive developmental disorders. *Autism Research Review International, 12,* 2.

Odom, S.L., & Strain, P.S. (1984). Peer-mediated ap-proaches to promoting children's social interaction: A rev iew. *American Journal of Orthopsychiatry, 54,* 544-557.

O'Neill, M., & Jones, R. (1997). Sensory-perception abnormalities in autism: A case for more research? *Journ al of Autism and Developmental Disorders, 27,* 283-294.

Ornitz, E.M. (1989). Autism at the interface between sensory and information processing. In G. Dawson (Ed.), *Autism: Nature, diagnosis, and treatment* (pp. 174-207). New York: The Guilford Press.

Osterling, J., & Dawson, G. (1994). Early recognition of children with autism: A study of first birthday home videotapes. *Journal of Autism and Developmen-tal Disorders, 24,* 247-257.

Ozonoff, S. (1995). Executive functions in autism. In E. Schopler & G. Mesibov (Eds.), *Learning and cognition in autism* (pp. 199-220). New York: Kluwer Academic/Plenum Publishers.

Ozonoff, S., & Miller, J. (1995). Teaching 'theory of mind': A new approach to social skills training for individuals with autism. *Journal of Autism and Developmental Disorders, 25,* 415-433.

Ozonoff, S., Pennington, B., & Rogers, S. (1990). Are there emotional perception deficits in young autis-tic children? *Journal of Child Psychology and Psychiatry, 31,* 343-361.

Ozonoff, S., Pennington, B., & Rogers, S. (1991). Executive function deficits in high-functioning autistic individuals: Relationship to theory of mind. *Journal of Child Psychology and Psychiatry, 32,* 1081-1105.

Paccia, J., & Curcio, F. (1982). Language processing and forms of immediate echolalia in autistic children. *Journal of Speech and Hearing Research, 25,* 42-47.

Park, C.C. (1986). Social growth in autism. In E. Schopler & G. Mesibov (Eds.), *Social behavior in au-tism* (pp. 81-102). New York: Kluwer Academic/ Plenum Publishers.

Peeters, T. (1997). Autism: *From theoretical understanding to educational intervention.* London: Whurr Publishers.

Perner, J., Frith, U., Leslie, A., & Leekam, S. (1989). Exploration of the autistic child's 'theory of mind': Knowledge, belief and communication. *Child Development, 60,* 689-700.

Phelps-Terasaki, D., & Phelps-Gunn, T. (1992). *Test of Pragmatic Language.* Austin, TX: PRO-ED.

Piaget, J. (1962). *Play, dreams and imitation.* New York: W.W. Norton & Company.

Pierce, K., Glad, K.S., & Schreibman, L. (1997). Social perception in children with autism: An attentional deficit? *Journal of Autism and Developmental Disorders, 27,* 265-282.

Pierce, K., & Schreibman, L. (1994). Teaching daily living skills to children with autism in unsupervised settings through pictorial self-management. *Journal of Applied Behavior Analysis, 27,* 471-481.

Prior, M. (1979). Cognitive abilities and disabilities in autism: A review. *Journal of Abnormal Child Psychology, 2,* 357-380.

Prizant, B.M. (1982). Gestalt processing and gestalt lang uage in autism. *Topics in Language Disorders, 3,* 16-23.

Prizant, B.M. (1996). Brief report: Communication, language, social and emotional development. *Jour-nal of Autism and Developmental Disorders, 26,* 173-178.

Prizant, B.M., & Duchan, J.F. (1981). The functions of immediate echolalia in autistic children. *Journal of Speech and Hearing Disorders, 46,* 241-249.

Prizant, B.M., & Rydell, P.J. (1993). Assessment and intervention considerations for unconventional verbal behavior. In S.F. Warren & J. Reichle (Series Eds.) & J. Reichle & D. Wacker (Vol. Eds.), *Communication and Language Intervention Series: Vol. 3. Communicative alternatives to challenging behavior: Integrating functional assessment and intervention strategies* (pp. 263-297). Baltimore: Paul H. Brookes Publishing Co.

Prizant, B., & Schuler, A. (1987). Facilitating commu-n ication: Language approaches. In D. Cohen & A. Donn ellan (Eds.), *Handbook of autism and pervasive de-velopmental disorder.* New York: John Wiley & Sons.

Prizant, B., & Wetherby, A. (1987). Communicative intent: A framework for understanding social-communic ative behavior in autism. *Journal of the American Academy of Child and Adolescent Psychiatry, 26,* 472-479.

Prizant, B., & Wetherby, A. (1990). Toward an inte-grated view of early language and communication development and socioemotional development. *Topics in Language Disorders, 10,* 1-16.

Prizant, B., & Wetherby, A. (1998). Understanding the continuum of discrete-trial traditional behavioral to social-pragmatic developmental approaches in com-munication enhancement for young children with autism/PDD. *Seminars in Speech and Language, 19,* 329-354.

Quill, K. (1995a). Enhancing children's social-communicative interactions. In K. Quill (Ed.), *Teach-ing childrren with autism: Strategies to enhance communi-cation and socialization* (pp. 163-192). Albany, NY: Delmar Publishers.

Quill, K. (Ed.). (1995b). *Teaching children with autism: Strategies to enhance communication and socialization.* Albany, NY: Delmar Publishers.

Quill, K. (1995c). Visually cued instruction for chil-dren with autism and pervasive developmental dis-orders. *Focus on Autistic Behavior, 10,* 10-22.

Quill, K. (1996, December). *Using pictographic symbols in the communication training of nonverbal preschoolers with autism.* Paper presented at the annual conference of the American Speech-Language-Hearing Association (ASHA), Orlando, FL.

Quill, K. (1997). Instructional considerations for young children with autism: The rationale for visually-cued instruction. *Journal of Autism and Developmental Disor-ders, 27,* 697-714.

Quill, K. (1998). Environmental supports to enhance soc ial-communication. *Seminars in Speech and Lan-guage, 19,* 407-423.

Quill, K., & Bracken, K. (1998). *The dominance of nonverbal interactions among typically developing young chil-dren: Rationale for rethinking social-communication goals for children with autism.* Unpublished manuscript.

Quill, K., & Shea, S. (1999, May). *Video instruction as an instructional tool to build social imitation.* Paper presented at the annual meeting of the Association for Behavior Analysis, Chicago.

Ratner, N., & Bruner, J. (1978). Games, social ex-change, and the acquisition of language. *Journal of Child Language, 5,* 391-401.

Reichle, J., & Wacker, D.P. (Volume Eds.) & Warren, S. F., & Reichle, J. (Series Eds.). (1993). *Communication and Language Intervention Series: Vol. 3. Communi-cative alternatives to challenging behavior: Integrating functional assessment and intervention strategies.* Balti-more: Paul H. Brookes Publishing Co.

Reichle, J., York, J., & Sigafoos, J. (Eds.). (1991). *Im-plementing augmentative and alternative communication: Strategies for learners with severe disabilities.* Baltimore: Paul H. Brookes Publishing Co.

Riguet, C., Taylor, N., Benaroya, S., & Klein, L. (1981). Symbolic play in autistic, Down's and nor-mal children of equivalent mental age. *Journal of Autism and Developmental Disorders, 11,* 61-70.

Roeyers, H. (1996). The influence of nonhandicapped peers on the social interactions of children with a pervasive developmental disorder. *Journal of Autism and Developmental Disorders, 26,* 303-320.

Roeyers, H., & van Berkalaer-Onnes. (1994). Play in autis-tic children. *Communication and Cognition, 27,* 349-359.

Rogers, S., & Pennington, B. (1991). A theoretical approach to the deficits in infantile autism. *Develop-ment and Psychopathology, 3,* 137-162.

Ross, K., & Ross, H. (Eds.). (1982). *Peer relationships and social skills in childhood.* New York: Springer-Verlag New York.

Rossetti, L. (1990). *The Rossetti Infant-Toddler Language Scale.* East Moline, IL: LinguiSystems.

Rubin, K.H. (Ed.). (1980). *Children's play.* San Fran-cisco: Jossey-Bass Publishers.

Russell, J. (Ed.). (1993). *Autism as an executive disorder.*

New York: Oxford University Press.

Rydell, P., & Mirenda, P. (1991). The effects of two levels of linguistic constraint on echolalia and generative language production in children with autism. *Journal of Autism and Developmental Disorders, 21,* 131-158.

Rydell, P., & Mirenda, P. (1994). Effects of high and low constraint utterances on the production of im-mediate and delayed echolalia in young children with autism. *Journal of Autism and Developmental Dis-orders, 24,* 719-736.

Rydell, P., & Prizant, B. (1995). Assessment and intervention strategies for children who use echolalia. In K. Quill (Ed.), *Teaching children with autism: Strategies to enhance communication and socialization* (pp. 105-132). Albany, NY: Delmar Publishers.

Schopler, E., & Mesibov, G. (Eds.). (1985). *Communication problems in autism.* New York: Kluwer Academic/ Plenum Publishers.

Schopler, E., & Mesibov, G. (Eds.). (1986). *Social behavior in autism.* New York: Kluwer Academic/ Plenum Publishers.

Schopler, E., & Mesibov, G. (Eds.). (1988). *Diagnosis and assessment in autism.* New York: Kluwer Academic/ Plenum Publishers.

Schopler, E., & Mesibov, G. (Eds.). (1994). *Behavioral issues in autism.* New York: Kluwer Academic/ Plenum Publishers.

Schopler, E., Mesibov, G., & Hearsey, K. (1995). Structured teaching in the TEACCH System. In E. Schopler & G. Mesibov (Eds.), *Learning and cognition in autism* (pp. 243-268). New York: Kluwer Academic/ Plenum Publishers.

Schopler, E., Reichler, R., Bashford, A., Lansing, M., & Marcus, L. (1990). *Psychoeducational Profile-Revised* (PEP-R). Austin, TX: PRO-ED.

Schopler, E., Reichler, R., & Renner, B. (1988). *The Childhood Autism Rating Scale (CARS).* Los Angeles: Western Psychological Services.

Schwandt, W., Keene, A., & Larsson, E. (1998, May). *Using videotaped models to generalize independent toy play in intensive early intervention.* Poster presented at the annual conference of the Association for Behavior Analysis (ABA), Orlando, FL.

Shah, A., & Wing, L. (1986). Cognitive impairments affecting social behavior in autism. In E. Schopler & G. Mesibov (Eds.), *Social behavior in autism.* New York: Kluwer Academic/Plenum Publishers.

Shatz, M., & Gelman, R. (1973). The development of communication skills: Modifications in the speech of young children as a function of the listener. *Monographs of the Society for Research in Child Development, 38* (5, Serial No. 152).

Siegel, J., Minshew, N., & Goldstein, G. (1996). Wechsler IQ profiles in diagnosis of high-functioning autism. *Journal of Autism and Developmental Disorders, 26,* 389-406.

Sigman, M., Kasari, C., Kwon, J., Jung-Hye, L., & Yirmiya, N. (1992). Responses to the negative emo-tions of others by autistic, mentally retarded, and normal children. *Child Development, 63,* 796-807.

Sigman, M., & Ungerer, J. (1984). Cognitive and language skills in autistic, mentally retarded, and nor-mal children. *Developmental Psychology, 20,* 293-302.

Sigman, M., Ungerer, J., Mundy, P., & Sherman, T. (1987). Cognition in autistic children. In D.J. Cohen & A.M. Donnellan (Eds.), *Handbook of autism and pervasive developmental disorders* (pp. 103-120). New York: John Wiley & Sons.

Simons, J.M. (1974). Observations of compulsive behavior in autism. *Journal of Autism and Childhood Schizophrenia, 4,* 1-10.

Simpson, R. (1991). Ecological assessment of children and youth with autism. *Focus on Autistic Behavior, 5,* 1-18.

Singer, D., & Singer, J. (1990). *The house of make-believe.* Cambridge, MA: Harvard University Press.

Smith, M.D. (1990). *Autism and life in the community: Successful interventions for behavioral challenges.* Balti-more: Paul H. Brookes Publishing Co.

Snow, C. (1977). The development of conversation bet ween mothers and babies. *Journal of Child Lan-guage, 4,* 1-22.

Snyder-McLean, L., Solomonson, B., McLean, J., & Sack, S. (1984). Structuring joint action routines: A strategy for facilitating communication and lan-guage development in the classroom. *Seminars in Speech and Language, 5,* 213-228.

Sparrow, S., Balla, D., & Cicchetti, D. (1984). *Vineland Adaptive Behavior Scales.* Circle Pines, MN: American Guidance Service.

Stone, W., & Caro-Martinez, L. (1990). Naturalistic observations of spontaneous communications in autistic children. *Journal of Autism and Developmental Disorders, 20,* 437-453.

Stone, W., Ousely, O., Yoder, P., Hogan, K., & Hepburn, S. (1997). Nonverbal communication in two- and three-year-old children with autism. *Jour-nal of Autism and Developmental Disorders, 27,* 677-696.

Strain, P., & Kohler, F. (1998). Peer-mediated social intervention for young children with autism. *Semi-nars in Speech and Language, 19,* 391-405.

Strain, P., & Odom, S. (1986). Peer social initiations: Effective interventions for social skills development of exceptional children. *Exceptional Children, 52,* 543-551.

Szatmari, P. (1992). The validity of autistic spectrum disorders: A literature review. *Journal of Autism and Developmental Disorders, 22,* 583-600.

Tager-Flusberg, H., & Anderson, M. (1991). The de-velopment of contingent discourse ability in autistic children. *Journal of Child Psychology and Psychiatry, 32,* 1123-1134.

Tiegerman, E., & Primavera, L. (1984). Imitating the autistic child: Facilitating communicative gaze be-havior. *Journal of Autism and Developmental Disorders, 14,* 27-38.

Tomasello, M. (1995). Joint attention as social cognition. In C. Moore & P. Dunham (Eds.), *Joint attention: Its origin and role in development* (pp. 103-130). Mahwah, NJ: Lawrence Erlbaum Associates.

Tremblay, A., Strain, P., Hendrickson, J., & Shores, R. (1981). Social interactions of normal preschool children. *Behavior Modification, 5,* 237-253.

Twatchman, D. (1995). Methods to enhance commu-nication in verbal children. In K. Quill (Ed.), *Teach-ing children with autism: Strategies to enhance communication and socialization* (pp. 133-162). Albany, NY: Delmar Publishers.

Ungerer, J. (1989). The early development of autistic children: Implications for defining primary deficits. In. G. Dawson (Ed.), *Autism: Nature, diagnosis, and treatment* (pp. 75-91). New York: The Guilford Press.

Ungerer, J., & Sigman, M. (1981). Symbolic play and language comprehension in autistic children. *Jour-nal of the American Academy of Child Psychiatry, 20,* 318-337.

Uzgiris, I. (1981). Two functions of imitation during infancy. *International Journal of Behavioral Development, 4,* 1-12.

Vandell, D., & Wilson, K. (1982). Social interactions in the first year: Infants' social skills with peers versus mother. In K. Rubin & H. Ross (Eds.), *Peer relationships and social skills in childhood* (pp. 187-208). New York: Springer-Verlag New York.

VanMeter, L., Fein, D., Morris, R., Waterhouse, L., & Allen, D. (1997). Delay versus deviance in autistic social behavior. *Journal of Autism and Developmental Disorders, 27,* 557-570.

Vicker, B. (1991, July). *The minimally verbal individual with autism and the role of augmentative communication.* Paper presented at the annual conference of the Autism Society of America, Indianapolis, IN.

Vygotsky, L.S. (1964). *Thought and language.* New York: John Wiley & Sons.

Wellman, H.M. (1990). *The child's theory of mind.* Cambridge, MA: The MIT Press.

Wells, G. (1981). *Learning through interaction: The study of language development.* Cambridge, United Kingdom: Cambridge University Press.

Wenar, C., Ruttenberg, B., Kalish-Weiss, B., & Wolf, E. (1986). The development of normal and autistic children: A comparative study. *Journal of Autism and Developmental Disorders, 16,* 317-333.

Westby, C.E. (2000). A scale for assessing development of children's play. In K. Gitlin-Weiner, A. Sand-grund, & C. Schaefer (Eds.), *Play diagnosis and assess-ment* (2nd ed.). New York: John Wiley & Sons.

Wetherby, A.M. (1986). Ontogeny of communicative functions in autism. *Journal of Autism and Developmental Disorders, 15,* 295-315.

Wetherby, A.M., & Prizant, B.M. (1989). The expression of communicative intent: Assessment guide-lines. *Seminars in Speech and Language, 10,* 77-91.

Wetherby, A.M., & Prizant, B. (1990). *Communication and Symbolic Behavior Scales (CSBS)* (Research ed.). Itasca, IL: The Riverside Publishing Co.

Wetherby, A.M., & Prizant, B. (1993). Profiling com-munication and symbolic abilities in young chil-dren. *Journal of Childhood Communication Disorders, 15,* 23-32.

Wetherby, A.M., & Prutting, C.A. (1984). Profiles of communicative and cognitive-social abilities in autistic children. *Journal of Speech and Hearing Re-search, 27,* 364-377.

Wetherby, A.M., & Rodriquez, G. (1992). Measurement of communicative intentions in normally develop-ing children during structured and unstructured contexts. *Journal of Speech and Hearing Research, 35,* 130-138.

Whalen, C., & Schreibman, L. (1998). *Easing transi-tional difficulties of children with autism using video priming techniques.* Poster presented at the annual conference of the Association for Behavior Analysis, Orlando, FL.

Wiig, E.H., & Secord, E. (1989). *Test of Language Competence-Expanded Edition* (TLC-Expanded). San Antonio, TX: The Psychologial Corp.

Williams, D. (1992). *Nobody nowhere.* New York: Times Books.

Wing, L. (1988). The continuum of autistic characteristics. In E. Schopler & G. Mesibov (Eds.), *Diagnosis and assessment in autism* (pp. 93-121). New York: Kluwer Academic/Plenum Publishers.

Wing, L. (1996). The autistic spectrum: *A guide for parents and professionals.* London: Constable.

Wing, L., & Attwood, A. (1987). Syndromes of autism and atypical development. In D. Cohen, A. Donnellan, & R. Paul (Eds.), *Handbook of autism and pervasive developmental disorders* (pp. 3-19). New York: John Wiley & Sons.

Wolfberg, P. (1995). Enhancing children's play. In K. Quill (Ed.), *Teaching children with autism: Strategies to enhance communication and socialization* (pp. 193-218). Albany, NY: Delmar Publishers.

Wolfberg, P. (1999). *Play and imagination in children with autism.* New York: Teachers College Press.

Wolfberg, P., & Schuler, A. (1993). Integrated play groups: A model for promoting the social and cog-nitive dimensions of play. *Journal of Autism and De-velopmental Disorders, 23,* 1-23.

Zirpoli, T. J. (1995). *Understanding and affecting the behavior of young children.* Upper Saddle River, NJ: Prentice Hall.

國家圖書館出版品預行編目（CIP）資料

做・看・聽・說：自閉症兒童社會與溝通技能介入手冊／Kathleen Ann Quill 著；楊宗仁、王盈瓔、楊麗娟譯.
--初版. --臺北市：心理，2010.09
面； 公分. --（障礙教育系列；63101）
譯自：Do-watch-listen-say: social and communication intervention for children with autism

ISBN 978-957-702-827-3（平裝）

1.自閉症 2.特殊教育

415.988 9012037

障礙教育系列 63101

做・看・聽・說：
自閉症兒童社會與溝通技能介入手冊

作　　者：Kathleen Ann Quill
總 校 閱：楊宗仁
譯　　者：楊宗仁、王盈瓔、楊麗娟
執行編輯：高碧嶸
總 編 輯：林敬堯
發 行 人：洪有義
出 版 者：心理出版社股份有限公司
地　　址：231 新北市新店區光明街 288 號 7 樓
電　　話：(02) 29150566
傳　　真：(02) 29152928
郵撥帳號：19293172 心理出版社股份有限公司
網　　址：http://www.psy.com.tw
電子信箱：psychoco@ms15.hinet.net
駐美代表：Lisa Wu（lisawu99@optonline.net）
排 版 者：龍虎電腦排版股份有限公司
印 刷 者：竹陞印刷企業有限公司
初版一刷：2010 年 9 月
初版六刷：2020 年 1 月
I S B N：978-957-702-827-3
定　　價：新台幣 680 元

■有著作權・侵害必究■
【本書獲有原出版者全球繁體中文版出版發行獨家授權】